胆道癌の外科

世界制覇への軌跡

著 二村 雄次

編集協力 特定非営利活動法人 名古屋外科支援機構

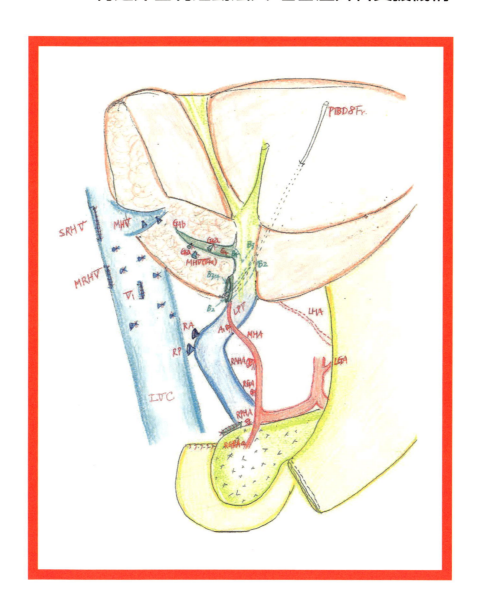

へるす出版

序　文

　筆者は2013年7月17日，宮崎大学外科の千々岩一男教授が主催された第68回日本消化器外科学会総会で教育講演「胆道癌への外科の挑戦—その軌跡と次世代へのメッセージ」を担当しました。講演内容はその後へるす出版 月刊『消化器外科』に2014年1月号から「総説；世界に誇る胆道癌の外科治療」というタイトルで連載が始まりました。それが2016年9月号まで2年半余にわたって続きました。連載の過程で，2014年3月26日，ソウルでLee, S. G. 教授が開催された11th World Congress of IHPBA の際にLiving Legend Lecture "Surgical challenges to biliary cancers" の講演内容を追加しました。

　胆道癌の外科的切除の歴史は1897年に発表されたウィーン大学のBillrothの門弟達の手による胆囊癌に対する胆囊床切除から始まりました。一方，胆囊癌に対する根治手術は1950年代に，肝門部胆管癌に対する根治的な胆管切除や肝胆管切除は1960年代に欧米諸国で始まりました。1970年代に入って，日本の先人の努力の足跡が欧米の歴史の中に刻まれるようになり，1980年代には日本独特の外科文化が欧米諸国に影響を及ぼし，さらに1990年以降は日本で開発された周術期の治療法や拡大手術の手術手技が欧米諸国へ逆輸入されるという東西外科文化の逆転現象がみられました。胆道癌に対する日本の肝胆道外科が世界のトップレベルに達し，今や世界制覇への道を着々と歩みを進めている感があります。

　難治性胆道癌すなわち肝門部胆管癌や局所進行胆囊癌の外科治療の過程には，閉塞性黄疸に関係する特徴的な病態（急性胆管炎を代表とする致命的な重症感染症）を併発することがあり，周術期の患者管理にも緊急対応が必要とされ，その手術には半日前後の長時間にわたる高度技能とマンパワーが必要とされます。これらの臨床上の諸問題を克服するには，集団で緻密な努力を黙々と続ける日本の肝胆道外科医の資質と重症患者でも平等な医療が受けられる国民皆保険の日本の医療制度が下支えをしていると思われます。米国を代表とする欧米諸国の医療制度のなかには，日本とは異なった厳しい医療事情が垣間みられることもあります。この制度の違いが診療形態の違いを生み，ひいては手術術式，手術成績の優劣につながっていくことも考えられます。欧米で生まれ，日本で急成長し，今や日本から世界に向けて最先端の治療成績が発表されるようになった胆道癌の外科治療の軌跡について，紹介したいと思います。

　日本の肝胆道外科医の苦闘の歴史が花開く様子を伝えることが，次世代の若手肝胆道外科医の方々を支援するメッセージとなることを祈っています。

2017年3月吉日

二村　雄次

発刊にあたって

　本書の出版は特定非営利活動法人名古屋外科支援機構が後援することになりました。本法人は2005年に名古屋大学大学院医学系研究科腫瘍外科の二村雄次前教授が第105回日本外科学会定期学術集会を名古屋で開催した際に設立したNPOです。その設立の趣旨は国内外の外科系人材育成のための教育推進，外科学・外科診療技術の発展，社会への外科学・外科診療に関する情報発信など広く公益に寄与することであります。その後，その趣旨に沿って外科学・外科診療に関する各種支援・啓発活動を続けてきました。2011年に出版された『胆道がんへの挑戦－「癌研魂」と「柔」の道』（二村雄次著，悠飛社）も本法人の支援活動から生まれました。

　名古屋大学第一外科（現・腫瘍外科）では，1974（昭和49）年9月に著者が大学医局へ入局した当時は所属した腫瘍研究室には胆道外科のグループも診療実績もまったくありませんでした。著者は1975年ごろより胆石症に対する内視鏡治療（内視鏡的乳頭切開術や経皮経肝胆道鏡的切石術）を手掛けて，胆道外科をスタートさせました。難治性肝内結石症に対する胆道鏡的切石術とそれに続く肝区域切除術の経験が，その後難治性胆道癌すなわち肝門部胆管癌や局所進行胆嚢癌の診断治療体系の確立につながりました。

　私は著者が胆石症の内視鏡治療を一人で始められた当初より胆膵グループにいち早く加えていただいて以来，難治性胆道癌の外科治療の開発，改良に共同研究者として直接携わってきました。そして，難治癌の患者さんの苦しみと同時に，それを担当する肝胆道外科医のがんとの苦闘や苦悩を実体験してまいりました。難治性の胆道癌の治療には半日がかりの難しい手術ばかりでなく周術期管理にもマンパワーとチームプレイが必要です。名古屋大学病院で胆道外科を始めた黎明期から難治性胆道癌の外科治療で世界のトップレベルに達するまでを間近でみて，そしてその黎明期にはグループの一員として著者とともに歩んできた者として，胆道癌の外科治療の歴史をレビューしながら先人が残された多くの挑戦の記録を紹介するとともに，胆道癌に対する日本の外科医療が今や世界のトップに上り詰めてゆく過程を次世代の若手外科医の方々にお伝えすることができましたら，私どもNPOの事業を担当する者としてこの上もない喜びであります。

　本書を出版するにあたり，胆道癌に対する優れた日本の外科医療が世界の隅々にまで伝わることを祈念いたします。

2017年3月吉日

特定非営利活動法人　名古屋外科支援機構
理事長　早川　直和

胆道癌の外科—世界制覇への軌跡

目　次

第1章　黎明期のチャレンジャー達　　1
- コーヒーブレイク①　カントリー線の誕生　　2
- コーヒーブレイク②　胆囊癌切除のパイオニア；Billroth門下生の功績　　4

第2章　肝の外科解剖と肝胆道外科の夜明け　　8
- コーヒーブレイク③　Claude Couinaud 先生　　13
- コーヒーブレイク④　アジアのパイオニア；Ton That Tung　　14
- コーヒーブレイク⑤　世界初の肝右葉切除　　16

第3章　胆道癌に対する根治手術の夜明け　　18
- コーヒーブレイク⑥　癌の根治手術のパイオニア；癌研　梶谷鐶先生　　32
- コーヒーブレイク⑦　Klatskin を訪ねて　　33

第4章　Aggressive surgery の到来とともに日本が世界の仲間入りをした　　35
- コーヒーブレイク⑧　Longmire と UCLA　　39
- コーヒーブレイク⑨　Fortner の挑戦　　41

第5章　1980年代以降の東西逆転　　46
- コーヒーブレイク⑩　Leslie Blumgart の功績　　50
- 思い出の手術①　最初の尾状葉切除　　51
- コーヒーブレイク⑪　肝門部胆管の合流様式の破格の診断と手術法　　54
- コーヒーブレイク⑫　UCLA の実態とは？　　65
- コーヒーブレイク⑬　この論文が"Ann. Surg."に掲載されるまでの裏話　　67
- 思い出の手術②　1980年代中期の中央肝切除術　　68

第6章　日本発のイノベーション　　71
- 思い出の手術③　右3区域門脈塞栓術後に解剖学的肝右3区域切除術を行った世界初症例　　75
- コーヒーブレイク⑭　PVE に対する Blumgart の批判　　82
- 思い出の手術④　HPD により5年生存した超高度進行胆囊癌　　91

第7章 今世紀に入ってからの肝門部胆管癌手術の日米比較 — 93
- 思い出の手術⑤　異時性胆管癌（左外側区域切除後の肝門部胆管癌）手術 — 100

第8章 胆嚢癌根治手術の開発と日本式拡大手術の流れ — 104
- コーヒーブレイク⑮　胆嚢癌に対する肝右葉全切除（肝右3区域切除）；世界初の5年生存例 — 108
- コーヒーブレイク⑯　日本の手術成績が気になる米国の現場 — 121
- 思い出の手術⑥　超進行胆嚢癌の手術の適応限界はどこか？ — 126

第9章 血管合併切除を伴う肝切除術 — 134
- 思い出の手術⑦　門脈合併切除を伴う肝左3区域切除術；IHPBAでのビデオセッション — 139
- 思い出の手術⑧　両側の外腸骨静脈グラフトを用いた門脈・肝部下大静脈の同時切除・再建 — 145
- コーヒーブレイク⑰　アカデミック・メディカル・センターにおける血管合併切除を伴う肝門部胆管癌手術の虚実？ — 148

第10章 肝門部胆管癌治療における移植手術の介入；欧米の動き — 156
- コーヒーブレイク⑱　ハノーバーのPichlmayrファミリー — 158

第11章 世界のhigh volume centerでの肝門部胆管癌手術の現状 — 168
- 思い出の手術⑨　限界の超高難度手術 — 175

第12章 リンパ節郭清とリンパ節転移のステージ分類 — 185
- コーヒーブレイク⑲　肝門部胆管癌のリンパ節郭清を拡大すると何か変化があるのか？ — 192
- 思い出の手術⑩　超進行胆嚢癌（H3, No.16, N+）に対する奇跡の再切除成功例 — 194
- 思い出の手術⑪　肝動脈・門脈同時切除・再建の反省；大動脈周囲リンパ節転移が確認されたときの判断 — 206

第13章 術前胆管ドレナージ；東西論争の軌跡 — 211
- 思い出の手術⑫　不適切なPTBDによる合併症の治療に難渋した肝門部胆管癌 — 221

第14章 肝門部胆管癌手術の最近の東西比較 — 242

第15章 | 胆道癌に対する新たなチャレンジ　252

- 思い出の手術⑬　異時性胆管癌（左外側区域切除後の肝門部胆管癌）手術 ……… 257
- 思い出の手術⑭　エホバの証人に対する肝門部胆管癌手術 ……… 268

第16章 | 胆道癌に対する日本発の究極の拡大手術；HPDの歴史と変遷　273

- 思い出の手術⑮　肝右葉切除＋膵頭十二指腸切除（R-HPD）における門脈切除の限界 ……… 276

第17章 | 胆道癌に対する鏡視下手術　290

- コーヒーブレイク⑳　世界初の腹腔鏡下肝切除術 ……… 291
- コーヒーブレイク㉑　雑誌編集委員会，論文査読者の責任 ……… 297
- コーヒーブレイク㉒　論文発表と倫理委員会 ……… 298
- 思い出の手術⑯　Living will を書いて紹介されてきた門脈内腫瘍栓を伴う肝門部胆管癌の緊急手術 ……… 302
- コーヒーブレイク㉓　腹腔鏡下肝切除による死亡事故 ……… 309

最終章　315

文献 ……… 316

索引 ……… 332

第1章

黎明期のチャレンジャー達

I はじめに

　胆道癌のうちでも外科的治療が困難な代表疾患は肝門部胆管癌と胆嚢癌であろう。これらの難治癌の根治切除のチャレンジは奇しくも1954年にBrownによる肝門部胆管癌に対する右開胸開腹による肝門部胆管切除，左右肝管空腸吻合[1]，胆嚢癌に対するGlennによるリンパ節郭清を伴うradical cholecystectomy[2]により始まった。ところが，これに至る道のりには多くの外科医による積極的な外科治療のチャレンジの歴史がある。欧米を中心に19世紀後半から始まった消化器外科学の発展のなかで，肝胆道系外科学はやや遅れて始まったといってよい。各国特有の医療情勢のなかで多くのチャレンジャーが難治性胆道癌に対する肝胆道外科学を一歩ずつ推し進めた歴史を紹介しながら，今や日本がその先陣を快走するようになった軌跡について述べたい。

II 肝胆道外科の夜明け

1. 肝の外科解剖

　19世紀の後半には消化器外科学の分野に大きな発展がみられた。その代表例として，Christian Albert Theodor Billroth（1829～1894年）は1881年に胃癌に対する胃切除術（第I法）に成功している。そのときの切除標本はウィーン大学に今も陳列されている。一方，同時代は今日の肝胆道外科学の基礎となっている肝の外科解剖の夜明けの時代でもあったといってよい。1888年に発表されたHugo Rex（1861～1936年）による肝の外科解剖の研究はその後の肝内脈管の研究の基礎となっており，その功績はきわめて大であるといえる[3]。1897年，James Cantlie（1851～1926年）は肝内血流により下大静脈と胆嚢床を含んだ線上で肝は左右に分かれることを示した[4]。肝を外観から観察して鎌状間膜を境界として右葉（right lobe）・左葉（left lobe）とに分けていたのを，血流支配に基づいて右肝（right liver）と左肝（left liver）に分けたことは，肝臓外科のその後の発展に大きく貢献している。この外科臨床上の重要な左右の肝の境界線をRex-Cantlie線と呼ぶのは，この両者が肝内の脈管構造に着目した功績が大きいからであろう。

2. 胆嚢癌に対する外科的チャレンジの夜明け

　19世紀末には，フィラデルフィアのジェファーソン医科大学の外科教授William Williams Keen（1837～1932年）は肝癌（14×11×7.5cm）に対する肝左葉切除（肝左外側区域切除）に成功した論文のなかに76例の肝切除報告例の集計結果を記載している[5]。この76例中最初の20例は1892年に"Boston Med. Surg. J."（現在の"N. Engl. J. Med."）にすでに報告しており[6]，続いて21例目から59例目までは1897年に"Penn. Med. J."に報告されている[7]。そして今回の論文のなかには60例目～76例目までの17例の肝切除例が集計されているが，それらの肝切除症例の多くは肝包虫症であり，時に肝癌，肝梅毒（gumma）なども含まれている。そのなかに4例の胆嚢癌の切除例が含まれており，4例ともに女性で，そのうち3例は胆嚢結石を合併していた。原発巣は肝床部より肝実質へ浸潤し，さらに胆管や胃へも浸潤した症例である。切除術式としては，肝床部から肝実質へ直接浸潤している原発巣を切除するために胆嚢床を含んだ肝部分切除（胆嚢床切除）が行われている。肝の実質部分の切離には焼灼術を用いることが多く，時にfinger fracture法とでもいうべき「指先と爪」で肝実質を切離している。肝離断面は焼灼したり，catgutあるいは絹糸で縫合して止血している。厚みのある肝切離をcatgutで縫合止血する場合は，有孔ゾンデの穴にまず糸を通しておき，この穴のほうを先にして肝下面か

コーヒーブレイク①

＜カントリー線の誕生＞

　James Cantlie（1851〜1926年）はスコットランド出身の医師でアバディーン大学を卒業後，ロンドンのCharing Cross病院で外科の臨床トレーニングを積んでスタッフになった。1888〜1896年まで香港に滞在し，中国人のための香港医科大学（現在の香港大学）の設立に関与した。香港の刑務所で首吊り自殺した健康な中国人の囚人の解剖を行った際に，異常な形をした肝を観察した。肝の右側（side）に線維性の腫瘤（膿瘍）が存在し，左側（side）の肝の付着物のようになっていた（Cantlieはright lobe, left lobeという言葉ではなく，right side of the liverを使用した）。膿瘍は横隔膜を経由して右肺の太い気管支に穿破していた。肝の右側は萎縮して，左側が肥大していた。その境界線は胆嚢底部から肝の裏側にある下大静脈の中央部分を結ぶ線に一致した。この線が真に肝を左右に分ける中央線ではないかと思って以下のような研究を行った。

　実験Ⅰ：胆嚢底部から下大静脈中央部に向かって肝を離断したところ，右側と左側の重さがだいたい同じであった。

　実験Ⅱ：この切離線と門脈，肝動脈，胆管の左右分岐部がほぼ一致した。

　実験Ⅲ：3本の脈管に色素を注入して肝表面を観察すると，その境界は静脈管と臍静脈とでなる前後裂（臍静脈裂いわゆる肝鎌状間膜の背面のことであろう）ではなく，胆嚢底部と下大静脈とを結ぶ線上にあった。

　臨床上の根拠Ⅳ：

（1）肝の右葉または左葉を大きな腫瘍が占居して，健常な反対側の左葉または右葉を圧迫している症例を3例文献上で確認した（著者：Dr. Pye Smith, Dr. Ewart, Dr. West）。

（2）事故や外傷による肝破裂では上記の肝の中央で肝が割れていた。そして，外科的見地に立って以下のように考察している。

　この「中央線」で肝は右半分と左半分が合体している。そして，左半分には小さな葉，すなわち方形葉，Spiegel葉，尾状葉が含まれる。そして，肝の中央線付近で肝を切れば，出血はそんなに気になることにはならない。

　片側の肝葉の異常な腫瘍を栄養としている血管を肝門で結紮して，もう一方の肝を働かせることは理論的には可能である。

　Cantlieは外科医の視点で肝という実質臓器を外観のみで観察するのではなく，臓器の中の血行支配によって（正中線で）左右に分けるべきであると提唱している。一世紀近く経過して現在臨床の現場で行われているhemihepatic vascular occlusionとかportal vein embolizationに関連する外科的な考察をしていることは興味深い。ただし，この論文は『英国解剖学会誌』に掲載された論文であるにもかかわらず，その9年前の1888年に発表されたHugo Rexの肝の脈管解剖に関する画期的な論文が引用されていない。

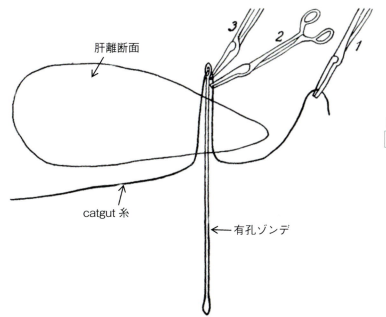

〔文献8)より引用〕
図1　catgut糸による肝離断面の縫合止血法（Wendel, 1911）
1. 有孔ゾンデにcatgut糸を通して，端を鉗子1で把持しておく
2. 肝下面から肝表面に向かって，孔の部分を先にしてゾンデを肝離断面に平行に刺入する
3. ゾンデの先端が肝表面に現れたら，catgutを鉗子2と3で把持する
4. 鉗子2と3の間でcatgutを切断して，各々を引き上げる
5. catgut糸を結紮しながら，肝離断面を上下から圧迫して止血する

ら肝離断面に平行にゾンデを突き刺し，肝表面に出たところで糸を切って，肝の上・下面に残った糸の両端を結紮して縫合している（図1）[8]。oozingのような出血に対しては，ヨードホルムガーゼを肝切離面に押し当ててパッキングをする方法が採用されている。このような肝切離法や止血法は，1970年代までわが国でも用いられていた方法である。

他臓器の合併切除として肝管浸潤例には肝管合併切除，肝管十二指腸吻合が行われ，胃浸潤例には胃部分切除が行われている。術後死亡はないが，合併症としては胆汁瘻が1例認められた。3例に再発が確認され，手術後6週〜3カ月で死亡している。麻酔法はクロロホルムかエーテルの吸入麻酔である（表1）。

3. 胆管癌に対する外科的チャレンジの夜明け

上・中部胆管癌に対する外科治療の挑戦は胆囊癌の場合と同様，19世紀から始まっている。ところが癌の占居部位によりその外科治療成績は大きく異なる。Stewartは，1923〜1935年にかけて経験した3例の肝管癌の報告をした。総胆管から肝浸潤をきたしたもの，左右肝管合流から三管合流部に至ったもの，左右肝管合流部のscirrhous adenocarcinomaの3例の詳細な剖検所見とともに，下部胆管癌や胆囊管癌も含めて膨大な数の肝外胆管癌症例を集計した[9]。

1）中部胆管癌の手術成績

肝管，胆囊管，総胆管の合流部の癌，すなわち三管合流部癌は27例が内科的治療を受け，そのうち26例が発症後1〜8カ月間，平均4.6カ月間生存した。一方，21例に開腹手術が行われた（表2，3）。主腫瘍は大部分の症例では開腹術の際に触診で確認された。しかし，2例では胆石のために正診が得られず，もう1例はびまん浸潤型病変のため，良性胆管狭窄と誤診した。転移病巣は2例に認められ，胆石は胆囊内に3例，胆囊管内に1例認められた。術後14日以内に13人が死亡し，半月以内に1人が死亡した。そして，7人の患者が術後3，4，6，11，12，17，27カ月間，平均11.5カ月間生存した。

手術は1899年にBennerにより報告されたが，初回手術は1898年8月24日に胆囊部分切除，胆囊外瘻術が行われ，その約1カ月後に胆囊空腸吻合，さらにその約1カ月半後に総胆管空腸吻合が行われた。その後の経過は不明である。その後1900年代に入り，開腹術，胆囊摘出術，胆囊空腸吻合術などが行われたがともに術後1〜9日で死亡しており，術前・術中・術後の外科診療が困難であったことが推察される。1903年にKehrは初めて三管合流部の局所切除に成功した。胆囊摘出とともに総胆管側を15mm，総肝管側を2cm切除し，胆道再建は肝管十二指腸吻合術が行われた。患者は27カ月間生存したが，肝膿瘍を併発して死亡した。次に1911年，Spindlerは胆囊・胆管切除をして胆道再建は肝管総胆管吻合術を行ったが，患者は7日後に死亡した。続いて1912年にLamerisが発表した症例は，1907年に胆囊・胆管切除でクルミ大の腫瘍の摘出を行ったが胆管消化管吻合は行わず，総肝管

表1　世界初の胆嚢癌切除報告例（Keen, 1899）

報告者	雑誌名	患者 年齢	性	胆嚢癌進展度	手術法	術後経過
Ullmann	Wien. Med. Wochenschr., 1897, Nos.47～52	54	F	11.5×9×4cm 肝管，肝床浸潤（＋） 胆嚢腫大（17×9cm） 胆石，51個	胆嚢床切除・ 胆管切除 肝管十二指腸吻合	術後胆汁漏出 　400～900g/day， 　3～4週間 2～3カ月後 　黄疸，再発死亡
Winiwarter	Rev. de Gyn. et de Chir. abdom.,1897, vol.1., p.1088	50	F	肝床浸潤（＋） 胆嚢結石（＋）	胆嚢床切除 ヨードホルムガーゼ パッキング	6週間後死亡
Heidenhain	Rev. de Gyn. et de Chir. abdom.,1897, vol.1, p.1091	61	F	不整小腫瘤 肝床浸潤（10～12cm） 胆嚢結石（大：1，小：多数）	胆嚢床切除・ Lembert縫合	3カ月後再発
Monks	Boston Med. Surg. J., Apr. 6, 1899, p.329	36	F	肝床浸潤 胃浸潤	胆嚢床切除 catgutで縫合 胃部分切除	回復

〔文献5）より引用・抜粋〕

コーヒーブレイク②

＜胆嚢癌切除のパイオニア；Billroth門下生の功績＞

　本文の表1に19世紀末に発表された胆嚢癌切除例4例をまとめたが，発表者のうち，ボストン市立病院のGeorge Howard Monks（1853～1933年）は米国人であるが，他はウィーン大学医学部第1外科のBillroth教授（図2-1）門下の3人の外科医によりともに1897年に発表されている。Emerich Ullmann（1861～1937年）は1884年にウィーン大学を卒業して，Billrothの外科に入っている。そして，『ウィーン医学週刊雑誌』に胆嚢床切除例を報告した。何と同じ1897年に"Rev. de Gyn. et de Chir. abdom."（婦人科・腹部外科評論）というフランス語の雑誌に胆嚢床切除例を報告したAlexander von Winiwarter（1848～1917年）もRothar Heidenhain（1860～1940年）もウィーン大学外科でBillrothの助手を務めた外科医である。Winiwarterは1878年にベルギーのリエージュ大学の外科教授として赴任しているのでフランス語の論文になったものと思われる。Winiwarterは病理学のRokitansky教授に師事して外科病理学の研鑽を積み，Billrothと共著の"Die Allgemeine Chirurgische Pathologie und Therapie"（General surgical pathology and thera-

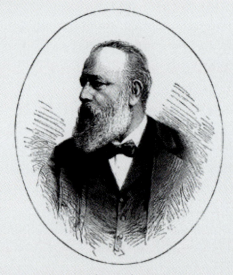

〔Scientific American（Suppl.）483；Wikipediaより〕
図2-1　Christian Albert Theodor Billroth

py）という記念すべき著書を1863年に出版した。19世紀後半は，ウィーン大学のBillroth外科において1881年の胃癌に対する胃切除術の成功をはじめとして消化器外科が大いに発展した時代であり，Billrothの多くの高弟がそれらをさらに発展させて今日の消化器外科学の基礎を築き上げた。1897年の胆嚢癌切除の成功例の報告が，Cantlieにより左右の肝内血流の境界線が示されたのと同年であることは興味深い。

表2 肝管，胆嚢管，総胆管合流部癌手術症例の成績（Stewart, 1940）
―1890年代から1910年代まで―

年	発表者	手術術式	術後生存期間
1899	Benner（G）	胆嚢部分切除・胆嚢外瘻術（1898年8月24日）	3カ月
		胆嚢空腸吻合術（1898年9月30日）	1.5カ月
		総胆管空腸吻合術（1898年11月？日）	？
1901	Lecéne（F）	開腹術	
1902	Uliszewski（G）	胆嚢摘出術	
1902	Miodowski（G）	胆嚢空腸吻合術	
1903	Kehr（G）	胆嚢・胆管（総胆管15mm，総肝管2cm）切除術	27カ月
		肝管十二指腸吻合術	（肝膿瘍）
1904	Donati（I）	胆嚢外瘻術	1.5カ月
1905	Weber & Michels（U）	開腹術（1904年10月7日）	4.5カ月
		肝内胆管外瘻術（1904年12月13日）	2カ月
1908	Borelius（G）	開腹術	4日
1911	Spindler（G）	胆嚢胆管切除術	7日
		肝管十二指腸切除術	
1912	Lameris（G）	胆嚢・胆管切除術，肝管外瘻術（1907年11月23日）	17カ月
		再発腫瘍に対する肝右葉部分切除	8カ月
		肝内胆管空腸吻合術（1908年8月27日）	（肝膿瘍）

G：ドイツ，F：フランス，U：米国，I：イタリア　　　　　　　　　　　　　　〔文献9）より引用・改変〕

外瘻術を行った。9カ月後，鶏卵大の再発腫瘍に対して肝右葉部分切除（6×2.5cm）を行い，胆道再建は肝断端と空腸吻合および胆道ドレナージを行い，患者はその後8カ月間生存した。しかし，この患者も肝膿瘍を併発して死亡した。剖検では，空腸と吻合した肝断端に確認された10本の細い胆管から緑色の胆汁がかなり大量に流出するのを認めた（**表2**）。1920年代，1930年代には胆嚢・胆管切除をして，胆道再建としては肝管十二指腸吻合術が採用された。1例は術後，数時間で死亡したが，他の2例は11カ月間，12カ月間生存した。11カ月生存のPallinの例は2cm大の腫瘍が切除され，剖検では再発腫瘍は認めず，死因は多発性肝膿瘍を伴う化膿性胆管炎と診断された。生存期間が短いので根治切除と断定できないと述べている。その他さまざまな手術が行われたが，ともに術後3〜10日で死亡した（**表3**）。

　三管合流部のいわゆる中部胆管癌は，切除可能であった症例は1年前後から最長27カ月間生存した。死因が明らかな2症例は，ともに胆管消化管吻合術後に肝膿瘍を併発して死亡した。しかし，姑息的な手術が行われた症例の大部分は数日以内に死亡しており，当時の胆管癌手術がいかに困難であったかがうかがわれる。

2）肝管癌に対する手術成績

　中部胆管癌に比べ，肝管癌いわゆる上部胆管癌の外科治療は困難を極める。病変の下端が三管合流部よりも上縁にとどまった肝管癌35例の肉眼型は限局型26例，びまん型8例，混合型1例であった。26例の限局型の主病変は左右肝管合流部13例，合流部からその直下に及ぶもの6例，総肝管4例，左肝管2例，不明1例である。肝管癌の死亡率は100％であり，発症からの生存期間は1週間から12カ月間に及び，平均6.48カ月間である。一方，21例の手術例の平均術後生存期間は0.9カ月間である。早期死亡例が多く，14日以内14例，19日1例，20日1例となっている。

　1890年代は1893年のHesperの単開腹術や胆嚢外瘻術の他，肝管外瘻など腫瘍に直接手を加える手術は行うことができず，患者は数時間〜数日間でことごとく死亡した。ドレナージ手術を行った症例のみが1カ月間生存したというきわめて悲惨な手術成績であった。おそらく，閉塞性黄疸の症例に対する術前診断の技術はなく，試験開腹術または不適切な手術操作が黄疸患者に加えられることにより，肝腎症候群を発症して死期を早めたと記載されている。

　1930年代に入っても，肝管十二指腸吻合，胆嚢摘出術，肝管外瘻術，胆嚢胃吻合術，胆嚢空腸吻合術などさまざまな（不適切な？）手術が行われたが，その多くの患者は術後数日以内に死亡した。胆嚢摘出後に

表3 肝管，胆嚢管，総胆管合流部癌手術症例の成績（Stewart, 1940）
—1920年代から1930年代まで—

年	発表者	手術術式	術後生存期間
1921	Pallin（G）	胆嚢・胆管切除術 肝管十二指腸吻合術	11カ月
1923	Prat（F）	胆嚢・胆管切除術 肝管十二指腸吻合術	数時間
1928	Vander Veer（U）	胆嚢外瘻術	4日
1928	Pliverić（G）	切除術	10日
1929	Carnot（F）	総胆管切開，生検	3日
1931	Mondor（F）	肝管胃吻合	6カ月
1933	McLaughlin（C）	開腹術	5日
1934	Lee & Totten（U）	狭窄部拡張術 肝管・総胆管挿管術	7日
1935	Romano & Rey（A）	胆嚢外瘻術	?日
1936	Quénu & Gasne（F）	胆嚢・胆管切除術 肝管十二指腸吻合術	12カ月
1937	Cabot（U）	生検	4日

〔文献9）より引用・改変〕
G：ドイツ，F：フランス，U：米国，C：カナダ，A：アルゼンチン

表4 肝管癌手術症例の成績（Stewart, 1940）

1890年代から1920年代まで			
年	発表者	手術術式	術後生存期間
1893	Hesper（G）	開腹術（1892年6月28日） 胆嚢外瘻術（1892年6月30日）	8日 6日
1898	Schuchurdt（G）	開腹術（1898年6月6日） 総胆管切開術（1898年7月6日）	2カ月 1カ月
1902	Ingelrans（F）	胆嚢外瘻術	19日
1904	Porot（F）	開腹術	7日
1906	Houssin（F）	胆嚢外瘻術	20日
1907	Lapointe（F）	開腹術	2日
1908	Adlercreutz（G）	肝管ドレナージ	数時間
1910	Gutowitz（F）	胆嚢摘出術	6日
1917	Petrén（G）	肝管ドレナージ 胆嚢摘出術	1カ月 1日
1924	Wahl（U）	開腹術	1日

1930年代			
年	発表者	手術術式	術後生存期間
1931	Bosco（F）	開腹術	数時間
1932	Miles & Koucky（U）	狭窄部拡張術，生検 肝管十二指腸吻合術	4日
1932	David（U）	胆嚢摘出術，肝管ドレナージ 胆嚢摘出術（1928年7月?日） 総胆管外瘻術（1929年2月7日）	8日 8カ月 39日
1933	McLaughlin（C）	胆嚢胃吻合術	9日
1934	Lampert（U）	胆嚢外瘻術	14日
1935	Pérez Fontana（A）	胆嚢空腸吻合術	5日
1935	Hess（G）	開腹術	1日
1935	Walter & Olson（U）	乳頭状腫瘍摘出術 ラジウム針（10mg）挿入術（14時間） 転移巣切除術（7×5cm 背部，3cm 腹壁）	45カ月 35カ月
1939	Stewart（U）	胆嚢外瘻術	1日

〔文献9）より引用・改変〕
G：ドイツ，F：フランス，U：米国，C：カナダ，A：アルゼンチン

8カ月間生存した例があるが詳細は不明である。1935年の Walters & Olson の報告は興味深い。この症例のみに腫瘍の摘出が試みられた。開腹して拡張した総胆管を切開すると粘液が充満しており，これを摘出した。続いて左右肝管合流部に径15mmの有茎性の乳頭状腫瘍を認めたので，わずかに基部のみを胆管壁に残して軟らかい腫瘍を摘出した。そして，5mgのラジウム針を2本胆管内に14時間留置し，その後にT-チューブを留置して総胆管を閉鎖した。さらに1カ月後に第9～第11肋骨の間の背部に7×5cmの腫瘍が現れ，しだいに増大していったので，3週間後に切開すると膠様の物質が排出された。粘液産生胆管癌の再発と思われる。そしてさらに腹壁にも直径3cmの転移巣が出現した。この患者は初回手術後5カ月間生存した（表4）。

Stewart は以上の多くの難治性の上・中部胆管癌に対する先人の外科的チャレンジの手術成績をまとめて，以下のような結論を述べた。

（1）肝外胆管癌の病巣が肝臓のほうへ上流進展すればするほど，外科的ドレナージ法はより困難となる。

（2）肝腸吻合（Lameris, 1912年）や肝内胆管外瘻術（Weber & Michel, 1905年）は時には有効である。

（3）手術後，早期死亡率は66.6％である。

（4）発病から死亡までの生存期間は外科的治療群で7.16カ月間，内科的治療群で4.6カ月間であり，外科的治療が優れている。

III 小 括

19世紀末から1930年代にかけて消化器外科学は大いに発展したが，難治性の胆道癌に対する外科的治療はいまだその第一歩を踏み出したところであったといえよう。肝床浸潤を伴う胆嚢癌に対する胆嚢床を含む肝部分切除の成功例は術後生存期間が短かったとはいえ，それらが報告された1897年は Billroth 外科の一門が肝胆道外科の夜明けの扉を開いた画期的な年となった。

胆嚢癌と同じく1890年代末に始まった上・中部胆管癌の外科治療は，ほとんどがドイツ語圏かフランス語圏の国々で行われた。1920年代～1930年代になると，米国，フランス，カナダ，アルゼンチンからの報告が主体となり，ドイツ語圏からの報告が影を潜めた。消化器外科学の発展はドイツ帝国（1871～1918年）の隆盛の時代，Billroth 外科一門の時代と重なり，それが第一次世界大戦（1914～1919年）の敗戦の混乱のなかでドイツから消え去ったといえる。

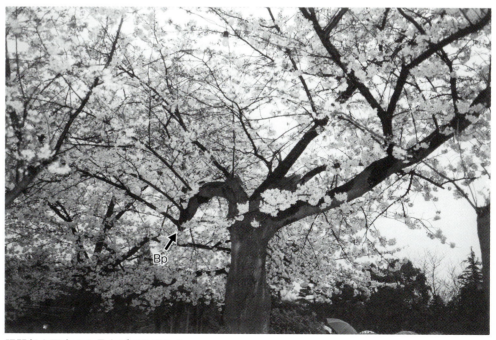

肝門部を下方から見上げてみました。
後区域枝のカーブが見事です。

第2章 肝の外科解剖と肝胆道外科の夜明け

I はじめに

胆道癌のうち，とくに難治性の局所進行胆嚢癌や肝門部胆管癌の外科治療に肝切除術が用いられるようになって，いちだんとその治療成績が向上してきたが，これらの肝の切除術式の進歩は肝の外科解剖の研究を行った解剖学者や多くの肝胆道外科医の努力に負うところが大きい。

II 肝の外科解剖

1. Healey & Schroy と Couinaud の相違

何といっても1888年に発表された，現在のチェコ共和国の首都にあるプラハ大学の Hugo Rex（1861～1936年）による肝の脈管解剖の研究[3]（図2）はその後

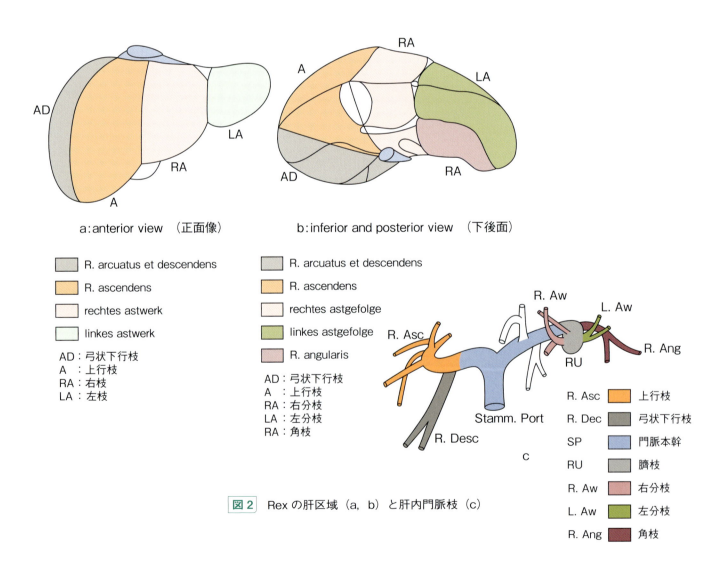

図2　Rex の肝区域（a, b）と肝内門脈枝（c）

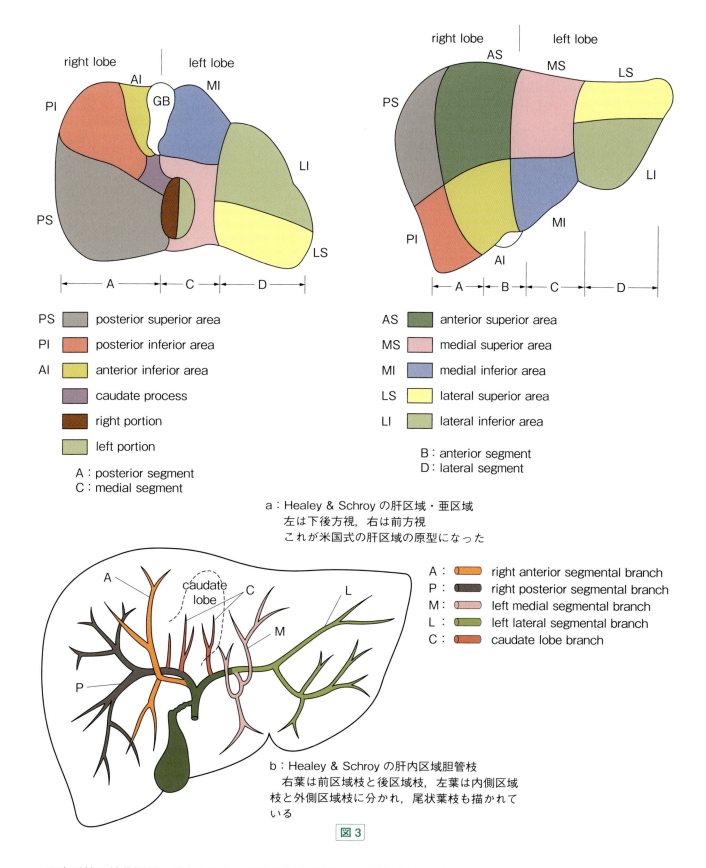

a：Healey & Schroy の肝区域・亜区域
　左は下後方視，右は前方視
　これが米国式の肝区域の原型になった

b：Healey & Schroy の肝内区域胆管枝
　右葉は前区域枝と後区域枝，左葉は内側区域枝と外側区域枝に分かれ，尾状葉枝も描かれている

図3

の肝内脈管の外科解剖の基本となり，半世紀以上を過ぎて1953年米国で Healey, J. E. & Schroy, P. C.[10]，1954年フランスで Couinaud, C.（1922〜2008年）[11]によってさらに詳細に研究され，その門脈系解剖の基礎的所見は肝の区域解剖の概念を創出し，それが肝の区域切除術の確立につながり，20世紀後半に肝臓外科が急激に発展することになった。Healey も Couinaud も肝内の門脈の他，動脈や胆管も詳細にその分岐・合流形態を研究したが，segment, sector など用語の違いの他，左葉系の解剖の考え方に相違がある。

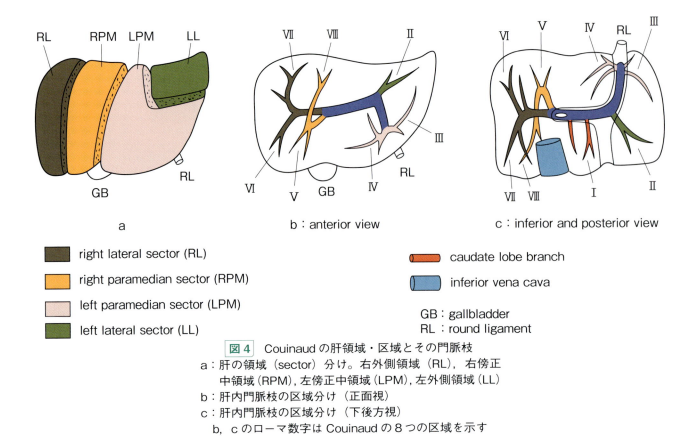

図4 Couinaudの肝領域・区域とその門脈枝
a：肝の領域（sector）分け．右外側領域（RL），右傍正中領域（RPM），左傍正中領域（LPM），左外側領域（LL）
b：肝内門脈枝の区域分け（正面視）
c：肝内門脈枝の区域分け（下後方視）
b, cのローマ数字はCouinaudの8つの区域を示す

Healeyは鎌状間膜を境界として内側区域と外側区域に分け（図3a, b），Couinaudは門脈の分岐形態を基本として左傍正中領域，left paramedian sector（SⅢ＋SⅣ）と左外側領域，left lateral sector（SⅡ）とに分けた（図4）．胆道外科，とくに肝門部胆管癌の手術に重要な関連をもつ尾状葉胆管枝についてもその記載がある．

2. Hjortsjöの視点

一方，HealeyやCouinaudよりも早く，1951年にスウェーデンのルンド大学のHjortsjö[12]が肝内胆管枝の区域解剖の研究を胆管造影所見を基に行っている．肝右葉側は前区域（右傍正中領域），後区域（右外側領域）とに分類したHealeyやCouinaudと異なり，腹頭側区域（ventro-cranial segment），中間区域（intermediate segment），背尾側区域（dorso-caudal segment）の3つの区域に分けている．この背尾側区域は前二者の後区域あるいは右外側領域に一致するが，頭腹側区域と中間区域は前二者が前区域/右傍正中領域を上・下の亜区域/区域（S8, S5）に分けているのと異なり，これを主に前後（腹背）に分けたものとみられる（図5）．肝内胆管枝の合流形態を胆管造影所見から行い，かつ前二者とは異なった分類法を前二者よりも以前に行っていたことが興味深く，また意義深い．ところが最近になり，Couinaudの肝区域の概念から脱却を試みた新しい肝区域分類がCho, Ryuらにより提唱された[13)~15)]．これはCouinaudの右傍正中領域（S5＋S8）を上下に分けるのではなく，前腹側区域（antero-ventral segment；AVS）と前背側区域（antero-dorsal segment；ADS）とに分ける分類法である（図6）．上下ではなく，腹背側に分けるのであれば，Hjortsjöが右前区域を腹頭側区域（いわゆる腹側）と中間区域（前区域の背側）とに分けたのとほぼ同類であるように思える．言葉を換えれば，Couinaudから脱却して50年前のHjortsjöに回帰したともいえる．

3. Ton That Tungの功績

肝の外科解剖の歴史をさらに遡れば，フランス領インドシナ（ベトナム）のハノイの外科医Ton That Tung（1912～1982年）は肝の外科解剖および肝切除術の研究において近代肝臓外科学の開祖といえる．Tungの門脈解剖図では右門脈は上反回枝（superior recurrent trunk）と後反回枝（posterior recurrent

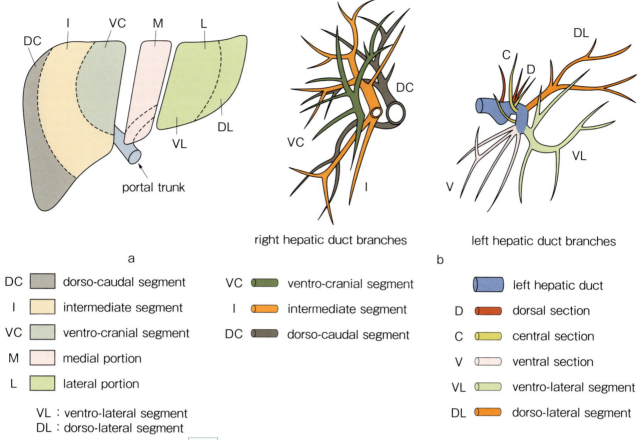

図5 Hjortsjöの肝区域（a）と肝内胆管枝（b）
a：右葉は腹頭側区域（VC），中間区域（I），背尾側区域（DC）の3つに分けられ，左葉は内側部分（M）と外側部分（L）に分けられている
b：右葉の胆管枝は腹頭側区域枝（VC），中間区域枝（I），背尾側区域枝（DC）に分けられ，左葉の胆管枝の外側部分（lateral portion）は腹外側区域枝（VL）と背外側区域枝（DL）の2つの区域枝に分けられるが，内側部分（medial portion）は腹側区（ventral section），中央区（central section），背側区（dorsal section，いわゆる尾状葉）の3つの区域の枝に細分類されている

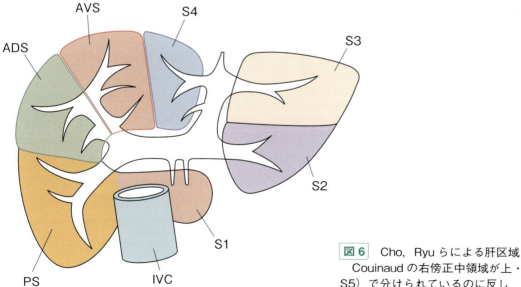

図6 Cho, Ryuらによる肝区域
Couinaudの右傍正中領域が上・下（頭・尾側）（S8, S5）で分けられているのに反し，前腹側区域（AVS）と前背側区域（ADS）との腹・背側に分けられているのが特徴である。Hjortsjöの腹頭側区域と中間区域の分類法に似ている（図5参照）。S1, S2, S3, S4はCouinaudのsegmentと同じ

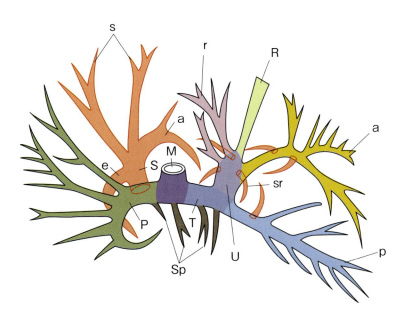

M : main portal vein	s : superior group	
S : superior recurrent trunk	a : anterior group	
P : posterior recurrent trunk	e : external group	
T : transverse segment of the left portal vein		
sr : superior recurrent branch of porto-umbilical sinus		
R : round ligament		
Sp: Spiegel's lobe branch		
p : posterior branch		
a : anterior branch		
r : right branch		
U : porto-umbilical sinus		

図7 Tungの肝内門脈解剖図
　右門脈は上反回枝（S）と後反回枝（P）とに分かれ，前者はさらに上方（s），前方（a），外方（e）の3つに細分類されている．左門脈は門脈・臍静脈洞（U）の左側に前枝（a），後枝（p）が分かれ，右側に右枝（r）が分かれ，その他に上腹側に上反回枝（sr）が分岐している．また左右分岐付近にSpiegel葉枝（Sp）が数本認められる

trunk）に分けている．前者はさらに3つのグループの枝に細分類された．すなわち"ドーム（dome）"（Tungの造語，肝右葉の前頭側面，CouinaudのS8）の領域のsuperior group，胆囊床に接する領域（CouinaudのS5の内側域）のanterior group，そして肝右葉前下側面（CouinaudのS5の外側域）のexternal groupに分けた（図7）．Tungは右門脈をsuperior branch（上枝）とposterior branch（後枝）とに分けたが，これはRexがascending branch（上行枝）とarcuate and descending branch（弓状下行枝）に分類したものに似ており，Couinaudがこれをright paramedian branch（右傍中枝）とright lateral branch（右外側枝）に分類する基本型になったものと思われる．Couinaudは右傍正中領域の枝には非常に破格が多いと述べているが，この領域の枝はTungが3つのグループに分け，Hjortsjöが前後2つに分け，Choが背腹2つに分けていることからも理解できる．

4. 肝区域の研究の混乱と収束

　以上のようにRexの肝内門脈解剖の研究は20世紀に入り，さらに門脈・胆管・動脈の分岐・合流形態の詳細な研究へと引き継がれ，これが20世紀後半の肝胆道外科の発展に大いに貢献した．
　ところが，これらの非常に貴重な研究成果が肝胆道外科の臨床に応用されてくる過程で用語の不統一が問題になってきた．区域（segment）は，Healeyの場合は右葉を前・後に分け，左葉を内・外に分ける用語として用いられたが，Couinaudの場合は肝全体を8つに区分けする用語として用いられた．肝右葉ではHealeyのsegmentはCouinaudのsectorに相当する．また，肝の葉（lobe）という言葉は外観を表す言葉であるので，とくに欧州系では古くから右葉と左葉は鎌

コーヒーブレイク③

＜Claude Couinaud 先生＞

　Healey & Schroy の論文（1953年）と Couinaud の論文（1954年）はその後の世界の肝胆道外科の歴史に大いに影響を与えたが，この貴重な研究の成果が1年の差をもって世の中に出たことに興味を抱いた読者もいるかもしれない。筆者が Couinaud 先生（図3-1）から1990年11月13日にパリのご自宅で直接聞いた話を私信として読者に伝えたい。

　Couinaud 先生は当初，研究成果を英語で書いて米国の雑誌に投稿した。ところが何度出しても reject を繰り返しているうちに，1953年に Healey & Schroy の論文が出てしまった。これが彼の従来の反米感情の火に油を注ぐ結果となり，とうとう決心をしてフランス語でフランスの雑誌に投稿したら1954年に掲載された。

　このような事情があったためか，530頁にも及ぶ Couinaud 先生の歴史的な名著 "Le Foie-Études anatomiques et chirurgicales"（肝臓－外科解剖の研究）（図3-2）はフランス語で1957年にパリの出版社 Masson & Cie から出版された。彼はその後も多くの研究論文をすべてフランス語で執筆している。初めて英語で論文を発表したのが1989年の "Surgical anatomy of the liver revisited"（図3-3）である。ところが出版社はどこかというと "C. Couinaud" とあり，自宅で自費出版した本である。理由を聞いてみた。前回の "Le Foie" を出版したとき，出版社の Masson & Cie に版権を奪われ苦い思いをしたので，その後は版権を守るためにすべての本は自費出版にすることに決めたそうである。

　考えてみれば図表の多い "Le Foie" の版権を出版社に握られてしまうと，その後の執筆活動にも影響が出るのであろうことは理解できた。

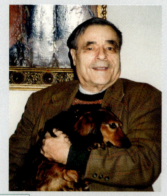

図3-1　Cluade Couinaud 先生
パリのインターコンチネンタルホテルにて，愛犬とともに（1996年6月25日，74歳時）

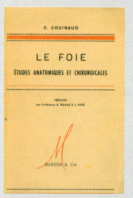

図3-2　Couinaud 著 "Le Foie" 表紙

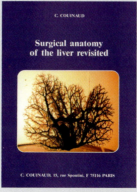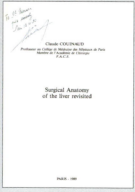

図3-3　Couinaud 著　英文著書 "Surgical anatomy of the liver revisited"
左の表紙の最下段には，自費出版のため氏名と自宅住所が記載されている。
右は内表紙のサイン（1990年11月13日，パリと記されている）

コーヒーブレイク④

＜アジアのパイオニア；Ton That Tung＞

　Ton That Tung（1912～1982年）はフランス領インドシナのハノイ医科大学のベトナム人外科医で，ハノイ市内の Phù Doãn 病院でインターンとして臨床修練を行い，1938年に外科医となってからはフランス人外科医の Jacques Meyer-May 教授と共同研究を行い，解剖学者になっていく過程で肝臓外科に非常に大きな興味を抱くようになった。彼は臨床業務が終了した後の時間を利用して，同医科大学解剖学教室で，Phù Doãn 病院外科主任の Pierre Huard 教授の指導の下で剖検肝を用いて肝の外科解剖の研究を続けた。彼は200例以上の剖検肝にさまざまな手技（脈管のキャスト，脈管造影，肝の薄切標本作製）を用いて研究した。そして，細い鉗子を用いて脈管を肝実質から剝離する彼独特の"dissection 法"という手技を開発した。この手技を用いて肝内門脈や肝静脈の一次，二次，三次分岐の走行を明らかにした。そして，1939年に肝切除のための肝の静脈構造に関する博士論文を発表した[①]。

　Tung と Meyer-May の肝臓外科医としての業績は，肝の外科的脈管解剖の研究成果を外科臨床に応用したことであろう。2例の肝左葉切除（外側区域切除）を1938年に第1例目，1939年に第2例目を行った。Meyer-May が執刀し，Tung が第1助手を務めた。ともに大きな肝細胞癌症例であり，1例目は出血量は少なかったが術中に死亡した。2例目は耐術し，術後5カ月目に局所再発で死亡した。この手術成功の記録は Meyer-May により肝癌に対する解剖学的肝左葉切除として1939年に報告された[②]。これらの2論文はフランス語の論文であるが，15年後の Couinaud の肝の外科解剖の論文に大いに影響を与えたものと思われる。

① Tung, T. T. : La vascularisation veineuse du foie et ses applications aux résections et lobectomies hépatiques. Hanoi : Taupin & Cie, Hanoi, 1939.
② Meyer-May, J. and Tung, T. T. : Résection anatomique du lobe gauche du foie pour cancer : Guérison opératoire et survie de cinq mois. Mem. Acad. Chir., 65 : 1208～1216, 1939.

状間膜が境界線となっていた。一方，Healey はいわゆる Rex-Cantlie 線を右葉（right lobe）と左葉（left lobe）の境界線と設定したため，混乱が増幅したといえる。たとえば，日本式と米国式の肝右葉切除は欧州式では right hepatectomy（右肝切除）であり，欧州式の肝右葉切除（right lobectomy）と肝左葉切除（left lobectomy）は日・米式では右3区域切除（right trisegmentectomy），左外側区域切除（left lateral segmentectomy）となった。Couinaud の1～8までの区域を切除することを欧州式では"segmentectomy"としたが，日・米式では"subsegmentectomy"とした。日・米式の右後区域切除（right posterior segmentectomy）は欧州式では right lateral sectorectomy（右外側領域切除）となっていた。英語で同じ表現をしても，その内容が別のものを示しているという混乱を避けるため，国際肝胆膵学会（International Hepato-Pancreato-Biliary Association）が中心となって，肝の解剖学的な区域の名称や肝の切除術式名を英語で統一する作業が行われ，2000年に学会誌"HPB"に発表された[16]。日・米式の右葉切除は right hepatectomy となり，米国の segment は section となったため，日・米式の右3区域切除は right trisectionectomy，左外側区域切除は left lateral sectionectomy となった。欧州の sector が section となったわけであるが，Couinaud の左傍正中領域と左外側領域は不採用となり，日・米式の左内側区域が left medial section となった。Couinaud の8つの segment はそのまま segment として残ったが，日・米式の subsegmentectomy は改めて segmentectomy となった。肝胆道癌の手術術式もこれで約50年ぶりに混乱を解消することができた。ただし，左内側区域のS4に関しては，わが国ではその頭側（上方）をS4b，尾側（下方）をS4a と亜区域表現しているが，欧米ではS4a，S4b を日本と反対の領域を示すように使われており，混乱が少し残っている。

III 肝胆道外科の夜明け —1950年前後の肝胆道外科のチャレンジ

20世紀の中頃には肝の外科解剖の研究が飛躍的に進むのと並行して，1950年前後に画期的な肝胆道外科のチャレンジが行われた。

1948年にジョンス・ホプキンス大学病院のLongmire, W. P., Jr.（1913〜2003年）は上部胆管閉塞に対する胆道減圧術として肝左外側区域を部分切除して左肝内胆管空腸吻合術を行い，胆道ドレナージ手術により切除不能上部胆管閉塞症例の手術成績の向上に貢献した[17]（図8）。これは20世紀に入っても手のつけられなかった肝門部胆管狭窄症例に対する画期的な外科治療手段となった。

この手術は欧米の肝胆道外科医を大いに勇気づけ，切除不能上中部胆管癌に対してさまざまなチャレンジが行われるようになった。シンシナティ総合病院のAltemeier, W. A. は，1950年以降に上部胆管癌症例に対してTチューブドレナージやLongmire手術などのドレナージ手術を行うことで黄疸を軽減させて3〜5年以上の延命効果があることを報告するとともに，このような症例は"slow growing adenocarcinoma"の可能性があることを述べている[18]。Longmireはジョンスホプキンズからカリフォルニア大学ロサンゼルス校に転勤した後も上中部胆管癌症例に果敢に挑戦し，乳頭状の胆管癌の場合に胆管内腫瘍を摘出してTチューブを挿入したり，Longmire手術で長期生存が得られる症例があることを報告した[19]。この論文のなかにも肝外胆管癌は時には"a slow growing tumor"であるので姑息手術も唯一の大切な治療手段であると述べている。この言葉は後にエール大学消化器内科のGerald Klatskin教授が肝門部胆管癌症例を集積して研究した際に論文のなかに述べて有名になった[20]。肝内胆管空腸吻合の手術手技はフランスでも研究され，1957年SoupaultとCouinaudは大きく肝外側区域を切除するのではなく，左外側区域の腹側（下方）の肝を楔状に切除して，そこに左外側前枝の胆管枝の末梢を露出して空腸と吻合する手術などを報告した[21]。

一方，Wendelが1910年7月18日に44歳女性の肝細胞腺腫（癌？）に対して肝右葉切除に成功したことを翌年報告している（9年後に再発死）が[8]，その後の報告例は見当たらない。ところが，1950年代に入ると急に肝胆道悪性腫瘍に対する根治手術の成功例が報告されるようになった。パリの北隣クリッシーのボジョン病院（Hôpital Beaujon）のJean Lortat-Jacob（1908〜1992年）は，42歳女性の大腸癌の肝転移症例に対して1951年10月に肝右葉切除（S4・5・6・7・8）を右開胸開腹下に行い，1952年にフランスの医学雑誌に報告した[22]。欧米ではこれが肝右葉切除の世界初の成功例であるように思われていたが，それよりも先に小倉記念病院外科部長の本庄一夫先生（当時35歳）は1949年3月7日に，23歳男性の直腸癌肝転移症例に対して腰椎麻酔下に肝右葉切除に成功した。皮膚切開は「上腹部正中線切開に右側腹部に達する長大な右肋骨弓縁下切開と，短小な左肋骨弓縁下切開を追加した」（原文）。そして，この成功例を1950

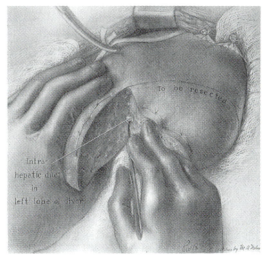

a：肝左外側区域を部分切除して，肝内胆管を露出する

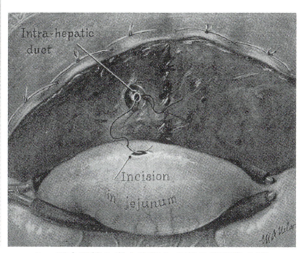

b：肝内胆管と挙上空腸との間の端側吻合術

図8 Longmire手術（肝内胆管空腸吻合術）

コーヒーブレイク⑤

＜世界初の肝右葉切除＞

欧米では長い間，肝右葉切除は1952年にLortat-Jacobによって初めて成功したといわれてきた。そして，Lortat-Jacobの偉業を記念して，ボジョン病院（Hôpital Beaujon）の後継の外科主任教授であるJacques Belghiti教授は2001年12月14，15日にパリで肝右葉切除成功50周年記念シンポジウム（50th Anniversary of the first right liver hepatectomy）を開催した（図5-1）。このとき，東京大学の幕内雅敏教授は肝細胞癌に対する肝右葉切除，筆者は肝門部胆管癌に対する尾状葉切除を伴う肝右葉切除を報告した。ニューヨークのメモリアル・スローン・ケタリングがんセンター（MSKCC）のLeslie Blumgart教授は肝臓外科の歴史について講演した。この際50年前の1951年にLortat-Jacobが世界で初めて肝右葉切除に成功したと講演した。その際，幕内教授が挙手をして肝右葉切除はLortat-Jacobよりも以前に日本人の本庄一夫先生が成功していると発言して会場を沸かせた。後に筆者はBlumgart教授から本庄先生が報告した論文を教えて欲しいとの依頼を受け，1950年の日本語の論文と1955年の英語の論文を送り届けた。そうしたところ，有名なBlumgartの肝胆膵外科の教科書である"Surgery of the Liver, Biliary Tract, and Pancreas"の2007年に出版された第4版（図5-2）では新たに"Historical Perspective"という章を巻頭に取り上げ，肝胆膵外科の歴史について述べている①。その中のLiver SurgeryのMajor Hepatic Resectionという部分で，"In 1950, Honjo published a case of anatomic right hepatectomy; the operation was performed in Kyoto, Japan, on March 7, 1949. This case was later reported by Honjo and Araki (1955) in English. In 1952, Lortat Jacob and Robert performed a true anatomic liver resection with preliminary vascular control"と述べ，本庄の日本語と英語の論文を引用してくれた。Lortat-Jacobはフランス語で論文を報告したため，世界に第一人者として認知されたが，本庄は最初の論文を2年前に書いたが日本語であったためにこれを世界に認知してもらうことができなかった。英語の論文が3年後の1955年であったため，世界初の肝右葉切除の成功例として認知されなかった。

① Blumgart, L. H. : Historical perspective. In Surgery of the Liver, Biliary Tract, and Pancreas. ed. by Blumgart, L. H., Elsevier Saunders, Philadelphia, 2007, p.xxxv～liii.

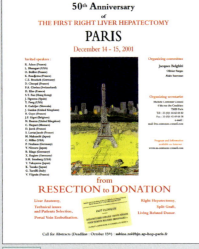 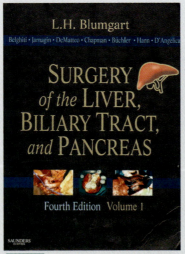 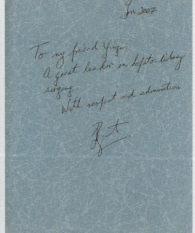

図5-1 最初の肝右葉切除50周年記念シンポジウムのポスター

図5-2 Blumgartの肝胆膵外科の教科書（第4版）の表紙と内表紙 2007年1月，筆者に対する嬉しいメッセージが書かれている

年に和文で報告した後[23]，1955年に英文で報告した[24]。患者は1年3カ月後に再発死亡している。当時の肝右葉切除は肝鎌状間膜の右側で肝離断を行っているので，right lobectomyとは現在のright trisectionectomyと理解すべきである。本庄の報告では肝切離線が肝鎌状間膜よりもやや離れて左内側区域を離断しているので，あえて「（亜）全切除」としたことを論文中の「附記」に記載している。英文報告では"COMMENT"に"our resection must be called subtotal, not total, in the strictest sense of the term"と記載されており，肝の外科解剖に強い関心を示していることがわかる。

翌年1953年，ニューヨークのメモリアル病院（現在のメモリアル・スローン・ケタリングがんセンター）のPack, G. T.は肝右葉の巨大な腫瘍に対する肝右葉切除の成功例を報告している[25]。手術は1952年12月15日に行われ，アプローチ法はLortat-Jacobと同様，右開胸・開腹法である。肝切離は肝鎌状間膜の右側で行い，肝離断面を鎌状間膜で被覆するようにしている。切除標本の病理組織検査で腫瘍は癌ではなく，肉芽腫と診断された。

Ⅳ 小 括

肝の外科解剖の研究は19世紀後半に始まり，それが前世紀中頃より急発展を遂げ，現在もなお肝胆道外科の臨床・研究の発展に大いに貢献している。元来外科医であるTungもCouinaudもこの肝内脈管解剖の研究成果を直ちに外科臨床に応用しているところが興味深い。

1949年に本庄一夫先生が35歳のときに小倉記念病院で世界初の肝右葉切除に成功したことにも触れたが，これは日本の外科医の誇り得る世界的な一大事であったが，論文が日本語であったために長い間闇の中に葬られていた。日本の肝胆膵外科の歴史のなかでいちだんと光輝く大イベントであったはずである。これを素直に認めて，早速肝胆膵の外科教科書の中にこの業績を紹介してくれたBlumgartの科学者としての心に感謝したい。

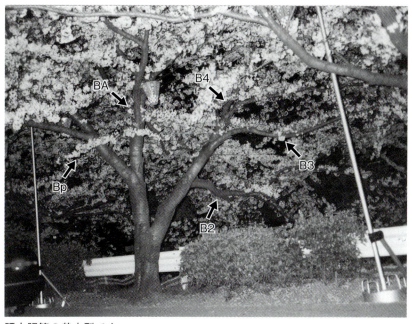

肝内胆管の基本型です。

第3章 胆道癌に対する根治手術の夜明け

I　はじめに

　肝の脈管解剖と肝癌に対する肝切除の研究が1930年代にフランス領インドシナ（ベトナム）のハノイで行われた後，1950年代に入ると肝の外科解剖の研究が次々と発表されるのと平行して，肝の解剖学的切除，すなわち肝左葉切除（左外側区域切除）に始まり，肝右葉切除（右3区域切除）の成功例も次々と欧米のみならず本邦からも発表された。

　胆道癌に対する手術術式はその占居部位によりさまざまな方法があるが，治療困難な上部胆管癌と胆嚢癌に対する根治手術を行った先人達のチャレンジについて紹介したい。

II　肝外胆管局所進行癌へのチャレンジ

　1930年代の胆道癌への外科のチャレンジについては第1章で述べたが，1940年代に入ると肝外胆管癌への一歩進んだ外科的チャレンジが米国中心として行われた（表5）[26]～[31]。胆管ドレナージを目的としたが，単開腹に終わった症例の術後生存期間は何と9日間であった。胆管ドレナージさえ成功すれば数カ月の良好な生活と生存が得られ，8例中1例のみが局所切除に成功して，11カ月生存している。

　これらの症例報告を集計したシカゴ大学病院外科のBrunschwigらは，局所進行肝外胆管癌に対する肝管胆嚢総胆管切除術（cholangiocholecystocholedochectomy）という当時としては進行癌に対する拡大手術の限界に挑んだ手術術式を開発し，7症例の手術成績を1945年5月の米国外科学会（American Surgical Association；ASA）の定期学術集会で発表した[32]。

　この手術は脊椎麻酔下に行われ，時にエチレン麻酔が追加された。上腹部正中切開または逆L字切開で開腹。時には胆嚢床を含めた肝を5～10mm程度切

表5　1940年代に報告された肝外胆管癌への外科的チャレンジ；8例の手術成績

手術法	症例数	術後経過
単開腹術	5	平均生存期間9日間
胆管ドレナージ	1	第48病日退院
Tチューブドレナージ	1	7カ月間良好
胆管切除	1	5カ月間良好，11カ月間生存

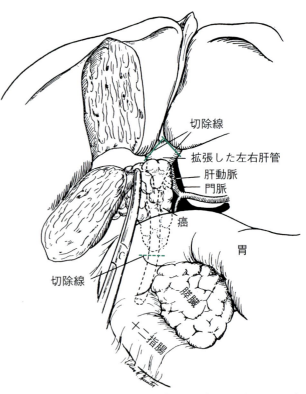

〔文献32）より引用・改変〕

図9　肝外胆管浸潤を伴う局所進行癌に対する肝外胆管，胆嚢，肝床切除（肝管胆嚢総胆管切除術）

除する。十二指腸を授動して，総胆管を露出して切断する。ここで膵への浸潤が認められたら膵を部分切除する。次に総胆管の上流側切除断端を上方へ牽引しつつ，浸潤を受けた肝外胆管を周囲組織から剥離する。肝門部へ至ったら，左右肝管を合流部直上で切断して腫瘍を肝外胆管と一塊として摘出する（図9）。

表6 肝管胆嚢総胆管切除術（cholangiocholecystocholedochectomy）（Brunschwig, 1945）

症例	年齢・性	術前黄疸期間	切除部位	胆道再建式	術後経過
1.	67歳・男性	2週間	肝外胆管，胆嚢膵上縁外側壁	右肝管−総胆管：Tチューブ…腹壁レベルで閉塞・切除 左肝管：尿管カテーテル………2カ月後抜去	黄疸消失，数カ月間社会復帰，11カ月後局所再発，再手術1カ月後死亡
2.	63歳・男性	3週間	肝管・胆嚢・総胆管（胆嚢管癌）		第22病日死亡 剖検：肝動脈切除され，肝梗塞
3.	59歳・男性	6カ月間	肝外胆管・胆嚢 門脈切損・結紮，肝動脈切除		第6病日死亡 剖検：広範肝梗塞
4.	56歳・女性	6カ月間	肝外胆管・胆嚢（胆嚢床付近に肝転移）	右肝管−総胆管：Tチューブ…2カ月後抜去，胆汁瘻持続，胆汁酸服用 左肝管：結紮	5カ月生存 黄疸消失
5.	60歳・女性	7週間	肝外胆管・胆嚢 右門脈切損 縫合失敗*	右肝管−総胆管：Tチューブ…生存中の3カ月間大量の胆汁流出 左肝管：結紮	3カ月生存 黄疸軽減，搔痒感消失
6.	72歳・女性	3週間	肝外胆管・胆嚢	右肝管，左肝管：尿管カテーテル…2カ月後抜去，生存中の3カ月間胆汁瘻持続 総胆管：結紮 胆汁酸服用	5カ月生存（全身状態悪化） 黄疸消失
7.	49歳・女性	6カ月間	総肝管・胆嚢・総胆管		第13病日死亡 剖検：胆汁性腹膜炎

〔文献32）より引用・改変〕

* コッヘル鉗子で挟んで止血。鉗子を創外に留置して，3日間後に止血を確認せずに外したが異変なし

胆道再建の方法は3種類ある。

（1）2本のTチューブを用いて，上流端を各々左・右肝管に挿入し，下端は2本を束ねて総胆管の断端に挿入固定する。

（2）1本のTチューブの両端を右肝管と総胆管に挿入して，左肝管に尿管カテーテルを挿入して外瘻とする。

（3）左肝管を結紮閉塞して，Tチューブの両端を右肝管と総胆管に挿入固定する。

7例の積極的な切除手術が行われたが，手術死亡例は3例（45％）で，平均生存期間は13日間であった。耐術例は4例で，黄疸はほぼ消失し，術後生存期間は3〜12カ月間であった（表6）。

この論文は，1930年代までどうしても越えることのできなかった局所進行肝外胆管癌に対する壁にメスの力で挑戦し，飛躍の第一歩が記録されたものである。

III 胆道癌に対する根治手術のチャレンジ

1. Brownの肝門部胆管切除術

1954年は胆道外科にとっては画期的な年になった。肝門部胆管癌と胆嚢癌に対する根治手術が発表されたのである。オーストラリアのBrown, G.は，メルボルン王立病院で2例の肝門部胆管癌に対して右開胸・開腹アプローチで肝門部胆管切除の後，左右肝管の断端を絹糸で縫合して8字形に形成して，Roux-en-Y空腸脚の断端と絹糸による一層結節縫合により端々吻合した（図10）。

第1例目の患者は35歳男性。6カ月間にわたる食思不振の後，褐色尿と白色便に気づき，近医で開腹術が行われて胆管を閉塞している腫瘍を発見され，生検にて腺癌の所見が得られた。アルカリホスファターゼ値は40 KA unit。そして，1952年10月21日に王立病院に入院した。肝門部胆管癌の疑いで10月30日に手

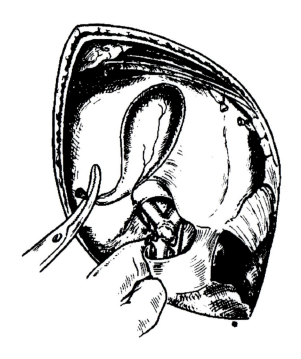
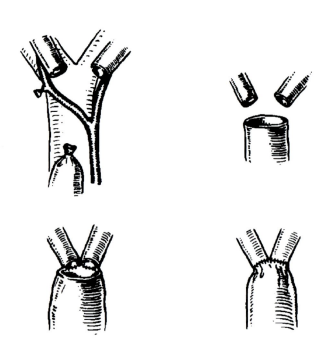

a：右開胸・開腹連続切開で横隔膜も切開すると，肝右葉と肝十二指腸間膜が良視野の下に確保される．小網を開き，胆管を肝門部まで露出する

b：左右肝管の下部，総胆管，胆嚢が胆嚢管リンパ節とともに切除され，左右肝管断端は形成されて8字形となり，Roux-en-Y形の空腸と端々吻合する

〔文献33）より引用〕

図10　Brown の肝門部胆管切除再建術（1954）

術施行．右肋骨弓下切開で開腹．前回切開された右肝管を切開すると白色胆汁が流出し，腫瘍の生検を行った．右肝管にカテーテルを留置した．生検の病理所見は悪性の疑いのある papilloma であった．術後に黄疸は軽減し，アルカリホスファターゼ値は20 KA unit まで下がった．腫瘍の切除の目的で12月8日，再々手術施行．右第8肋間開胸・開腹の連続切開で横隔膜も切開．総胆管，胆嚢，総肝管，左右肝管を切除．左右肝管を8字形に形成して空腸と端々吻合した．切除標本の病理組織学的検査では乳頭状腫瘍は高分化型腺癌と診断され，線維層への浸潤は認められなかった．術後経過は良好で，第22病日に退院した．術後8カ月後の6月10日の時点ではまったく健康で復職しており，再発の所見はなかった．

第2例目は74歳男性．食思不振と黄疸を訴えて1952年12月13日王立病院に入院．総ビリルビン値24mg/dl，アルカリホスファターゼ値45 KA unit．1953年1月19日，胆汁ドレナージ目的で手術施行．肋骨弓下切開で開腹すると，肝門部に1cm大の腫瘍を触知した．総胆管を切開し，腫瘍を越えて左肝管まで軟性ゴムチューブを挿入した．術後に白色胆汁は正常に復し，総ビリルビン値は4mg/dlに下降したので，2月9日に再手術を行った．右開胸・開腹連続切開で局所に至り，総胆管，胆嚢と左右肝管は腫瘍よりも5 mm 上流で切除した．左右肝管空腸の端々吻合を行った．左右肝管合流部の腫瘍は管腔を占居していた．患者は手術直後の全身状態は不良で，第3病日に死亡した．剖検では肝動脈も門脈も正常であったが，肝の1/12の領域で梗塞所見がみられた．この論文の結論として，胆管ドレナージで肝機能を回復させた後に積極的に腫瘍の切除をすることを推奨している[33]．

2. Glenn の radical cholecystectomy

米国ボストンの Glenn らは胆嚢癌の進展様式を考慮に入れた根治手術術式として，胆嚢床切除に加えて，肝胃間膜，胆管周囲の腹膜・後腹膜郭清を行う方法を提案した（図11）．胆嚢癌は肝床浸潤をきたしやすく，肝十二指腸間膜内から後腹膜腔のリンパ節転移をしやすいという性格に対して，バランスよく局所の肝を切除しつつ，局所リンパ節郭清を提唱したことは画期的であったといえる．手術成績では根治手術をした19例中在院死は1例（在院死亡率5.3％）で，2年，3年，5年生存例（率）は6例，5例，2例（31.6％，26.3％，10.5％）であった．一方，姑息手術例40例中在院死は9例（在院死亡率22.5％）で1年，2年生存例（率）は1例，1例（2.5％，2.5％）であった（表7）[2]．

3. Pack の right hepatic lobectomy

翌1955年，ニューヨークのメモリアル病院（現在のメモリアル・スローン・ケタリングがんセンター，MSKCC）の Pack は，進行胆嚢癌に対する肝右葉切除（右3区域切除）の手術法と治療成績を発表した。

胆嚢のリンパ流の研究から，肝十二指腸間膜内の肝門部リンパ節，胆嚢管リンパ節や胃十二指腸動脈沿いのリンパ節や十二指腸背面のリンパ節転移（No. 13）をよく認めるので，膵頭十二指腸を授動反転させてその裏側をよく観察することを勧めた（**図12**）。この肝右葉切除（右3区域切除）の治療成績を**表8**に示す。第1例目の手術は1953年10月26日に行われており，患者は64歳女性で，局所のリンパ節転移（No. 12, 13）を認めた。大量肝切除後の最高総ビリルビン値は6.1mg/dl（第4病日）であり，第23病日に退院したが，術後4.5カ月後に再発死亡した。第2例目は肝浸潤，リンパ節転移（No. 12, 13）を伴う腫瘍径12×5×5cm の大きな進行癌であり，術後最高ビリルビン値は28.0mg/dl（第4病日）で，第7病日に肝不全死した。第3例目は胆嚢摘出後1年7カ月目に根治手術が行われたが，4×5cm 大の腫瘍は十二指腸や結腸に癒着し，肝鎌状間膜に播種を認めた。術後総ビリルビン値は12.6mg/dl（第6病日）であったが，その後の経過については記載されていない（表8）[34]。

上記根治手術は胆管癌，胆嚢癌に対して切除断端を陰性にして局所切除をするとともに，リンパ節も同時に郭清することが述べられており，胆道癌根治手術術式の基本方針を提唱した貴重な報告であると思われる。Brown の肝門部胆管切除も，Pack の肝右葉切除もともに Lortat-Jacob が用いた右開胸・開腹の斜め

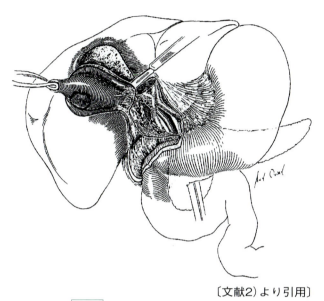

〔文献2）より引用〕

図11 Glenn の胆嚢癌根治手術
胆嚢床を切除し，肝胃間膜，胆管周囲の腹膜・後腹膜郭清を行う胆嚢癌根治手術

表7 胆嚢癌に対する外科治療成績；Glenn による radical cholecystectomy（1954）

手術法	胆嚢癌患者数							
	手術症例	退院患者	術後生存期間					
			6カ月	1年	1.5年	2年	3年	5年
根治手術	19	18	14	10	7	6	5	2*
姑息手術	40	31	7	1	1	1		

* 1例は再発なく，術後7.5年間生存中　　　　　　　〔文献2）より引用・改変〕

表8 Pack による胆嚢癌に対する肝右葉切除術（右3区域切除術）の治療成績（1955）

患者 年齢・性	手術日	術中所見	術後経過	
			最高総ビリルビン値	転帰
1. 64歳・女性	1953年10月26日	リンパ節転移 （No. 12, 13）	6.1mg/dl （第4病日）	第23病日に退院 4.5カ月後再発死
2. 65歳・男性	1954年2月12日	リンパ節転移 （No. 12, 13） 肝浸潤 腫瘍径12×5×5cm	28.0mg/dl （第4病日）	肝不全死 （第7病日）
3. 53歳・女性	1954年8月23日 （1953年1月23日 胆嚢摘出術）	十二指腸・結腸に癒着 肝鎌状間膜に播種 腫瘍径4×5cm	12.6mg/dl （第6病日）	記載なし

〔文献34）より引用・改変〕

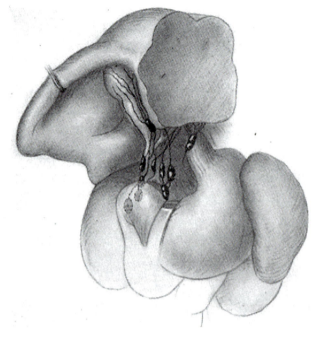
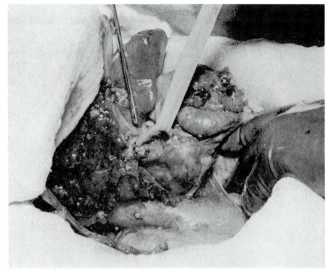

〔文献34)より引用〕

a：胆嚢のリンパ流
　肝十二指腸間膜内の胆嚢管リンパ節から肝門部リンパ節への流れや胃十二指腸動脈沿いの流れが表されている。後十二指腸リンパ節転移（No. 13）がよく認められるが，これらは十二指腸を内側へ授動することにより露出することができる

b：肝右葉（右3区域）切除後の術中発見
　肝切離面は鎌状間膜で被覆する

図12　Packの胆嚢癌に対する肝右葉切除術（右3区域切除術）（1955）

連続切開のアプローチ法が採用されており興味深い。

IV 肝門部胆管癌に対する肝切除によるチャレンジ

　1950年代に肝臓外科が発展した米国では，1960年代に入ると胆道外科が急速な進歩を遂げた。とくに肝門部胆管癌に対しては，肝葉と肝外胆管を一塊として摘出する試みが行われた（表9）。

　(1)　1963年にMistilisとSchiffが胆管切除に肝切除を加えた最初の手術成功例を報告した[35]。手術はシンシナティ総合病院のAltemeier, W. A. が執刀した。患者は黄疸の遷延した54歳の男性。入院6日目に血清総ビリルビン値が34mg/dlまで上昇したので経皮経肝胆管造影（PTC）を行うと，白色胆汁が吸引できて，右肝内胆管のみが造影された。3日後の1962年1月10日に開腹術を行い，Tチューブを腫瘍を越えて右肝管に挿入し，胆汁の内・外瘻術とした。黄疸は術後順調に下降して血清総ビリルビン値は9.6mg/dlまで下がった。しかし，その後黄疸が再上昇し，2月18日に血清総ビリルビン値が19.4mg/dlまで上昇したので再開腹を行った。左肝管浸潤が優位の肝門部胆管癌と診断して（図13），肝左葉切除，肝外胆管切除を行った。術後経過は良好で，血清総ビリルビン値も順調に正常値に復した。

　(2)　続いてHaynesらは，アトランタのエモリー大学医学部外科の関連施設である退役軍人病院で行った肝門部胆管癌に対する肝左葉切除の成功例について，1964年3月21日〜28日に開催された米国南東部外科学会で発表した。患者は54歳の男性。黄疸と白色便を訴えていた。肝は右肋骨弓下に10cm触知し，血清総ビリルビン値は24.8mg/dl。胆管炎による肝内胆管閉塞の診断で，1日20mgのプレドニンを2カ月間投与された。全身状態の改善が認められないため，1963年9月5日にPTCが行われ，左右肝管合流部に閉塞性病変を認めた。4日後の9月9日に手術を行い，術中に総肝管の生検で癌を認めたので肝左葉切除，肝外胆管切除，右肝管空腸吻合を行い，2本のTチューブを各々右肝管の2本の分枝に経空腸的に挿入した。1本のTチューブは第14病日に抜去し，残りのTチューブは第33病日に抜去し，患者は第37病日に退院した。8カ月半後ドレーンの瘻孔跡に局所再発巣を認めたのでこれを切除した。その後の患者の状態は良

表9 肝門部胆管癌に対する肝切除；1960年代の米国のパイオニアの手術成績

報告者	患者 年齢・性	患者の状態と根治手術日	手術術式 肝切除	胆道再建	術後経過
Mistilis and Schiff[35]	54歳・男性	血清ビリルビン 19.4mg/dl 1962年2月18日	左葉切除	右肝管総胆管吻合	良好
Haynes[36]	54歳・男性	6カ月以上にわたる黄疸 9月5日 PTC 1963年9月9日	左葉切除	右肝管空腸吻合 2本のTチューブ	第37病日退院 14POD Tチューブ抜去 33POD Tチューブ抜去 8.5カ月後ドレナージ 瘻孔再発部切除
Quattlebaum and Quattlebaum Jr.[37]	70歳・女性	1964年2月11日 径5cm大の肝右葉転移	右開胸・開腹 右葉切除 下大静脈部分切除	左肝管十二指腸吻合	第3病日死亡
Cady and Fortner[38]	70歳・女性	1967年6月20日	左葉切除	右肝管総胆管吻合	良好
Bird, et al.[40]	49歳・女性	1969年12月17日	右葉切除 （右3区域切除）	左肝管空腸吻合	第48病日退院

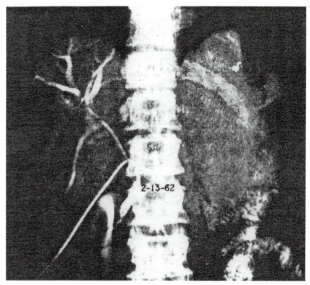

〔文献35）より引用〕

図13 腫瘍を越えて右肝内胆管まで挿入された long arm のTチューブ造影で，左肝管はまったく造影されていない（1962年2月13日撮影）

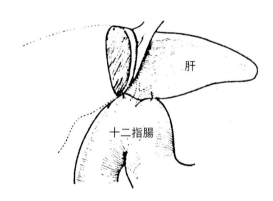

〔文献37）より引用〕

図14 肝右葉切除，左肝管十二指腸吻合術（Quattlebaum，1965）
　左肝管は Rex 窩の左方で左葉外側区域から肝外へ出ている．肝は鎌状間膜の右側約5cmのところで離断されているので，この肝右葉切除（右肝切除）で肝左葉内側区域の胆管枝がどうであったのかは不明である

好であった[36]．

（3）続いて Quattlebaum 親子は1964年12月8〜10日にフロリダ州のボカ・レイトンで開催された米国南部外科学会で7例の胆管癌の手術経験について発表した．7例の手術例のうち，第7例目に肝右葉切除例が報告された．患者は70歳女性．1963年7月に急性胆嚢炎と総胆管結石症の診断の下に胆嚢摘出術，総胆管切石術を施行．1964年1月になって黄疸が出現し，同年2月11日に総胆管癌の疑いで開腹．肝門部から総胆管にかけての癌浸潤と肝右葉に直径5cmの肝転移を認めた．根治手術が可能と判断して，創を延長して右第8肋間開胸を行った．右門脈を切離して，左肝管を腫瘍より1.5cm上流で切断．肝を鎌状間膜の約5cm右側で離断．腫瘍の背側が下大静脈に接していたため，下大静脈の右外側壁を2cmにわたって切除して縫合閉鎖し，肝右葉とともに腫瘍を一塊として切除した．左肝管を十二指腸と端側吻合をして，経十二指腸的に吻合部にTチューブを挿入した（図14）．術後48時間は安定していたが，ベッド上で体位変換をしたとたんに低血圧ショックに陥り，第3病日に死亡した．剖検では下大静脈の縫合部に縫合不全も血栓もなく，病状の急変から肺塞栓症が疑われた．

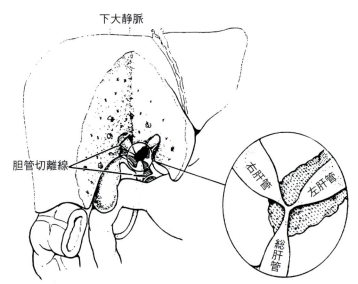
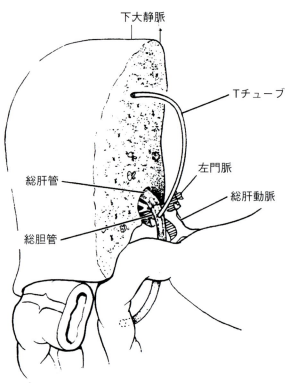

a:肝右葉と左葉の間を部分的に割って肝管合流部より上流の左右肝管を露出する手技。挿入図は本症例の胆管癌の進展範囲（Cady, 1969）

b:肝左葉切除，胆管切除，右肝管総胆管吻合による胆道再建術（Cady, 1969）

〔文献38)より引用・改変〕

図15

　7例の発表症例のうちの多くが複数回の胆道系手術の既往があり，診断に難渋したうえに根治手術に至っている。

　学会発表の会場では，この積極的な外科手術の挑戦に対して活発な討議が行われた。ボストンのレーヒー・クリニックのWarren, K. W.は「根治手術を行おうとしているのであれば，一側の肝葉を摘出する気持ちをもつべきである」と積極的な肝切除を支持し，シンシナティ大学のAltemeier, W. A.は胆管癌に対する肝切除のパイオニアらしく「腫瘍の増殖がslowであるので切除できる可能性がある。肝葉切除をすることを支持する」と積極的な発言が続いた。続いてカリフォルニア大学ロサンゼルス校のLongmire, W. P., Jr.は追加発言で20例の胆管癌手術を報告し，そのうち10例を切除し（胆管切除3例，膵頭十二指腸切除7例），4例の肝管消化管吻合のうち1例は左肝内胆管空腸吻合を行い，「できるだけ切除をする努力をすべきである」と述べた。一方で演者に対して，「胆管浸潤というよりも肝動脈浸潤のために切除できないことがあるのではないか？」と質問した。

　(4) 続いてニューヨークのCady, B.は食思不振と褐色尿を訴えて1967年2月17日にメモリアル病院（現在のMSKCC）に入院した70歳女性について詳述した。肝は右肋骨弓下に4cm触知した。3月13日に血清総ビリルビン値が11.0mg/dlの時点で手術を施行。左右肝管合流部に径2cmの腫瘤を認め，生検で腺癌と診断された。胆道減圧の目的で右肝管胆嚢吻合を行った。続いて3月20日～4月17日までコバルト60による放射線治療を行った。黄疸は漸減し，6月20日にPTCを行うと，やや左肝管優位の癌浸潤を認めたので直ちに開腹術を行った。血清総ビリルビン値は4.71mg/dl。腫瘍は左右肝管合流部よりも左側に発育していたので，Templeton, J. Y. ら[39]の方法に従って肝を左右両葉の境界線（Rex-Cantlie線）に沿って割って，左右肝管合流部を露出すると拡張した右肝管を認めた（図15a）。ここで切除可能と判断して，肝左葉切除，肝外胆管切除，右肝管総胆管吻合，Tチューブドレナージを行った（図15b）。手術後に創感染を併発したが，6週間後には黄疸は消失して社会復帰することができた。

　(5) 1960年代末にニュージーランドの北島のハミルトンにあるワイカト病院（Waikato Hospital）のBird, A. D. は，肝門部胆管癌に対する肝右葉切除（右3区域切除）に成功している。患者は49歳女性で，黄疸のために1969年11月12日にワイカト病院に入院した。血清総ビリルビン値は13.4mg/dl。肝を右肋骨弓

下に2横指触知した。11月24日に総ビリルビン値が17.4mg/dlまで上昇したのでPTCを行うと左右肝管合流部に胆管閉塞を認め，腫瘍が疑われた。黄疸の軽減の目的で1日40mgのプレドニンを投与したところ，総ビリルビン値は34.3mg/dlから5日間で28.0mg/dlまで下がったが，その後2日間で30.8mg/dlまで再上昇を認めた。そこで総肝管癌の診断の下に同年12月17日に手術を行った。術前の血清総ビリルビン値は33.3mg/dlであった。右上傍正中切開で開腹したところ，腫瘍の主座は右肝管にあり，上流の肝内に転移を認めたので肝右葉切除の適応と判断した。右肝動脈，右門脈を結紮の後，出血のコントロールのためにブルドッグ鉗子で左肝動脈と左門脈を遮断して，肝離断を鎌状間膜の右縁で行った。輸血を4単位，血漿を1単位使用した。第1病日の血清総ビリルビン値は21.2mg/dlであった。第8病日に腹膜炎症状を呈したので，緊急再開腹手術を行うと大量の胆汁貯留を認めたので右横隔膜下にドレーンを留置した。小さかった残肝はすでに著明に増大していた。また第23病日に創出血を認めたが，再縫合にて止血した。その後全身状態は改善して，患者は1970年2月2日（第47病日）に退院した。血清総ビリルビン値の推移は第8週後に1.2mg/dl，第11週後に0.8mg/dlと正常に復したが，ドレーンからの胆汁瘻は遷延して3月16日（第89病日）まで続いた。術後1年目も健康を維持している。切除標本の病理組織検査で肝管断端に15mmの腫瘍を認め，近接肝実質に浸潤して直径3cmほどの腫瘤を形成していた。組織型はscirrhous typeの高分化型腺癌の診断であった[40]。

　当時は黄疸の鑑別診断に難渋していた時代であり，どの筆者もPTCの有用性を強調している。一方で本症例が貴重であるのは，肝門部胆管癌に対して肝右葉切除（右3区域切除）の初めての成功例として英文で報告されたことである。そればかりでなく，手術前日の血清総ビリルビン値が33.3mg/dlという高度閉塞性黄疸の状態で，術前胆道ドレナージを行うことなく肝右3区域切除に耐術したことである。

V 肝門部胆管癌への日本の挑戦の始まり

　1960年代以前の日本では手術の手が及ばなかった肝門部胆管癌に対して，1960年代前半に入ると日本の外科医が肝門部胆管癌に積極果敢に挑戦し，新しい外科手術法の開発に努力した跡を紹介したい。

1. 昭和大学　村上忠重教授のチャレンジ

　昭和大学第一外科の村上忠重教授から肝門部胆管癌に対する画期的な外科手術法が報告された[41]。1958年5月～1960年12月の間に肝門部胆管癌6例，乳頭部癌2例，胆嚢癌2例，総胆管癌1例，肝内胆管癌1例の計12例の胆道癌の手術を行った。肝門部胆管癌はすべて黄疸を発症しており4例が切除された。4例中3例は肝外胆管切除をして，左右肝管の各々の断端を含めた肝門部と挙上した十二指腸または空腸の断端とを端々吻合する手術が行われた。3例中2例に胃切除・胃空腸吻合術が追加された。この2例には術後胆汁瘻が各々6週間，1カ月間続き，前者は1960年5月2日に手術をして377日目に吻合部再発による胆管狭窄から肝膿瘍を併発して死亡した。後者は術後120日目に吻合部狭窄による肝膿瘍を発症して死亡した。他の1例は右肝管断端の癌遺残を認めたので経空腸的に右肝管ドレナージを行ったが，術後縫合不全を発症して第19病日に肝不全死した。4例目には肝左葉切除（左肝動脈，左門脈，左肝静脈を切離している），肝外胆管切除，右肝門空腸吻合を行った。肝切離面に癌が遺残した。術後はドレーン挿入部の腹壁動脈損傷に起因する腹腔内出血で第5病日に死亡した（**表10，図16**）。

　同教室の溝口一郎先生は1966年に，さらにもう1例の肝左葉切除，肝外胆管切除，右肝門空腸端々吻合を行った肝門部胆管癌手術の報告を行っているが，残念ながら術後第5病日に肝切離面からの胆汁瘻に起因する胆汁性腹膜炎で再開腹を行い，第14病日に多臓器不全で死亡している。その他，肝外胆管空腸吻合，胃切除，肝門空腸吻合の1例も追加している。この症例は術後398日目に全身衰弱で死亡しているが，黄疸の再発は認めていない[42]。

　溝口は，ヒトの剖検肝10例を用いてセルロイド＋アセトン溶解液を用いた肝鋳型標本および胆管造影所見を用いて肝内胆管枝の解剖学的研究を行い（**図17**），「肝内胆管の走行は胆道癌手術に際して胆管切除のみにとどまらず，肝切除を行うためには外科医によって欠くべからざる知識である」と述べている。

　村上，溝口の報告では，肝門部胆管癌に対して左右肝管合流部の上流で肝外胆管を切除する方法が詳述され，胆道再建の方法は胆管消化管吻合ではなく肝門消化管吻合術であった。しかし，縫合不全率は高いようであった。術後生存期間も「Longmireの肝内胆管空腸吻合術の成績をしのぐとはいえないが，外科医の気

表10 肝門部胆管癌の手術成績（昭和大学病院，1961）

症例	年齢	性	切除術式	再建術式	転帰
1.	69歳	男性	肝外胆管切除 胃切除	十二指腸第一部を挙上して 肝門十二指腸端々吻合 胃空腸吻合	術後胆汁瘻　6週間 吻合部再発による胆管狭窄からの 肝膿瘍で第377病日に死亡
2.	54歳	女性	肝外胆管切除 胃切除	肝門空腸端々吻合 胃空腸吻合	術後胆汁瘻1カ月間 吻合部狭窄による肝膿瘍で 第120病日に死亡
3.	65歳	男性	肝外胆管切除 （右肝管断端に癌遺残）	肝門空腸端々吻合 経空腸的右肝管外瘻術	縫合不全による肝不全により 第19病日に死亡
4.	66歳	男性	肝左葉切除 肝外胆管切除 （肝離断面に癌遺残）	右肝門空腸（全層）端々吻合	第5病日，腹壁動脈損傷による 腹腔内出血で死亡

〔文献41）より引用〕

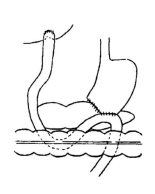 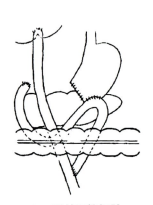 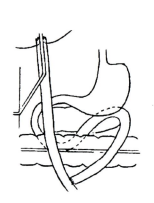 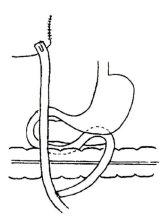

a：肝外胆管切除
　　胃切除
　　肝門十二指腸端々吻合
　　胃空腸吻合

b：肝外胆管切除
　　胃切除
　　肝門空腸端々吻合
　　胃空腸吻合

c：肝外胆管切除
　　肝門空腸端々吻合
　　経空腸的右肝管ドレナージ

d：肝左葉切除
　　肝外胆管切除
　　右肝門空腸端々吻合

〔文献41）より引用〕

図16　肝門部胆管癌切除再建術式（昭和大学病院，1961）

持ちとしては姑息的な手段に甘んじるよりも，できれば癌それ自体を摘出する根治的な方向へ進みたいと希望することは許されるべきであろうと考える」と結論で述べている。また初めての肝切除例では，肝切除をしない肝門消化管吻合と比べて視野もよく，吻合手技が容易であったため，「吻合術を簡単にするためには，場合によっては肝の左葉を犠牲にすることも許されるのではないかと考えられる」と述べている。この肝切除例は雑誌の出版日である1961年9月の1年前，すなわち1960年9月以前であるので，もしも耐術していたら肝門部胆管癌に対し世界で初めて肝左葉切除に成功したAltemeierの1962年2月13日の記録よりも早く，世界初の成功例であった可能性がある[35]）。

手のつけられなかった肝門部胆管癌に対する根治的肝切除の成功が，日本でも間近に迫っている様子をうかがい知ることができる。

2. 金沢大学　本庄一夫教授のチャレンジ

貴重な研究発表が1966年4月の第66回日本外科学会総会のシンポジウム「胆道再建」で発表された。金沢大学第二外科の小坂進先生から発表された内容はその後，雑誌『手術』の「特集：胆道再建」に掲載された[43]）。手術術式の要旨は，根治切除を行うために胆管の剥離をできるだけ肝門部奥深くまで掘り進めて，左右肝管の上流側非癌部で胆管を切除する。右肝管優位の症例でなくても左右肝管合流部から左右均等に上流進展をしている症例でも，左右肝管を腫瘍の上流側で切断した際に右肝管の処理に難渋するのは胆管の局所解剖に主な原因があるが，それに加えて右肝管を再建しようとする際に胆管に沿って走行する肝動脈や門脈の剥離に難渋するからである。このような手術手技上

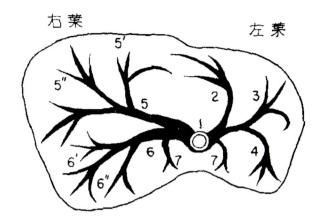

〔文献42)より引用〕

図17 溝口一郎先生の提唱した肝内胆管枝とその走行

1) 60歳，男性

3週間前からの黄疸で血清総ビリルビン値は22.6mg/dl。PTCで左右肝管合流部が閉塞していたので，左右肝管を肝内まで剝離して腫瘍の上流で切除した。肝内に埋没した右肝管断端は縫合閉塞して，左肝管をRoux-Y型の空腸と端側吻合した（図18）。術後の減黄は良好で，血清ビリルビン値は5週目に正常化した。病理組織学的には管状腺癌であり，術後1年9カ月間生存した。この患者の手術が成功した記録は，当教室の本庄一夫前教授が1963年に誌上報告していた[44]。切除標本の左右肝管の断端にはともに癌の遺残があり，右肝管断端は縫合閉鎖されたが縫合不全をきたし，肝下面のドレーンから毎日500〜600mlの胆汁が排出された。術後7カ月目には50mlまで胆汁排液量は減少したが，瘻孔造影では右肝内胆管の全貌が描出されている。手術日の記載はないが，1963年9月号の雑誌発表であるので，手術日は1963年2月以前であると推測できる。

2) 69歳，男性

7週間前から黄疸があり，血清総ビリルビン値は12.6mg/dl。腫瘍は総肝管から右肝管に浸潤していたので，右肝管を肝実質近くで切断して断端を縫合閉鎖した。Kocher授動をして，総胆管断端を挙上して左肝管断端とTチューブを支柱に端々吻合を行った。これに加えて右門脈を結紮した（図19，20）。病理組織学的には乳頭腺癌で，郭清した所属リンパ節に転移

の問題を解決するために，肝の機能的予備力ならびに再生力を利用して，一側肝管（左肝管）のみの再建，すなわち肝の半側区域のみの胆汁を腸管にドレナージをする再建術式を考案した。

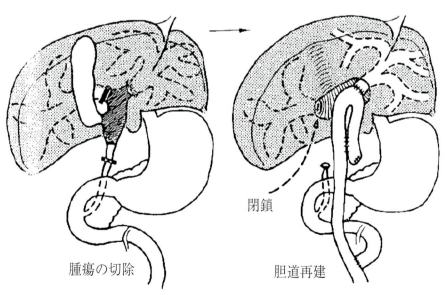

a：左右肝管・総肝管・総胆管・胆囊切除 　　　b：右肝管縫合閉鎖，左肝管空腸吻合

〔文献43)より引用〕

図18 症例1の胆管切除再建術式（金沢大学）

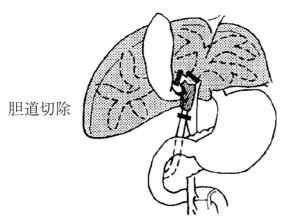

a：肝外胆管切除

b：右門脈結紮，右肝管縫合閉鎖，左肝管総胆管端々吻合，Tチューブドレナージ

〔文献43）より引用〕

図19　症例2の右門脈結紮を伴う胆管切除再建術式（金沢大学）

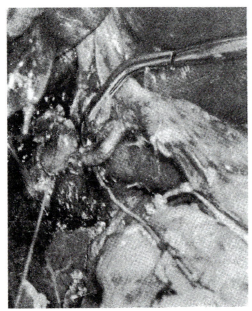
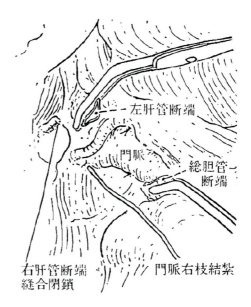

肝外胆管切除，右肝管縫合閉鎖，右門脈結紮

〔文献43）より引用〕

図20　症例2の術中所見（小坂）

を認めた。生検肝組織に胆汁性肝硬変の所見を認めた。術後の減黄は順調で，8週で完全に黄疸は消失した。術後の肝シンチグラフィで肝の左半領域は再生肥大して，右半領域は萎縮していた。術後1年6カ月健在。手術日の記載はないが，遅くとも1965年5月以前の手術である。

3）小括

　この論文は商業誌に掲載された和文論文であるが，肝胆道外科の進歩に大いに貢献した貴重な足跡を残している。1つは分肝機能を胆汁ドレナージと門脈血流の両面から検討して，①その両者をうまく組み合わせた動物実験で肝の一定以上の区域の胆汁排泄が可能であれば，血中ビリルビンの排泄予備能力を保有することを確認した，②門脈枝を結紮するとその支配肝区域は萎縮するが，非閉塞区域は肥大するという事実を胆道再建区域の肝再生に応用した，③肝外胆管切除後に左右肝管のうちの右肝管のみを再建して左肝管を縫合閉鎖した手術術式は1945年の Brunschwig の cholangiocholecystocholedochectomy[32]）の際の再建術式に採用されているが，右肝管を閉鎖するということはこれよりもさらにチャレンジ精神旺盛であると思われる，④肝の80％領域の門脈枝結紮の安全性を動物実験で成功して，切除側肝の門脈枝を結紮して残存予定

肝をあらかじめ再生肥大させておく二期的肝切除の基礎的研究がこの新しいチャレンジを下支えした[45]。現在，世界中で行われるようになった門脈塞栓術後の胆道癌肝切除の手術に関連のある貴重な研究報告であるといえる。

3. 癌研病院　梶谷鐶外科部長の世界初の快挙

1966年，癌研究会附属病院の梶谷鐶外科部長らにより肝門部胆管癌に対する積極的な手術経験が報告された[46]。癌研外科では1946年以降の20年間に52例の胆道癌を経験しているが，肝管癌の切除例は1964年までに11例中1例のみであった。ところが，1965年に行われた2例の肝門部胆管癌に対する貴重な手術症例について1966年に誌上報告がされた。

第1例目は53歳の女性で，1965年4月23日手術が行われた。肝を右季肋下に3横指触れた。術前の血清総ビリルビン値は14.5mg/dl。三管合流部の上流から左右肝管合流部の直下に至る示指頭大の硬い腫瘍を触れた（Bismuth type 1）。門脈右枝および肝門部肝実質に少し浸潤を認めたので，門脈右枝を分岐部で切断して，腫瘍周囲の肝実質を含めて左右肝管分岐部直下の肝外胆管を一塊として切除した。左右肝管分岐部で胆管空腸吻合を行い，経空腸的に右肝管ドレナージを行った（図21）。術後，縫合不全による胆汁瘻を認めたが3カ月で閉鎖し，1年3カ月後健在であった。病理組織所見では，肝管壁外浸潤を伴う浸潤型の管状腺癌で神経浸潤を認めた。

第2例目は50歳男性。肝を右季肋下に2横指触知。血清総ビリルビン値は6.7mg/dl。1965年8月6日手術施行。肝門部に右肝内胆管を中心とした鳩卵大の腫瘍があり，左肝管に浸潤して門脈や右肝動脈に癒着していたが，転移は認められなかった。左肝管を腫瘍の上流で切離し，右肝動脈を根部で結紮・切離。門脈は本幹で切断し，周囲肝実質と一塊として右肝管を広く上流まで切除した。しかし手術記事には「Infiltration遠くに及び pall（姑息切除）となる」と記載されている。結果的にはこの部分は後に肝右葉切除が行われたときに切除されている。門脈上流端は下大静脈に端側吻合（Eck瘻）を行った。ここで肝右葉に変色域が認められたので，変色域に沿って「肝右葉1/2を切除」（肝右葉切除であると思われる）した。胆道再建は肝門部と空腸とを端側吻合し，経空腸的に左肝管にゴム管を挿入して外瘻とした（図22）。肝切離断端は縫合閉鎖した。手術時間は4時間2分で出血量は4,300gであった。この論文で筆者は胆道再建術式として前出

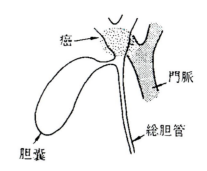

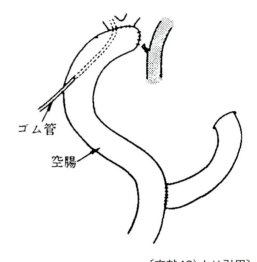

〔文献46）より引用〕

図21　右門脈結紮切除を伴う肝外胆管切除術（梶谷）

の村上や溝口の論文を引用して「肝管と空腸との端側吻合は必ずしも必要ではなく，時には不可能なこともあり，さらに術後吻合部狭窄をみることも多くよくないようである」という理由で肝門空腸吻合を推奨している。直筆の手術記事をよく見てみると，縫合糸は胆管にも肝実質にもかかっており，複数の胆管枝を含んだ肝門空腸吻合であると推測される。術後は発熱が続き，黄疸が増強し（第6病日の血清総ビリルビン値は16.9mg/dl），右側腹部のドレーンからは肝壊死物質が流出した。縫合不全に起因した胆汁瘻からの排液は1日400mlにも達したので，これを患者に経口投与した。術後11週の瘻孔造影で縫合不全が確認され，再建された複数の肝内胆管が造影された。

広範肝切除に加えてEck瘻造設を行ったにもかかわらず，術後の血清アンモニア値は76μg/dlとわずかな上昇を認めたのみで脳症の発生はなく，第145病日に退院し，胆汁瘻はその後約1カ月で自然閉鎖した。切除標本の病理組織学的検査で，腫瘍は乳頭管状腺癌で，右肝管を中心とした3.5×3.0×3.0cmの浸潤型の腫瘤を形成して左肝管に浸潤していた。患者は術後3年4カ月後の1968年12月10日に癌再発のために再

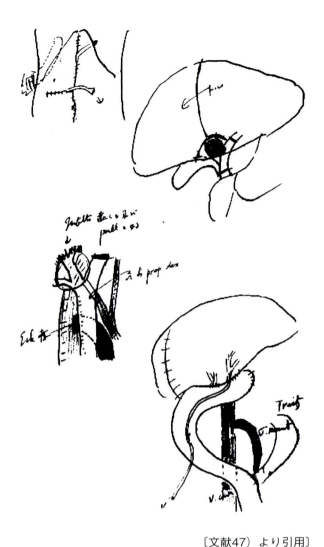

〔文献47〕より引用

図22 梶谷鐶先生直筆の手術記事
　肝右葉切除，門脈合併切除，門脈下大静脈吻合，肝門空腸吻合

入院して，放射線療法，化学療法が行われたが，1969年6月9日（術後3年11カ月）に死亡した。死亡前の5月28日の血液生化学検査は正常値を示し，剖検では癌再発は主に腹腔動脈周囲，後腹膜軟部組織，右腎被膜に浸潤した手拳大の腫瘤を形成し，肝膿瘍も認められた。Eck瘻は開存しており，肝は組織学的には完全な再生肝の状態であった。

この論文の中で筆者は，肝門部胆管癌は「腫瘍の発育が割合遅く転移の見られない症例が少なくないので，可能な限り積極的に切除を試みるべきである」と述べている。さらに門脈切除に関しては「門脈壁に浸潤が及ぶ場合，右枝または左枝の何れか一方のみであれば，症例1のように結紮切除してもよいし，両方の枝に及ぶ場合は症例2のように下大静脈に端側吻合して血行を再建するのがよいと思われる」と述べ，肝動脈に関しては「左右両方の枝に浸潤が及ぶ場合は根治手術を断念しなくてはならないが，何れか一方の時はその枝を結紮してその領域の肝を切除する。実際には症例2のように乏血によって変色した部分のみを切除すればよい」と述べている。今から半世紀前に肝門部胆管癌に対する門脈合併切除再建を伴う肝右葉切除に世界で初めて成功し，血管浸潤を伴う局所進行癌に対する積極的な根治切除に際して貴重な提言を発している。血管合併切除を伴う肝切除の夜明けをわが国で迎えることができた，きわめて貴重な論文である。

VI　Klatskin tumorの有名な論文

　肝門部胆管癌はそれまで肝外胆管の上流部分を占居する手のつけられない悪性腫瘍として大雑把に取り扱われ，胆管癌のなかで独立したカテゴリーの疾患として認知されてこなかった。そして疾患名としては，carcinoma of the extrahepatic bile duct, sclerosing carcinoma of the major intrahepatic bile ducts, carcinoma of the main hepatic duct, carcinoma of the intrahepatic bile ducts, carcinoma of the hepatic ducts within the liverなどとさまざまな呼び名で取り扱われてきた[18)19)48)～50)]。ところが，1965年にエール大学内科のKlatskin, G.教授が「肝門部の肝管分岐部に発生した腺癌（adenocarcinoma that arise in the hepatic duct at its bifurcation within the porta hepatis）」が臨床的にも病理学的にも独特な性格をもっていることに注目すべきであるとの主旨の論文を発表した[20)]。

　彼は1947～1963年の関連施設の症例も含めて，13例（男性9例，女性4例）を集めて研究対象とした。13例中12例は黄疸（血清総ビリルビン値3.17～25.0mg/dl）を呈し，無黄疸例（同0.29mg/dl）は1例であった。術前診断は黄疸例12例には肝外胆管閉塞の診断を下したが，胆管癌の診断は5例のみであった。**図23**に示すごとく，13例に1～3回の開腹手術が行われているが，初回手術で肝管合流部に腺癌の所見が確認できたのは4例（症例3，6，12，13）のみであり，1例に左右肝管（症例3），1例に右肝管（症例6），2例に左肝管（症例12，13）にそれぞれTチューブを留置した。一方，肝管の癌性閉塞の診断が見逃されたのは9例であった。9例中7例に再開腹手術が行われた。

　以上13例の手術例をまとめると，適切な外胆汁瘻が造設されたのは9例（No. 3，5，6，7，9，10，

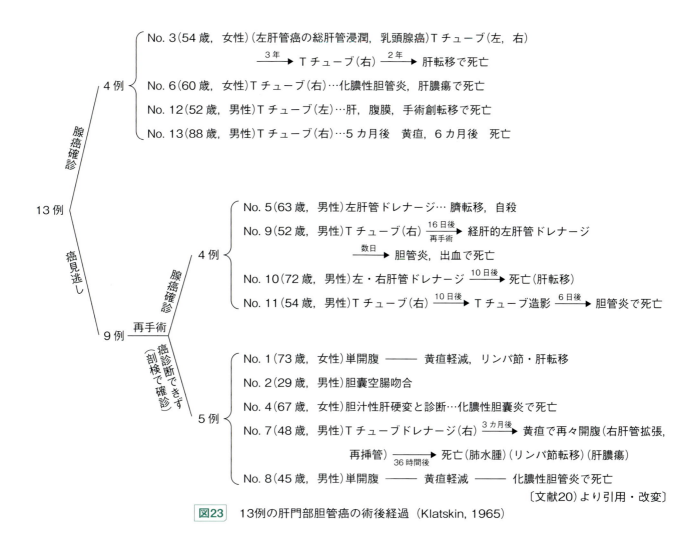

図23 13例の肝門部胆管癌の術後経過（Klatskin，1965）

〔文献20）より引用・改変〕

11，12，13）であり，平均生存期間は18カ月間（5〜71カ月間）であった。このなかで胆管造影などで急性胆管炎を発症して急死した症例9，10，11を除いた6例の平均生存期間は23.3カ月間（6〜71カ月間）であり，適切な胆道ドレナージを行えば平均2年間ほどの生存が得られた。一方，適切な胆道ドレナージが行われなかった4例（症例1，2，4，8）では平均生存期間は9.9カ月間（1.5〜24カ月間）であった。いずれにしても肝門部胆管癌は比較的小さく，slow growingであるのが特徴であり，13例中11例が胆管炎や肝膿瘍に関連する肝不全で死亡している。このような所見から，手術直前の経皮経肝胆管造影や術中胆道造影を行って，誤診を避けて適切な胆管ドレナージによる姑息手術を行うことで良好なQOLを保って寿命を延長することができると結論で述べている。しかし，この「小さくslow growingである」というこの腫瘍の特徴はKlatskinが初めて述べたのではなく，すでに過去の論文で指摘されていることである[18)19)]。この論文は13例の症例の術前・術中所見と術後経過を詳細に記載し，剖検所見も含めて病理学的に詳細な

表11 病理組織学的所見（Klatskin，1965）

		症例 No.
肉眼型	壁内環状狭窄	2, 5, 6, 7, 8, 13
	結節状	9, 11, 12
	巨大腫瘤	1, 4, 10
	胆管内可動性腫瘤	3
胆管閉塞部位	左右肝管合流部	4, 8, 9, 11
	右肝管	1, 5, 10
	左肝管	2, 3, 6
	左右肝管部分閉塞	7, 12, 13

〔文献20）より引用・改変〕

研究をして，肝門部胆管閉塞をきたした胆管癌症例を1つのカテゴリーの疾患として提示したところに価値があると認められ，肝門部胆管癌がKlatskin tumorと呼ばれるようになった所以である。腫瘍の病理組織学的特徴としては壁内浸潤狭窄を呈したり，結節状隆起を呈する左右肝管合流部近傍に発生した限局性の腫瘍が大部分であるが，肝内に大きな腫瘤を形成して肝管合流部まで進展した肝内胆管原発癌や，左右肝管に

コーヒーブレイク⑥

＜癌の根治手術のパイオニア；癌研　梶谷鐶先生＞

　癌研の梶谷鐶先生（1909〜1991年）（図6-1）はリンパ節郭清を伴う癌の根治手術を開発された癌外科の神様のような外科医であり，私のメスの師である。私は1971年4月〜1972年3月の1年間，毎週月曜日に癌研病院の手術室で朝から夕方まで手術見学の機会を得，1972年4月〜1973年8月末まで癌研外科で研修医をすることができた。梶谷先生は薙刀のような大きな電気メスを火花を散らしながら動脈沿いに走らせ，周囲リンパ節を一塊として担癌臓器とともに摘出する神技のような手術を1日に3〜4例された。拡大手術の最盛期の時代であり，噴門部癌に対する左開胸開腹，胃全摘，膵体尾部・脾切除，下部食道切除（「左斜め胴切り法」），局所進行上部胃癌に対する「左上腹部全摘術」（胃全摘，膵体尾部・脾切除，肝左外側区域切除）などは当時開発された。この手術が何と2時間少々で終了するということに驚いた。膵頭十二指腸切除は3〜3.5時間，直腸切断術（Miles）は2時間以内に終了した。肝癌や胆道癌はあまりなかったので肝切除症例は少なかったが，肝左外側区域切除は肝左外側区域を授動した後，採血や点滴のときに使う駆血用の黒ゴムを肝鎌状間膜の左側に巻きつけてから軽く結紮したのち，コッヘル鉗子でこの結び目を挟む。そして右手の示指を鉗子に通して時計廻りにグルグル回転させると黒ゴムがしっかりと肝にくい込んで肝駆血が完成する。ここで黒ゴムの左側の肝を電気メスで一気にジャーと切断する。断端は縫合閉鎖する。全経過5分以内で終了する。肝のS2，S3の脈管処理，左肝静脈の処理など別々に行うことはなかった。肝左外側区域切除などはついでに行う合併切除なので，このように取り扱われていた。

　世界で初めて成功した門脈合併切除を伴う肝右

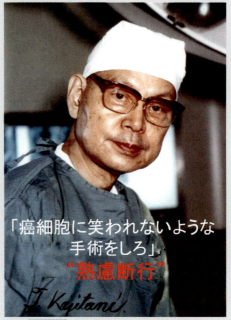

図6-1　手術室での梶谷鐶先生

葉切除では，局所進展に応じて右肝動脈を切除し，門脈も本幹で切除したところ，肝の右半分が変色したので変色域の肝を腫瘍の局所切除の後に行っている。門脈を Eck 瘻とし，右肝動脈を結紮切断しているので肝の変色域は Cantlie 線の右側であると思われるので，right hepatectomy（肝右葉切除）であったと思われる。いずれにしても世界の肝胆道外科の歴史に燦然と輝く画期的な手術である。癌研では血管縫合は絹糸で行っていたが，これも大丈夫であることが証明された。

　癌研病院の手術室に「梶谷語録」（私達は鐶語録と呼んでいた）が掲示してあった。手術中に「癌細胞に笑われないような手術をしろ」とよく注意された。「癌の手術は一発勝負」ともいわれた。記念の色紙には「熟慮断行」と書かれた。「門脈合併切除を伴う肝右葉切除」は癌には負けない闘争心で「熟慮断行」した画期的な手術であった。

発生した乳頭状腫瘍が左右肝管合流部から総肝管にまで進展して閉塞性黄疸を呈した症例が含まれている（表11）。

ところが，手術の内容や手術成績などは1957年に発表されたAltemeierの論文[18]とあまり変わらない。さらに論文のタイトルをよく読んでみると，"Hepatic duct at the bifurcation within the porta hepatis"とあり，和訳すれば"肝門部の肝管分岐部"となる。用語の問題について言及すれば，bifurcation（分岐部）は肝動脈・門脈にあり，胆管には分岐部はなく，そこは合流部（confluence）と呼ぶべきである。肝静脈にもbifurcationはなく，confluenceがある。Klatskinのこの用語の誤りが1970年以降に発表された数々の論文にそのまま誤って用いられているところは興味深い。

VII 小括

1940年代以来，米国では肝内脈管解剖の研究と平行して肝胆道外科が発展して，局所解剖に見合った根治手術をめざす動きがみられた。胆嚢癌に対しても肝外胆管癌に対しても，肝切除により根治手術を行うという主張は米国で醸成されたといってもよい。パイオニアによる肝切除症例は複数回に及ぶ開腹術の既往があり，また高度黄疸症例であるという全身状態不良の患者に肝左葉切除を成功させたばかりでなく，肝右3区域切除の成功例は現在でもわれわれに多くの示唆を与えていると思われる。血清総ビリルビン値が30mg/dl以上の高度黄疸の患者に術前胆管ドレナージを行わないで広範肝切除を強行する外科医は本邦にはいないであろう。

コーヒーブレイク⑦

＜Klatskinを訪ねて＞

Gerald Klatskin（1910〜1986年）はコネチカット州ニューヘブンにある有名なエール大学の内科教授であり，hepatologistとして超有名である。肝臓病学にかけてはその博学なところから "a super-consultant with near-encyclopedic knowledge of liver disease（肝臓病の生き字引）" ともいわれている。

私はKlatskin tumor生みの親に一度お会いしたいと思ってその機会をうかがっていたところ，運よく2004年9月13〜14日にニューヨークのメモリアル・スローン・ケタリングがんセンター（MSKCC）でLeslie Blumgart教授（Les）主催のシンポジウムに招待をされた機会をとらえた。2日間にわたり朝から夕方まで肝胆道疾患に関する講演や症例検討をする会であった（図7-1）。次から次へと多くの症例が提示され，診断や治療方針などについて質問を受けたが，画像は超音波とMRだけで，CTは1枚もなかった。放射線被曝や造影剤アレルギーが問題となっており，CTはほとんど撮らないとのことであった。

渡米する前にエール大学外科のIrvin M. Modlin教授のアポをLesに頼んで取っておいても

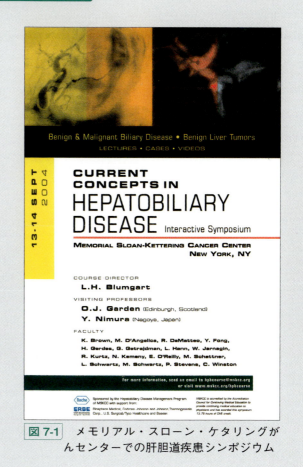

図7-1 メモリアル・スローン・ケタリングがんセンターでの肝胆道疾患シンポジウム

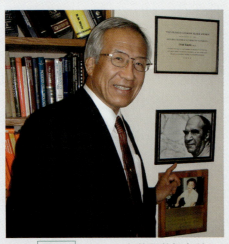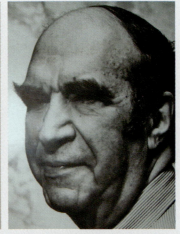

図 7-2 エール大学医学部内科の Klatskin 教授室の入口にて

らった。要件はまず第 1 に neuroendocrine tumor（NET）の研究で有名な Modlin 教授に私の胆囊の NET 症例のスライドを見ていただくことと，第 2 に Klatskin 教授のラボを紹介してもらうことであった。MSKCC でのシンポジウムを終えて翌朝，ニューヨークから汽車でニューヘブンのエール大学を訪問した。Modlin 教授との面会を終えた後，Klatskin 教授の研究室を案内してもらった。入口には Klatskin 先生の写真が掲げられており，生前通りの部屋であるとのことで博物館的な様相であった（図 7-2）。肝臓病学の殿堂というにふさわしい施設が保存されていることを直に見学してうらやましく感じた。

　1960 年代は肝門部胆管癌に対する肝切除が英語圏の雑誌に次から次へと発表された時代であったが，本邦から報告された同時代の画期的な論文は米国の肝胆道外科の論文に引けをとるものではない。しかし，村上論文も小坂論文も梶谷論文もすべて画期的な手術法を開発したものであったが，日本語の商業誌である『手術』に掲載されたため，世界の目に留まることはなかった。本庄の世界初の肝右葉切除も同様『手術』に日本語で掲載されており[23]，こららと同じ運命を辿ってしまった。英語で発表していなかったことが悔やまれる。しかし，1970 年代後半から日本の反撃が始まる。

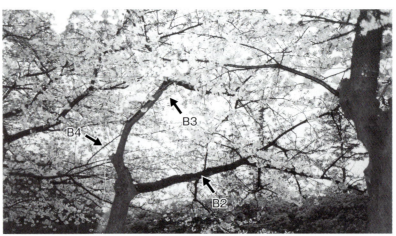

右 3 区域切除後
左内側枝が根部で切離されています。

第4章 Aggressive surgeryの到来とともに日本が世界の仲間入りをした

I はじめに

肝門部胆管癌に対する根治手術は，1970年代に入っても肝切除後の治療成績がまだ安定した時代でなかったため，姑息手術による胆道減圧術の価値を主張する外科医がいる一方で，肝切除術の技術が発達してきたことを反映して，米国ではさらにaggressiveな手術が行われるようになったばかりか，英仏，さらに日本からも切除手術成績の報告がされるようになった。

II なお続く姑息手術が有益であるという主張

Longmire手術が肝左外側区域を部分切除した左肝内胆管空腸吻合[17]であるのに対して，SoupaultとCouinaudは肝円索の背面の肝を楔状に切り込んで左肝管を露出して空腸と側々吻合できることがこの手術の利点であることを主張した[21]。そしてこの方法はSoupault法とも呼ばれた。その後，肝内胆管の露出場所も左外側前枝や，胆管閉塞部位によっては右前下枝や右後下枝など肝を少し楔状切除するだけで露出しやすい胆管枝を適宜選んで端側吻合を行うようになり，悪性肝門部胆管閉塞の症例に対する胆汁の内瘻化を確保するための姑息手術として広く行われるようになった[51]。

肝門部胆管癌に対して行われたTチューブドレナージの上流側のチューブの先端が腫瘍を突き抜けて上流の肝内胆管内に留置されている場合，時に腫瘍塊や壊死物質や胆泥でチューブが閉塞して胆管炎を併発して患者の状態が急変することがある。このようなTチューブ閉塞の合併症を回避するために，南アフリカのケープタウンのTerblancheはUチューブドレナージという方法を考案した[52)53]。

この手技は総胆管切開部より径3mm，4mm，5mmのBakesダイレーターという名前のブジーで肝門部胆管閉塞部を順次拡張し，これを腫瘍を突き抜けて右肝内胆管の上流の奥深くまで挿入して，末梢の上流胆管枝に達したら，これをさらに押し上げて肝被膜に小切開を加えて肝外に誘導する。穿破する肝内胆管枝は右前上外側枝，前下枝，後下枝が選ばれることが多い。次に，ダイレーターの先端に太い糸を縛りつけておいてこれを総胆管切開部まで誘導し，最後に側孔のついたプラスチックのチューブにこれを縛りつけ，総胆管切開部から肝の表面まで引き上げる。側孔が腫瘍の上下の胆管内にあるようにセットして，総胆管切開部を縫合閉鎖してチューブを固定する（図24）。閉腹してチューブの両端を体外へ誘導して胆汁外瘻とする。2本のチューブを体外でTあるいはY字管で接続して1本の外瘻チューブとして管理できる。退院後は患者自身によりUチューブを生理食塩液で洗浄するように指導する。もしもドレナージ不良が指摘されたり，胆管炎を疑う症状が出たときには速やかにUチューブのループをグルグルと回転させて肝門部のあたりに留置されていた部位でチューブに閉塞所見があるのかどうかをよく観察して洗浄したり，時にはチューブを交換したりしてチューブ管理に留意する。

胆道ドレナージを行った非切除例でも時には長期生存をすることはすでに報告されてきたが[17)18)20]，死因は腫瘍死ではなく，胆管炎や肝膿瘍など感染性合併症である場合が多い。Uチューブドレナージは手技が比較的容易であり，これらの感染性合併症を予防，治療するのに有利であるので生存期間の延長に貢献できる方法であると筆者は主張している。実際に対象となった10人の非切除患者のうち，半数の患者の全身状態は良好に保たれ，その生存期間は3年以上1人，2年以上2人，1年以上3人であり，その他の4人は術後1週，2週，5週，4.5カ月と半年以内で死亡した（表12）。この論文の弱点として，10人の患者のうち癌の組織所見が証明されているのは7人であり残りの3人は本当に肝門部胆管癌であったのかどうかの疑いがもたれ，長期生存したのは胆管癌ではなく，硬化

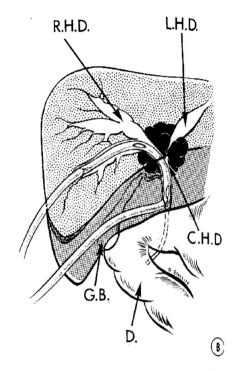

図24 TerblancheのUチューブドレナージ
総胆管切開部から挿入したチューブを右肝内胆管末梢から肝外へ引き出して
チューブの両端を体外へ誘導して外胆汁瘻とする
RHD：右肝管，LHD：左肝管，CHD：総肝管，GB：胆嚢，D：十二指腸

〔文献52)53)より引用〕

表12 Uチューブドレナージの治療成績（Terblanche, 1972）

患者			術後全身状態				生存期間	
総数	男/女	年齢	良好	一時的良好	不良	不明	死亡例	生存例
10	4/6	24〜87	5	2	1	2	1週間，2週間，5週間 4.5カ月，1年2カ月 1年2カ月，1年7カ月	2年3カ月 2年8カ月 3年3カ月

〔文献52)より引用〕

性胆管炎ではなかったのかという批判に曝され続けた。

III 拡大手術の始まり

　1960年代に始まった肝門部胆管癌に対する肝切除術は主に米国の各施設から発表されてきたが[35)〜38)]，肝臓外科の手術手技が発達するに従ってさらに積極的な手術が米国で発表された。

　カリフォルニア大学ロサンゼルス校（UCLA）医学部外科のLongmire教授がジョンス・ホプキンス大学病院時代に肝門部胆管癌に対する姑息手術として肝内胆管空腸吻合術（Longmire手術）[17)]を発表したが，彼はUCLAの外科主任教授に転任後も積極的な手術療法の開発に努め，1973年4月25〜27日にロサンゼルスで開催された米国外科学会（American Surgical Association；ASA）の定期学術集会で肝外胆管癌に対する手術療法の治療経験について発表した[54)]。講演の初めに1960年代のMistilis[35)]，Haynes[36)]，Cadyら[38)]の肝左葉切除とQuattlebaumら[37)]の肝右葉切除に加えて，1972年に発表されたKlippel[55)]の右葉切除とKelly[56)]の左葉切除を紹介している。ここできわめて興味深いのはKelleyの左葉切除の手術術式である。尾状葉が温存された左葉切除後の肝切離面に右肝管前枝（"Rt. superior"と記載）と後枝（"Rt. inferior"と記載）に加えて，尾状葉枝（"Caudate"と記載）の3本の胆管枝の断端が描かれ，それらを含んだ肝門空腸吻合がされている図が紹介されている（図25）。それまでの肝左葉切除の成功例では，すべて尾状葉に関する記載はなく，当然のことながら尾状葉切除，尾

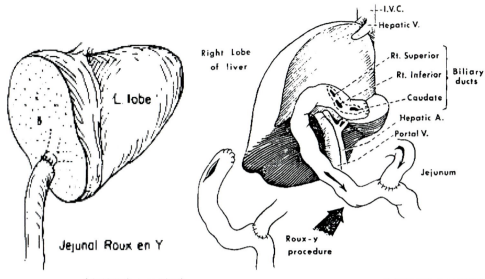

〔文献55〕より引用〕　　　　　　　　　　　　　　　　〔文献56〕より引用〕
a：Klippelの肝右葉切除，左肝　　　　　b：Kellyの肝左葉切除では尾状葉が温存され，右肝
　　管空腸端々吻合術　　　　　　　　　　　　管上枝（前枝），下枝（後枝）に加えて尾状葉枝
　　　　　　　　　　　　　　　　　　　　　　も再建されている

図25　興味ある肝切除，肝外胆管切除，肝門空腸吻合術

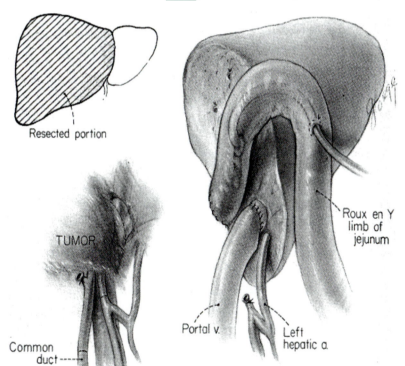

〔文献54〕より引用〕
図26　肝右3区域切除，門脈切除再建術
　　　　（Longmire, 1973）
　門脈は本幹と左門脈の端々吻合。胆道再建
は3本の左外側区域胆管枝と空腸との端側
吻合を行った

状葉胆管枝についても言及されていない。
　1955年以来，UCLA病院で，そのうち上部胆管癌は34例，中部胆管癌13例，下部胆管癌13例，全域にわたる乳頭状胆管癌3例の合計63例の肝外胆管癌の治療を行った。上部胆管癌は34例中，切除例は6例（17.6％）でそのうち2例に肝切除が行われた。1例は左葉切除，右肝管空腸吻合を行ったが，術後に敗血症，消化管出血を併発して1カ月で死亡した。他の1

例は肝右3区域切除，門脈切除再建，左外側区域胆管空腸吻合術を行い，術後には敗血症，肝不全，胆汁瘻を併発したが術後8カ月生存中であった（図26）。これとは別に11例の上中部胆管癌に対する肝部分切除を伴う肝内胆管空腸吻合術の手術成績がまとめられた（表13）。上部胆管癌8例，中部胆管癌3例に対するドレナージ手術として行われたのは肝左外側区域部分切除，左肝内胆管空腸吻合術が9例，右肝部分切除，右

表13 肝部分切除，肝内胆管空腸吻合の手術成績（UCLA, 1973）

手術術式	腫瘍占居部位		患者数		生存期間
			合併症		
肝左外側区域部分切除 左肝内胆管空腸吻合	上部	6	なし	2	4.5年生存，2カ月間
			敗血症，昏睡	1	1カ月間
			胆管炎，胆汁瘻	1	2.5週間
			消化管出血	1	2週間
			敗血症，骨盤内膿瘍	1	3カ月間
	中部	3	敗血症，消化管出血	1	1カ月間
			胆管炎	1	2.5年間
			消化管出血	1	9カ月間
右肝部分切除 右肝内胆管空腸吻合	上部	2	腹腔内膿瘍	1	5カ月間
			胆管炎，創感染，消化管出血	1	1カ月間

〔文献54）より引用〕

肝内胆管空腸吻合術が2例であった。手術後には胆管炎，創感染，腹腔内膿瘍，敗血症など感染性合併症がのべ7例，消化管出血がのべ4例など，9例（81.8％）に重症の合併症が発生した。その後，2週〜1カ月以内に5例（45.5％）が死亡した。4例が5カ月以上生存し，そのうち2例はそれぞれ2年半死亡，4.5年生存中という成績であった。肝内胆管空腸吻合術はpalliationとしての意義はあるものの，合併症発生率81.8％，手術死亡率45.5％とともに高かった。術前診断が不明確なまま開腹術が行われたり，不適切な手術が前医で行われてから紹介された再手術例も多く，最終手術前の術前治療にも問題点があることも明らかとなった。これらの難治性胆管癌の外科的治療にチャレンジしたLongmireの発表に対して，当時の米国の肝胆道外科をリードしていた有名な外科医から活発な意見が表明された。メーヨー・クリニックのReMineからは「PTCは術前診断に有益であるので，できるだけ速やかに行うべきである」，ボストン郊外のレーヒー・クリニックのWarrenは「彼らが発表した結論に反論するのはかなり難しい」「これらの根治手術はいつでもできるわけではないが，主張された治療方針を歓迎したい。そして長期経過を注意深く観察すべきであろう」と述べた。最後に肝門部胆管癌に対する肝切除のパイオニアであるシンシナティ大学病院のAltemeierは，Longmireの多くの手術経験を称賛した後，自分のスライドを提示しながら，彼の行った最初の肝左葉切除例は2年半生存し，2例目は3年半現在生存中であると紹介した。そして，いずれにしても早期診断が大切で，それにはPTCが最善の方法であると強調した。

IV　Fortnerのチャレンジ

1973年の米国外科学会（ASA）でLongmireが門脈合併切除を伴う肝切除の報告をした当時，ニューヨークのメモリアル・スローン・ケタリングがんセンター（MSKCC）のFortnerは局所進行膵癌に対する超拡大手術であるregional pancreatectomyの報告をしており[57]，合併症が高率であるこの手術の是非について全米で大きなディスカッションを巻き起こしていた。Fortnerは1974年3月7日にシンシナティで開催された米国中部外科学会の第31回定期学術集会で，上腹部内臓血管に浸潤した局所進行肝胆膵癌に対する血管合併切除再建を伴う拡大根治手術のチャレンジについて報告した。この拡大根治手術を17例に行い，手術死亡は5例（29.4％）であった。このなかで3例の肝門部胆管癌に対して門脈合併切除を伴う肝右3区域切除，拡大右葉切除，左葉切除を行った。門脈再建術式は本幹と左門脈，右門脈との端々吻合および下大静脈との端側吻合が行われた。胆道再建には左肝管，右肝管と総胆管との端々吻合が用いられた。ところが，3例全例ともに術後出血や肝不全で手術死亡した（図27）[58]。

Fortnerは1976年に，さらに積極的な手術の報告を行った。患者は70歳女性で，黄疸の治療のために拡張した右肝管と胆嚢を吻合した。しかし黄疸が遷延したので3カ月後に再手術として肝左葉切除，胆管切除，右肝管総胆管吻合を行った。1年後に局所再発により再度黄疸を発症したので，胆管狭窄部を拡張してTチューブドレナージを行った。ところが，半年後に再

コーヒーブレイク⑧

<LongmireとUCLA>

Dr. William Polk Longmire Jr.（1913〜2003年）（図8-1）は肝胆膵外科の発展に大きく貢献した偉大な外科医である。彼は1913年にオクラホマ州のSapulpaに生まれ，オクラホマ大学を卒業後，1934年に21歳でジョンス・ホプキンス医科大学へ入学した。1940年にAlfred Blalock先生が大学の外科主任教授として着任し，Longmire先生は1942年に外科レジデントに採用された。そして1944年にFallot四徴症に対する有名なブレロック手術（鎖骨下動脈・肺動脈シャント手術）を1歳のblue babyに初めて成功したとき，Longmire先生はこの記念すべき手術の第1助手に選ばれ，翌年外科のスタッフに選ばれた。そして1948年に上部胆管閉塞に対する左肝内胆管空腸吻合術（Longmire手術）を発表した。同年，彼は34歳の若さでBlalock教授の推薦でカリフォルニア大学ロサンゼルス校（UCLA）の医学部設立のために外科主任教授として転出した。ところが当時UCLAには大学附属病院がなかったので，近隣のWadsworth Veterans' Administration Hospital（ワーズワース退役軍人病院）が関連施設としてあてがわれていた。彼は第二次大戦後のドイツ復興のために1950〜1954年までベルリン自由大学病院に派遣されて多くの心臓血管手術の指導を行っている。第一次大戦前はBlalockをはじめ，多くの米国の外科医がドイツ留学をしたが，第二次大戦後は状況が反対になった。

1951年にUCLAに医学部が設立され，UCLAメディカルセンターがオープンしたのは1955年

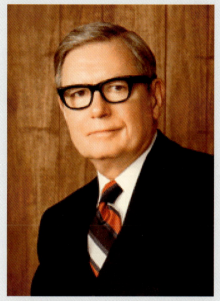

〔http://surgery.ucla.edu/body.cfm?id=46 より引用〕

図8-1 Dr. William Polk Longmire Jr. 教授

7月である。

筆者がUCLAを初めて訪問した1975年当時は外科のチーフとして活躍しておられ，手術の見学をさせていただいたが，1977年訪問時には退職をされ，一般外科のチーフはRonald K. Tompkins教授に変わっていた。さらに1987〜1988年に長期滞在したときには，毎週Surgical Grand Roundや消化器外科の症例検討会には皆出席され，主治医を務める医学生（主に5年生）やレジデントに対してよく質問をされた。口調はいつも非常に丁寧であった。"Could you tell us why…?"

度黄疸が増強したので，1969年4月26日に右側腹部に異所性肝移植を行った。黄疸は軽減したが，本来の肝に胆管炎から肝膿瘍を発症し，240日後に胃潰瘍出血のために死亡した（図28）。

彼はさらに39歳，38歳，42歳の3人の肝門部胆管癌の男性患者に肝全摘，同所性肝移植を行った。しかし，感染症などさまざまな術後合併症を併発し，患者はそれぞれ術後42日，4カ月，37日目に死亡した[59]。

Fortnerは究極の拡大手術にチャレンジしたが，術後合併症率，術後死亡率が高く，国内ではこの手術の評価はきわめて厳しいものであった。

V 日本発の根治的肝切除の始まり

1970年代は世界中で肝胆道外科に勢いが出てきた

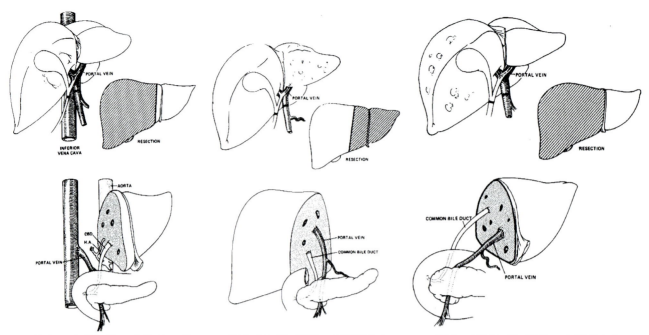

a：拡大肝右葉切除，左肝管・総胆管吻合，門脈下大静脈吻合。出血死　　b：肝左葉切除，門脈・右門脈吻合，右肝管・総胆管吻合。肝不全死　　c：肝右3区域切除，門脈・左門脈吻合，左肝管・総胆管吻合。出血死

〔文献58）より引用〕

図27　Fortnerの門脈合併切除を伴う肝切除術（1974）

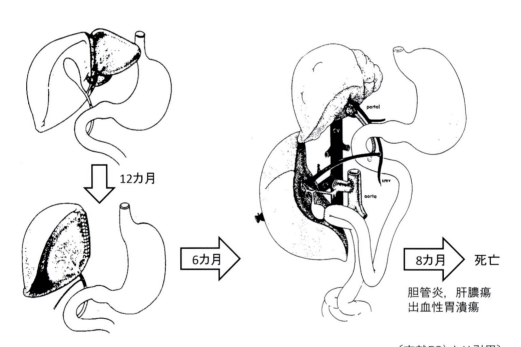

胆管炎，肝膿瘍
出血性胃潰瘍

〔文献59）より引用〕

図28　肝左葉切除後局所再発に対する異所性肝移植術（Fortner, 1976）

ように思われるが，とうとうわが国からも肝門部胆管癌に対する肝切除を含めた手術成績が英文誌に発表されるようになった。1977年の千葉大学 岩崎洋治先生[60]と1978年の慶應大学の都築俊治先生[61]が奇しくも同じ雑誌"Surg. Gynecol. Obstet."に詳しく手術成績を報告した。

1. 千葉大学 岩崎の手術成績

岩崎論文[60]では，1975年12月までの3年間に23例

コーヒーブレイク⑨

＜Fortnerの挑戦＞

Joseph Gerald Fortner（1921～2007年）（図9-1）は，インディアナ州のフローレンス郡出身で1945年にシカゴのイリノイ大学を卒業したが，彼は45年間という長い間，ニューヨーク市のメモリアル・スローン・ケタリングがんセンター（MSKCC）で癌の外科治療の分野で活躍した。彼の拡大手術のチャレンジは膵癌に対するregional pancreatectomy[①]，肝癌に対する拡大肝切除術式の開発で有名である。ところがFortnerのもっとも偉大な記録は異所性肝移植に世界で初めて成功したことであろう。同所性肝移植は1967年にStarzlが成功しているが，異所性肝移植はFortnerが1969年4月26日に本文で紹介した肝門部胆管癌の再発症例に世界で初めて成功している。Fortnerは1970年に6例の肝移植の手術成績を報告しているが，レシピエントの病気は肝細胞癌2例，肝管癌2例，胆管癌再発1例，胆道閉鎖症1例であり，肝移植の適応の主なものが肝胆道癌であると述べている[②]。この6例のうちの胆管癌再発例が異所性肝移植の初成功例である。1973年に3例の異所性肝移植の報告をし[③]，また1974年の第8回日本肝臓学会西部会の特別講演で肝移植について話したなかで4例の異所性肝移植について詳述している[④]。

彼の拡大肝切除に関する積極的な姿勢はとどまるところを知らず，肝の局所冷却灌流下の拡大肝切除術という肝移植術の技術を応用した手術手技について，1970年にコロラド・スプリングスで開催された第78回米国西部外科学会[⑤]に続いて，1974年にコロラド・スプリングスで開催された米国外科学会（ASA）の年次集会で発表した[⑥]。

日本に強い影響を与えたregional pancreatectomyは米国ではあまり評価をされず，肝の局所冷却灌流法もその後あまり評価されなかったことは読者もご存知のことと思う。

L. H. Blumgartが1991年にMSKCCの肝胆道外科のチーフとして着任後は肝胆道外科の臨床を後継者に譲った。そして，Fortnerの死後2年後の2009年に25年間のFortnerの肝臓外科の個人記録について，部下のFongが報告してい

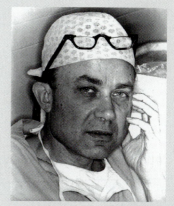

〔文献⑦より引用〕

図 9-1 Dr. Joseph Gerald Fortner

る[⑦]。1970～1992年までの22年間に548例の肝切除を行い，15年以上経過観察をしたところ，大腸癌や胆嚢癌の肝転移では治癒症例もあったが，肝細胞癌，胆管癌，神経内分泌腫瘍，肉腫などでは再発して原病死をする症例が続いた。

① Fortner, J. G. : Regional resection of cancer of the pancreas : A new surgical approach. Surgery, 73 : 307～320, 1973.
② Fortner, J. G., Beattie, E. J., Jr., Shiu, M. H., Kawano, N. and Howland, W. S. : Orthotopic and heterotopic liver homografts in man. Ann. Surg., 172 : 23～32, 1970.
③ Fortner, J. G., Kinne, D. W., Shiu, M. H., Howland, W. S., Kim, D. K., Castro, E. B., Yeh, S. D., Benua, R. S. and Krumins, S. : Clinical liver heterotopic (auxiliary) transplantation. Surgery, 74 : 739～751, 1973.
④ Fortner, J. G. : Clinical orthotopic and auxiliary liver transplantation. 肝臓，15 : 399～405, 1974.
⑤ Fortner, J. G., Shiu, M. H., Howland, W. S., Gaston, J. P., Kunlin, A., Kawano, N., Hattori, T. and Beattie, E. J., Jr. : A new concept for hepatic lobectomy : Experimental studies and clinical application. Arch. Surg., 102 : 312～315, 1971.
⑥ Fortner, J. G., Shiu, M. H., Kinne, D. W., Kim, D. K., Castro, E. B., Watson, R. C., Howland, W. S. and Beattie, E. J., Jr. : Major hepatic resection using vascular isolation and hypothermic perfusion. Ann. Surg., 180 : 644～652, 1974.
⑦ Fortner, J. G. and Fong, Y. : Twenty-five-year follow-up for liver resection : The personal series of Dr. Joseph G. Fortner. Ann. Surg., 250 : 908～913, 2009.

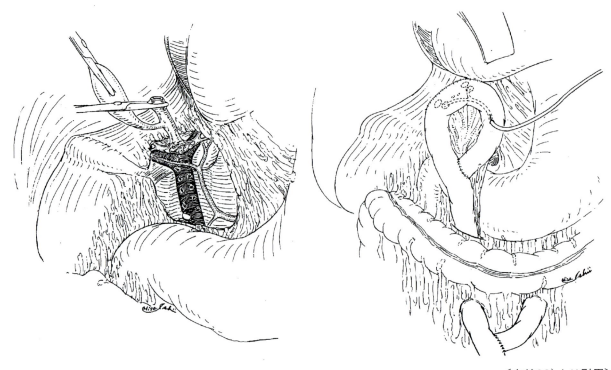

〔文献60)より引用〕

図29 岩崎の肝門部胆管切除再建術（Iwasaki, 1977）
総胆管断端を上方へ引き上げ，肝門部胆管を門脈から剝離して，左右肝管をできるだけ上流で切離する。左右肝管合流部の背面に左右の尾状葉枝が描かれており，これらも切除再建されている

の肝門部胆管癌に対して14例（60.9％）を切除し，そのうち胆管切除が12例で，肝左葉切除が2例であった。また14例中，治癒切除（R0）は9例であった。9例のR0のうち，1例が術後に腎不全，消化管出血，肺炎を併発して第7病日に死亡した（手術死亡率7.1％）。他の8例中2例は術後5～15カ月の間に再発死亡したが，その他の6例はそれぞれ，術後5，6，11，13，19，25カ月間再発なく健在であった。非治癒切除5例中4例は術後14カ月以内に再発死亡したが，他の1例は肝左葉切除後8カ月間健在であった。

肝門部胆管の切離法として，左・右肝管をできるだけ上流まで露出し，左側では内側枝と外側枝，右側では前枝と後枝で切離し，その中央に左右の尾状葉枝の断端と思われる胆管枝が再建された手術法の記載があるが，肝門部胆管の解剖がこれほど詳細に図示された報告は過去にない（図29）。

2. 慶應大学　都築の手術成績

都築論文[61)]では，1963年1月～1977年1月までに31例の上部胆管癌の治療を行った。腫瘍の主占居部位は肝管合流部22例，総肝管9例であった。10例のpoor risk症例には主にPTBDによる外瘻術を行ったが，多くは肝不全，肝膿瘍など感染性合併症で2カ月以内に死亡したが，2例は3カ月間生存した。ただし，局所麻酔下に左右両葉の下端に胆管ドレナージチューブを挿入できた1例は，13カ月後に再発死亡するまで胆管炎のコントロールに成功した。12例にはBakesダイレーターで腫瘍による胆管狭窄部を拡張してからTチューブを挿入した。その後に術後照射を行った4例は42カ月，15カ月，15カ月，10カ月間生存したが，術後照射を行わなかった4例は全例半年以内に死亡した。3例にはバイパス手術を行った。総肝管空腸吻合を行った1例は術後照射を行って6カ月間生存した。PTBD後に左葉下面（おそらくB3）で肝内胆管空腸吻合を行った2例のうち1例は3カ月後に化膿性胆管炎で死亡したが，他の1例は術後照射を行い再発死亡するまで11カ月間生存した。切除例は4例で，2例に胆管切除，2例に肝左葉切除を行った。1例は47歳，男性。血清総ビリルビン値が30mg/dlと高かったので右肝管にPTBDを行って，40日後に肝左葉切除を行い，右肝管断端4本を含んだ肝門空腸吻合を行った。肝切除後25カ月後に消化管出血で死亡した。剖検で肝断端の再発腫瘍が十二指腸および胃前庭部に浸潤し

表14 肝門部胆管癌に対する日本の手術成績（Iwasaki, 1977/Tsuzuki, 1978）

報告者	期間	手術術式		結果（生存期間）	
				術後経過	
岩崎洋治[60]	1973年1月～1975年12月	胆管切除	(n=12)	R0 (n=9)	1 手術死亡（第7病日） 2 再発死（5～15カ月） 6 健在（5～25カ月）
		肝左葉切除 胆管切除	(n=2)	R1-2 (n=5)	4 再発死（14カ月以内） 1 健在（8カ月，肝切除）
都築俊治[61]	1963年1月～1977年1月	Tチューブ ドレナージ	(n=12)	（＋）術後照射（n=4）	42カ月，15カ月，15カ月，10カ月
				（－）術後照射（n=8）	全例 6カ月以内
		バイパス手術	(n=3)	総肝管空腸吻合術→術後照射 右PTBD→左肝内胆管空腸吻合術 右PTBD→左肝内胆管空腸吻合術→術後照射	6カ月 3カ月（化膿性胆管炎） 11カ月（腹膜再発）
		胆管切除	(n=2)	総肝管十二指腸吻合，B-Ⅱ胃切除術 肝門部胆管空腸吻合術	9カ月（胆管炎） 25カ月
		肝左葉切除 胆管切除	(n=2)		25カ月（再発），10カ月（肝膿瘍）

ていた。他の1例は56歳，女性。血清総ビリルビン値は5.6mg/dlであったが血小板が8,000/mm³以下であったため，脾摘出と左肝管ドレナージを行い，プレドニゾロンを40日間投与して血小板が110,000/mm³に上昇したところで肝左葉切除を行い，3本の右肝管断端を含めて肝門空腸吻合を行った。3カ月半後に退院し，術後10カ月後に肝膿瘍から敗血症を併発して死亡した。

3. 日本から報告された手術

日本から報告された肝門部胆管癌に対する手術成績は，それまでまとまった切除症例の手術成績がなかっただけに価値のある報告であったと思われる。ともに肝左葉切除が2例であったが，胆管切除例が12例，2例と世界に引けをとらない手術が1960年代～1970年代に行われたことがわかる。治癒切除，非治癒切除の区別，バイパス手術にも工夫がこらされており，当時の苦労がよく表されている。岩崎は術中照射，都築は術後照射についても述べており，放射線治療の組み合わせに関して述べられたことも歴史的に価値があると思われる（表14）。

Ⅵ 英仏からの挑戦

1970年代末には米国ばかりでなく英仏からも肝門部胆管癌に対する肝切除のチャレンジが報告がされた。とくにロンドンのBlumgart（Royal Postgraduate Medical School）は肝門部胆管癌の1例に対して肝左葉切除の際に尾状葉も含めて切除する手技を詳述しており[62]，またフランスのレンヌのLaunoisは11例の切除例中6例の肝切除を行っており[63]，この時期としては両者の報告は画期的であったと思われる。

1. Leslie H. Blumgart の尾状葉切除

1979年にBlumgartはハマースミス病院での37例の肝切除例（肝外傷15例，肝胆腫瘍16例，良性胆管閉塞6例）の報告のなかで，1例の肝門部胆管癌に拡大肝左葉切除について詳述している[62]。患者は51歳の男性。PTCとERCPで右肝管は前枝と後枝の合流部，左肝管は外側枝と内側枝の合流部まで進展し，総肝管は左右肝管合流部の直下まで閉塞を認めた（図30）。術中経脾門脈造影では左門脈は起始部で閉塞を認めた（図31）。まず胆嚢床の左側から肝切離を開始し，中肝静脈の右側で肝を切開して肝門部を露出すると，左右肝管合流部を占居する胆管癌が左門脈にも浸潤していた。総胆管を膵上縁で切離してから頭側へ挙上し，左門脈を起始部で切離して，断端は直接縫合閉鎖した。右肝管を腫瘍の上流で切離すると，3本の右肝内胆管の断端を認めた。ここで肝左葉を授動し，続いて尾状葉も授動して肝静脈の小枝を何本も尾側から頭側に向けて結紮・切離した。そして肝左葉，方形葉，尾状葉

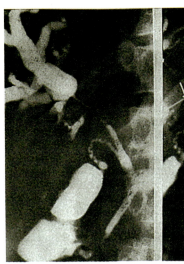
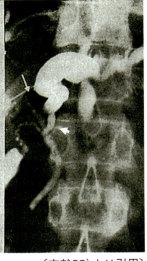
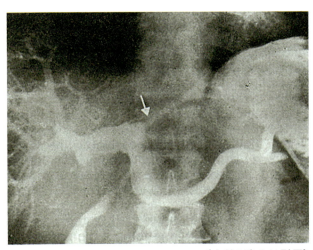

〔文献62）より引用〕

図30　左・右肝内胆管穿刺による経皮経肝胆管造影
「右肝管が閉塞し，癌は総肝管に及ぶ。左肝管は細矢印の部位で閉塞しているが，総肝管に合流する副肝管を認める」と記載してあるが，これは明らかな誤りであり，「左肝管から総肝管に合流する」と誤診した「副肝管」（太矢印）は肝左葉内側下枝（B4a）のことである

〔文献62）より引用〕

図31　術中経脾門脈造影
左門脈は矢印の部位でほぼ閉塞している

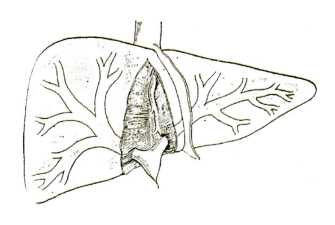
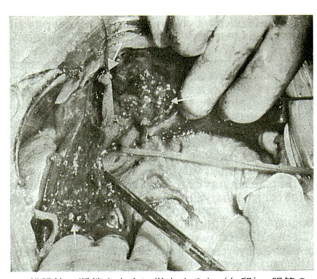

a：肝実質を中肝静脈の右側に沿って切開（hepatotomy）すると肝門部が露出される

b：総胆管の断端を上方に挙上すると（矢印），胆管の背側に門脈分岐部が露出される

〔文献62）より引用〕

図32　"liver split" の手術法（Blumgart, 1979）

と右葉の小区域を一塊として摘出した。3本の右肝内胆管枝を別々に空腸と吻合し，胆管ドレナージチューブは2本は経肝的，1本は経空腸的に挿入した。切除標本の病理組織検査で，胆管癌が肝左葉と尾状葉に浸潤していることを認めた（図32a，b）。

文献検索上，尾状葉切除の手術法について述べたものはこれ以前に発見することはできなかった。1例のみであるが，肝門部胆管癌に対する尾状葉切除を伴う拡大肝左葉切除（中肝静脈の右側で肝切離）の世界で初めての報告例である可能性が高い。

2. Bernard Launois の手術成績

レンヌ大学附属病院では1968～1973年まで肝門部胆管癌の切除例はなかったが，1974年以降根治切除の方針を図り，肝門部胆管癌18例中11例（61.1％）の切除を行った。切除例の腫瘍の占居部位はBismuth分類によれば，I型5例，II型3例，III型3例，

表15　肝門部胆管癌切除例（レンヌ大学附属病院，Launois, 1979）

切除術式	患者数	生存期間（日）
肝門部胆管切除	5	17^+, 514^+, 175, 249, $1180^△$
左内側下区域部分切除，胆管切除	1	720^+
肝左葉切除，胆管切除	3	749^+, 429, 452
拡大肝右葉切除*，胆管切除	2	12^+, 233^+

* おそらく，右3区域切除と思われる　　　　〔文献63）より引用〕
$^+$ 死亡例，$^△$ 右肝動脈合併切除

Ⅳ型0例であった（1975年に発表されたBismuth分類ではⅠ，Ⅱ，Ⅲ型までで，Ⅳ型はなかった。文献51)参照）。切除術式と術後生存期間は表15に示す。拡大右葉切除（おそらく，右3区域切除と思われる）と胆管切除の1例ずつ計2例（18.2％）がそれぞれ第12病日（肝不全），第17病日（胆汁瘻，消化管出血）に手術死亡した。肝切除症例のなかに左内側区域の下半分くらい（S4a）を切除して左右肝管合流部を切除するとともに，左肝管と右前・後区域枝を各々再建する術式を報告しているのは興味深い（図33）。

肝切除例を含めて10例以上の手術成績を報告した欧米論文の発端になったものと思われる。ただし，Blumgartの報告にあった尾状葉切除に関した記載はない。

Ⅶ　小　括

1970年代には米国から肝門部胆管癌に対する積極的な肝切除症例の成功例が報告され，肝移植のチャレンジも始まった。しかしそれらはいずれも1〜数例の症例報告が多く，まとまった手術成績は岩崎・都築に続いてフランスのLaunoisが報告している。1965年

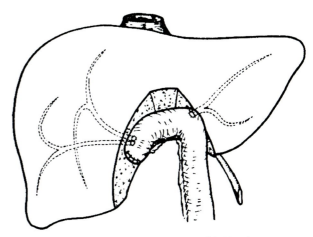

〔文献63）より引用〕

図33　肝左内側下区域を肝門部胆管とともに切除して，左右肝管の胆道再建を行っている（Launois, 1979）

に梶谷の肝右葉切除，胆管切除，門脈合併切除再建の成功例が世界に先駆けて報告されたが，日本語の雑誌への発表であったため世界の日の目をみることがなかったが，今回の岩崎・都築の英文の報告で日本が世界の仲間入りをし，さらに世界の先陣を切ろうとする勢いが感じられた。1980年代に日本の肝胆道外科が世界に大きく羽ばたく前兆であったように思われる。

第5章

1980年代以降の東西逆転

I はじめに

　Fortnerが1973年に発表したregional pancreatectomy[57]の手術成績では4例中1例が術後37日に敗血症で死亡し，その後もこの手術の術後30日以内の手術死亡率は18例中3例（16.7%）（1974年4月～1976年4月）[64]，35例中9例（25.7%）（1972～1982年）[65]と依然として高く，さらに半年以内の早期再発死亡率も高く，この手術の支持は全米では得られなくなった。そして1980年代に入ると，切除よりもバイパス手術を行うことが主流になっていってしまい，胆管癌に対しても膵癌と同様に縮小手術が行われるようになった。

II 米国での拡大手術の衰退

　積極的に肝切除を行って世界をリードした1960年代以降の勢いは米国から消え去り，1970年代末から1980年代に入ると，切除率は低いものの何とか胆管切除を行うような報告が続いた。その代表例は1980年4月23～25日のアトランタ，1981年4月22～24日のシカゴ，1982年4月21～23日のボストンで開催された米国外科学会（ASA）で，各々シアトルのワシントン大学のHartとWhite[66]，カリフォルニア大学ロサンゼルス校（UCLA）のTompkinsとLongmire[67]，ボルチモアのジョンス・ホプキンス大学病院のCameron[68]らにより発表された。この3施設から発表された手術成績を**表16**に示す。HartとWhiteの"central hepatic resection"という手術術式は肝門部胆管の周囲の肝実質を部分切除して，左右の肝内胆管を二次分枝まで露出して，複数本の肝内胆管を切除する方法である。胆管断端からシリコンチューブを経肝的に挿入し，空腸と胆管断端の端側吻合をした。UCLAでは95例の胆管癌手術例のうち，上部胆管癌は47例で，切除例は22例（46.8%），TチューブやUチューブ，あるいは肝内胆管空腸吻合術などによるバイパス手術は24例（51.0%）であり，全体の平均生存期間は8.9カ月間，2年生存率は25%であった。ところが，切除例とバイパス手術例の手術死亡率，最長生存期間は各々23%，16%および4.5年間，3年間であり，両者の生存期間に有意差が認められなかったため，上部胆管癌は中・下部胆管癌と比較して手術死亡率が高いというリスクを考えて切除手術を考えなければならないと述べている。また，Cameronは27例中10例（37.0%）に術前からPTBDチューブを挿入しておいてから胆管切除を行い，術中にこれをシリコンチューブに変更してから左右肝管空腸吻合を行った。手術死亡率は1例3.7%であり，切除例の平均生存期間は21カ月間，2年生存率は40%であった。米国を代表する施設からの手術成績であるが，肝葉切除の報告はなく，何とか胆管切除をして胆管空腸吻合術を行うという米国全体の姿勢をうかがい知ることができる。

　ただし，北米では1980年代半ばになると再び積極的に外科的切除を推奨する報告が出てきた。1985年3月14～16日，モントリオールでの第42回米国中部外科学会でトロント総合病院のLanger[69]が，同年3月17～20日，ワシントンDCでの米国南東部外科学会でナッシュビルのヴァンダービルト大学病院のAdkins[70]が，各々同様に胆管癌に対する積極的な切除は低い手術死亡率で治癒の可能性を高めることができると主張した。両者はともに1975年以前と1976年以後の手術成績を比較して，切除率が上がるにつれて平均生存期間が延長していることを示した（**表17**）。

　一方，ピッツバーグ大学のIwatsuki（岩月瞬三郎先生）は1982年と1985年の二度にわたり，癌に対する肝移植手術の成績を報告したが[71,72]，胆管癌に対しては1982年に5例，1985年では8例が対象となった。その手術成績は8例中，3例が敗血症，消化管出血，肝不全などを併発して1カ月以内に死亡し，1例はカンジタ血症・脳膿瘍で3カ月後に死亡した。他の4例は術後8カ月，12カ月，25カ月，54カ月で胆管や肝に再発して死亡した。50%が手術関連死亡であり，

表16　1980年前後の米国での肝門部胆管癌外科治療の実態
―米国外科学会（American Surgical Association）での発表内容―

期日/開催都市	報告者	対象期間	手術症例		手術成績		
1980年 4月23～25日 アトランタ	Hartと White[66]	不詳	central hepatic resection＊ 胆管切除，肝管空腸吻合術 経肝的シリコンチューブステント 胆管癌3例，カルチノイド1例		1例：肝膿瘍併発，黄疸遷延9カ月間 3例：再発死亡（8カ月，15カ月，30カ月）		
1981年 4月22～24日 シカゴ	Tompkinsと Longmire[67]	1954年11月 ～1978年6月	胆管癌95例中， 　上部胆管癌　　　47例（49.5％） 　　切除　　　　　22例（46.8％） 　　バイパス手術　24例（51.0％） 　　開腹手術のみ　　1例（2.1％）		手術死亡率 23％ 16％ 不詳 47例の平均生存期間 2年生存率	最長生存期間 4.5年 3.0年 不詳 8.9カ月間 25％	
1982年 4月21～23日 ボストン	Cameron[68]	1973年10月 ～1982年3月	肝門部胆管切除，左右肝管空腸吻合術 経肝的シリコンチューブステント 27例中　切除　　　10例（37.0％） 　　　　部分切除　　3例 　　　　シリコンチューブステント 　　　　のみ　　　　14例		手術死亡　　1例（3.7％） 平均生存期間　全体　18カ月間 　　　　　　　切除例　21カ月間 2年生存率　40％		

＊肝門部周辺の肝部分切除

表17　1980年前後の北米における上部胆管癌に対する手術成績

発表者	切除症例（率）			手術死亡率	平均生存期間（率）
Langer[69] （トロント）	1969～1975年 1/12（8.3％）	1976～1984年 11/42（26.2％）	全体 12/54（22.2％）	1/12（8.3％）	28カ月
Adkins[70] （ナッシュビル）	1957～1975年 2/8（25％）	1976～1984年 7/13（53.8％）	全体 9/21（42.9％）	0（後半）	1.97年間 （7.1カ月→19.6カ月間）

それを免れた4例中2例が1年以内に癌再発により死亡し，きわめて厳しい手術成績であったといわざるを得ない。

III　欧州の挑戦は積極的な肝切除

1. スウェーデンのルンド大学病院

ルンド大学病院外科ではBengmark教授が積極的に肝切除による肝門部胆管癌手術を行い，1980年[73]と1988年[74]にその手術成績を報告した。1977年までの手術成績は胆管癌80例中27例（34％）を切除したが，そのうち肝門部胆管癌の切除は34例中16例（47％）であった。肝切除は左葉切除8例，右葉切除7例の計15例に行われたが，根治切除は各々3例，2例の計5例のみであった。1カ月以内の手術死亡は27例の全切除例中3例（11％）に認められた[73]。一方，1988年の報告では，1984年までに肝門部胆管癌に対して肝切除を行った22例の手術成績が述べられている。腫瘍の進展ではBismuth分類のType I，II 8例，IIIa 5例，IIIb 5例，IV 4例で，切除術式は拡大右葉切除7例，右葉切除4例，左葉切除8例，S4切除3例であった。R0は4例のみで，そのうち1例は手術死亡したが，他の3例は10年以上生存した。50％生存期間は7カ月間（0～170カ月間）で，7例（32％）が1年以上生存した。しかし，術後2～47日後に6例（27％）が腹腔内出血，肝不全，胆汁瘻，横隔膜下膿瘍，十二指腸潰瘍出血などで死亡した。積極的な肝切除で世界に与えた衝撃は大きかったが，それよりも低い治癒切除術と高い手術死亡率，きわめて短い50％生存期間のために世界中からきわめて厳しい評価を受けた[74]。

表18 英国 Blumgart の挑戦（Beazley, 1984）[75]
1977年1月〜1978年9月グラスゴー王立病院
1979年1月〜1982年10月ハマースミス病院

Bismuth 分類	切除術式	症例数	バイパス手術術式	症例数
I	胆管切除	4	S3肝内胆管空腸吻合	4
II	S4a 切除	1	S4肝内胆管空腸吻合	1
	肝左葉切除	2	肝門部胆管空腸吻合	2
IIIa	拡大肝右葉切除	6	左右肝管空腸吻合	2
	拡大肝右葉切除＋門脈切除	2	肝管空腸吻合を伴う	6
IIIb	肝左葉切除・門脈切除	1	Uチューブドレナージ	
	計	16	計	15

2. 英国ハマースミス病院

Blumgart は，英国の肝胆道外科のパイオニアとして世界的に有名な外科医である．彼がグラスゴー王立病院からロンドンのハマースミス病院へ移ってから，5年余りにわたる肝門部胆管癌に対する外科治療の成績は，1983年12月5〜7日にバージニア州ホットスプリングスで開催された米国南部外科学会の第95回定期学術集会で Beazley によって発表された[75]．31例の手術例のうち16例（51.6％）が切除されたが，そのうち胆管切除・再建は4例のみで，12例（75％）に肝切除が行われた．そのなかでも Bismuth IIIa 型が8例（50％）と多く，それらには拡大肝右葉切除が施行された．さらに門脈合併切除が3例に付加された．一方，15例（48.3％）にさまざまなバイパス手術が行われた（表18）．積極的に肝切除を用いることにより切除率が向上したが，手術死亡率は切除例16例中3例（18.8％），肝切除12例中3例（25.0％）であった．一方，バイパス手術の15例では4例（26.7％）が手術死亡した．平均生存期間は切除例で11.5カ月間（5〜57カ月間），バイパス手術で7カ月間（1〜14カ月間）であったが，これは切除例の耐術者13例でみれば16.5カ月となり，そのうち1人は5年生存をした．そして以下のような結論を下した．

(1) 肝門部胆管癌は門脈浸潤があっても広範肝切除を用いれば，許容範囲内の合併症率，手術死亡率で切除可能である．
(2) 腫瘍を取り切る根治切除をすれば，優れた緩和を確実に提供できる．
(3) 腫瘍に特有な多くの肉眼的・顕微鏡学的な特徴を検索したが，予後に関連する因子は何も発見されなかった．

Blumgart は同年，対象期間を8カ月延長して，ハ

表19 英国 Blumgart の挑戦（Blumgart, 1984）[76]
術前胆管ドレナージと手術死亡率との関連

手術術式	症例数	術後死亡率			
		術前手術またはドレナージ		術前処置なし	
根治手術	18	2/7	（28.6％）	1/11	（9.1％）
姑息的肝管空腸吻合	46*	8/24	（33.3％）	4/22	（18.2％）
計	64	10/31	（32.3％）	5/33	（15.2％）

＊ ハマースミス病院で行った症例のみ

マースミス病院だけの手術成績を"Lancet"誌に発表した[76]．94例の肝門部胆管のうち18例（19.1％）を切除し，そのうち胆管切除が6例，肝切除が12例（右側9例，左側3例）で，そのうち右葉切除の2例に門脈を合併切除して門脈本幹と左門脈との吻合術を行った．30日以内の手術死亡は27例（28.7％）であった．切除例の入院死亡は3例（16.7％）で，この3例を除いた15例の平均生存期間は17カ月間であった．一方，姑息的に肝管空腸吻合を行った57例では19例（33.3％）が術後30日以内に死亡し，その平均生存期間は8.5カ月間であった．また，開腹生検のみでは9例中4例（44.4％），経皮的胆管ドレナージ6例中1例（16.7％），無治療4例中1例（25.0％）と術後30日以内死亡率は高かった．

根治手術あるいは姑息的肝管空腸吻合術を行う前に開腹Tチューブドレナージや経皮的胆管ドレナージなどの前処置を行った群は，感染胆汁などが関与する敗血症など感染性合併症で死亡する頻度が前処置を行わなかった群よりもかなり高かった（表19）．

表20　1980年代中期の日本の代表的な肝門部胆管癌手術成績

発表者	都築俊治			水本龍二			岩崎洋治		
発表雑誌	Arch. Surg., 1983[79]			Surg. Gynecol. Obstet., 1986[80]			Surg. Gynecol. Obstet., 1986[81]		
研究対象期間	1973年1月〜1983年2月			7年6カ月間			1976年11月〜1984年10月		
症例数	31			32			46		
切除数（治癒切除）	16（51.6%）(10)			24（75.0%）(10)			21（45.7%）(10)		
							+IORT 10（21.7%）(0)		
							合計 31（67.4%）(10)		
切除術式（治癒切除）	左葉切除*	11<8>	(6)	左葉切除	3	(3)	左葉切除	5<5>	(4)
<尾状葉部分切除>	右葉切除	1	(1)	左3区域切除	3	(2)	拡大右葉切除	4<4>	(3)
	拡大右葉切除	3<1>	(3)	拡大右葉切除	3	(2)	PD＋胆管切除	2	(1)
	S4部分切除	1	(0)	右3区域切除	2	(1)	PD＋胆管切除＋S4部分切除	1	(?)
				肝門部肝切除	2	(1)			
	*右肝動脈＋門脈切除再建	2		胆管切除	11	(1)	胆管切除＋S4部分切除	9	(2)
	門脈切除再建	1							
手術死亡	2/16（12.5%）敗血症 ARDS＋DIC			1/24（4.2%）肝不全			2/31（6.5%）心筋梗塞 肝膿瘍		
生存期間	6カ月〜3年8カ月間 50%生存期間 24カ月間			平均 肝切除 12.2カ月 胆管切除 9.3カ月			治癒切除 4〜104カ月間 非治癒切除 2〜22カ月間 非治癒切除＋IORT 2〜16カ月間		

IORT：術中放射線治療

Ⅳ 日本発の積極的な肝切除

1. 尾状葉の合併切除

1980年代に入ると上部胆管癌に対する日本からの手術成績が報告されることが増えた。高三（Takasan）による京都大学第一外科からの報告では，1965年3月〜1978年5月までに治療した肝外胆管癌50例中，上部胆管癌は15例中1例（6.7%）が切除されたが，術後5.3カ月で全身衰弱で死亡した。中部胆管癌は15例中6例（40%）が切除されたが，2例（33.3%）が術後1カ月以内に手術死亡し，残りの4例はすべて1年以上生存した[77]。

一方，筑波大学の轟，岩崎らは1973年1月〜1978年9月までに切除した23例の上部胆管癌を肉眼的に乳頭型（4例），結節型（10例），硬化型（7例），びまん浸潤型（2例）に分類し，その手術成績と予後を検討した。各々の肉眼型別の治癒切除/非治癒切除の割合は，乳頭型4/0，結節型7/3，硬化型4/3，びまん浸潤型1/1であり，乳頭型の4例は全例術後30〜62カ月間再発なく生存中であり，乳頭型の予後は結節型や硬化型と比べて明らかに良好であった。以上の結果から術前の直接胆管造影の画像所見から胆管癌の肉眼型を診断すれば，切除率や予後の指標となると述べた[78]。

さらに1980年代中期になると慶應義塾大学のTsuzuki[79]，三重大学のMizumoto[80]，筑波大学のIwasaki[81]らが続々と肝切除を用いた積極的な手術治療成績を報告した（表20）。切除症例数（切除率）は各々16例（51.6%），24例（75.0%），31例（67.4%）であり，西欧諸国に比べてかなり切除率が高い。しかも切除症例のすべてあるいは過半数に肝切除を用いて治癒切除を可能にした。そして，それらの多くに尾状葉を部分切除する術式を採用した。さらにこれらの報告のなかには，三者三様の特記すべき外科治療成績向上のための革新的な研究成果が示された。

Tsuzuki（都築）は肝左葉切除をした11例中2例に右肝動脈＋門脈の合併切除・再建，1例に門脈の切除再建を行い，肝左葉切除11例中8例，拡大右葉切除3例中1例に尾状葉切除を行った。肝切除に肝動脈および門脈の切除・再建の成功例の報告は過去になく，真に革新的な外科の業績であると思われる。そして肝切除症例16例の50%生存期間が24カ月間とかなり良好であり，術前に減黄処置を行った後に積極的に肝葉切除を行うことを推奨した。

Mizumoto（水本）は肝門部胆管癌の尾状葉の肝実質浸潤（26例中3例）や尾状葉胆管枝への浸潤（26例中8例）があるため，根治手術にあたっては尾状葉切除を行うべきであることを提唱した[80]。

次に岩崎は，進行癌症例に対する姑息切除症例に術中放射線照射を加える治療法を施行した。胆管炎や肝

コーヒーブレイク⑩

＜Leslie Blumgartの功績＞

　Leslie Harold Blumgart（1931年〜）はあまりにも有名なイギリスの肝胆膵外科のパイオニアの1人である。彼は南アフリカ生まれで，イングランドのシェフィールド医科大学を卒業の後，1970年からグラスゴーのウェールズ大学医学部の外科副部長をし，1979年王立医科大学の外科教授となり，ロンドンのハマースミス病院の外科部長として数々の肝胆道外科の業績を上げた。1986年にスイスのベルン大学の外科教授として転勤の後，1991年にニューヨークのメモリアル・スローン・ケタリングがんセンター（MSKCC）の外科主任教授として赴任した。そして，Fortnerの後任として肝胆膵外科のチーフとして大いに敏腕をふるった。

　彼は肝の区域解剖に関する知識が豊富で，肝臓外科の発展に尽くした貢献はきわめて大きい。彼が編集した"Surgery of the Liver, Biliary Tract and Pancreas"は1988年の初版以来，1994年，2000年，2007年，2012年と5版を数えている。私も第3版からチャプターを執筆させていただく光栄に浴してきたが，肝胆膵外科に関する教科書として世界で一番大きく，かつ息の長い著書であることには間違いない。

　ニューヨークで実際拝見した彼の手術は，曲がりペアンを使って肝を割るスピードは速く，朝から右葉切除，左葉切除，解剖学的S2切除の3例を見せてくれた。肝切離面はアルゴンビームレーザーでジャーと焼き，閉腹前に肝切離面に大量のパウダーの止血剤（アビテン）を振りかけるなど少し荒っぽいところはあったが，すべて無輸血で素早く，見事な手術であった。

　肝門部胆管癌に対する手術はビデオで何度も拝見したが，リンパ節転移があれば手術適応はなく，手術中にリンパ節郭清を行うことはなかった。肝内から肝門部の胆管の局所解剖も大雑把であった。2003年札幌での日本外科学会でビデオによる日米対決を行ったが，明らかに日本優勢であると確信した（図10-1）。

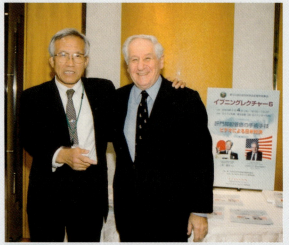

図10-1 写真は2003年の第103回日本外科学会定期学術集会の際のイブニングレクチャー「肝門部胆管癌の手術手技．ビデオによる日米対決」を終えた後のツーショット

膿瘍を併発する症例もあり，最長生存期間は16カ月間にとどまったが，生存期間を延長する可能性のある方法であると述べた。また，水本と岩崎がともに1986年に同じ雑誌"Surg. Gynecol. Obstet."の2月号と5月号で「治癒切除を行うためには肝葉切除に尾状葉の部分切除を行う必要がある」と述べたことは興味深い。

思い出の手術①

<最初の尾状葉切除>

私は1974年9月，卒後5年半目に名古屋大学第一外科に正式に入局し，腫瘍研究室の末席に座らせていただいた。研究室には，食道，胃，大腸，上皮小体を中心とした内分泌グループがあったが，胆・膵グループはなく，肝切除の記録は1例もなかった。わずかに下部胆管癌に対する膵頭十二指腸切除（PD）の記録が1例あったのみで，

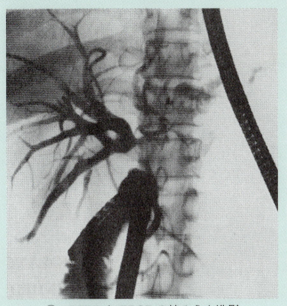

①：PTBDとERCPの挟みうち造影
左肝内胆管から右肝管前・後枝合流部まで癌浸潤が疑われる

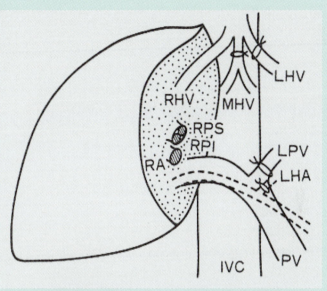

②：右肝静脈を露出し，S8の一部も切除する拡大肝左葉切除＋尾状葉切除。後枝は上枝（RPS）・下枝（RPI）の合流部まで切除されている
RA；右前枝

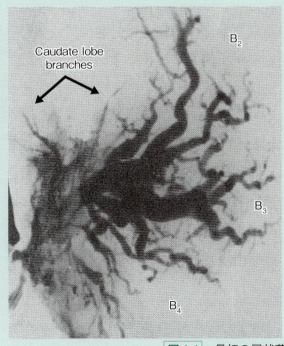

③：切除標本胆管造影で左右の尾状葉枝が造影されている

図 1-1 最初の尾状葉切除例（1979年，43歳，女性）
B_2：外側後枝，B_3：外側前枝，B_4：内側枝

膵胆道癌は未知の分野であった。

　1979年4月に名古屋大学医学部外科学第一講座の文部教官助手に採用された。そして尾状葉切除を伴う肝切除の第1例目を1979年9月27日に執刀した。患者は43歳女性で右前枝にPTBDが行われ，ERCPとの挟みうち造影で左肝管はわずかに造影剤が流入する程度で，総肝管にも浸潤を認めた。右肝管は前・後枝の合流部まで浸潤を認めた（図1-1①）。左肝内胆管原発の進行癌の診断の下に開腹すると，左葉内側区域からCantlie線を越えるクルミ大の腫瘍を触知し，胆管細胞癌の肝門部浸潤と術中診断をした。中肝静脈浸潤が疑われたので左肝静脈・中肝静脈は根部で結紮・切離し，右肝静脈根部近くを一部露出しながら右前上区域（S8）も一部切除するように肝を離断し，右肝管は前枝および後枝の上下枝の合流部で各々切除した。左門脈切離部近くで尾状葉に直接浸潤する所見を認めたので，尾状葉も合併切除した（図1-1②）。胆道再建は右前枝・右後枝を空腸と端側吻合した。術後経過は良好で，第33病日に退院した。切除標本の胆管造影を行うと，腫瘍は広範に左肝内胆管に浸潤が及んでいるが，現在の視点で詳細に観察すると左右の尾状葉胆管枝がきれいに造影されており，尾状葉切除が行われたことが実証されている（図1-1③）。この症例は1981年の『日本消化器外科学会雑誌』に報告したが[①]，尾状葉切除についてはいっさい触れられていない。考察の内容は中肝静脈を合併切除して，Cantlie線を右から左へ越えて肝を切除する場合，拡大右葉切除という切除術式はあるものの，この症例のように左側から右前上区域（S8）の一部を合併切除する切除術式が見当たらず，「拡大左葉切除」という術式を提案した。尾状葉に関する認識はこの当時まだ未熟で，ただ術中肉眼所見で尾状葉への直接浸潤を認めたので，根治切除目的で合併切除をした。肝門部胆管癌により尾状葉胆管枝が容易に浸潤を受けるという認識を確立したのは数年後のことである。

[①]　早川直和，神谷順一，中神一人，安井健三，宮田完志，向山憲男，杉浦純一，犬飼偉経，豊田澄男，松本隆利，鈴木雄彦，二村雄次，服部龍夫，弥政洋太郎：拡大肝左葉切除を行った胆管細胞癌の1例．日消外会誌，14：1241〜1245，1981．

2. 尾状葉の外科解剖

Mizumotoらは106例の剖検肝を用いてdissection法で尾状葉の肝脈管解剖の研究を行った。そして，尾状葉を右側（尾状突起）と左側に分けて，それぞれの部分の胆管枝の合流様式を5型に分類した[80]（図34）。これは肝鋳型標本によりSpiegel葉部と傍下大静脈部と尾状突起部とに分類した公文の分類とかなり異なる[82]（図35）。たとえばSpiegel葉部（S1ℓ）から右肝管へ合流する枝などがまったくなく，これはdissection法による研究法では尾状葉の左右を交叉するように流入する細い枝を同定することが困難であることが理由として推測される。

一方，名古屋大学グループは直接胆管造影像から尾状葉胆管枝を当初，右尾状葉（B1r），左尾状葉枝（B1ℓ），尾状突起枝（B1c）とに分類し，さらにB1ℓを上枝（B1ℓs）と下枝（B1ℓi）とに亜分類した[83〜86]（図36）。その後，B1r，B1ℓが右肝管および左肝管の両方へ流入することも明らかとなったのでB1r，B1ℓを修正した（図37）。これは尾状葉枝への癌浸潤の有無により尾状葉の全切除が必要か，あるいは部分切除で十分なのかなどを術前診断するのに必要に迫られて完成するに至ったものである。たとえば，Spiegel葉が「2枚舌」と呼ばれるような腹側，背側の2層になった症例では，腹側枝あるいは前枝（B1ℓa）が左肝管に流入し，背側枝あるいは後枝（B1ℓp）が右肝管に流入する亜型もある。このような場合，Spiegel葉は腹側部（前部）と背側部（後部）とを別々に診断して切除側になるのか，あるいは残存側になるのかも術前に診断する必要がある[87]（図38）。

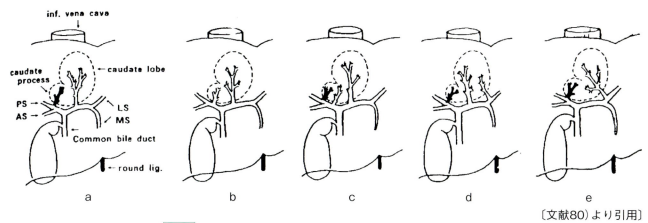

図34 dissection 法による尾状葉胆管枝の分類（三重大学）
a：尾状葉が右側（尾状突起）と左側に分けられている
b：右枝が右肝管，左枝が左肝管に合流（54.7％）
c：2本の尾状突起枝が右肝管および右後枝に合流（19.8％）
d：2本の左尾状葉枝が左肝管および左外側枝に合流（17.0％）
e：1本の左尾状葉枝が左外側に合流（5.7％）

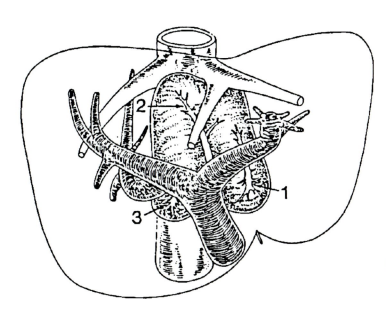

〔文献82）より引用〕
図35 肝鋳型標本による尾状葉の解剖（公文）
尾状葉門脈枝が Spiegel 葉（1），下大静脈部（2），尾状突起部（3）に分類されている

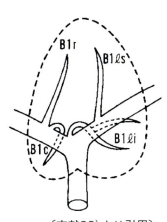

〔文献83）より引用〕
a：B1ℓ が左肝管および左右肝管合流部に合流

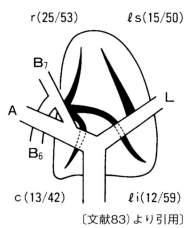

〔文献83）より引用〕
b：B1ℓi が右肝管に合流

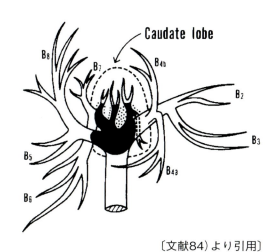

〔文献84）より引用〕
c：肝門部胆管癌の尾状葉枝への浸潤

図36 胆管造影による尾状葉胆管枝の分類（名古屋大学）

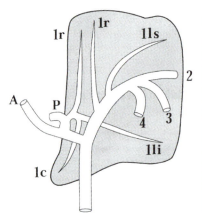
a：左肝管および右肝管に合流する B1r, B1ℓ を別々に亜分類

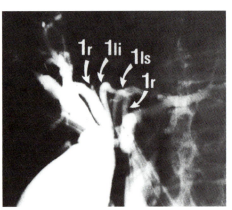
b：実際の胆管像で精密診断

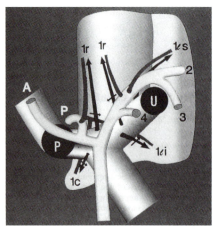
c：尾状葉および尾状葉枝の局所解剖

〔文献85）86）より引用〕

図37　右尾状葉枝（B1r）の亜分類（名古屋大学）

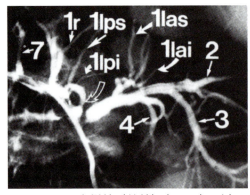
a：B1ℓ の腹側枝（前枝）（B1ℓa）が左肝管へ，背側枝（後枝）（B1ℓp）が右肝管に合流（右前斜位）

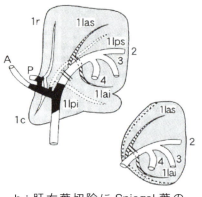
b：肝右葉切除に Spiegel 葉の背側部分（S1ℓp）を合併切除して腹側部分（S1ℓa）を温存

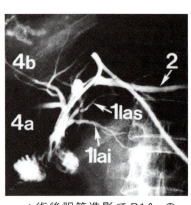
c：術後胆管造影で B1ℓa の上枝（s）と下枝（i）が造影されている（左前斜位）

〔文献87）より引用〕

図38　Spiegel 葉の2枚舌の切除と温存

コーヒーブレイク⑪

＜肝門部胆管の合流様式の破格の診断と手術法＞

　肝内区域，亜区域胆管枝の合流様式には，肝内区域門脈枝の分岐様式と同様にさまざまな破格が存在する。胆管の破格は門脈や肝動脈に比べてその頻度は高く，時には術前診断に難渋して，根治手術を行ううえで大きな障害となることがある①。右後区域胆管枝が右門脈後枝の尾側（下方）から廻り込んで右前区域枝と合流する infraportal type の破格に遭遇することがある（図11-1）②。左側からの肝切除では，Rouviere 溝の漿膜を開けば右後区域枝を肝外から容易に同定できるので手術は容易になる。一方，頻度は低いが左外側区域枝が左門脈臍部（UP）の尾側（下方）を迂回する infraportal type の破格もある（図11-2）③。左側肝切除であればまったく問題にはならないが，右側からの肝切除の場合には UP の周囲に絡みつく破格の区域・亜区域枝の剝離，切離，再建は困難を極めることがある。ここではきわめてまれな左外側後枝（B2）の破格（infraportal type）の診断と手術法について述べる。

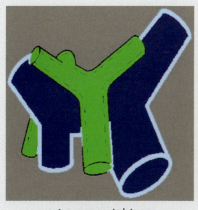
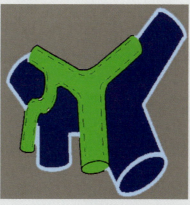
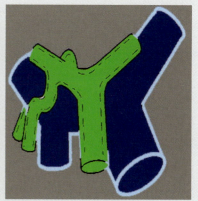

a：supraportal type　　　　b：infraportal type　　　　c：混成型

〔文献②より引用〕

図11-1　右肝管後枝の破格：infraportal type

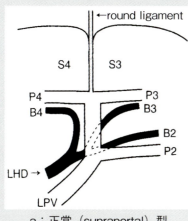
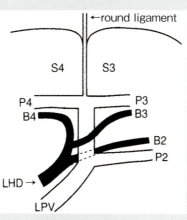
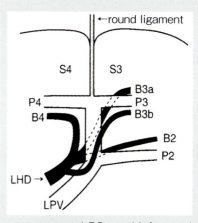

a：正常（supraportal）型　　b：infraportal B3　　c：supraportal B3a and infraportal B3b

〔文献③より引用〕

図11-2　左外側区域胆管枝の破格
b，c：左外側前枝（B3）が門脈臍部（UP）の尾側へ廻り込む破格（infraportal type）

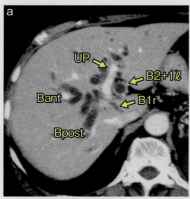
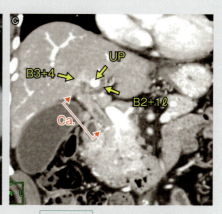

図11-3-1　MDCT 体軸断（infraportal B2＋B1ℓ）
a：右肝管後枝（Bpost）と前枝（Bant）と右尾状葉枝（B1r）は肝門部右側で分断されている。左外側後枝（B2）と左尾状葉枝（B1ℓ）は門脈臍部（UP）の左側から肝外へ廻り込んでいる
b：尾側面のスライスで B2 と B1ℓ が合流している

図11-3-2　MDCT 冠状断
肝門部胆管を占居する腫瘤と中部胆管まで連続的に不整な壁肥厚を認め，癌の壁内進展と診断した（赤矢印，Ca）。B2＋1ℓ は UP の尾側を迂回している

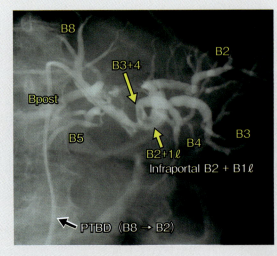

> 図11-4　PTBD 胆管造影右前斜位
> 　右前上枝（B8）に入った PTBD カテーテルの先端は左外側後枝（B2）に誘導されている。左外側前枝（B3）は左内側枝（B4）と合流してから頭側（後方）へ廻り込んでいる。左尾状葉枝（B1ℓ）は B2 に合流して，尾側（下方）へ廻り込んでいる

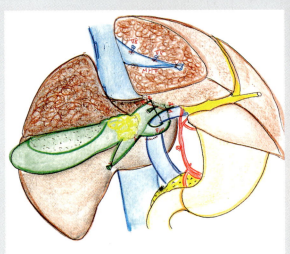
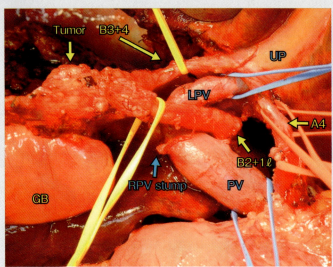

> 図11-5　肝切離後の左肝門部
> 　右門脈を切断して（RPV stump），肝を Cantlie 線に沿って切離して左肝門部に至ると，左外側前枝（B3）と左内側枝（B4）は門脈臍部（UP）の右側から左門脈（LPV）の頭側寄りを走行し，B2 は UP の左側から肝外に出て，左尾状葉枝（B1ℓ）が合流してから LPV の尾側，門脈本幹（PV）の腹側を走行して B3＋4 に合流することが確認された
> 　Tumor：主腫瘍，GB：胆囊，A4：中肝動脈

● MDCT による診断

　体軸断では，右肝管前枝と後枝と右尾状葉枝が肝門部で分断されている所見から，右側優位の Bismuth type Ⅲa 型の肝門部胆管癌であることが診断できる（図11-3-1a）。ところが左外側前枝（B3）は左門脈臍部（UP）の頭側から右側のほうへ廻り込んでいるのに反して，左外側後枝（B2）は UP の左側から尾側のほうへ廻り込んで左尾状葉枝（B1ℓ）と合流するというきわめてまれな破格であることが判明した（図11-3-1b）。また冠状断では，肝門部の主病巣から中部胆管まで不整な壁肥厚を認め，中部胆管まで壁内進展を伴うと診断した。また，B2＋1ℓ が UP の尾側を迂回していることも明瞭に診断された（図11-3-2）。肝右葉切除の適応と判断して右肝管前上枝（B8）に PTBD を行って，カテーテルの先端を B2 へ誘導した。右前斜位で撮影した PTBD 胆管造影では，B2 が大きく尾側（前方）へ迂回しながら B3 と合流している所見が得られ，B2 と B3 が UP を取り巻いていると診断した（図11-4）。

　手術では，領域リンパ節を郭清して右肝動脈を根部で結紮・切離すると B2 が UP の尾側へ廻り込んでいることが確認できた。総胆管を膵内深くまで剥離して切除した。

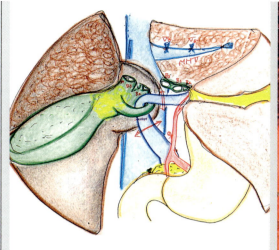
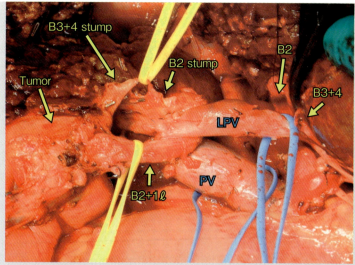

図11-6　B2，B3+4を切離した後も左門脈を取り巻いているB2+B1ℓ。B2，B3，B4を切離したが，破格のB2+B1ℓがLPVを取り巻いているため，肝胆道を摘出することができない

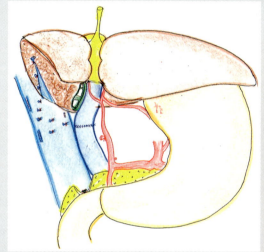
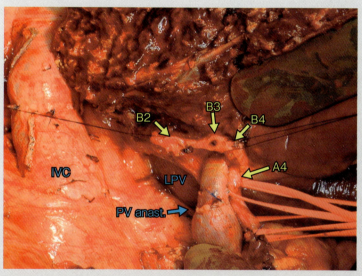

図11-7　門脈合併切除再建により，門脈の走行は一直線となった。左側系区域胆管枝の切除断端は通常の場合と同様で，腹側から背側に向かってB4，B3，B2が一列に並んでいる
A4：中肝動脈，PV anast：門脈端々吻合部，IVC：下大静脈

次に右門脈を結紮・切離の後，肝をCantlie線に沿って切離した後，左肝門部へ至って脈管構造物の局所解剖を明らかにすると，左外側前枝（B3）と左内側枝（B4）はUPの右背側から左門脈（LPV）の頭側に沿って走行し，B2はUPの左側から肝外に出した後，左尾状葉枝（B1ℓ）と合流してからLPVの尾側，門脈本幹の腹側を走行してからB3+4と合流することが確認された（図11-5）。UPの右側でB3+B4を切離し，次にUPの背側でB2を切離した。しかしこのB2の切離端はB1ℓの合流部の上流側であったため，断端よりも下流のB2はB1ℓとともにLPVを取り巻く形で切除側に付着していることが判明し，肝・胆管を一塊として摘出することができなかった（図11-6）。ここで，B2+1ℓを切断して肝胆道系を一塊として摘出すると，胆管切開により胆

汁の腹腔内漏出に伴う癌細胞の播種のリスクがあり，また門脈系が彎曲して長く温存され，術後の門脈の屈曲から血栓形成や門脈閉塞が危惧されたので，門脈分岐部を合併切除して肝胆道を摘出した後，LPVとPVを端々吻合した。門脈の切除再建により門脈の走行は一直線となった。B2，B3，B4の各区域胆管枝は形成して1本の左肝管として，空腸との端側吻合を行った（図11-7）。手術時間10時間10分。出血量1,385g。

この症例は肝門部胆管の合流様式にきわめて希有な破格を伴った肝門部胆管癌であったが，さまざまな工夫をすることにより，正確な術前診断，術中診断のもとに適切な手術を行うことができた。まず右側肝切除の予定であったので右側(B8)からPTBDを行い，残肝の胆道減圧も行うためにB8からのPTBDカテーテルの先端を破格の区域胆管枝B2へ送り込んだ。これで肝左葉系全体の胆道減圧が可能になったばかりでなく，手術中に破格の誤認を防止するという戦略であった。

① Sugiura, T., Nagino, M., Kamiya, J., Nishio, H., Ebata, T., Yokoyama, Y., Igami, T. and Nimura, Y.: Infraportal bile duct of the caudate lobe: A troublesome anatomic variation in right sided hepatectomy for perihilar cholangiocarcinoma. Ann. Surg., 246: 794〜798, 2007.
② Ohkubo, M., Nagino, M., Kamiya, J., Yuasa, N., Oda, K., Arai, T., Nishio, H. and Nimura, Y.: Surgical anatomy of the bile ducts at the hepatic hilum as applied to living donor liver transplantation. Ann. Surg., 239: 82〜86, 2004.
③ Özden, I, Kamiya, J., Nagiono, M., Uesaka, K., Sano, T. and Nimura, Y.: Clinicoanatomical study on the infraportal bile ducts of segment 3. World J. Surg., 26: 1441〜1445, 2002.

V　1980年代の欧米の手術成績

1988年に"World J. Surg."誌の12月号に肝門部胆管癌の特集が組まれた。レーヒー・クリニックのPinson[88]，フランスのポールブルース病院のBismuth教授（胆管癌の他に胆嚢癌，肝癌を含む肝門部の癌が対象）[89]，ドイツのハノーバー大学病院のPichlmayr教授[90]の手術成績を表21に示す。

Pinson, Bismuthともに切除症例数，とくに肝切除例は9例，8例と少ない。また，Bismuthの切除率が10.1％と，きわめて低いのが目立つ。一方，Pichlmayrは切除例，切除率，肝切除率が52例，48.1％，51.9％と高く，他の二者と大きく異なる。手術死亡率は前二者が低いのに比べ，ハノーバーでは切除例では9/52（17.3％），肝移植例では4/16（25.0％）と高かった。手術後の50％生存期間または平均生存期間は約2年間前後であり，2年生存率は40％前後であった。ただ，ここで注目すべきことは，Pichlmayrが高度進行癌であるために切除不能の診断を受けたり，非治癒切除のために腫瘍が残存してしまった症例を対象として，果敢に局所切除，肝全摘に加えて肝移植を行うという超拡大手術にチャレンジしたことである。ショック，拒絶反応，感染，MOFなどさまざまな合併症で，術後1，6，36，44病日に4例（25.0％）が死亡しているが，その内容は詳細に記述されており，治癒切除をめざして無限の努力をして，新しい外科治療の分野を開拓しようとした努力の跡が伝わってくる。術後2年間経過観察をした生存曲線が示されているが，胆管切除例が肝切除例よりもやや良好のようであり（図39a），肝移植例はその中間に位置するようにもみえる（図39b）。

一方，Pinsonは25例の切除症例のうち肝切除を9例（右葉3例，左葉6例）に行い，手術死亡はなく，平均生存期間が3.1年間で他二者よりも優れた成績を報告している。そして術後1，3，5年生存率は胆管切除と肝切除の間に有意差は認めなかった。症例数が増加するに従って，生存曲線を用いて術後経過を表す時代に入ってきた感がある。ただし，Pichlmayrは以下のような貴重なコメントを述べている。

(1) 術後成績を比較したり，異なった治療法の利点を比較する場合には同一の条件，とくにStageを合わせることをしなければ比較することは無理である。

(2) 根治性および手術手技上の視点からは，尾状葉のとくにその尾側部分は切除側に含めるべきである。

(3) リンパ管，神経組織，結合組織は常に血管壁から郭清されなければならない。

さて，今回発表された論文のなかで肝門部胆管癌のいわゆるBismuth分類が引用されている。Bismuthは肝門部の悪性胆道閉塞の胆管造影所見（術中肝内胆管穿刺造影）からⅠ，Ⅱ，Ⅲ型に分類した[51]。これを

表21 欧米における肝門部胆管癌の手術成績（World J. Surg., 1988）

筆者名 （施設）	Pinson[88] （米国レーヒー・クリニック）	Bismuth[89] （仏ポールブルース病院）	Pichlmayr[90] （独ハノーバー大学病院）
調査期間	1962〜1983年	1960〜1985年	1975〜1986年10月
対象疾患	肝門部胆管癌	肝門部癌 （胆管癌，胆囊癌，肝癌）	肝門部胆管癌
手術症例数	NA	178例	108例
切除例	25	18（10.1%） 胆管癌 12，胆囊癌 2，肝癌 4	切除 52（48.1%），移植 16（14.8%）
	胆管切除　16（64.0%） 肝切除　　 9（36.0%） 　左葉切除　6 　右葉切除　3	胆管切除　10 肝切除　　 8 　左葉切除　　　2 　左葉切除＋S1　1 　S4切除　　　　2 　右葉切除　　　1 　右3区域切除　　1 　右3区域切除＋S1　1	胆管切除　25（48.1%）（R0　11） 肝切除　　27（51.9%）（R0　17） 　左葉切除　　10 　右葉切除　　 3 　拡大左葉切除　7 　拡大右葉切除　7 R0　　　28 R1，2　　24
手術死亡率	1（胆管切除）　4%	切除術　　　　0% バイパス手術　7% Intubation　　30%	切除　9（17.3%），移植　4（25.0%） 胆管切除　4（16.0%） 肝切除　　5（18.5%）
50%生存期間	2〜3年間 胆管切除　　2年間 肝切除　　 3.1年間	平均生存期間　53カ月間 　　　　　　（8〜134カ月間）	胆管切除　（R0）22カ月間（35カ月間） 肝切除　　（R0）14カ月間（16カ月間） 肝移植　　　　16カ月間
1年，3年， 5年生存率	84%，44%，35% 胆管切除　81%，38%，30%　有意差なし 肝切除　　89%，56%，44%		2年生存率　R0　　　　44% 　　　　　　R1，2　　 28% 1，2年生存率　肝移植　51%，40%

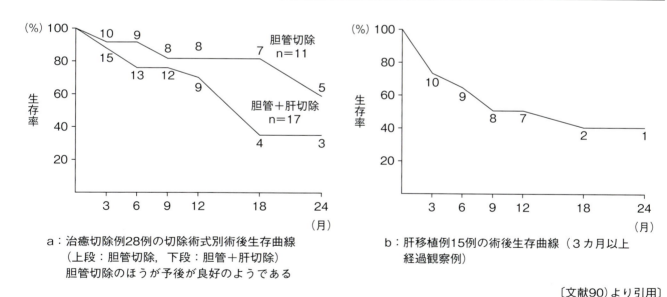

a：治癒切除例28例の切除術式別術後生存曲線
　（上段：胆管切除，下段：胆管＋肝切除）
　胆管切除のほうが予後が良好のようである

b：肝移植例15例の術後生存曲線（3カ月以上
　経過観察例）

〔文献90）より引用〕

図39　Pichlmayr の手術成績（World J. Surg., 1988）

Pichlmayr はそのⅢ型を右型，左型，両側型として，左右の第2分岐部まで浸潤した両側型は切除不能とした。Bismuth はこの特集で，Ⅲ型を右優位のⅢa，左優位のⅢb，両側の第2次分枝より上流まで進展したものをⅣ型とした新分類法を発表し，26例のⅣ型には切除も胆管空腸吻合も行わず，すべて intubation を行った。そして，Bismuth も Pichlmayr もⅣ型は切除不能としている。ところが，Pichlmayr はⅣ型でもリンパ節転移を含めた肝外病変がないものは肝移植の適応であると述べている。そして，4年後の1992

表22 放射線療法を加えた肝外胆管癌の治療成績（筑波大学，Iwasaki, 1988）

治癒度	切除例			計	非切除例	
	切除のみ	切除＋IORT	切除＋ERT			
治癒切除	20	1	0	21	PTBD＋IORT	6
非治癒切除	13	13	3	29	PTBD＋ERT	4
					PTBD のみ	21
計	33	14	3	50	計	31

IORT：術中放射線療法，ERT：体外放射線療法，PTBD：経皮経肝胆管ドレナージ　　〔文献93)より引用・改変〕

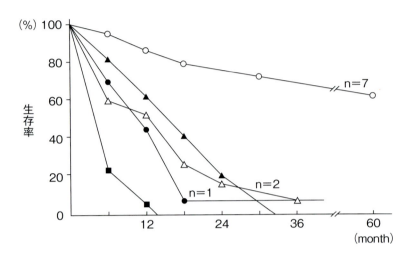

○：治癒切除のみ（20例）
△：非治癒切除＋IORT（13例）
■：PTBDのみ（21例）
●：非治癒切除のみ（13例）
▲：IORT＋PTBD（6例）

〔文献93)より引用・改変〕

図40　各種治療後生存曲線（筑波大学，Iwasaki, 1988）

年にBismuthも改めて肝門部胆管癌の手術成績を報告し[91]，そのなかでIV型は肝移植の適応であると述べている。この特集のなかには日本からの代表として三重大学Mizumotoら[92]，筑波大学Iwasakiら[93]の論文も掲載されているが，Mizumotoらの論文は1986年の"Surg. Gynecol. Obstet."誌に発表した論文[80]と類似しているのでここでは割愛した。また，Iwasaki論文は中下部胆管癌も含めた術中放射線療法（intraoperative radiation therapy；IORT）の治療成績を述べたものであるので，前記欧米の三者との比較はしなかった。ただし，切除症例数が多く，新しい治療法の提案としてはその価値は高いと思われる。Iwasakiは1976年10月～1986年10月までの10年間に肝外胆管癌81例を治療したが，その占居部位は肝門部50例，上中部5例，中下部19例，広範囲7例であった。81例のうち50例（61.7％）を切除したが，そのうち17例に術中あるいは術後の放射線療法を追加した。非切除例31例中10例にも同様に，放射線療法を行った（表22）。20例の治癒切除例の術後5年の生存率は59.3％と高いが，非治癒切除例13例は術後2年生存率は9.0％と低く，これにIORTを加えた13例では17.1％に上昇した（図40）。IORTでは術後早期に照射野の肝動脈閉塞などの重症合併症を併発することがあったが，非治癒切除例にIORTを加えることにより予後の改善が期待できると述べている。

ここで注目すべきは，この頃になると日本からの論文が引用されるようになったことである。Pinsonは慶應大学のTsuzuki（1983年），千葉大学のIwasaki（1986年）の手術成績を紹介している。この特集のなかに報告された治療成績から日本と欧米の手術成績を単純には比較できないが，日本のほうが切除例も多く，長期成績も良好であることは間違いなさそうであり，完全に東西逆転の時代に入ったと思われる。

VI 1990年に発表された東西の代表論文

1990年に奇しくも世界の代表的な施設から肝門部胆管癌に対する外科治療成績が次々と報告された。Blumgart率いるロンドンのハマースミス病院[94]，LongmireからTompkinsに代の変わったカリフォルニア大学ロサンゼルス校（UCLA）メディカルセンター[95]，Cameronが率いるボルチモアのジョンス・

表23　1990年に代表的な施設から発表された肝門部胆管癌の手術成績

筆者	Hadjis/Blumgart Ann. Surg.[94]英国	Tompkins/Longmire Ann. Surg.[95]米国	Cameron Am. J. Surg.[96]米国	Nimura World J. Surg.[84]日本
施設	ハマースミス病院 (ロンドン)	UCLA医療センター (ロサンゼルス)	ジョンス・ホプキンス大学病院 (ボルチモア)	名古屋大学病院 (名古屋)
期間	1977～1985年	1954～1978年(前期) 1978～1988年(後期)	1973～1989年	1979～1989年
手術患者数	131	前期：95* 後期：90*	96	66
切除例(%)	27 (20.6%)	前期：50* (52.6%) (上部22/47, 46.8%) 後期：27* (30.0%) (上部10/60, 16.7%)	53 (55.2%)	55 (83.3%)
治癒切除例(%)	15/27 (55.6%)	NA	39/53 (73.6%)　肝右葉切除 1／肝左葉切除 17	46/55 (83.6%)
肝切除＋ 門脈切除例(%)	9/16 (56.3%)	NA	NA	14/45 (31.1%)
手術死亡率(%)	3/27 (11.1%) 肝切除：3/16 (18.8%)	6/50 (12.0%), 1/27 (3.7%) 上部胆管癌：5/22 (22.7%) 上部胆管癌：0/10(0%)	1/53 (1.9%)	入院死亡：7/55 (12.7%) 30日以内死亡： 3/55 (5.5%) 肝切除：7/51 (13.7%)
生存期間 生存率(%)	MST：2.1年間 1, 3, 5年： 70%, 26%, 22%	MST：NA 1, 2, 5年：43%, 27%, 8%(前期)* 1, 2, 5年：59%, 30%, 7%(後期)*	1, 3, 5, 10年： 66%, 21%, 8%, 4%	MST：3.1年間 3, 5年： 51.5%, 37.8%

MST：50%生存期間，NA：記載なし，＊肝外胆管癌

ホプキンス大学病院[96]，そしてNimuraが名古屋大学病院での手術成績について報告した[84]（表23）。手術症例の対象となったのは1970年代～1980年代後半までの十数年間であり（UCLAではその後期），ほぼ同時期の各国の肝門部胆管癌に対する外科治療の実態を表しているものと考えられる。切除症例数（切除率，%）は各々，27 (20.6%)，27 (30.0%)，53 (55.2%)，55 (83.3%)であり，英・米・日の順に多く（高く）なっている。一方，肝切除例（率）は16/27 (59.3%)，不詳8/53 (15.1%)，45/55 (81.8%)と日・英で肝切除の割合が高い。これらの治癒切除例（率）は15/27 (55.6%)，不詳，39/53 (73.6%)，46/55 (83.6%)と施設間にかなりの差がある。さらに，肝切除の際に門脈合併切除を行った症例は米国にはなく，9/16 (56.3%)，不詳，不詳，14/45 (31.1%)とロンドンでかなり率が高い。手術死亡率は3/27 (11.1%)〔肝切除例では3/16 (18.8%)〕，1/27 (3.7%)，不詳，7/55 (12.7%)〔肝切除例では7/51 (13.7%)〕と肝切除率の高い日英で手術死亡率が高かった。切除後の50%生存期間は米国は不詳であるが，ロンドンでは2.1年間，名古屋では3.1年間であった。術後の生存率1, 3, 5年生存率はロンドン70%, 26%, 22%，UCLA（1, 2, 5年）59%, 30%, 7%，ボルチモア66%, 21%, 8%，名古屋　不詳, 51.5%, 37.8%と米国の長期生存率が劣るのが目立つ（表23，図41）。

Hadjisはさらに興味深い検討を重ね，切除標本の病理組織学的検討からR0の8人およびR1の12人中耐術した10人の50%生存期間および平均生存期間は22カ月間，33カ月間および14.5カ月間，17.5カ月間と有意差が認められたと報告した（$p=0.037$）（図41-A-c）。

Nimuraは胆管造影所見に基づく肝内区域胆管枝の外科解剖を提案し，左右肝管合流部を占居する肝門部胆管癌ではほとんどの症例で尾状葉胆管枝に癌浸潤を認めるので尾状葉切除が必要であるとの根拠を図示した（図42）。そして，肝内区域胆管枝への癌浸潤の範囲に従って尾状葉を含めた肝区域をen blocに切除する方法，すなわち尾状葉全切除を伴う右葉切除，右3区域切除（図43），左葉切除，左3区域切除（図44）の切除法を示すとともに，肝機能に問題のある症例では必要最小限の担癌区域のみを切除する方法として尾状葉切除を伴う中央肝区域切除術，すなわち中央2区

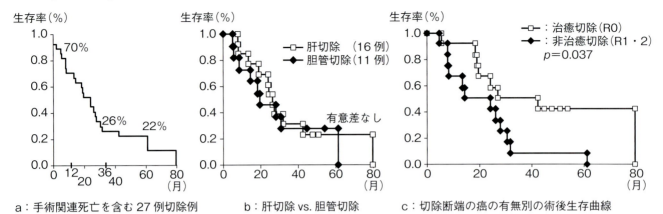
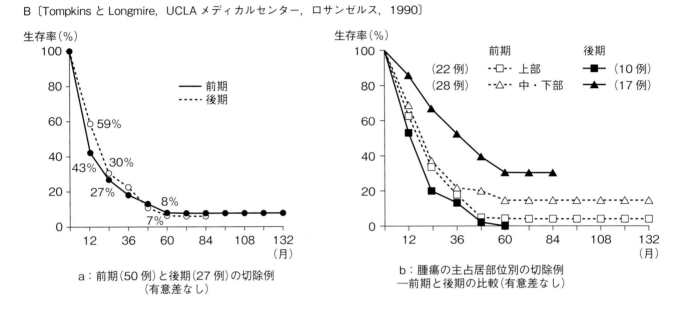
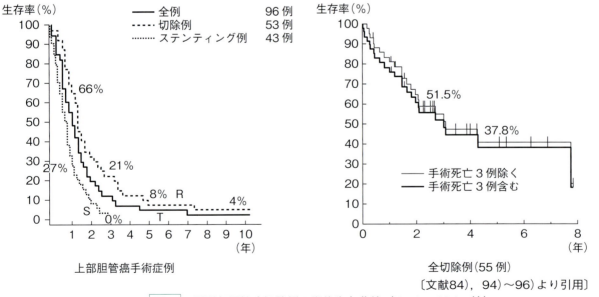

図41 肝門部胆管癌切除例の術後生存曲線（Kaplan-Meier法）

〔文献84），94）〜96）より引用〕

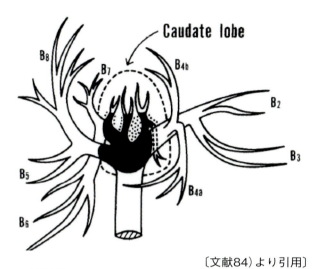

図42 肝内区域胆管枝の解剖と肝門部胆管癌の尾状葉胆管枝への浸潤
〔文献84）より引用〕

表24 治癒切除例における切除術式（名古屋大学病院）

切除術式	患者数	（門脈切除例）
肝切除＋胆管切除	45	
右3区域切除術＋S1	5	(5)
左3区域切除術＋S1	4	(2)
拡大右葉切除術＋S1	3	(1)
拡大左葉切除術＋S1	15	(2)
右葉切除術＋S1	6	(2)
左葉切除術＋S1	2	(1)
拡大中央2区域切除術＋S1	1	
中央2区域切除術＋S1	1	
右前区域切除術＋S1	1	(1)
右後区域切除術＋S1	1	
左内側区域切除術＋S1	3	
尾状葉単独切除術	3	
胆管切除術	1	
計	46	(14)

S1：尾状葉切除

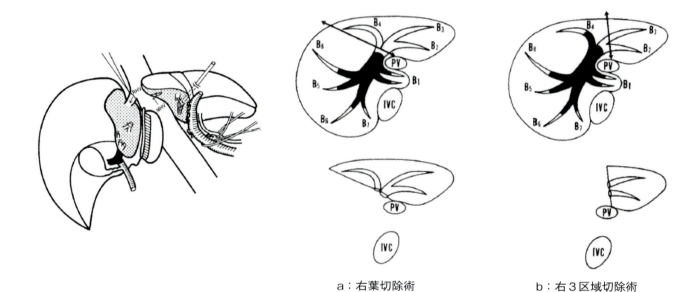

a：右葉切除術　　　b：右3区域切除術
〔文献84）より引用〕

図43 右からの尾状葉切除を伴う肝切除術

域切除術，右前区域切除術，左内側区域切除術（図45），そして最小の肝区域切除術として尾状葉単独切除術（図46）の切除術式について提案した。ただし，ここで図44を注意深くみると，尾状葉切除を伴う肝左葉切除の際に中肝静脈を合併切除している。当時は"左からのアプローチの際に，尾状葉枝を取り残さないように，尾状葉肝実質を全切除するために右側尾状葉の外科解剖を研究していた時期である。右尾状葉の頭側端が中肝静脈の背面を越えて，右肝静脈根部の前面に乗りかかるように右横隔膜下に達することが時々あるので，右尾状葉とS7との間の肝切離の際に，中肝静脈の下流域は合併切除するようにしたほうが確実に尾状葉全切除ができると判断して，1990年代初頭までこのような手術法を行っていた。しかし，右前区域の一部がうっ血したことも経験し，その後は中肝静脈の背面に流入する右尾状葉のドレナージ静脈を1本ずつ丁寧に結紮・切離しながら，中肝静脈も全域にわたって肝切離面に露出して温存しながら右尾状葉を全切除するようになった。

そして，45例の肝切除例の内訳をみると，切除術式が多岐にわたる（表24）。これらのすべてに尾状葉切除が行われ，14例（31.1％）に門脈合併切除再建

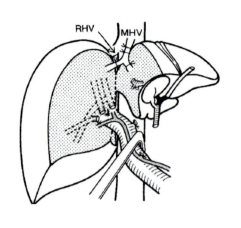
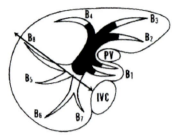
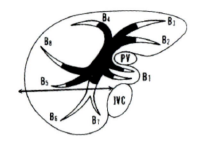
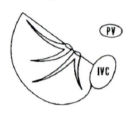
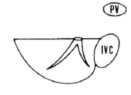

　　　　　　　　　　　　a：左葉切除術　　　　　　b：左3区域切除術

〔文献84）より引用〕

図44　左からの尾状葉切除を伴う肝切除術

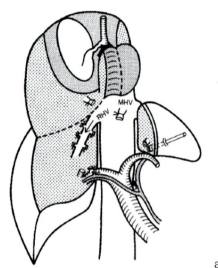
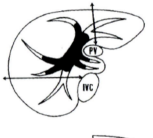
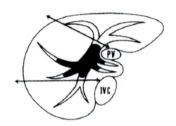
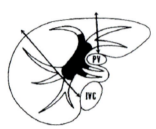
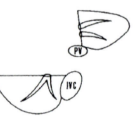
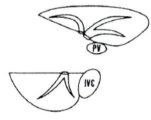
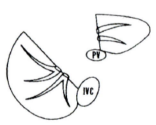

　　　a：中央2区域切除術　　　　b：右前区域切除術，c：左内側区域切除術

〔文献84）より引用〕

図45　尾状葉切除を伴う中央肝切除術

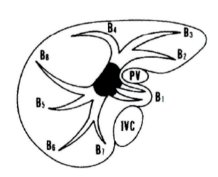
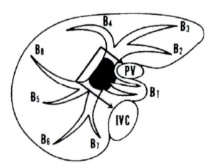
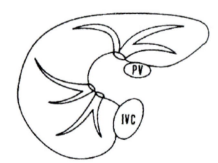

a：癌が尾状葉枝に浸潤している　　　b：左右肝管切除を伴う尾状葉切除術

〔文献84）より引用〕

図46　肝管合流部に限局した癌に対する尾状葉単独切除術

コーヒーブレイク⑫

＜UCLAの実態とは？＞

　実はTompkinsの論文[①]は1989年12月3～6日にバージニア州ホットスプリングスで開催された米国南部外科学会の第101回学術集会で発表されたものである。このとき，Cameronは興味ある質問をした。「これは胆管癌患者の全米一の症例数であろうが世界一ではないであろう。この病気は1965年にAltemeierが発表している[②,③]。まだ25年も経っていない。Klatskinの論文はその7～8年後に発表された[④]。だから，われわれはこの病気を"Altemeier tumor"と呼び始めたほうがいいのではないかと思っている。われわれの切除率は40～50％である。術前にCTやMRIや血管造影を行って進展度診断をしたのが高い切除率に関与しているように思える。切除例の1年生存率は50～60％，2年生存率は25～30％，そして5年生存率は10％である。非切除の場合，2年以上生存する例は少なく，3年生存例はない。もしもあなたが術前進展度診断をすれば切除率を上げることができる」。バージニア大学のScott Jonesも質問した。「切除例の中に肝切除例はあるのですか？」

　これらの質問に対して最後にTompkinsが答えた。「これらの腫瘍をわれわれはAltemeier tumorと呼ぶのか，Klatskin tumorと呼ぶのか，私どもの医学生はその名祖（なおや）については習っていませんので議論のあるところであろうと思います。現在は上部胆管癌と呼んでいます。術前進展度診断をすれば切除率を上げることができると思うが，われわれはそれを行っていません。ほとんどすべての症例を手術中に正確に進展度診断しており，手術死亡率もかなり低いです。われわれが切除を諦めていると誤解しないでください。切除したほうが利益につながるような患者を選んでいるのです。切除こそが患者の治癒につながる唯一の道であります。何人の患者が肝切除を受けたでしょうか？　実際に過去5年間1例もありません。その間，拡大手術を行っても切除断端癌陽性という問題を解決できず，生存率を上げることもできませんでしたし，事実，肝切除を行った患者のQOLは，肝切除を行わずに治癒切除を行った患者や姑息手術を行った患者に比べて有意に不良です」。

　この討論を聞いていると，CameronもScott JonesもUCLAは切除率も肝切除率も低いという欠点を指摘している。おまけにTompkinsは術前の進展度診断はしないで，術中診断に頼っていることを白状してしまった。さらに，拡大手術（肝切除）を行っても切除断端を癌陰性にすることはできず，術後のQOLは姑息手術例よりも不良であるといってしまった。きっと場内は白けた状態になってしまったのではないかと思いやられる。あのLongmireが開拓した伝統あるUCLAの肝胆道外科（第2章，第4章参照）はどうなってしまったのであろうか？　と不思議に思える読者もいるかと思うので，当時のUCLAの実態についてここで紹介しよう。

　私はLongmireの手術を学ぶ目的でUCLAを数回訪れ，最後に1987年8月～1988年5月末まで10カ月間文部科学省在外研究員として滞在した。チーフはTompkinsに代わっており，手術方針は一変していた。上中部胆管癌の手術は時々あったが，切除例は皆無で，PTCはなく，ERCPで闇夜の中にボーと浮かんだ上部胆管の情報を基にして，膵上縁で胆管切開をし，そこから胆道ブジーを上部胆管に向けて挿入して，胆管狭窄部をこじ開けてTチューブを挿入し固定する。これがあのUCLAで行われていた上部胆管癌に対する標準手術術式であった。滞在中，胆管癌の切除を1例も拝見することができなかった。

　上部胆管癌に対する胆道ブジー＋Tチューブドレナージの手術法は1957年にAltemeierが報告し（第2章参照[②]），またこのTチューブドレナージ後に世界初の肝左葉切除に成功したのが1963年である（第3章参照[③]）。Cameronのコメントはこのあたりを婉曲に表現したのではないかと思われる。

---

① Tompkins, R. K., Saunders, K., Roslyn, J. J. and Longmire, W. P., Jr. : Changing patterns in diagnosis and management of bile duct cancer. Ann. Surg., 211 : 614～621, 1990.
② Altemeier, W. A., Gall, E. A., Zinninger, M. M. and Hoxworth, P. I. : Sclerosing carcinoma of the major intrahepatic bile ducts. AMA Arch. Surg., 75 :

450〜461, 1957.
③ Mistilis, S. and Schiff, L.：A case of jaundice due to unilateral hepatic duct obstruction with relief after hepatic lobectomy. Gut, 4：13〜15, 1963.

④ Klatskin, G.：Adenocarcinoma of the hepatic duct at its bifurcation within the porta hepatis：An unusual tumor with distinctive clinical and pathological features. Am. J. Med., 38：241〜256, 1965.

が行われた．肝内区域胆管枝への癌進展度に応じた尾状葉切除を伴う肝区域切除術式について詳述したことは画期的であったと思われる．結論として「各区域胆管枝への癌進展の術前診断所見に基づいて治癒切除術式をデザインし，必要最小限の肝区域切除とともに尾状葉切除を行うべきである」と締めくくっている．

Ⅶ 2000年に発表された肝門部胆管癌手術成績の日米比較

2000年以前の肝門部胆管癌の治療成績に関して日米比較を行った論文を紹介したい．米国の胆道外科の伝統施設であるボストン郊外のレーヒー・クリニックと名古屋大学病院第一外科の2施設で，それぞれ1980〜1995年の間の100例，1977〜1995年までの155例を対象とした．切除例は前者では25例（25%），後者では122例（79%）で切除率は約3倍の較差があったが，その原因は前者で開腹バイパス手術や挿管術が多いのが特徴であった．これらの姑息的な手術手技は日本ではあまり行われず，ほとんどが経皮経肝的，あるいは内視鏡的に行われるので日米の医療文化の差が明らかになったものと思われる（表25）．次に切除術式にも明らかな差が認められた．レーヒー・クリニックでは25例中21例（84.0%）に胆管切除が行われ，肝切除は4例（16.0%）にのみ行われていた．一方名古屋大学病院では反対に，122例中109例（89.3%）に尾状葉切除を伴う肝切除が行われた．さらに門脈切除（39例，32.0%）や膵頭十二指腸切除（18例，14.8%）も併せて行うなどかなり積極的な手術が行われ，このような手術はいっさい行わない米国の姿勢とは対照的であった．

肝切除術式はレーヒー・クリニックでは左葉切除3例，右葉切除1例のみであったが，名古屋大学病院では左葉系が47例（43.1%），右葉系が41例（37.6%），中央系が15例（13.8%），尾状葉単独切除が6例（5.5%）と癌の胆管進展の度合いによってさまざまな切除術式が採用されていた（表26）．術後合併症は前者で44%，後者で51%に発生し，手術死亡率は前者で4%，後者で8%であった．治療を受けたすべての患者の5年，10年生存率はレーヒー・クリニックでは7%，0%であり，名古屋大学病院では16%，12%であった．一方，R0切除例の5年，10年生存率はレーヒー・クリニック（7例，28%）では43%，0%であったのに対して，名古屋大学病院（96例，78.7%）では24%，18%で名古屋大学病院のほうに長期生存例が多く認められた（図47）．切除標本の病理学的所見を比較すると，レーヒー・クリニックに比

表25 肝門部胆管癌の外科治療に関する日米比較

	レーヒー・クリニック	名古屋大学病院第一外科
期間	1980年1月〜1995年12月	1977年4月〜1995年12月
患者数	100	155
年齢	65（32〜94）	61（33〜81）
切除例（%）	25（25%）	122（79%）
非切除例（%）	53（53%）	10（6%）
非手術例（%）	22（22%）	23（15%）

表26 肝門部胆管癌切除術式に関する日米比較

	レーヒー・クリニック	名古屋大学病院第一外科
切除患者数合計	25	122
胆管切除	21（84.0%）	13（10.7%）
肝・胆管切除	4（16.0%）	109（89.3%）
尾状葉切除	2（8.0%）	109（89.3%）
門脈切除	0	39（32.0%）
膵頭十二指腸切除	0	18（14.8%）
肝切除術式		
左葉切除	3（75%）	12（11.0%）
拡大左葉切除	0	35（32.1%）
右葉切除	1（25%）	11（10.1%）
拡大右葉切除	0	29（26.6%）
右後区域切除	0	1（0.9%）
右前区域切除	0	2（1.8%）
中央2区域切除	0	7（6.4%）
左内側区域切除	0	6（5.5%）
尾状葉単独切除	0	6（5.5%）

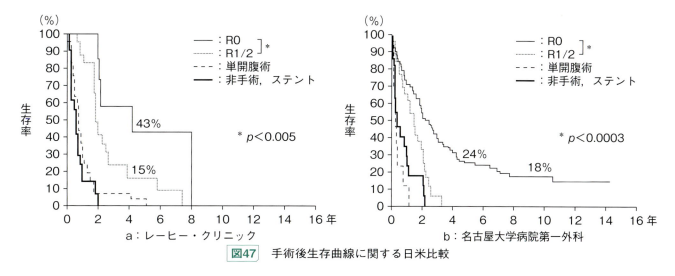

図47 手術後生存曲線に関する日米比較

べて名古屋大学病院の症例はかなり進行した症例が多かったにもかかわらずR0症例が圧倒的に多く，またそのため長期生存例も多く認められた（表27）。以上のような所見から，尾状葉切除を伴う肝切除を行えばR0切除率が向上し，それが生存期間の延長につながると結論で述べられた[97]。

表27 切除標本の病理組織学的所見に関する日米比較

	レーヒー・クリニック (%)	名古屋大学病院第一外科 (%)
T		
Ⅰ	16	7
Ⅱ	32	31
Ⅲ	52	62
癌浸潤様式		
神経侵襲	52	86
リンパ管侵襲	44	88
血管侵襲	16	63
癌進展		
漿膜下浸潤	64	93
リンパ節転移	12	46
肝転移	4	2
腹膜播種	8	2

コーヒーブレイク⑬

＜この論文が"Ann. Surg."に掲載されるまでの裏話＞

この論文のfirst authorはレーヒー・クリニックのスタッフであるJane I. Tsaoという台湾系2世の米国人である。ヒューストンのベイラー医科大学を卒業後，その関連施設であるテキサス心臓研究所でDenton A. Cooley先生の下でレジデントを行った後，メーヨー・クリニックでDr. Nagorneyの下でチーフレジデントを行った非常に優秀な女性外科医である。その後，レーヒー・クリニックの外科部長であったJohn Braasch先生の下でフェローとして採用された。Braasch先生のご助言でJaneさんが約1ヵ月間名古屋大学第一外科へ留学されて，胆道癌手術の研修をされた。帰国後，名古屋大学の実態をBraasch先生に報告したところ，さっそくこのcomparative studyの宿題が出された。Janeさんはすでにメーヨー・クリニックでもNagorney先生の下で肝切除の臨床論文を出したこともある優秀な先生であったので，原稿書きも早かった。しかし"Ann. Surg."へ投稿してからが大変であった。レフェリーがいろいろイチャモンをつけてきた。「こんなに日本の成績がいいのは日本の胆管癌と米国の胆管癌とでは癌が違うのではないか？」「日本には表在癌があるといわれているが，それは癌ではないのではないか？」もう1人のレフェリー

は「日本ではリンパ節郭清をよくやっているが，リンパ節転移の有無別の生存曲線を示してください」というものであった。さっそくレーヒー・クリニックの病理のDr. Duganと連絡を取り，お互いの病理情報を交換することにしたところ，米国では当時表在癌とか表層拡大胆管癌の存在が知られていないことがわかり，当方でこれらの胆管癌の診断についてマクロ写真，ミクロ写真，プレパラートなどを先方へ送り届け，日本の胆管癌の臨床病理の実態を理解していただくのと同時に，名古屋大学病院の病理診断が米国よりも一歩進んでいることもご理解いただいた。両者で目を通した修正原稿を送り届けたところoriginal articleとして採用された。ところが，ゲラ刷りの段階で急なことが起こった。Editor in Chiefの方から「この論文はoriginal articleでは通すことができない。review articleでもよければ掲載を許可する」，「サブタイトル（"Comparison of American and Japanese Experience."）は不適切であるので削除してほしい」というものであった。ゲラの段階でこんなクレームがつくとは予想外の大問題であると思って，JaneさんとBraasch先生に米国では何が問題なのか聞いてみた。そうすると，「積極的に肝切除をすべきであるということがoriginal articleで，それも日米比較で出されると米国の医療現場が困るのではないか」，サブタイトルの問題は「日米の比較ではなく日本の1病院と米国の1病院の比較ということにして，"an American and a Japanese experience"にしておきましょう」ということにしてEditorial officeと交渉して，すぐに掲載の運びとなった。

数年後にレーヒー・クリニックを訪れたときにTsao先生の悩み事を聞いた。「肝門部胆管癌の症例はあるのですが，名古屋のように夜までかかる手術は米国ではできないのです。手術室のルームチャージ，麻酔医やナースの時間外人件費のことを考えると夕方5時までに終了する手術しかここではできません」ということであった。医療制度の違いが手術治療の内容に大きく関与していることがよく理解できた。

思い出の手術②

＜1980年代中期の中央肝切除術＞

私は1980年代に肝門部胆管癌に対してさまざまな肝区域切除を行った。当時，国立がんセンターの長谷川博先生，山崎晋先生，幕内雅敏先生らのグループで肝の外科解剖の研究が進み，肝癌に対する亜区域切除術式が開発された時代であった。個人的には長谷川先生から肝の外科解剖についてのご教授を受け，肝癌に対する肝区域切除の概念を肝門部胆管癌の手術に取り入れようと研究を重ねた。PTBDカテーテルから精密な胆管造影を行って各区域胆管枝への癌進展を診断し，どのあたりに主病巣があり，どの肝区域を残すことができ，そこの区域胆管枝をどのレベルで切離して再建するのかを1例，1例丁寧に検討を重ねていく過程で尾状葉切除を伴う肝中央切除術式が生まれた。広範肝切除後に予期せぬ術後肝不全に遭遇した経験から「必要最小限の肝区域切除」が基本的な考え方となった。ここでは当時の症例を提示しながら診断・治療のプロセスについて紹介したい。

尾状葉切除を伴う拡大中央2区域切除術；S1＋S4＋S5＋S7＋S8切除術

患者は55歳男性。主訴黄疸。左肝管にPTBDが行われた後，紹介入院となった。PTCでは肝門部で左右の肝内胆管がバラバラに分断されているが，腫瘍の正確な進展度を診断することはできない（図2-1①）。PTCSを行って胆道鏡下選択的胆管造影を行うと，びまん性に広範進展をする胆管癌の所見が明瞭に造影された。総肝管から右前区域枝への進展は高度で，前上（B8）・前下（B5）区域枝の合流部を越えてさらに上流への進展が明らかとなった。右後区域枝は下枝（B6）のみ造影され，「南回り」の典型的な尾側へ彎曲する胆管枝の所見を認め，この領域は温存できると診断できた。後上枝（B7）はまったく造影さ

れなかったが，PTC で B7 の完全閉塞の所見が得られていた。肝右葉は S6 以外は温存できないと判断された（図 2-1①）。左肝内胆管は内側区域枝（B4）の合流部までびまん性胆管狭窄の所見を認め，S4 は切除側に入れるべきであると判断した。尾状葉枝はまったく造影されていない（図 2-1②）。胆管造影所見から温存できる肝区域は左外側区域（S2＋3）と右後下区域（S6）のみであると判断した。術前の血管造影では肝動脈や門脈に異常所見はなく，肝静脈造影では S6 をドレナージする右下肝静脈（IRHV）の存在を診断した。IRHV を温存して右肝静脈（RHV）を切除することも可能であると判断し，尾状葉切除を伴う拡大中央 2 区域切除術（S1＋S4＋S5＋S7＋S8 切除術）を立案した。1984 年 4 月 9 日手術施行。

　拡大リンパ節郭清を行い，総胆管は膵内まで剝離して切離した。中肝動脈，右肝動脈前枝，後上枝，門脈尾状葉枝，右前枝，右後上枝を各々根部で結紮・切離した。肝授動を右側から行って IRHV を温存しながら短肝静脈をすべて結紮・切離した。S6 の周囲に明瞭な阻血域が明らかとなっ

た。門脈臍部（UP）の右縁で門脈の内側枝（P4）を数本結紮・切離しながら鎌状間膜の右縁に沿って肝切離を進め，その頭側端で中肝静脈を左肝静脈との合流部付近で結紮・切離した。左肝管は UP の右縁で切離した。次に右肝の臓側面に現れた S6 と S5 の間の阻血域に沿って肝切離を右端から肝門部の方向へ進め，右門脈後枝の尾側面に「南回り」の B6 を非癌部で切離した。ここで尾状葉を左外側区域の背面から右腹側のほうへ引きずり出し，尾状突起，右尾状葉を，IRHV を温存しながら下大静脈の右側で切離した。S6 と S7 の横隔膜面の阻血域も明らかとなっていたので，RHV を根部で切離して S7 切除をする試みとして RHV のテストクランプを試みてみた。すると S6 がうっ血膨化したため，IRHV のみでは S6 のドレナージは不十分であると判断し，RHV を温存した S7 切除をする方針と決め，S7 から RHV へ流入する静脈枝を結紮・切離しながら S6 と S7 との間の肝切離を行った（図 2-2①）。そして，S1，S7 を含んだ肝中央 2 区域を肝外胆管とともに一塊として摘出した（図 2-2②）。膵内総胆管，左肝管，B6 の切除断端にはすべて癌浸潤を認め

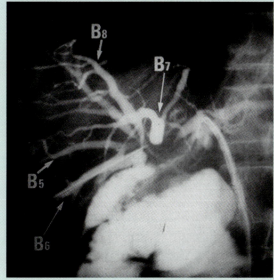
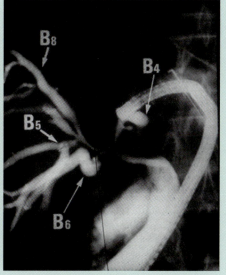

①：PTC で左右肝内胆管は肝門部でバラバラに行き別れている。中央に完全に閉塞した後上枝（B7）を認める

②：PTCS 下の選択的胆管造影
　総肝管に広範囲のびまん性狭窄，右前枝にもびまん性に癌浸潤が高度に広がり，上枝（B8）と下枝（B5）の合流部より上流に進展している。後下枝（B6）は典型的な「南回り」。左肝管は内側枝（B4）合流部までびまん性浸潤を認める

図 2-1

なかった。胆道再建は左肝管（B2＋3）とB6の断端と空腸との端側吻合を吸収糸による結節縫合で行い，B3のPTBDはそのまま留置し，B2およびB6へ経空腸的にドレナージチューブを留置した。切除標本の病理組織検査では，腫瘍は高分化型管状腺癌で，総肝動脈（No. 8, 1/3），総胆管沿い（No. 12b2, 1/2）にリンパ節転移を2個認めた。術後，右横隔膜下の液貯留が遷延したが，縫合不全はなかった。長い経過観察中癌再発は認めず，リンパ節転移を2個認めながら患者は手術後26年4カ月後の2010年8月18日に老衰により81歳で死亡した。

肝中央切除術式は繁雑な手術術式である。1991年以降，術前に門脈枝塞栓術を行うようになってからこのような手術法は不要になった。

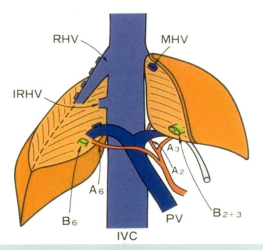

①：右肝静脈（RHV）と右下肝静脈（IRHV）を温存したS1＋S4＋S5＋S7＋S8切除術
S6のドレナージはIRHVのみで不十分であったため，RHVへ流入するS7の静脈枝を1本ずつ結紮・切離しながらRHVを温存しているS7切除をした。「南回り」の後下胆管枝（B6）断端は門脈右後下枝の尾側に認める

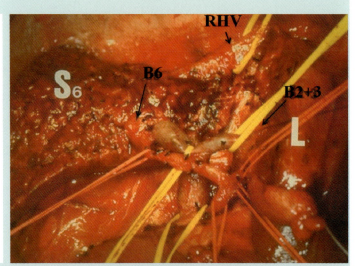

②：肝切除後の術中所見
左門脈の右頭側に左肝管の断端（B2＋3）を認める。Lは左外側区域。S6切離面の頭側に裸になった右肝静脈（RHV）が温存されている。右門脈後枝の肝実質流入部の尾側に後下胆管枝（B6）の断端を認める

図 2-2

Ⅷ 小 括

肝門部胆管癌に対する外科治療は1970年代から1980年代に入って，米国では縮小手術の方向へ走ってしまったが，欧州では肝切除を用いたまとまった手術成績が報告されるようになった。一方，日本からは肝葉切除に尾状葉切除を加えることの重要性が提唱されるとともに，肝切除に加えて肝動脈や門脈の合併切除・再建の手術成績が発表されるようになった。

1980年末〜1990年にかけて発表された論文から欧米と日本の成績を比較すると，米国の肝胆道外科の勢いが衰退し，日本が世界のトップリーダーとして頭角を現してきたことがわかる。欧州はその中間に位置している。日本から発信した論文が欧米の論文に引用されるようになった時代が到来した。

第6章 日本発のイノベーション

I はじめに

1990年代に入ると，日本からは数々の拡大根治手術の開発とそれを助ける周術期の新しい診断・治療法の技術開発が行われた。そして硬変肝，黄疸肝などの障害肝の肝切除を安全に行うために手術前に門脈枝塞栓術（portal vein embolization；PVE）がわが国で開発された。一方，肝胆道癌手術の技術開発も進み，門脈合併切除を伴う肝切除術や肝膵十二指腸切除術（hepatopancreatoduodenectomy；HPD）など究極の根治手術はこの時期に次々と日本から発信されていった。

II 門脈枝塞栓術の開発

門脈枝結紮による結紮葉の肝萎縮と非結紮葉の代償性肝肥大という興味深い生理現象に関しては，動物実験で多くの研究成果が報告されてきた。臨床的には本庄が肝癌の治療にこの方法を応用して良好な治療成績を報告した[98)99)]。幕内は「本庄が『肝癌に対して門脈枝結紮術』を行った発想にヒントを得て，『胆管癌に対して肝内門脈枝塞栓術』を行った」と述べている[100)]。当時は肝硬変併存の肝癌に対する肝切除限界が盛んに研究されていた時代でもあり，一方では胆管癌に対する肝切除も始まったが術後合併症から肝不全に陥る症例もあり，術後肝不全対策が急務の課題となっていた。実際，1984年2月の第23回日本消化器外科学会総会ではシンポジウムに"肝門部胆管癌の治療"が企画され，日本を代表する6施設からの報告をまとめると肝葉切除以上の肝切除60例の手術直接死亡は9例，15％に認められた。一方，慶應義塾大学都築，国立がんセンター幕内らの施設では術後合併症の頻度は高いものの手術直接死亡例は認めなかった（表28）。幕内は1982年6月〜1984年8月までの2年2カ月間に14例のPVEを行った。PVEの目的は「術前に門脈圧を上昇させて残存予定肝の代償性肥大を図り，術後残肝負荷の軽減による合併症の減少をめざした」と述べている。実際門脈圧は11例で測定され，平均43.2±28.0mmH$_2$Oの上昇をみたが，右枝の塞栓8例では53.8±24.2mmH$_2$Oの上昇を認めた。PVE後6〜49日（21.0±15.0日）後に手術を行ったが，11例の胆道癌症例の手術内容は拡大右葉切除＋尾状葉切除6例，拡大左葉切除＋尾状葉切除3例，右前下・左内側区域部分切除1例であった。幕内はさらに1982年6月以降の肝門部胆管癌14例を対象としてPVEを用いた手術治療成績を1990年に"Surgery"誌に発表した[101)]。両論文では研究期間，対象疾患に差異があるものの詳細な記録について紹介した（表29）。塞栓物質はスポンゼルを使用し，その手技は経皮経肝門脈塞栓術（percutaneous transhepatic portal embolization；PTPE）と経回結腸門脈塞栓術（transileocolic portal embolization；TIPE）の方法が適宜用いられた。塞栓門脈枝は右枝，左枝，左枝＋右前枝と肝切除を想定して選ばれた。塞栓術後は約40〜50mmH$_2$Oの門脈圧の上昇が認められ，非塞栓葉の肝容積率は2週間以内に約12〜13％上昇した。術後合併症として横隔膜下膿瘍，肝炎，化膿性胆管炎，肝不全が発生し，化膿性胆管炎と術後肝炎の各1例が術後30日，3カ月目に肝不全死した。幕内は肝門部胆管癌の根治手術を計画するにあたり，最後に以下のような結論を述べている。

(1) 残存予定肝の胆道減圧をする。
(2) ビリルビン値が3mg/dlになったらPVEを行う。
(3) ビリルビン値が2mg/dl以下になったら拡大肝右葉切除を行う。
(4) 左肝管への浸潤のない症例以外は尾状葉切除をほぼルーチンに行う。
(5) 膵頭十二指腸切除を伴う拡大肝右葉切除や間膜切除では在院死亡率が60〜70％と高いが，術前に胆管ドレナージとPVEを行えば，それは臨床的には許容範囲内の高さになるであろう。

表28 肝門部胆管癌*に対する肝葉切除以上の肝切除例の手術直接死亡

研究施設	報告者	手術数	直死数
千葉大学第2外科	小 高	14	3
東京女子医科大学	中 村	11	2
三重大学第1外科	川原田	11	1
長崎大学第2外科	原 田	9	1
久留米大学第2外科	中 山	8	0
東北大学第1外科	小 山	7	2
計		60	9
1984年2月,第23回日本消化器外科学会シンポジウム報告			
慶應義塾大学外科	都 築	15	0
国立がんセンター外科	幕 内	14	0

* 上部胆管癌,胆管細胞癌の肝門部浸潤例を含む

表29 門脈枝塞栓術を用いた治療成績(幕内)

	日本臨床外科医学会雑誌(1984年)[100]	Surgery(1990年)[101]
期 間	1982年6月～1984年8月	1982年6月～
対象疾患(患者数)	肝門部胆管癌 8 肝内胆管癌 2 胆囊癌 1 胆囊炎 1 硬変合併肝癌 2	肝門部胆管癌 14
手 技(症例数)	PTPE 12 TIPE 2	PTPE 7 TIPE 7
塞栓門脈枝	右枝 9,左枝 4,右前枝 1	右枝 10,左枝 3,左枝+右前枝 1
塞栓物質	スポンゼル	ゼルフォーム角 8例,ゼルフォーム粉末 6例
PTBD → PVE	NA	10～83日
PVE → 肝切除	6～49日(21.0±15.0日)	6～41日(17日)
門脈圧上昇	43.2±28.0mmH$_2$O 右門脈塞栓例 53.8±24.2mmH$_2$O	右枝塞栓(10例) 47±35mmH$_2$O 左枝塞栓(2例) 40mmH$_2$O, 15mmH$_2$O
非塞栓肝容積率変化	NA	右枝塞栓(11日後) 36% → 49% 左枝+右前枝塞栓(13日後) 27% → 39%
肝切除術式(胆道癌)	拡大右葉切除+尾状葉切除 6 拡大左葉切除+尾状葉切除 3 右前下・左内側区域部分切除 1	拡大右葉切除+尾状葉切除 6 拡大右葉切除 4 拡大左葉切除+尾状葉切除 3 左3区域切除+尾状葉切除 1
術後合併症	右横隔膜下膿瘍 2 敗血症(IVHカテーテル感染) 1 術後B型肝炎(論文発表時生存中) 1	右横隔膜下膿瘍 2 術後肝炎 2 肝不全 1
術後在院死亡	0/14(0%)	2/14(14.3%) 胆管炎/肝不全 1(30日) 術後肝炎/肝不全 1(3ヵ月)

PTPE:経皮経肝門脈塞栓術, TIPE:経回結腸門脈塞栓術, NA:記載なし, PVE:門脈枝塞栓術

III 肝癌に対する術前門脈塞栓術

幕内が『日本臨床外科医学会雑誌』の1984年12月号に「胆管癌に対する肝切除前肝内門脈枝塞栓術」を発表[100]した1カ月前に,大阪市立大学の木下らは雑誌『肝臓』の1984年11月号に「肝細胞癌に対する経皮経肝門脈枝塞栓術」を発表した[102]。さらにKinoshitaは幕内の和文論文[100]の2年後の1986年に英文でPVEについて発表している[103]。PVEに関する論文としては和文では木下論文が1カ月早く,英文ではKinoshita論文が4年早く発表されたことになる。KinoshitaはPVEをあくまで肝細胞癌の治療目的に

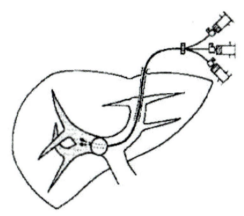
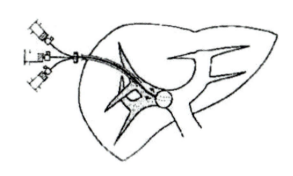

a：残存予定肝の左門脈を穿刺して，1型で右門脈を塞栓

b：残存予定肝の対側の右門脈前枝を穿刺して，2型で右門脈を塞栓

〔文献104）より引用〕

図48　対側性と同側性の2種類のPTPE

使用しており，とくに抗腫瘍効果に着目し，一方では経門脈的に肝内転移をする肝細胞癌特有の転移の防止にも役立つことを期待した。非塞栓部位の肝再生肥大に関してはその所見に注目はしているものの，幕内が着目した片葉門脈枝塞栓，片葉肝肥大，肝門部胆管癌への応用というキーワードはKinoshita論文には見当たらない。

　幕内はさらにPVEがいつどこで最初に行われたのかを調査した。久留米大学第二外科の中山・奥田グループが1983年1月，大阪市立大学第二外科の木下・広橋グループが1983年11月に各々第1例目を肝細胞癌に対して行っており，1982年6月8日に第1例目（胆嚢癌に対する門脈左枝の塞栓）を行った国立がんセンターグループが世界で初めてPVEを行ったことを明らかにした。しかも，胆道癌の切除予定肝の門脈枝を塞栓して，機能的肝切除量を減らすことにより，肝不全を代表とする術後合併症を減らすことを目的とした幕内らのグループと肝細胞癌に対する抗腫瘍効果を狙った他のグループとの違いも明らかである。

Ⅳ　門脈枝塞栓術（PVE）の技術改良とその効果

　日本で開発されたPVEは，1990年代に手技の改良に加えて次々と新しい塞栓物質が生まれ，先進国の日本ばかりでなく西欧諸国でも新たな臨床応用の成果が報告されるとともに，PVEに起因する肝の新しい生理現象の基礎的研究が世界中で行われるようになった。真に臨床研究の成果が新たな基礎研究を誘発したといってもよい現象が起こったわけである。ここでは手技の改良，塞栓物質の効果，CTを用いたvolumetryの研究，PVEを用いた手術成績などについて述べる。

1. PVEの手技

　幕内は門脈塞栓用のカテーテルとして，経回結腸門脈塞栓術（TIPE）の際は7Fr.，経皮経肝門脈塞栓術（PTPE）の際は6Fr.のポリエチレンカテーテルを用いてジェルフォーム角あるいは粉末を注入した[100)101)]。一方，木下は主に左門脈の臍部を穿刺してから，6Fr.のダブルルーメン・バルーンカテーテルを用いた。ゼラチンスポンジにトロンビンを混ぜたり，あるいはフィブリノーゲンとトロンビンを混ぜたものをリピオドールとともに注入しようとするとダブルルーメンのカテーテルが必要になり，塞栓物質の注入中に逆流を防止して塞栓効果を上げるためにバルーンをつけた[103)]。

　Naginoはこの手技をさらに改良して，5.5Fr.の2種類のトリプルルーメン・バルーンカテーテルを開発した[104)105)]。このカテーテルは6Fr.の外筒カテーテルの中を通して出し入れができる。右門脈塞栓を行う場合，Kinoshitaの用いた対側からのアプローチであれば左門脈を穿刺して，バルーンの先端に孔のある1型のカテーテルを用いるが，同側からのアプローチであればバルーンの手前に側孔のある2型のカテーテルを用いればよい（図48）。ところが，門脈の左右分岐部が3分岐になって，いわゆる右門脈の本幹がない症例の場合は，まず1型で右門脈後枝を塞栓し，次に2型

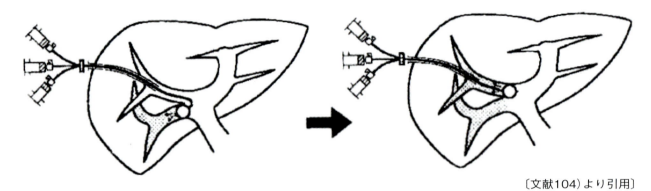

図49 門脈の左右分岐部が3分岐の場合の右門脈塞栓術
まずは1型で右後枝を塞栓し，次に2型で右前枝を塞栓

〔文献104)より引用〕

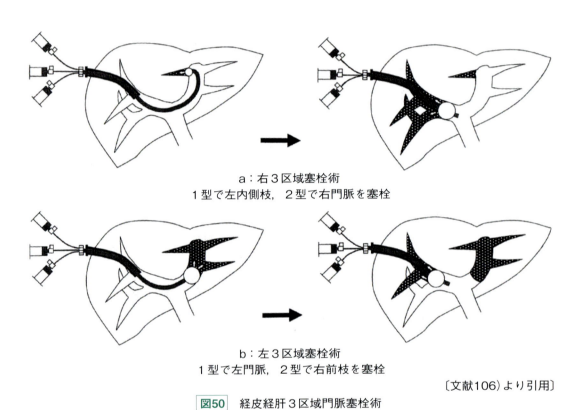

a：右3区域塞栓術
1型で左内側枝，2型で右門脈を塞栓

b：左3区域塞栓術
1型で左門脈，2型で右前枝を塞栓

〔文献106)より引用〕

図50 経皮経肝3区域門脈塞栓術

で右前枝を塞栓すればよい（図49）。このカテーテルを同様に使い分けると，3区域門脈塞栓術を行うことができる（図50）[106]。ところが，左門脈の内側枝（P4）や尾状葉（P1）の選択的造影および選択的塞栓を行う場合にはこのバルーンカテーテルではなく，通常のポリエチレン製の5Fr.のシングルルーメン・カテーテルを用いれば成功率が高まる[105]。5Fr.のカテーテルの中へ挿入してさらに細い枝にアプローチすることのできる3Fr.のマイクロカテーテル（Tracker 325®）を用いれば，P4やP1の塞栓も容易となる[107]。このような場合は当然，塞栓物質はエタノールなど液状の物を使わなければならない。

いずれにしても，PVEのアプローチ法として切除予定肝の反対側の肝を穿刺する対側性の方法（contralateral approach）[103)108)109)]と切除予定肝を穿刺する同側性の方法（ipsilateral approach）[104)〜106)110)]とがあるが，その優劣については，後者のほうが切除領域の肝を穿刺するので穿刺による合併症に対応がしやすい。たとえば，穿刺門脈枝に塞栓術が施されているので塞栓術直後に外筒を抜去することができ，腹腔内出血や胆汁瘻などの合併症を防止することもできるという利点がある。また，残存予定肝の門脈枝を穿刺しないので，穿刺による門脈血栓の発生というリスクを回避することができる。以上のように，同側性のアプローチのほうが有利な点が多いので，この方法を用いた報告が増えている[110)112)113)]。

思い出の手術③

<右3区域門脈塞栓術後に解剖学的肝右3区域切除術を行った世界初症例>

高度に進展した Bismuth Ⅳ型の肝門部胆管癌に対して初めて右3区域門脈塞栓術を行って，さらに門脈臍部（UP）を右から左へ授動して，解剖学的肝右3区域切除術に初めて成功した1例を紹介する。

患者は44歳，女性。某県立中央病院で経皮経肝胆道ドレナージ（percutaneous transhepatic biliary drainage；PTBD）を受けたが減黄に難渋し，胆管炎も併発したので名古屋大学病院へ紹介され，まずは東海病院へ1992年12月7日に入院した。PTBDから胆管造影をすると，右後区域のみしか造影されなかった（図3-1①）。前右区域（B8）に続いて，左外側後枝（上枝）（B2），外側前枝（下枝）（B3）に各々PTBDを追加すると，腫瘍は右肝管から左肝管内側枝（B4）を越えてB2，B3の合流部にまで及ぶことが判明

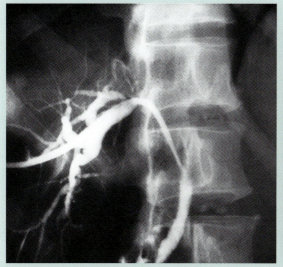

①来院時のPTBD造影
他院で行われたPTBDのカテーテルから胆管造影を行うと右後区域枝のみ造影された

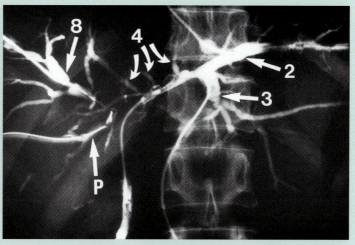

②右前区，左外側区域のPTBDを追加
右前上区域枝（B8），左外側後枝（上枝）（B2），外側前枝（下枝）（B3）からの選択的胆管造影で右肝内から左内側区域を越えて，外側区域にまで及ぶ広範囲進展例であることがわかる
　P：右後区域枝，4：左内側枝

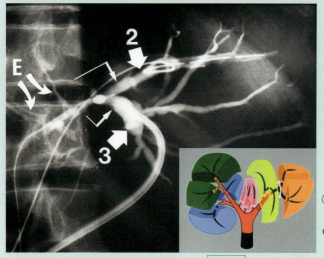

③選択的左外側区域胆管造影（第1斜位）
びまん性の胆管浸潤がB2，B3の合流部を越えてその上流にまで進展している
　E：左門脈内側枝の塞栓物質

図3-1　胆管造影による癌の進展度診断

した（図3-1②）。第1斜位で左外側区域枝の選択的胆管造影を行うと，B2とB3の合流部の上流にまで癌進展を認めた。右3区域切除，尾状葉切除の適応と判断したが，左外側区域胆管枝をUPの左側で切離する必要があることが明らかとなった（図3-1③）。CT volumetryでは外側区域の容積率（％）は338ml（33.8％）であった。減黄不良例であったので12月24日に右3区域PVEを行ったところ，左外側区域の容積（率）は444ml（41.0％）と残肝の容積率が7.2％上昇した。そして，1993年1月4日に名古屋大学病院へ転院した。胆管炎を併発したので1月6日に右前下枝（B5）にPTBDを追加したところ解熱した。1月19日に手術を施行。局所リンパ節郭清を行い，門脈分岐部に癌浸潤を認めたので，この時点で門脈分岐部を切除して左門脈と門脈本幹との端々吻合を行った。次に右側から門脈臍部の左側へアプローチするためにRex窩の右縁を開いてUPから分岐する左内側区域（S4）への分枝（P4）を1本ずつ丁寧に結紮切離しながらUPを右側から左側へ授動して，その背面に臍静脈板を露出した（図3-2）。次に，肝鎌状間膜の左側に現れた虚血域に沿って肝を切離し，最後にB2，B3をUPの右側へ露出した（図3-3）。左肝動脈を損傷しないように剥離しながらB2，B3を各々切離して腫瘍を切除すると，P2，P3に沿ってA2，A3が肝内に向かって走行することが明らかとなり，P2，P3の頭側にB2，B3の断端を確認することができた（図3-4）。大動脈周囲リンパ節郭清も行った。手術時間11時間40分，出血量3,177g。切除標本を観察すると，B2，B3はその合流部より10mm以上上流で切離されていた。術後に創感染と第5病日にMRSA腸炎を併発したが，血清総ビリルビン値は最高3.1mg/dl（第1病日）までにとどまり，3月1日（第41病日）に軽快退院した。切除標本の病理組織学的所見では，高分化型腺癌でly2，v0，pn2，ss，hinf1，pv1，n3（No. 16＋），hm2，em2であった。患者はその後腹膜再発をきたし，手術後1年11カ月後の1994年12月10日に死亡した。両葉の肝内胆管に広範囲に進展して，減黄不良で大動脈周囲リンパ節転移も認める症例にこのような拡大手術を行うことに異論もあるかもしれない。しかし，術前に5本のPTBDの管理が必要であったものを術後にはtube freeとなって，QOLを良好に保つことができた。外科治療の限界のBismuth type IVの肝門部胆管癌症例に対して初めて右3区域門脈塞栓術を行い，さらにUPを授動してS4を完全に切除する尾状葉切除を伴う解剖学的右3区域切除①を世界で初めて成功した記念すべき症例である。ちなみに，この切除術式を思いついたきっかけはRex窩の右側の漿膜を切開して，P4を切離しながら臍静脈板へアプローチする方法をCouinaud先生が1957年に出版したあの有名な"Le Foie"（肝臓）②というフランス語の著書を見開きながら，習ったこともないフランス語を第6感で解読しながら勉強した方法である（図3-5）。さらにこの手技はCouinaud先生が1989年に初めて英語で出版した"Surgical anatomy of the liver revisited"③を翻訳作業中④に発見した。肝を腹側から臍静脈裂を割りながらP4を切離して臍静脈板へアプローチする図（図3-6）も参考になった。

① Nagino, M., Kamiya, J., Arai, T., Nishio, H., Ebata, T. and Nimura, Y. : Anatomic right hepatic trisectionectomy (extended right hepatectomy) with caudate lobectomy for hilar cholangiocarcinoma. Ann. Surg., 243 : 28〜32, 2006.
② Couinaud, C. : Le foie : Études anatomiques et chirurgicales. Masson & Cie, Paris, 1957.
③ Couinaud, C. : Surgical anatomy of the liver revisited. Couinaud, C., Paris, 1989, p.36〜38, p.47〜48.
④ 二村雄次訳 : Couinaud 肝臓の外科解剖，医学書院，東京，1996, p.34〜35, p.45〜47.

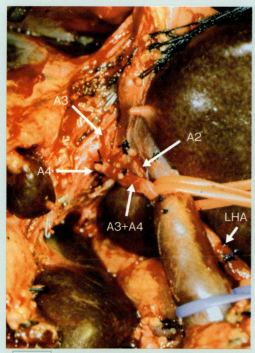

図 3-2　門脈臍部（UP）の授動と臍静脈板の露出

Rex 窩の右縁を開き，UP から S4 へ向かう門脈枝（P4）を1本ずつ結紮切離しながら UP を臍静脈板から剥離する

LHA：左肝動脈，A2：左外側後枝，A3：左外側前枝，A4：左内側枝

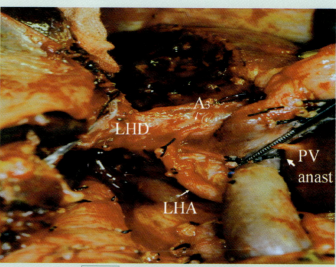

図 3-3　外側区域胆管枝の切離

肝鎌状間膜の左縁の虚血域に沿って肝を切離し，外側区域胆管枝が UP の右側へ露出された

LHA：左肝動脈，A3：肝動脈左外側前枝（下枝），LHD：左肝管，PV anast：門脈吻合部

図 3-4　肝切離面の局所解剖

外側区域門脈枝（P2, P3）に沿って動脈枝（A2, A3）も走行する。それらの分枝の頭側に胆管枝の断端 B2, B3 を認める。このあたりが右から外側区域胆管枝を切離する限界点であろう

A2, B2, P2：動脈，胆管，門脈の外側後枝（上枝）

A3, B3, P3：動脈，胆管，門脈の外側前枝（下枝）

LHA：左肝動脈，IVC：下大静脈，PV anast：門脈吻合部

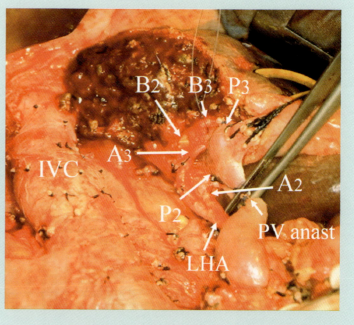

臍板へのアプローチの発見

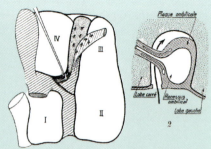
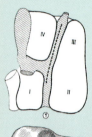
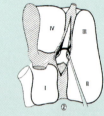
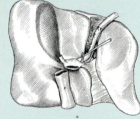
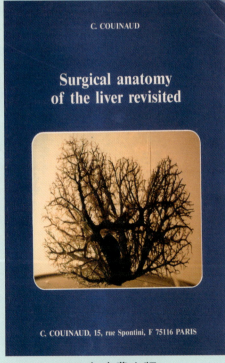

1957年出版

図 3-5　"Le foie" の中に描かれた臍静脈板へのアプローチ法を示す図
Rex 窩の右側を開いて P4 を処理しながらこれを左へ進めている

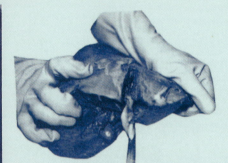
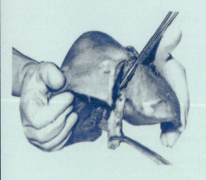

1989年自費出版

図 3-6　"Surgical anatomy of the liver revisited" の中に描かれた図
臍静脈裂を腹側から割りながら UP の背側へ入り臍静脈板を露出しようとしている

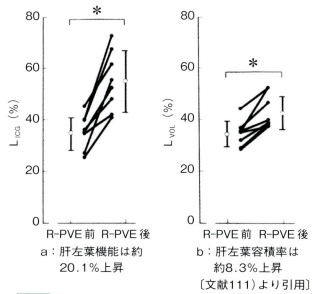

図51 右門脈塞栓前後の肝左葉の肝全体に占める ICG 分泌量比（A）と容積率（B）の変化（*$p<0.005$）

a：肝左葉機能は約 20.1％上昇
b：肝左葉容積率は 約8.3％上昇
〔文献111）より引用〕

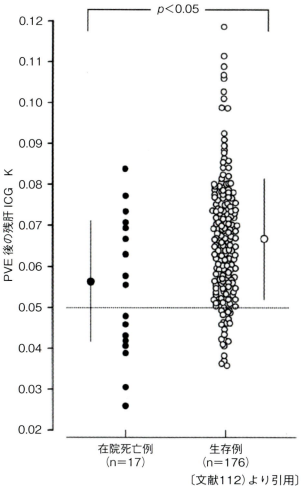

図52 右門脈塞栓術後の残肝 ICG K 値と手術後経過の関連
残肝 ICG K 値が0.05未満の症例ではそれ以上の症例に比べて有意に術後死亡率が高い
〔文献112）より引用〕

2. CT volumetry と残肝機能評価

PVE の効果を検討するために，PVE 前後で肝区域の容積変化を計測する CT volumetry の研究が盛んに行われている。

しかし，PVE 後の残肝機能を推測するのに volumetry による形態学的な残肝容積および容積率だけで十分か？　という疑問もある。Uesaka らは残肝機能を計測するのに日常使用されているインドシアニングリーン（indocyanine green；ICG）を用いた。いわゆる残肝の形態学的変化と機能変化の相関について研究した。右門脈塞栓術（right-portal vein embolization；R-PVE）後の肝左葉の容積率の変化と機能変化を CT volumetry および ICG 検査を併用して検討したところ，R-PVE 後平均11.5日（9〜14日）後に肝左葉の肝全体に占める容積率は34.4±5.0％から42.7±6.5％へと変化し，平均8.3％上昇した。一方，肝左葉の肝全体に占める ICG 分泌量比は35.0±6.6％から55.1±11.6％へと変化し，20.1％肝左葉機能が上昇した（図51）。結論的には，R-PVE を行うと肝左葉はその容積よりも肝機能の亢進のほうが約2倍以上の著しい変化がみられることが明らかとなった[111]。そして，これら検査法を応用して，Nagino らによって術前に残肝の機能的な予備能を評価する方法が立案された。すなわち，予測残肝容積の比率と ICG K 値をかけ合わせた「予測残肝 ICG K 値」を残肝予備能の評価法とした。PVE を行って肝右葉切除あるいは左・右の肝3区域切除を行った胆管癌150例と胆嚢癌90例の計240例の胆道癌を対象として，残肝 ICG K 値と術後経過との関連を検討したところ，残肝 ICG K 値が0.05未満の症例ではそれ以上の症例に比べて有意に術後在院死亡率が高かった（図52）[112]。すなわち，予測残肝 ICG K 値の0.05未満の術後在院死亡率は28.6％に比べ，0.05以上の症例では5.5％と有意に低かった（$p<0.001$）。PVE はこのように，進行胆道癌症例に対する広範肝切除を安全に行うために有用な術前治療法となった。

3. PVE を用いた手術成績

1990年代は，PVE を用いた胆道癌や肝癌の手術成績が主に日本から次々と発表され，high risk 症例であっても広範肝切除が実際に安全に行われたり，手術

表30 右3区域門脈塞栓術を用いた手術成績（MD アンダーソンがんセンター，Abdalla, 2002）

疾患名	患者数 (n=42)		PVE (−) (n=24)	PVE (+) (n=18)	p
大腸癌肝転移	23 (55%)	⎫ 29	20	9	
その他	6 (14%)	⎭			
胆管癌	8 (19%)	⎫ 13	4	9	
肝細胞癌	5 (12%)	⎭			
残肝容積率			23%	18%→25%	0.86
			\multicolumn{2}{c}{$p<0.001$}	
術後合併症			5 (21%)	5 (28%)	0.72
術後在院日数			8 (5〜25)	8 (6〜52)	0.67
50%生存期間（月）			52	40	0.07

〔文献118〕より引用〕

適応の拡大が可能であることが実証されてきた[103)104)106)109)113)〜117)]。真に日本の一人舞台といった感があった。ところが，日本発の新技術が世界に広がると西欧諸国からも次々と研究成果が発表されるようになった。

米国ヒューストンのMD アンダーソンがんセンターのAbdalla は，ポリビニールアルコールにコイルを加えて右3区域門脈塞栓術を行った18例と行わなかった24例に対して肝右3区域切除術を行った成績を比較した[118)]。18例のPVE施行例の全肝に対する残肝容積率は平均18%（11〜29%）から25%（14〜42%）へと約8%（1〜22%）の上昇を認めた。残肝容積率が20%以下の12例と20%より大きい30例の術後合併症は各々6例（50%），4例（13%）発生し，有意の差（$p=0.02$）を認めた。しかし，PVE施行の有無で比較すると術後合併症発生率，術後在院日数，術後50%生存期間に関しては両者に有意差は認めなかった（表30）。さまざまな疾患が混在した後ろ向き研究であるのでPVEが手術成績に与える影響を簡単に評価できないが，残肝容積が20%以下の症例に対して，はたしてそのまま肝切除を行うべきかどうかも検討の余地がある。しかし，残肝容積率が高いほうが術後合併症発生率が低く，PVEがこれに貢献した可能性はある。

一方，フランスのクリッシーのボジョン病院（主任：Belghiti 教授）のFarges は興味ある prospective study の報告をした[119)]。1998年11月〜2000年12月までの間に転移性肝癌25例，胆管癌2例，肝細胞癌28例の合計55例を前向き（ランダム化はされていない）にPVE施行群28例，PVE非施行群27例に分け，肝右葉切除後の手術成績の検討を行った。PVEにはシアノアクリル酸を用いて，リピオドールを付加した。手術はPVE後4〜8週後に行った。PVE後の肝左葉容積（%残肝機能）は正常肝の場合は442±138ml（31±6%）から626±172ml（47±11%）へと44±19%（16±7%）の容積率（%残肝機能）の上昇を認めた。一方，慢性障害肝の場合（n=28）は488±235ml（35±13%）から605±179ml（44±13%）へと35±28%（9±3%）の上昇にとどまった。PVEの有無による術後経過を比較すると，背景肝が正常の場合は27例中6例（22%）に術後合併症が発生した。これをPVEの有無で分けると，PVE施行例（13例）の左葉容積（%残肝機能）は626±172ml（47±11%）へと増大していたが，PVE非施行例（14例）では483±213ml（30±7%）であり，手術前の左葉容積（%残肝機能）に差を認めた（$p<0.01$）。しかし，術後合併症は前者3例（出血による再開腹1例を含む），後者3例（胆汁瘻1例を含む）と差はなく，術後在院日数も前者12±4日間，後者13±4日間と差はなかった。一方，背景に慢性肝障害のある群ではPVE非施行群（n=14）の左葉容積（%残肝機能）は484±178ml（39±24%）であったが，PVE施行例（n=14）の左葉容積（%残肝機能）は488±235ml（35±13%）から605±179ml（44±13%）へと増大し，残肝容積率（%残肝機能）も35±28%（9±3%）増大した。手術後はPVE非施行例のほうが有意に合併症発生率が高く，

表31 右門脈塞栓術を用いた手術成績（ボジョン病院，Fargas，2003）
―背景に慢性肝疾患を認めた症例28例―

	PVE（−）	PVE（＋）	p
手術死亡	1	1	0.76
術後合併症	13	7	0.0120
肺合併症	13	4	0.0007
肝不全	7	1	0.01
ICU滞在日数	12±10日間	5±3日間	0.002
術後在院日数	30±15日間	13±4日間	0.0002

〔文献119）より引用〕

表32 門脈塞栓術を用いた手術成績（1996〜2002年，フロリダ大学病院，Hemming，2003）

	PVE（−）	PVE（＋）	p
対象疾患（人）	21	31	
転移性肝癌	13	16	N.S.
肝門部胆管癌	3	5	
肝細胞癌	5	10	
手術時間（分）	270（155〜510）	285（145〜535）	N.S.
出血量（ml）	660（200〜3,500）	640（200〜3,000）	N.S.
血清総ビリルビン最高値（mg/dl）	5.0±5.1（1.1〜22）	2.6±1.2（1.0〜12）	0.01
肝不全	7	3	0.03
FFP使用量（u）	2.9±3.9（0〜14）	0.7±1.4（0〜4）	0.006
術後在院日数（日）	11.3±5.7（6〜45）	8.7±2.3（0〜32）	0.03
在院死亡（人）	1	0	N.S.

〔文献120）より引用〕

ICU滞在日数，術後在院日数も長期間を要した（**表31**）。これらの結果から，正常肝の場合にはPVEで残肝肥大を起こしても術後経過に影響を及ぼすことはなかったが，慢性肝疾患のある患者ではPVEで予定残肝の肥大をさせておくと術後合併症を有意に減少させることが明らかとなった。この報告は，これまで正常肝に対しても術前にPVEを行った研究報告が多くあったことに対するアンチテーゼとなった。

最後に，最近米国でもっともaggressiveな肝胆道外科医となったフロリダ大学のHemming（現在はカリフォルニア大学サンディエゴ校）のPVEを用いた手術成績について紹介したい。彼は1996〜2002年までに経験した転移性肝癌29例，肝門部胆管癌8例，肝細胞癌15例の計52例を対象として，PVE施行群（31例）と非施行群（21例）とを後ろ向きにその手術成績を比較した。PVEにはポリビニールアルコールを用いて，マイクロコイルを併用した。PVEは残肝容積が25％未満のものを，ただし障害肝の場合は40％未満のものを対象として，塞栓領域は右2区域22例，右3区域15例，左葉2例の計39例に行われたが，そのうち8例は肝外転移などの原因により切除はできなかった。全肝に対する残肝容積率は22±6％から31±7％へ上昇し，平均8.4±2.7％（4〜15％）の容積率の上昇率を認めた。採用された肝切除術式は右3区域切除42例，左3区域切除6例，右葉切除4例で，下大静脈あるいは肝静脈の合併切除5例，門脈切除・再建が3例に行われ，かなり積極的な拡大手術が行われたことがわかる。

両群の手術成績を比較すると手術時間や出血量には差はなかったが，術後の血清総ビリルビン値，肝不全の発生，凍結血漿の使用量，術後在院日数はPVE施行例のほうが有意に低値であった。在院死亡はPVE施行例にはなく，PVE非施行例に1例認めた（**表32**）[120]。このような治療成績から，残肝容積が25％未満の症例に対する術前PVEは拡大肝切除に際して安全で効果的な方法であるとの結論に至った。米国におけるもっとも積極的な肝胆道外科医が日本で開発された新しいPVEの技術を取り入れて，日本の積極的な肝胆道外科医に匹敵するような手術にチャレンジして良好な手術成績を示し，先行する日本を意識したような姿勢をうかがい知ることができる。

コーヒーブレイク⑭

＜PVEに対するBlumgartの批判＞

　Hemmingの論文は2002年12月1〜4日まで，彼の活動拠点であるフロリダ州のパームビーチで開催された米国南部外科学会の第114回学術集会で発表された。とうとう米国に現れた日本式の積極的な肝臓外科の手術成績に対して，さっそくニューヨークのメモリアル・スローン・ケタリングがんセンターのBlumgartが質問をした。「PVEによって残肝が大きくなることを示したが，この論文においても，他の論文においても，それが最終的な術後経過を向上させたということの根拠を示したものはない。PVEは肝不全を予防するために必要であるというあなたの結論は気になるところである。多くの症例が大腸癌である。PVEは障害肝や黄疸肝の患者に有効かもしれないが，パリのBelghiti教授（発表者のFargesの上司）が指摘したように，大腸癌肝転移に対して有効な方法であると示した根拠はない（この発言は前述のFarges[①]の論文を示していると思われる）。もう1つはPVEにより肝転移巣や肝外病変を増大させるかもしれないという根拠がある」。

　Fargesの論文は同じ"Ann. Surg."の237巻ではあるが，このHemmingの論文（第5号）よりも少し早く第2号に掲載されているので，すでに正常肝に対してPVEの効果はないとのアンチテーゼが世界に広まり出した矢先のHemmingの発表であったように推測される。しかし，Hemmingがこの学会発表の時点（Fargesの論文掲載の2カ月前）でFargesの論文のことを知っていたかどうかは不明である。「PVEそのものが長期的な経過に関与しているという根拠は何もありません。われわれはPVEを行っていて，PVEは有効でありリスクを軽減する価値があると思っています」。2つ目の質問に対しては「残肝の腫瘍の増大というのはわれわれも2例経験しており，心配事のうちの1つです。PVEで肝の片側を刺激すれば，肝や他の部位も刺激します。実際に腫瘍は肝の再生速度よりも速く増大するという研究報告もあります。だからこのことは本当に心配なことです」と答えた。

　Blumgartはevidence basedで思考するクレバーな外科医であり，RCTを用いてPTBDの効果を否定したことは有名である。今回も正常肝に対するPVEの効果に疑問を投げかけている。日本からPVEが発表されて以来，Blumgartはその意義について，ずっと考えていたのであろうと推測された。Fargesの研究はRCTではないが，prospective studyであるところに価値を見い出している。正常肝であれば心配することはないのでPVEなど行わずに早く肝切除をしたほうがよいと心底信じている。彼の1,800例の肝切除例のうち術後肝再生不良で肝不全死した症例はたったの6例（0.3％）であることも発言している。

[①] Farges, O., Belghiti, J., Kianmanesh, R., Regimbeau, J. M., Santoro, R., Vilgrain, V., Denys, A. and Sauvanet, A. : Portal vein embolization before right hepatectomy : prospective clinical trial. Ann. Surg., 237 : 208〜217, 2003.

4. PVEの臨床応用の実体

ここでPVEに関していかに日本が世界をリードしているかをわかりやすく発表した最新の論文を紹介したい。"J. Hepatobiliary Pancreat. Sci."の2014年の8月号にPVEの特集が組まれ，東京女子医科大学のHiguchiにより肝門部胆管癌に対するPVEの適応について述べられたreview articleである[121]。英文論文の集計であるので，1986年のKinoshita論文[103]から2013年のvan Liendenのsystematic review[122]まで3,033の論文が集められた。その中で興味ある集計結果が示された。PVEに関する論文を国別にその論文数を比較するとともに，PVEを行った疾患ごとの頻度も示された（図53）。論文数では日本が飛び抜けて多く，対象疾患は過半数が胆道癌である。論文数はフランス，米国，イタリアと続くが急減している。さらに，欧米では対象疾患の過半数が転移性肝腫瘍である。ここまで明らかになるとPVEを用いた胆道癌の外科治療は日本発の一大事業であり，世界中に大変大きな影響を与えつつも，欧米諸国の追随をまったく寄せ付けない勢いで突っ走っていることが世界中に周知されたことになる。

V 究極の手術手技の開発

1. 肝十二指腸間膜全切除術

胆管癌も胆嚢癌も肝十二指腸間膜内をびまん性に進展する可能性があり，これをいかに根治的に切除するかという難しい課題に日本から積極的な手術法が報告された。岡山大学第一外科の三村は肝十二指腸間膜を一塊として摘出するために肝阻血時間を短縮して，長時間をかけて安全に肝動脈・門脈を合併切除・再建をする肝十二指腸間膜切除術を行うためのダブル・カテーテルバイパス術の開発[123)124)]とそれを用いた間膜切除術の手術成績を報告した[125]。肝十二指腸間膜の一括切除術式を以下の4型に分類した。

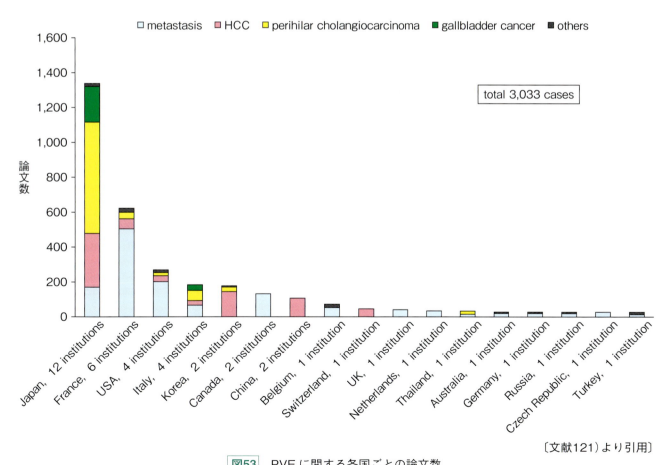

図53 PVEに関する各国ごとの論文数
論文数は日本が飛び抜けて多い。また，日本は胆道癌が過半数であるのに対して，欧米では転移性肝腫瘍が多い

〔文献121)より引用〕

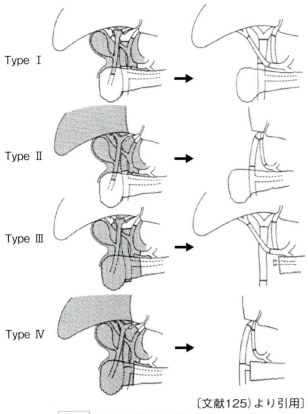

〔文献125)より引用〕

図54　肝十二指腸間膜一括切除術式
　Type Ⅰ：肝十二指腸間膜切除
　Type Ⅱ：肝葉間膜切除術
　Type Ⅲ：間膜膵頭切除術
　Type Ⅳ：肝葉・間膜・膵頭切除術

　肝十二指腸間膜のみの一括切除（ligamentectomy：Type Ⅰ）

　肝葉切除を伴う肝葉間膜切除術（hepato-ligamentectomy：Type Ⅱ）

　膵頭十二指腸切除術を伴う間膜膵頭切除術（ligamento-pancreatectomy：Type Ⅲ）

　肝葉切除および膵頭十二指腸切除術を伴う肝葉・間膜・膵頭切除術（hepato-ligamento-pancreatectomy：Type Ⅳ）
の4種類である（図54）。肝動脈，門脈の再建には大伏在静脈や総腸骨静脈・外腸骨静脈が使用された。この手術法を採用した場合，肝阻血時間，門脈うっ血時間が遷延する危険があるため，肝十二指腸間膜遮断中の門脈うっ血を回避するために上腸間膜静脈と大伏在静脈をカテーテルでバイパスをし，一方肝阻血を防止するために左深大腿動脈から肝円索を再開通した門脈臍部へ動脈血を送血するカテーテルを挿入する手技を用いている（図55）。

　そして，1986年4月～1988年4月までの2年間に胆管癌9例，胆囊癌2例，男性4例，女性7例の11例にⅡ型6例，Ⅲ型3例，Ⅳ型2例の手術が行われた。非常に手術侵襲の高い高難度手術であるにもかかわらず治癒切除率が54.5％と低く，また手術死亡率が36.4％（4/11）と高かった。また，2例が1年以内に再発死亡し，生存中の5例中1年以上生存は18カ月生存中の1例のみである[125]。手術適応，手術手技の改善に再考の余地があり，この術式を追随するものはいなかった。

　一方，東京女子医科大学の羽生富士夫教授は三村のダブル・カテーテルバイパスを用いた肝十二指腸間膜切除術の開発（1986年4月以降と記載）[123]と同時期に局所進行胆道癌に対する拡大肝右葉・肝十二指腸間膜・膵頭十二指腸切除術（hepato-ligamento-pancreatoduodenectomy；HLPD）という究極の拡大手術を開発した（1986年5月と記載）（図56）[126]。しかし，手術死亡率は3例中1例（33.3％）と高く，約10年後の手術成績の報告でも，HLPDは胆囊癌に8例，胆管癌に4例行われたが，「手術死亡率も高く，最近の周術期の種々の工夫により徐々に低くなりつつあるものの，いまだ安全性が確立されたといえず遠隔成績から本術式の意義を論ずるには至っていない」と述べている[127]。

2. 肝膵十二指腸切除術

　局所進行胆囊癌に対して拡大手術にチャレンジする報告が日本から発表されるようになったが，究極の拡大手術である肝右葉切除に膵頭十二指腸切除（pancreatoduodenectomy；PD）を併用した肝膵十二指腸切除（HPD）は1976年の第8回日本消化器外科学会総会のシンポジウムⅡ「胆囊癌の診断と治療」で癌研病院の霞らにより初めて報告された[128]。1946～1974年までに癌研外科で手術された胆囊癌（肉腫1例含む）は40例で，そのうち16例（40.0％）が切除された。切除術式は肝床部楔状切除5例，胆摘＋PD 1例，方形葉半切を含む肝右葉切除＋PDが1例，胆囊・胆管切除2例，胆囊摘出2例であった。このHPD症例の患者は68歳。9×9×5cmの塊状型の扁平上皮癌で，肝浸潤，十二指腸浸潤があり，大動脈周囲リンパ節転移も認めた。HPD後2カ月で退院したが，4カ月で再発死亡した。

　続いて1980年に東京女子医科大学の高崎らが胆囊癌に対する5例のHPDを報告した[129]。全例肝内にも肝十二指腸間膜内にも広範囲に進展した局所進行胆囊癌であり，とくに肝浸潤部は最大径が3～10.5cmと大きな腫瘍が多く，拡大肝右葉切除を伴うHPDの適

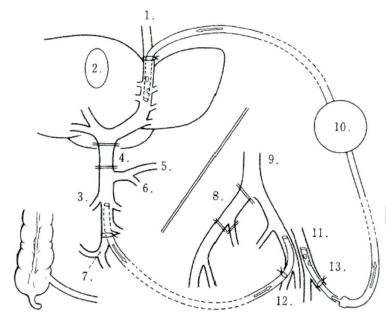

〔文献123〕より引用〕

図55 肝循環および門脈循環確保のためのカテーテル二重バイパス法
1. 肝円索, 2. 胆嚢, 3. 上腸間膜静脈, 4. 門脈, 5. 脾静脈, 6. 下腸間膜静脈, 7. 回結腸静脈, 8. 門脈欠損部の移植, 9. 下大静脈, 10. 透析用ポンプ, 11. 大腿動脈, 12. 大伏在静脈, 13. 大腿深動脈

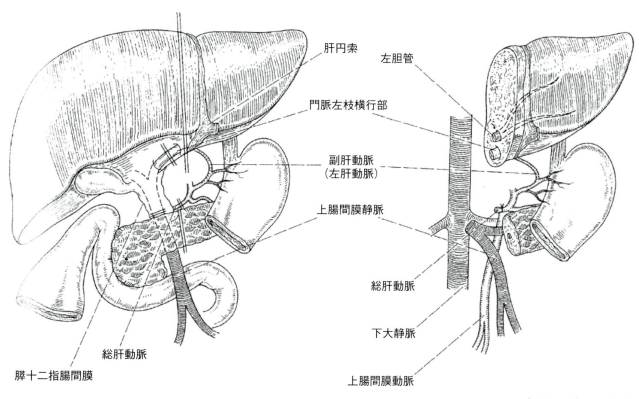

〔文献126〕より引用〕

図56 拡大肝右葉・肝十二指腸間膜・膵頭十二指腸切除術
hepato-ligamento-pancreatoduodenectomy（HLPD）

応となった（図57）。胆管浸潤は右肝管後枝から総肝管に及ぶものが多く，全例傍胆管リンパ節転移と一塊となっていた。十二指腸浸潤は3例に認めたが，膵浸潤は認めなかった。術後合併症発生頻度は高く，急性心筋梗塞（第3病日），肝不全（第12病日），肺炎（術後1カ月目）で3例（60.0%）が1カ月以内に在院死亡した。耐術した2例は術後5カ月，16カ月の間，健在であった（表33）。究極の拡大手術の適応，手術のタイミング，術前管理法などについて再検討が必要であったと思われる。

その後も日本の肝胆道外科の進歩は著しく，進行した胆嚢癌や胆管癌に対するHPDの手術成功例の症例

報告（**表34**)[130〜133]．さらに進行胆道癌の手術成績を検討した研究が日本の外科系雑誌に次々と報告された[134〜138]．

症例報告は耐術例ではあるものの，すべて第2群，第3群のリンパ節転移陽性例であり，2例は各々術後9カ月，11カ月で再発死亡した[131)133]．しかし，腹壁再発巣の再切除例ではQOLが良好な状態で，老衰死亡するまで無再発のまま術後2年半生存した[132]．さらに篠原・高崎らの症例では大・小胸筋，左鎖骨下静脈切除を含めたリンパ節転移巣の再切除を行い，化学療法，放射線療法まで行って術後4年半生存した[130]．高度進行胆囊癌に対する超拡大手術後に患者の全身状態に配慮しながら諦めずに集学的治療を行った成功例であったといえる（**表35**）．

そして，日本の外科系雑誌に報告されたHPDの手術成績が，高崎の報告以来10年を過ぎた1991年にNimura[139]によりようやく英文誌に報告された．24例のHPDの対象疾患は胆囊癌14例，胆管癌9例，胆囊・胆管の重複癌1例であり，患者の年齢は28〜77歳に及んだ（平均61歳）．PDを併施することになった理由は十二指腸または膵浸潤21例，胆管浸潤3例であった．11種類の肝切除術式が採用され，17例の肝門部浸潤例には尾状葉切除も行われた．合併切除された臓器は門脈11例，下大静脈2例，結腸5例であった（**表36**）．肝切除の範囲は，胆囊癌では肝床浸潤型ではS4a・5・6（左内側下・右前下・後下区域切除），肝門浸潤型では尾状葉切除を伴う拡大肝右葉切除，肝床・肝門浸潤型では尾状葉切除を伴う右3区域切除が採用された．びまん浸潤型胆管癌の場合は，区域胆管枝への進展度に合わせて尾状葉切除を伴う右葉切除，拡大左葉切除，左3区域切除などが採用された（**図58, 59**）．また胆管癌および胆管・胆囊重複癌に対して癌の進展度に合わせた非定型的なHPDあるいはHPPPD（肝切除を伴う幽門輪温存PD）が行われた（**図60**）．閉塞性黄疸は24例中16例（66.7%）に認められたが，それ以外に胆管炎，心筋梗塞，腎不全など7例の患者に10種類の術前合併症を認めた．そして，22例（91.7%）に高ビリルビン血症，縫合不全など44種類の術後合併症が発生し，術後患者管理に難渋した．そして3例が術後30日以内，他の3例が術後3カ月以内に在院死し，在院死亡率は25.0%（6/24）に達した．6例中4例は術前からさまざまな合併症を併発

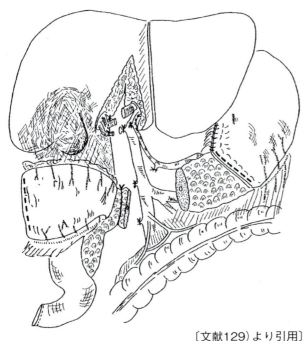

〔文献129）より引用〕

図57 拡大肝右葉切除兼膵頭十二指腸合併切除術

表33 胆囊癌に対する拡大肝右葉切除兼膵頭十二指腸切除術（高崎，1980）

患者年齢/性	被浸潤臓器					経過
	肝	胆管	十二指腸	膵浸潤	リンパ節	
59歳/女性	3cm	右後枝　圧排 総肝管　圧排	−	−	12b	16カ月健在
64歳/女性	8.5×7cm	右後枝　圧排 総肝管　しめつけ	−	−	12b	肺炎で死亡1カ月後
57歳/女性	6×4.5cm	右前・後枝　圧排 総胆管　全周性しめつけ	＋	−	12b	肝不全死第12病日
65歳/女性	3.5×4.5×8.5cm	右後枝　狭窄，伸展 総肝管　圧迫	＋	−	12b	急性心筋梗塞死第3病日
46歳/女性	10.5×7×8cm	総肝管　狭窄	＋	− （門脈浸潤＋）	12b, 13	5カ月健在

12b：傍胆管リンパ節，13：膵後部リンパ節　　　　　　　　　　　　　　　　　　　　　　〔文献129）より引用〕

第6章　日本発のイノベーション

表34　肝膵十二指腸切除術（HPD）の症例報告

発表者	患者年齢/性	主病巣	手術日	手術術式	病理組織所見		術後経過
篠原[130]	51歳/女性	胆嚢	1980年2月18日	ERHx/PD/PV	10.5×8cm 中分化型腺癌 n2（12b2, 13a）	1980年5月2日 1982年7月・9月 1982年10月 1983年7月 1984年8月24日	（第73病日）退院，化学療法 左鎖骨下部再発巣切除，左頸部・鎖骨上リンパ節転移郭清 上記再手術部コバルト照射 MMC，5-FU動注療法 （術後4年半）肺およびリンパ節再発死亡
長谷川[131]	28歳/女性	総胆管	1984年2月14日*	ELHx/S1/PD	38×25mm 乳頭腺癌 n3（8, 13a, 14a）	1984年4月4日 1985年1月14日	（第49病日）退院 （術後11カ月）肝転移再発死亡*
近藤[132]	77歳/女性	胆嚢	1986年3月4日	ERHx/S1/PD	15×15mm 中分化型腺癌 n2（12p2）	1986年4月21日 8カ月後 1988年10月5日	（第48病日）退院 腹壁再発巣切除 （術後2年8カ月）老衰死亡，無再発*
阿南[133]	52歳/男性	胆嚢	1989年11月7日*	ERHx/RS1/PD/PV	6×5cm 低分化型腺癌 n3 [12b2, 12a1, 12p2, 8p, 13a, 14b, 14c, 17a, 17b, 16] 門脈内腔露出	1990年1月13日 1990年7月8日	（第67病日）退院* （術後9カ月）リンパ節再発死亡*

ERHx：拡大肝右葉切除，PD：膵頭十二指腸切除，ELHx：拡大肝左葉切除，S1：尾状葉切除，RS1：右尾状葉切除，PV：門脈切除
* 論文発表後の追加調査

表35　1980年代のHPDの手術成績

報告者（年）	期間	対象疾患	切除症例数（切除率）	HPD			耐術生存期間
				症例数	切除術式	手術死亡（率）	
杉浦[134]（1982）	1978年4月〜1981年12月	StageⅣ 胆嚢癌	9/14（64.3%）	8	R/ERHx+PD　6 ELHx+PD　　2	5　6/8 1 （75.0%）	10カ月再発死 5カ月生存中
中村[135]（1983）	1978年3月〜1982年6月	StageⅢ・Ⅳ 胆嚢癌	6/18（33.3%）	2	R3Hx+PD+PV R3Hx+PD+colon	0	12カ月再発死 5カ月生存中
二村[136]（1985）	1981〜1984年6月	胆嚢癌 胆管癌		5 1		0	4.5カ月（肝不全死） 〜14.5カ月生存中
杉浦[137]（1987）	1978年4月〜1987年1月	StageⅣ 胆嚢癌	19/40（47.5%）	16	ERHx+PD　14 ELHx+PD　 2 血管合併切除 8（50%） [肝動脈 1, 門脈 2 肝動脈＋門脈　5]	5　6/16 1 （37.5%）	1年生存　4（25.0%） 2年生存　3（18.8%）
二村[138]（1987）	1979年8月〜1986年8月	StageⅣ 胆嚢癌	39/48（81.3%）	10	S4a・5・6+PD　2 ERHx+PD　3 R3Hx+PD　5 門脈合併切除 5（50%）	2　2/10 　（20.0%）	7カ月再発死　4例 1年2カ月（生） 1年6カ月（再発死） 1年9カ月（他病死） 2年10カ月（生）

R/ERHx：肝右葉/拡大肝右葉切除，ELHx：拡大肝左葉切除，PV：門脈切除，colon：結腸切除，S4a・5・6：左内側下・右前下・後下区域切除

しており，手術適応などに問題を残した（**表37**）。胆嚢癌症例では3例が1～1年6カ月で再発死亡した。その他の1例は無再発ではあったが，穿孔性腹膜炎のために1年9カ月後に死亡した。これらの症例の切除標本を詳細に調査すると，肝内転移を認めるもの，高度リンパ節転移を認めるものが多く，すべてStage IV症例であり，大部分は肝・骨など血行性転移再発をした（**表38**）。

胆管癌では4例が術後1年以内に再発死亡した。胆嚢癌と異なり，肝内転移のあるものはなかったが，高度リンパ節転移を認めるものが多かった（**表39**）。

一方，3例の2年以上生存例を認めた（**表40**）。胆嚢癌および胆管癌の各1例は各々2群リンパ節転移を伴うStage IV症例であった。拡大リンパ節・神経叢郭清後の栄養障害が遷延して，ともに無再発であったが2年8カ月後に死亡した。最長生存した胆嚢癌症例は右扁桃腺転移の切除後に頸部リンパ節への転移を認め，5年7カ月後に死亡した（「思い出の手術④」参照）。重複癌1例を除いた胆嚢癌14例と胆管癌9例の術後生存曲線を比較すると，2年生存率は各々20.8%，14.8%であり，胆嚢癌のほうに長期生存例がみられるものの，両者の間に統計学的な有意差はなかった（**図61**）。

HPD24例中10例（41.7%）に門脈合併切除が行わ

表36 HPDの切除術式（名古屋大学病院，Nimura，1991）

肝切除術式	患者数	合併切除		
		門脈	下大静脈	結腸
右3区域切除術＋S1	5	4	1	1
左3区域切除術＋S1	1			
拡大右葉切除術＋S1	7	5	1	
拡大左葉切除術＋S1	1			
中央2区域切除術＋S1	1			
拡大右葉切除術	1	1		
右葉切除＋S1	1	1		
S4a・5・6	3			3
S4a・5	2			1
S4＋（S3）	1			
S1	1			
計	24	11	2	5

a. S4a・5 PD

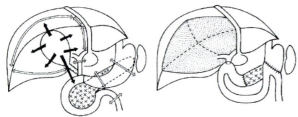

b. Extended right lobectomy・S1, PD

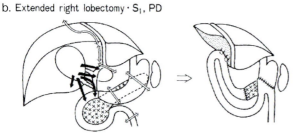

c. Right trisegmentectomy・S1, PD

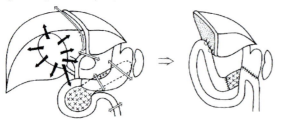

〔文献139）より引用〕

図58 進行胆嚢癌に対する切除術式
a：肝床浸潤型，b：肝門浸潤型，c：肝床・肝門浸潤型

a. Right lobectomy・S1, PD

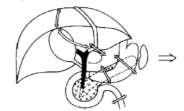

b. Extended left lobectomy・S1, PD

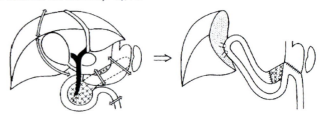

c. Left trisegmentectomy・S1, PD

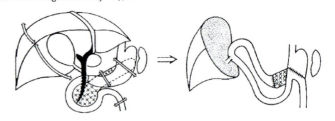

〔文献139）より引用〕

図59 びまん浸潤型胆管癌に対する切除術式
肝内区域胆管枝への進展度に従って肝切除術式を設計

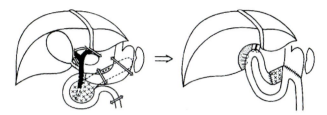
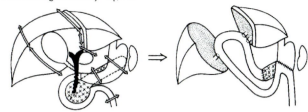
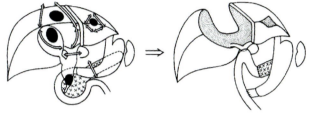

〔文献139）より引用〕

図60 非定型的HPD
a：上中部胆管癌に対する尾状葉切除を伴うPD
b：尾状葉切除，肝中央2区域切除を伴うPD
c：先天性胆管拡張症に伴う下部胆管と胆嚢の重複癌
　　左外側下（S3）区域，左内側（S4）区域に肝転移巣あり。
　　左内側区域切除を伴うPPPD

表37　HPD—在院死亡例（名古屋大学病院，Nimura，1991）

患者 年齢/性	主病巣	術前合併症	切除術式	生存期間	死因
73歳/女性	胆嚢	胆道内出血 胆管炎，門脈血栓症	中央2区域切除＋S1＋PD	15日間	肝不全
61歳/男性	胆管	腎不全	拡大右葉切除＋S1＋PD＋PV	16日間	肝不全
76歳/男性	胆嚢		拡大右葉切除＋S1＋PD＋PV	18日間	肝不全
69歳/女性	胆嚢		右3区域切除＋S1＋PD＋PV＋IVC	42日間	肝不全
61歳/男性	胆管	胆管炎	拡大右葉切除＋S1＋PD	64日間	肝不全
61歳/男性	胆管	心筋梗塞	左3区域切除＋S1＋PD	83日間	肝不全

S1：尾状葉切除，PV：門脈切除，IVC：下大静脈切除

表38　HPD—在院死を除いた術後2年以内死亡例（胆嚢癌）（名古屋大学病院，Nimura，1991）

患者 年齢/性	切除術式	病理組織所見			生存期間	死因
		h	n	Stage		
42歳/女性	右3区域切除＋S1＋PD＋PV	0	3	Ⅳ	1年9カ月間	穿孔性腹膜炎 （無再発）
61歳/女性	右3区域切除＋S1＋PD＋PV	1	3	Ⅳ	1年6カ月間	骨転移
54歳/男性	S4a・5＋PD＋結腸部分切除	1	4	Ⅳ	1年間	肺・骨転移
70歳/女性	S4a・5・6＋PD＋右半結腸切除	0	0	Ⅳ	7カ月間	肝転移
61歳/男性	S4a・5・6＋PD＋右半結腸切除	2	4	Ⅳ	7カ月間	肝・リンパ節転移
63歳/女性	S4a＋（S3）＋PPPD	1	0	Ⅳ	7カ月間	肝転移
59歳/女性	拡大右葉切除＋PD＋PV	1	3	Ⅳ	6カ月間	肝転移
66歳/女性	S4a・5＋PD	0	4	Ⅳ	4カ月間	リンパ節転移

h：肝内転移，n：リンパ節転移（日本胆道外科研究会編），PPPD：幽門輪温存PD

れた。胆嚢癌では14例中6例（42.9％），胆管癌では9例中4例（44.4％）であり，10例中2例（20.0％）が術後1カ月以内に死亡した。門脈合併切除例の術後生存曲線を門脈合併切除を行わなかった14例と比較すると，50％生存期間は前者7.6カ月間，後者7.1カ月間であった。1年生存率は前者33.3％，後者35.7％であった。そして，後者のほうに長期生存例がみられるものの両者の間に統計学的な有意差は認められなかった（図62）。高度進行胆道癌に対して超拡大手術を行えば技術的には切除できる可能性が示され

表39 HPD—在院死を除いた術後1年以内再発死亡例（胆管癌）（名古屋大学病院，Nimura，1991）

患者 年齢/性	切除術式	病理組織所見			生存期間	死因
		h	n	Stage		
68歳/女性	右3区域切除＋S1＋PD＋PV	0	4	Ⅳ	3カ月間	肺・骨転移
59歳/女性	右葉切除＋S1＋PD＋PV	0	4	Ⅳ	5カ月間	肝転移
58歳/男性	拡大右葉切除＋S1＋PD＋PV＋IVC*	0	3	Ⅳ	11カ月間	局所再発
28歳/女性	拡大左葉切除＋S1＋PD	0	2	Ⅲ	11カ月間	肝転移

S1：尾状葉切除，PV：門脈切除，IVC：下大静脈切除，h：肝内転移，n：リンパ節転移（日本胆道外科研究会編）
* 絶対非治癒切除

表40 HPD—術後2年以上生存例（名古屋大学病院，Nimura，1991）

患者 年齢/性	主病巣	切除術式	病理組織所見			生存期間	死因
			h	n	Stage		
64歳/女性	胆嚢	右3区域切除＋S1＋PD	0	3	Ⅳ	5年7カ月間	扁桃腺転移 頸部リンパ節再発
62歳/女性	胆管	S1＋PD	0	2	Ⅳ	2年8カ月間	栄養失調
77歳/女性	胆嚢	拡大右葉切除＋S1＋PD	0	2	Ⅳ	2年8カ月間	老衰

S1：尾状葉切除，h：肝内転移，n：リンパ節転移（日本胆道外科研究会編）

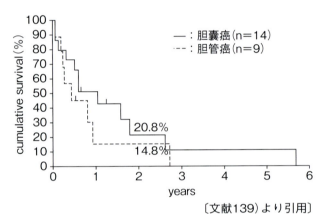

〔文献139）より引用〕

図61 HPDによる胆嚢癌と胆管癌の術後生存曲線（名古屋大学病院）
術後2年生存率は胆嚢癌20.8％，胆管癌14.8％であり，両者の間に統計学的有意差はない

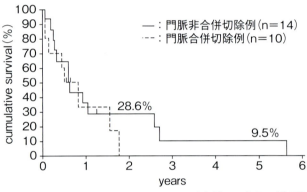

〔文献139）より引用〕

図62 門脈合併切除を伴うHPDの術後生存曲線（名古屋大学病院）
門脈合併切除例は全例2年以内に死亡したが，非合併切除例の術後2年，5年生存率はそれぞれ28.6％，9.5％である。しかし，両者に統計学的有意差はない

たが，術前に合併症を併発した症例もあり，また術後合併症の発生頻度がきわめて高く，在院死亡率も25.0％（6/24）と高かった。切除標本の病理組織学的検査ではリンパ節転移が高度に認められ，大部分がStage Ⅳ症例であり，1年以内の再発死亡例も多い。大動脈周囲リンパ節転移陽性例（n4）は全例術後1年以内に再発死亡した。予想外に術後合併症頻度が高いが，一方では予想外に長期生存する患者がいたことも事実であった。手術成績から判断すると，耐術の可能性をいかに術前評価するか？ 術後合併症の予防対策は何か？ 早期再発は予知できるか？ リンパ節転移症例の切除適応はどうするのか？ など研究課題が多くあることが判明した。

Ⅵ 小 括

1980年代に日本の肝胆道外科医が世界に与えた影響は大であると思われる。PVEは肝胆道外科の進歩にきわめて大きな貢献をするとともに，この領域の基礎的研究の幅を大いに広めた功績は計り知れない。

PVEに関しては，日本が世界をリードして手技・塞栓物質・volumetryの研究など英文誌を賑わせてきた。後追いの欧米の研究はどうしても対象疾患が転

思い出の手術④

＜HPDにより5年生存した超高度進行胆嚢癌＞

　HPDは局所進展の著しい高度進行胆道癌に適応されることが多いが，術後長期生存例はまれである。予想以上に長期生存をした1例を紹介する。

　患者は64歳，女性。主訴は黄疸。PTCでは肝門部で左右肝内胆管がバラバラの行き別れ状態となっており，左肝管からPTBDが行われた。右肝内胆管は前区域・後区域枝ともに分断されており，左肝管への浸潤も高度で，内側枝（B4）と外側枝の合流部よりも上流への進展は明らかであった（図4-1）。CTでは肝床部を中心に巨大な腫瘍が発育し，肝門部，肝左内側区，右後区域にも圧排性に増殖している所見が目立った。十二指腸にも直接圧排所見がみられた（図4-2）。低緊張性十二指腸造影では，十二指腸の球後部から上膝部にかけて外側からの圧排浸潤所見が認められた（図4-3）。上記の諸検査所見から肝床肝門浸潤型の高度進行胆嚢癌と診断して，肝右3区域切

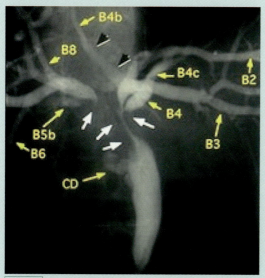

図4-1　PTBD造影では右肝管後枝の造影は不良で，前枝も分断されている。左肝管内側枝と外側枝の合流部の上流まで胆管狭窄を認める

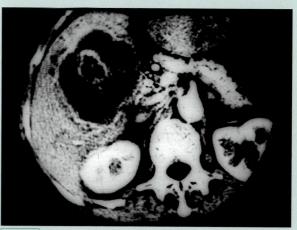

図4-2　CTでは肝床部を中心に巨大な腫瘍は肝右葉後区・左内側区をも圧排し，十二指腸にも圧排所見を認める

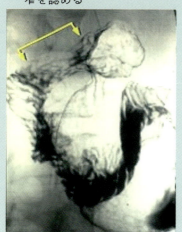

図4-3　低緊張性十二指腸造影で球後部から上膝部にわたって圧排浸潤所見を認める

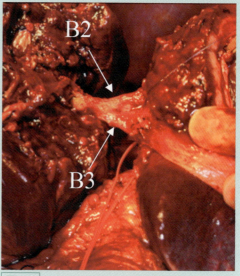

図4-4　左肝内胆管は外側前枝（B3）と外側後枝（B2）の合流部の上流で切離した

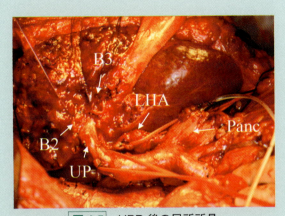

図4-5 HPD後の局所所見
B2：左肝管外側後枝，B3：左肝管外側前枝，
UP：門脈臍部，LHA：左肝動脈，Panc：膵断端

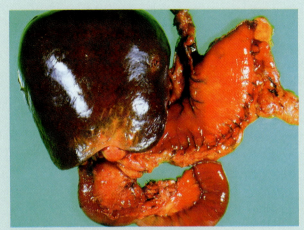

図4-6 肝右3区域と胃・膵頭部・十二指腸のen bloc切除

除，尾状葉切除，膵頭十二指腸切除の適応と判断した．手術は1984年6月5日に行った．大動脈周囲リンパ節を含む拡大リンパ節郭清を行った．肝は鎌状間膜の右縁に沿って離断し，左肝内胆管は外側前枝（B3）と外側後枝（B2）の合流部の上流で切離し（図4-4, 5），肝右3区域，尾状葉を膵頭部と一塊として摘出した（図4-6）．再建はChild式で行い，胆道再建はB2，B3を別々に空腸と吻合した．切除標本の病理組織学的検査で，腫瘍は中分化型腺癌であり，No. 8pおよびNo. 17aリンパ節（第3群）に各々1個ずつ転移を認めた．術後経過は良好であったが，3年2カ月後に右扁桃腺に転移を認め，1987年8月5日に右頸部郭清を伴う右扁桃腺切除および大胸筋皮弁を用いた再建術を行った．その後，両側頸部リンパ節に転移を認めたので放射線治療を行い，残った右頸部リンパ節の摘出も行った．その後順調であったが，頸部リンパ節転移の再燃を認めたため，1989年8月14日より右肩峰動脈より5-FUの持続動注療法を行った．リンパ節再発は平衡状態を保ったが，全身衰弱のため1990年1月22日に死亡した．再発巣に対する再切除術，放射線療法，化学療法などを行って術後5年7カ月間生存した．

再発巣に対する集学的治療により長期生存が得られており，諦めずに治療を継続することの有効性が示された1例である．

移性肝癌になることが多い．PVE開発当初より胆道癌を対象としてきた日本と大きな違いがある．もともと胆道癌に対する肝切除が1980年代末より日本が優勢になってきていたので当然かもしれない．

この期間に日本の肝癌・胆道癌・膵癌に対する外科治療は拡大手術の一途を辿ったが，ようやく究極の手術とは何か？ が見え隠れする時期に来たのではないかと思われる．

しかし，肝十二指腸間膜切除にしろ，HLPDにしろ，HPDにしろ，日本の外科文化とでもいうべき究極の超高難度手術は，日本国内で育ち，大部分は日本国内の外科系雑誌の中に報告されてきた．これらの手術が開発された当時は術後合併症の頻度が高く，手術死亡率も高く，長期生存を期待することはきわめて難しい現状に直面した時代であった．

しかし，日本から発信された超拡大手術による治療成績を向上させるための周術期管理法を開発したり，手術適応を真摯に再検討をする業務は日本の肝胆道外科医の責務であるが，これらの困難な臨床的業務の責を果たすには更なる時間を要した．

第7章 今世紀に入ってからの肝門部胆管癌手術の日米比較

I はじめに

2000年以降になると胆道癌外科治療の日本の代表的施設から次々とその手術成績が発表されたので，それらを紹介するとともに，同時期の米国の先進的な施設の手術治療成績についても紹介したい。米国の治療方針が日本の治療方針に随分似てきたことをうかがい知ることができるようになった。

II 日本の手術成績

1. 東京大学肝胆膵外科

東京大学肝胆膵外科のSeyamaらは1989年2月～2001年11月までに治療した131例の肝門部胆管癌のうち87例（66.4％）に根治切除を行った。このうち肝内胆管癌14例と囊胞腺癌6例，部分肝切除9例を除いた58例を対象として手術成績を調査した。胆管ドレナージは39例（PTBD 25例，内視鏡的ドレナージ14例）に行ったが，残肝のみに行ったのは19例で，全肝のドレナージは20例に行われた。門脈塞栓術（portal embolization；PE）を31例に行った。切除術式は拡大右葉切除27例，左3区域切除1例，拡大左葉切除21例，拡大右葉切除＋膵頭十二指腸切除9例で，術後合併症は43％に発生したが手術死亡はなかった（表41）。切除例58例全例の1，3，5年生存率は，90.8％，54.8％，40.0％であったが，R0（37例），R1（18例），R2（3例）の5年生存率は46.1％，34.7％，0％であった。N0（28例），N1（肝十二指腸間膜内，17例），N2（肝十二指腸間膜を越えるもの，13例）の5年生存率は，66.6％，22.5％，9.6％であった。予後規定因子の多変量解析ではリンパ節転移のみが抽出された。以上のような治療成績から結論として は，術前胆管ドレナージと門脈塞栓術で広範肝切除のリスクを下げて，手術死亡率を0にすることができたと述べた[140]。

2. 信州大学第一外科

信州大学第一外科のKawasakiらは1990年1月～2001年12月までに治療した140例の肝門部胆管癌のうち79例（56％）を切除した。治療方針の大原則は前述の東京大学のSeyamaと同じで，閉塞性黄疸を発症した65例全例に胆管ドレナージ（内視鏡的ドレナージ43例，PTBD 22例）を行い，拡大右葉切除が行われた51例中41例に門脈塞栓術（PVE）を行った。切除術式は癌の進展度によりさまざまな肝切除術式が採用された。癌の進展度により膵頭十二指腸切除を13例に併せて行った（表42）。手術成績はSeyamaの報告と同様に良好であった。術後合併症は11例（14％）に発生し，手術死亡は脳梗塞による死亡例が1例のみ（1.3％）であった。拡大肝切除を行うことによりR0切除の確率はそうでない症例に比べて有意に高くなった（75％ vs. 44％，$p=0.0178$）。そしてR0切除（54例）とR1切除（25例）の50％生存期間と1，3，5年生存率はそれぞれ37.4カ月間，90.4％，52.0％，39.9％および26.3カ月間，87.1％，24.2％，6.0％であり，両者の間に有意差（$p=0.0099$）を認めた。次にリンパ節転移を35例に認めたが，リンパ節転移の有無による50％生存期間，1，3，5年生存率は23.5カ月間，82.4％，22.2％，15.9％および53.7カ月間，95.1％，64.7％，42.4％であり，両者の間に有意差（$p=0.0001$）を認めた[141]。

以上のような優れた手術成績を得られたのは，術前に胆管ドレナージとPVEを行って拡大肝切除をルーチンに行ったところ，安全で良好なR0切除ができた結果であると結論で述べた。幕内門下の優秀な治療成績が"Ann. Surg."に同時に連続して掲載されたのは日本にとって誇らしいことである。

表41 肝門部胆管癌の切除術式と術前治療法
東京大学肝胆膵外科（1989年12月～2001年11月, Seyama, 2003）

手術術式	患者数		
	合計	PBD	PVE
拡大右葉切除	27	17	21
拡大左葉切除	22*	13	1
拡大右葉切除＋膵頭十二指腸切除	9	9	9

* 肝左3区域切除例を含む
PBD：術前胆管ドレナージ, PVE：門脈塞栓術
術後合併症発生率43％, 手術死亡率0％

表42 肝門部胆管癌の切除術式と術前治療法
信州大学第一外科（1990年1月～2001年2月, Kawasaki, 2003）

切除術式	患者数		
	合計	PBD	PVE
拡大肝右葉切除（＋PD）	51（10）	41	41
拡大肝左葉切除（＋PD）	15（1）	12	1
肝左3区域切除	1	1	1
肝中央2区域切除（＋PD）	2（1）	1	2
肝門部切除（＋PD）	7（1）	7	3
胆管切除	3	3	1

PD：膵頭十二指腸切除術, PBD：術前胆管ドレナージ, PVE：門脈塞栓術

3. 北海道大学腫瘍外科

次に北海道大学腫瘍外科のKondoらは肝門部胆管癌の外科治療に際して，①胆管ドレナージにより血清総ビリルビン値を2 mg/dl以下に減黄，②門脈塞栓術，③胆管造影による詳細な進展度診断，④肝門板切除および尾状葉切除を伴う肝葉切除，⑤局所リンパ節郭清，⑥右側肝胆管切除に先行する門脈合併切除などを基本方式として採用して，1999年7月～2002年12月までに42例に手術を行い，40例（95.2％）を切除した。切除術式は右葉切除17例，左葉切除9例，尾状葉単独切除5例，胆管切除9例であった。Bismuth分類ではⅠ型7例，Ⅱ型12例，Ⅲb型7例，Ⅲa型8例，Ⅳ型6例で，胆管切除断端癌陽性例はなく，門脈合併切除は14例（35.0％），R0切除は38例（95.0％）に行われた。術後合併症が19例（47.5％）に発生したが，手術死亡例はなかった。全体およびR0切除例の術後3年生存率はそれぞれ40％，44％で，50％生存期間は27カ月間，35カ月間であった。切除術式ごとに術後生存期間を比較すると，右葉切除例がもっとも良好であり，左葉切除例（$p=0.013$），尾状葉単独切除例（0.023），胆管切除例（$p<0.001$）との間に有意差を認めた（図63a）。Bismuth分類ごとに分けると，ⅢまたはⅣ型はⅠまたはⅡ型に比べて有意に良好であった（$p=0.016$）（図63b）。しかし，門脈切除例と門脈非切除例との間には有意差はなかった。以上のような手術成績から，肝右葉切除が他の切除術式よりも良好な原因は，他に比べてen blocに肝門部の局所切除ができるからであろうと推測した。ただし漿膜浸潤例がなかったにもかかわらず，播種性再発が認められたのは，術中操作による腹腔内への胆汁漏出が疑われたことやBismuth Ⅰ型やⅡ型に対しては他の追加的戦略の必要性が指摘された[142]。

4. 国立がんセンター中央病院

次に国立がんセンター中央病院肝胆膵外科のSanoらは2000年1月～2004年12月までに切除した102例の肝門部胆管癌に対して，手術死亡率0を達成できた手術成績について報告した。治療方針としては，血清総ビリルビン値が3 mg/dl以上の場合は胆管ドレナージを行い，肝切除量が50％を超える場合は門脈塞栓術（PVE）を行ってから広範肝切除術を行った。胆管ドレナージはPTBDを58例，内視鏡的ドレナージ（ERBD）を7例の合計65例に行った。PVEは56例（55％）に行われた。肝切除術式は左葉切除36例，左3区域切除13例，中央2区域切除2例，右葉切除48例，右3区域切除3例と多岐にわたり，膵頭十二指腸切除を7例（7％），門脈合併切除を22例（22％），肝動脈合併切除を5例（5％）（右肝動脈4例，左肝動脈1例），下大静脈合併切除を6例（6％）に行い，肝動脈再建には右胃大網動脈の使用が3例，端々吻合が2例であった（表43）。全体の合併症発生率は50％で，再開腹手術は腹腔内出血と創哆開の各1例であった。しかし，術後の在院死亡はなく，術後1，2，3，5年生存率は80.4％，60.4％，47.7％，44.0％，50％生存期間は34カ月間と良好な長期成績を上げることができた。術後合併症発生に関連する因子として，単変量解析で術前胆管炎または胆嚢炎，術後高ビリルビン血症，新鮮凍結血漿の使用が抽出されたが，多変量解析では術前の胆管炎や胆嚢炎の発生が広範肝切除後の合併症発生に関連する因子であることが判明した。

ここでSanoらは1990年代末以降に報告された50例

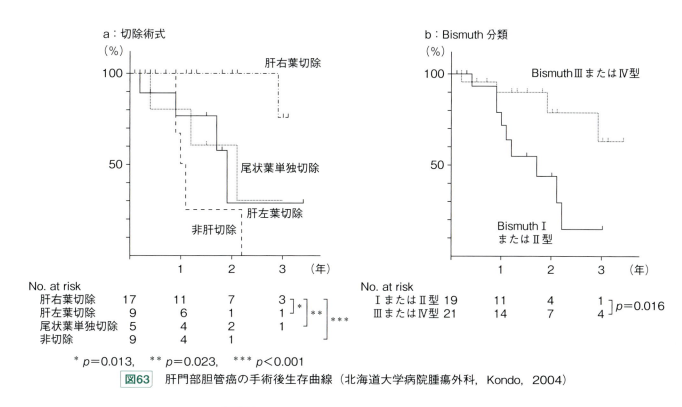

図63 肝門部胆管癌の手術後生存曲線（北海道大学病院腫瘍外科, Kondo, 2004）

表43 肝門部胆管癌の肝切除様式と合併手技
国立がんセンター中央病院（2000年1月～2004年12月, Sano, 2006）

肝切除様式	患者数	合併手技（%）				
		PD	PV	HA	IVC	PVE
左葉切除	36	1	9	3	2	
左3区域切除	13		1		2	11
中央2区域切除	2			1		1
右葉切除	48	6	10		1	42
右3区域切除	3		2	1	1	2
合計	102	7（7）	22（22）	5（5）	6（6）	56（55）

PD：膵頭十二指腸切除，PV：門脈切除，HA：肝動脈切除・再建，IVC：下大静脈切除・再建，PVE：門脈塞栓術

以上の切除例を有する施設の手術成績について検討したところ，年間4例以上の広範肝切除例または広範肝切除を50例以上経験した施設では手術死亡率が10%未満であるという興味ある集計報告をした（**表44**）[143]。

III 米国の手術成績

1. メモリアル・スローン・ケタリングがんセンター（MSKCC）

米国のもっとも代表的施設であるニューヨークのメモリアル・スローン・ケタリングがんセンターのJarnaginらが，2001年4月26日～28日までコロラド州コロラド・スプリングスで開催された第121回米国外科学会で，1991年3月～2000年12月までに経験した225例の肝門部胆管癌の治療成績について発表した。160例（71%）を開腹し，80例（50%）を切除した。肝切除は62例（78%）で胆管切除は18例（22%）に行われた。術後合併症は51例（64%）に発生し，手術死亡は8例（10%）にみられたが，その原因は感染性合併症6例（そのうち胆汁内細菌陽性5例），肝不全1例，消化管出血1例であった。R0切除は62例（78%），R1切除は18例（22%）に行われたが，R0切除は肝切除例では84%，胆管切除例では56%に認められた。肝切除をすればR0切除率が高くなるため，生存率を胆管切除群と比較すると50%生存期間，5年生存率はそれぞれ46カ月間，37%，および28カ月間，0%であり，両者の間に有意差（$p<0.04$）を認めた。また，R0切除とR1切除の50%生存期間は42カ月間，

表44 肝門部胆管癌の手術成績

筆者	年	期間（年数）	切除例数	広範肝切除 総数	広範肝切除 年間例数	合併切除（%） PV	合併切除（%） HA	合併切除（%） IVC	合併切除（%） PD	合併症率（%）	在院死亡率（%）
Klempnauer	1997	1971〜1995(25)	151	111	4.4	26	1	2			9.9
Neuhaus	1999	1988〜1998(12)	95	66	5.5	24				59	9
Miyazaki	1999	1981〜1998(18)	93	66	3.7	26	9		3	38	10
Kosuge	1999	1980〜1997(18)	65	52	2.9	5	5		5	37	9.2
Nimura	2000	1977〜1997(21)	142	114	5.4	30			14	49	9
Gerhards	2000	1983〜1998(16)	112	32	2	9	8			65	18
Tabata	2000	1976〜1998(23)	75	36	1.6	7	3		8	37.7**	12
Lee	2000	1989〜1997(9)	128	101	12.6	26*	4*		16*	48	5.5
Seyama	2003	1989〜2001(13)	67	58	4.5	13***			13	43	0
Kawasaki	2003	1990〜2001(12)	79	69	5.8	6	3		16	14	1.3
Hemming	2005	1997〜2004(8)	53	52	6.5	43	6		8	40	9
Jarnagin	2005	1991〜2003(13)	106	87	6.7	9		1	2	62.3	7.5
国立がんセンター		2000〜2004(5)	102	102	20.4	22	5	6	7	50	0

* 肝切除111例中，** 肝切除症例中，*** 血管合併切除
PT：門脈切除・再建，HA：肝動脈切除・再建，IVC：下大静脈切除・再建，PD：膵頭十二指腸切除，広範肝切除は2区域以上の肝切除

21カ月間で両者の間に有意差（$p=0.0075$）を認めたが，R1切除と非切除例では21カ月間，16カ月間で両者の間に有意差は認められなかった（$p<0.35$）。そこで予後規定因子を調査してみると，多変量解析でR0切除，肝切除，高分化型癌の3因子が明らかとなった。以上のような結果から，手術治療の根本原則はR0切除に尽きるが，そのためには肝切除を行うことであると結論で述べた[144]。

この発表に対して，会場からまずドイツのエッセンのBroelsch教授が質問した。「われわれの施設の切除率は1983年の報告ではR0切除は23例中11例であったが，1996年に"Ann. Surg."に報告したものでは125例の胆管切除と95例の肝葉切除を行って73％にまで上昇した。Neuhausは胆管切除14例，肝切除66例の計80例の切除で5年生存率は35％くらいである。リンパ節転移が予後規定因子にはならなかったようであるが，リンパ節転移や血管浸潤のためにR1切除になる症例では術中照射は行わないのですか？」発表者は現在の肝胆膵外科のチーフのJarnaginであったが，当時のチーフのBlumgartが返答した。「私どものこのシリーズでは放射線治療は行っていません。ただし非切除例には通常行っています。切除率について申し上げると，われわれの施設では患者は消化器内科と外科の両方へ紹介されてきます。切除率というのはグループ内での患者の選択とか外科の専門科への紹介というよりも，病院への紹介のされ方に関与するほうが高いと思われる。私はロンドン，スイス，そしてニューヨークと移動してきたが，切除率は変わっていません」。

次にボストン大学外科のBeazleyが質問した。彼はかつて，ロンドンのハマースミス病院時代のBlumgartの部下であった。「私は20年くらい前にBlumgart先生のところで最初の16例の経験をしたが，死亡例の大部分は感染症に起因していた。当時の最長生存期間は57カ月間であったが，あの当時は"姑息的な"練習のような手術であったといわれて批判された。20年経って先生はこの批判を振り返ってみてどう思われますか？」この質問に対してBlumgartは「8人の手術死亡のうち6人は感染症が原因であった。実際6人中5人は術前に胆管ステントが入って，感染胆汁であった。術中の感染胆汁は術後の感染性合併症を増悪し，これは術前の胆管ステントと強く関連しています。死亡した患者さんはすべて術前に放射線科医に高侵襲の治療を受けていました」「Beazley先生，われわれは1984年の米国南部外科学会で発表し，これをその年の"Ann. Surg."に掲載したとき，『LesBlumgartはこの手術をよいと感じても，討論者は悪いと感じる』と批判された。そして物事は変化して，結果は今や随分改善しました」と答えた。このあたりの内容は後述のHemmingの米国南部外科学会での討論でも再燃するので再度詳述する。

表45 メーヨー・クリニックの手術成績（1979〜1997年）

Bismuth 分類		R0	37（80.4%）
┌ Ⅱ型	7（15.2%）	R1	5（10.9%）
├ Ⅲa型	18（39.1%）	└ R2	4（8.7%）
└ Ⅲb型	21（45.7%）	N（−）	38（82.6%）
肝切除術式		N（＋）	8（17.4%）
┌ 左葉切除	25（54.3%）	術後合併症	24（52.2%）
├ 右葉切除	17（37.0%）	手術死亡	4（8.7%）
└ 右3区域切除	4（8.7%）	50%生存期間	2.3年間
合計	46	1, 3, 5年生存率	80%, 39%, 26%
尾状葉合併切除	18（39.1%）		

2. メーヨー・クリニック

　米国の代表的な施設であるメーヨー・クリニックのNagorneyのグループのReaらは，肝門部胆管癌に対して広範肝切除を基本的に取り入れた手術成績を2003年11月11日にアリゾナ州トゥーソンで開催された米国西部外科学会で発表した。黄疸患者には基本的に術前に胆管ドレナージを行うが，門脈塞栓術は採用しないで，局所リンパ節郭清を伴う広範肝切除を行うのを基本方針とした。1979〜1997年までの19年間に46例の広範肝切除を行った。

　術前胆管ドレナージは35例（76.1%）に行われた。切除例のBismuth分類ではⅡ型7例（15.2%），Ⅲa型18例（39.1%），Ⅲb型21例（45.7%）であった。左葉切除25例（54.3%），右葉切除17例（37.0%），右3区域切除4例（8.7%）で，尾状葉の合併切除は18例（39.1%）に行われたが，尾状葉胆管枝への病理組織学的癌浸潤は9例（50.0%）に認められた。術後合併症は24例（52.2%）に発生し，手術死亡の4例（8.7%）は膵膿瘍からの消化管出血1例，肝不全2例（動脈血栓1例と門脈血栓1例），感染症からの多臓器不全1例であった。R0切除は37例（80.4%）と多く，N（−）症例も38例（82.6%）と多かった。術後50%生存期間は2.3年間で，1, 3, 5年生存率は80%，39%，26%と良好であった（表45）[145]。

　1990年代後半に肝門部胆管癌に対して積極的に広範肝切除を行って良好な手術成績が得られたことに対して，会場から賞賛の意見が多く出た。ミシガン州サウスフィールドのStephen G. ReMineは「切除断端癌陽性とリンパ節転移は予後不良因子であるが，このような患者さんにどのような方針でいるのか？」この質問に対して「切除断端には大変注意を払っている。断端陽性の予後は非切除例と同等であるのでずっと注意しています。リンパ節転移と生存期間に関するデータは少ないです。大きなリンパ節転移があってもリンパ節郭清をすればすべてきれいに切除できますので，リンパ節転移があっても切除の方針でいます。ただし，リンパ節転移はいつも予後規定因子になっています」と答えた。

　次にシカゴのM. Talamontiは2つの質問をした。「胆管切除ではなくて，肝切除をすることをどのように選択しているのですか？」「術前に胆管ドレナージをしないほうが感染の率が下がるといわれているがどうか？」。この質問に対して，「BismuthⅢのような症例は肝切除をすべきであり，このような症例に対して胆管切除と肝切除を比較研究することは不適切であると思う。胆管ドレナージに関しては，自分自身の個人的な哲学は，メーヨーでは証明されていないが，胆管ドレナージを好んでいるNimuraの意見を支持している。われわれのデータでは胆管ドレナージは術後感染症に影響していません。私は術前に肝機能を最善の状態にしておきたいと思っています」と答えた。

　学会発表のときに査読を受けて論文が掲載される"Ann. Surg."や"Arch. Surg."に時々散見される学会発表中の討論内容を読むのも勉強になることが多い。その中に私個人の名前が出てきたのを発見したのはこの論文が初めてである。

3. フロリダ大学病院

　フロリダ大学のHemmingは日本式の積極的な拡大手術を行っているが，彼がカリフォルニア大学サンディエゴ校へ転勤する前に，フロリダ大学病院の手術成績について2004年12月の米国南部外科学会で報告した。その際，多くの全米トップランナー達と討論を行った記録について改めて紹介すれば，今世紀初頭の全米の事情について理解を深めることができると思わ

表46 肝門部胆管癌手術（1997年7月〜2004年7月，フロリダ大学病院，Hemming, 2005）

手術例　80例	治癒切除　　　　53（66.3%）	肝右3区域切除	34
	姑息的バイパス　14（17.5%）	肝左3区域切除	10
	単開腹　　　　　13（16.3%）	肝右葉切除	2
	（肝転移　　4）	肝左葉切除	6
	（腹膜播種　9）	胆管切除	1
		肝膵十二指腸切除	4
門脈合併切除　　23（43%）	門脈—左門脈　　19		
	門脈—右門脈　　3		
	門脈—右門脈後枝　1		
肝動脈合併切除　3	右肝動脈　　　　2		
	固有肝動脈　　　1		

れる。

　Hemmingは積極的に広範肝切除を行い，80例中53例（66.3%）に治癒切除を行った（**表46**）。残存予定肝にはPTBDによる胆汁ドレナージを行うことを基本とした。52例の肝切除例中14例（27.0%）に術前に門脈塞栓術を行って，4〜6週間後に手術を行った。右門脈塞栓後の右3区域切除が12例，左門脈塞栓後の左3区域切除が2例であった。

　術後合併症は21例（39.6%）に発生した。創感染8例，腹腔内膿瘍6例，胆汁瘻5例，肝不全，肺炎，胸水貯留各2例，腎不全1例であった。そして5例（9.4%）が肝不全（2例），肺炎（2例），腹腔内膿瘍（1例）で在院死亡した。死亡率は残肝肥大のあった症例では3%と低かったが，肥大のなかった症例では21%と高かった。術後在院日数は14±6日間（7〜32日間）であった。R0手術は42例（79.2%），R1は9例（17.0%）で，R2の2例（3.8%）は左3区域切除の後上枝，後下枝に，右3区域切除の外側前枝と外側後枝に各々術中に癌遺残が確認された。

　術後の50%生存期間は80例全体で22カ月間，切除例では40（27〜55）カ月間，非切除例では9（7〜11）カ月間，R0では53（43〜62）カ月間，R1では24（14〜38）カ月間，バイパス手術では12（9〜13）カ月間であった。5年生存率は切除例で35%，R0手術で45%と良好であり，リンパ節転移の有無では各々21%，45%で両者に有意差はなかった（$p=0.06$）[146]。

　発表の内容は日本式の積極的な治療方針を取り入れて拡大手術へチャレンジしようとする姿勢がうかがわれる。そして遠隔成績も良好である。学会場内を湧かせ，実際に全米の肝胆道外科医との間に延々と多くの質疑応答があったので，そのなかで日本でもその名前が知られている外科医との応答を紹介したい。ニューヨークのLeslie Blumgartが先陣を切った。

　「『切除断端を陰性にするために肝切除が必要である』という主張を聞いて大変喜んでいる。20年前のこの学会でわれわれがこの主張を発表したとき強く批判され，1984年の6月号の"Ann. Surg."に掲載された批判の的は肝切除を行うことであった[註]。

　『Les Blumgartはそんな手術をやって，自分はいいと感じているであろうが，これを批判する人はよくないと感じる』という主観的な発言を聞いて私は疲れてしまった。R0切除のためには肝切除が重要であるというあなたの報告を聞いて大変喜んでいるが，いくつかの質問をしたい。単開腹例があるが，腹腔鏡検査はしませんか？　日本人はかなりPTBDを行っています。PTBDは感染性合併症と直接関係していると思うが，あなたはどうしていますか？　門脈塞栓術は術後死亡率を下げるし，感染性合併症を抑えるのによいと思われている。ところが私は経験を重ねるうちに，胆管ドレナージも門脈塞栓術もしないで手術成績は向上してきており，死亡率は約3%です。最近の30例以上では手術死亡例はありません。門脈塞栓術は切除できると選んだ患者に行われているので当然の結果として手術成績が向上するのではないですか？

　肝切除の重要性を確信するのに20年かかりました。あなたはこれから20年かけて門脈塞栓術や胆管ドレナージの重要性についてこの学会で発表を続けて，

　註：Blumgartは1983年12月5〜7日にバージニア州ホットスプリングスで開催された米国南部外科学会の第95回年次集会で，肝切除，門脈合併切除の重要性について述べるとともに，術前胆管ドレナージを行うと感染性合併症が増えると警鐘を鳴らしている。〔第5章 文献75）参照〕

1983年のこの学会で私が述べたコメントに対する回答をしてください」。

　次にインディアナポリスのHenry Pittが質問した。「補助療法はやっていませんか？　10〜20年前に比べて2〜3倍良好な手術成績だと思います。血管合併切除や肝膵十二指腸切除の手術死亡率はどれほどでしたか？　私は6〜7年前に積極的に肝切除をしましたが，血管合併切除や肝膵十二指腸切除は行いませんでした。しかし，放射線化学療法をやってかなり良好な成績（70％，4年生存率）を上げることができました」。

　次にヒューストンのMDアンダーソンがんセンターのJean-Nicolas Vautheyが質問した。「門脈合併切除を53例中23例もやったが，門脈切除の有無により生存率に差はなかった。あなたはドイツのNeuhaus教授のnon-touchテクニックを支持しているようですが，反対に日本のNimura教授は腫瘍が門脈から剥離できないときのみに門脈切除をしている。門脈合併切除に関してあなたは術中肉眼所見を基にするのか，単にnon-touchテクニックを支持するのかどちらを推薦しますか？」

　これらの質問に対してHemmingはしっかりと返答した。「20年前のこの学会でBlumgart先生が肝合併切除を行う治療方針について報告したことは承知しています。その後の多くの先人の努力により肝切除が定型的な手術法になってきたと大部分の肝胆道外科の専門家は認識しています。腹腔鏡はほぼ全体の半分の症例に行っています。残肝が25％の場合で，もしも肝機能が不良であれば術後肝不全のリスクがあります。残肝の胆管ドレナージをするのは，残肝機能を良好にする試みです。胆管ドレナージは感染，時には胆道感染を起こすことは承知しています。門脈塞栓術も同様に残肝を肥大させて，機能を良好にするための試みです。肝が肥大するまでに4〜6週間かかります。胆管閉塞をさらに6週間も続けることは肝にはいいことではありません。ですから門脈塞栓術は術前に胆管ドレナージを行うもう1つの理由になります。胆管ドレナージを行わずに術前に門脈塞栓術で肝肥大を惹起させ得るかどうか私には確信がもてません。最近ではビリルビンが5 mg/dl以上であれば胆管ドレナージを行っています。Blumgart先生のグループの論文ではビリルビンが6 mg/dl以上であると肝切除による死亡率の危険が高くなると述べているし，日本のグループは5 mg/dlをcut-off値としています。

　私は右3区域切除術のときはNeuhausの方法を支持しますが，左3区域切除術のときはNimuraの方法に近いです。門脈合併切除例の手術死亡は1例のみです。門脈合併切除をしたほうがしないほうよりも合併症は少ないです。門脈浸潤があれば門脈塞栓術と同じで残肝が肥大しているからです。Blumgart先生は同意しないかもしれませんが，同意しないことは時には許されるものです。

　補助化学療法はいっさい使用していません。ただし，最近3年間はリンパ節転移陽性例やR1手術例には補助化学放射線療法を行っています。」

　Hemmingは自信をもって応答しているし，質疑応答のなかに日本の治療方針が時々話題になっているところが興味深い。

　BlumgartはRCTを行ってPTBDは有害であるとの根拠を示してかつて日本の胆道外科医を痛烈に批判し，さらに胆道癌の肝切除前にも胆管ドレナージ不要論に固執している。私はこの件についてLesと真剣に議論したことがある。

　二村「私はPTBDを行ってビリルビンが2 mg/dl以下になってから肝切除をしている。高ビリルビン血症は肝再生にも感染にも悪い要因である。Les，あなたは黄疸のある患者，たとえば血清総ビリルビンが20 mg/dlの患者の肝右葉切除を本当にしているのですか？」

　Les「私のところへ紹介されてくる患者はすでにステントが入っているのでそんな患者はいないよ」。
とまあこんな具合に肩透かしをくらってしまった。高度黄疸患者の肝切除は行っていないとの印象をもった。

　Blumgartの門脈塞栓術不要論に関しては，第6章を参考にしていただきたい。

　それにしても米国の大きな学会の質疑応答のなかで質問者からも発表者からもNimuraの名前が出たことには驚いた。日本の胆道癌の外科治療の影響が米国内に随分浸透してきていることが感じられる。

思い出の手術⑤

＜異時性胆管癌（左外側区域切除後の肝門部胆管癌）手術＞

胆道癌の再切除はまれに遭遇する難手術であるが，そのなかでも，かなり困難が予想される異時性胆管癌（肝内胆管癌切除後の肝門部胆管癌）の手術経験について紹介したい。

患者は65歳，男性。2002年9月26日に近医でS3の左肝内胆管癌にて肝左外側区域切除，胆嚢摘出術を受けた。組織型は高分化型管状腺癌，T1 N0 M0でステージ1であった。2005年2月9日のMRで肝門部再発が疑われ，5月25日のCTで肝内胆管の拡張と右肝管前・後区域枝合流部付近の再発が疑われ，7月1日に名古屋大学病院第一外科に紹介され入院した。直ちにPTBDを行った。B8a（右前上腹側枝）から入れたカテーテルを総胆管に誘導し，次にB6（右後下枝），続いて7月6日にB7（右後上枝），最後に7月11日にB4（左内側枝）に選択的胆管ドレナージを行った。胆管像では右前・後区域枝は各々上・下枝の合流部を越えて上流まで狭窄が著明であるが，左肝管は左右合流部で閉塞しているものの上流側は左外側区域切除が行われた部位まで拡張し，左内側枝には異常は認められなかった（図5-1）。CTでは門脈の前面に接した腫瘍が横走する右肝動脈を巻き込み（図5-2①），中肝動脈（A4）起始部も腫瘍の中から分岐することが疑われた（図5-2②）。CT血管造影では左門脈にわずかに狭小像を認め，右肝動脈（RHA）は右門脈起始部付近で狭窄し，そのあたりからA4が分岐していた（図5-3）。

以上の所見から肝右葉切除の適応と判断した。予定残肝となる左内側区域（S4）の容積は218.0mlで全肝の19.1%であったため，7月19日に右門脈塞栓術を行った。22日後の8月10日のCTではS4の容積は279.2ml（30.3%）に増大しており，ICG-R15は11.5%，ICGKは0.145であり，残肝のK値は0.044となった。一方，肝右葉およびS4からの胆汁中ビリルビン排泄量（%）は各々610mg/day（30.3%），1,400mg/day（69.7%）であった。以上の結果から，残肝（S4）の容積比は30.3%，ICGK値は0.044であるが，ビリルビン排泄量から機

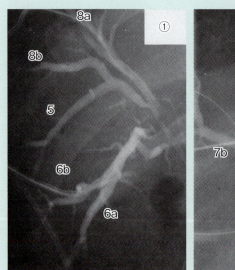 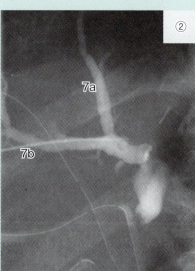 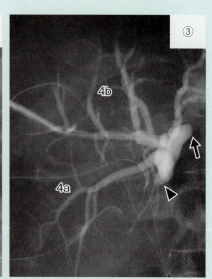

①：右前上腹側枝（B8a）から総胆管へカテーテルを挿入。右後下背側枝（B6b）にもドレナージ
　8b：前上外側枝，5：前下枝，6a：後下腹側枝
②：右後上背側枝（B7b）の造影で左肝管が一部造影され，左右肝管合流部で閉塞している
　7a：後上腹側枝
③：左肝管に合流する左内側上枝（B4b）の造影で左肝管が左右肝管合流部で閉塞している（矢頭）
　4a：左内側下枝，矢印：左外側区域枝断端

図5-1　PTBD造影

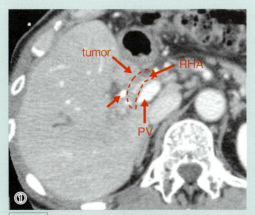
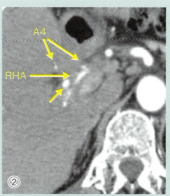
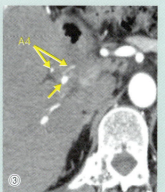

図 5-2　①：CT の動脈後期相
　門脈（PV）の腹側を横走する右肝動脈（RHA）は低吸収域を示す腫瘍（tumor）に取り囲まれている
　矢印：PTBD カテーテル

図 5-2　②③：CT の動脈相
　右肝動脈（RHA）から分岐する中肝動脈（A4）の根部は腫瘍に取り囲まれている
　矢印：PTBD カテーテル

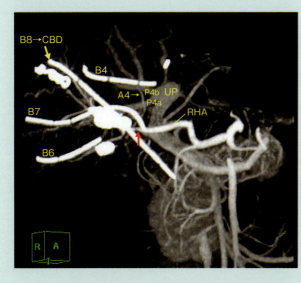

図 5-3　CT 血管造影
　右肝動脈（RHA）から分岐する中肝動脈（A4）根部付近に狭窄（矢印）を認める
　UP：門脈臍部，P4a：左門脈内側下枝，P4b：左門脈内側上枝

能的には約70％が温存できると判断した。
　そして8月28日に手術を行った。肝周囲の癒着は著明で剝離に難渋したが，門脈（PV），左門脈（LPV），RHA，総胆管（CBD），A4にテープをかけることができた（図5-4）。CBD を膵上縁で結紮・切離した後，肝右葉を授動して短肝静脈をすべて切離した。門脈分岐部は線維性癒着があったが，右門脈を切開して血栓を除去し，RPV 根部を縫合閉鎖した。次に RHA を遮断すると Cantlie 線上に虚血域を認めたので，ここに沿って肝を離断した。肝門部で UP，A4に加えて B4 を同定できたので，RHA から A4にかけての癌浸潤部を合併切除，次に B4を切除して肝右葉，尾状葉，肝外胆管を一塊として摘出した。B4の背面に左肝管外側枝（B2＋3）を認めた。門脈分岐部の右門脈縫合閉鎖部が瘢痕状であったので分岐部を合併切除して端々吻合した（図5-5）。RHA の合併切除後の再建のために，患者の左橈骨動脈を約4cm 切除して，これを A4再建のグラフトとして顕微鏡下に動脈血行再建術を行った（図5-6）。B4と B2＋3を一穴として Roux-Y 空腸脚と端側吻合を行った。術後は横隔膜下膿瘍，胆管空腸吻合部縫合不全による腹腔内膿瘍，肝膿瘍を併発したが穿刺ドレナージで改善し，11月14日（第77病日）に退院した。
　切除標本の病理組織所見は高分化型管状腺癌

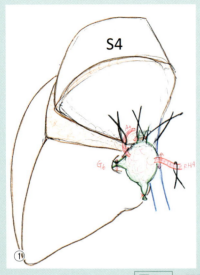 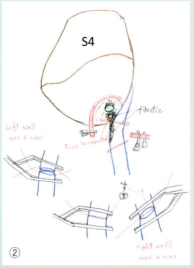 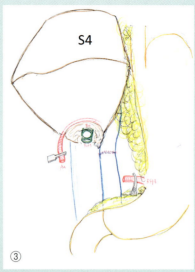

図 5-4 肝門部脈管の同定と肝胆管切除，動・門脈合併切除
①：主要脈管の同定と Cantile 線上での肝切離
②：肝動脈，門脈分岐部の合併切除・門脈再建
③：B4 と B2＋3 の胆管形成
A4：中肝動脈，RHA：右肝動脈，B4：左肝管内側枝，G6：右後下区域 Glisson，B2＋3：左肝管外側枝

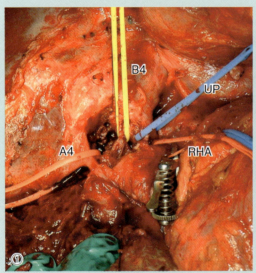 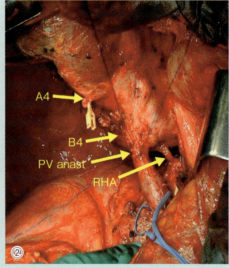

図 5-5 肝門部の主要脈管の同定と肝切除後の局所
①：主要脈管を同定してテーピング
②：肝右葉，尾状葉，胆管，肝動脈，門脈切除後門脈血行再建
A4：中肝動脈，B4：左肝管内側枝，RHA：右肝動脈，UP：門脈臍部，PV anast：門脈端々吻合部

で，ly0，v0，pn2，ss，pHinf 1a，pPV0，pA0，pN0，pHM0，pDM0，pEM0であった。退院後2年半は外来通院中に異常はなかったが，2008年5月12日のCTで局所再発が疑われて放射線治療（50Gy/25回）を行った。2009年6月8日，黄疸のため入院し，CTで肝門部の局所再発を確認してB4bよりPTBD施行。9月19日軽快退院。2010年3月7日CTにて局所再発による幽門狭窄と診断し3月9日胃空腸吻合術施行するも，術後胃内出血から肝機能不全となり手術後4年7カ月目の3月11日に死亡した。

こんな症例がもしBlumgartのところへ紹介さ

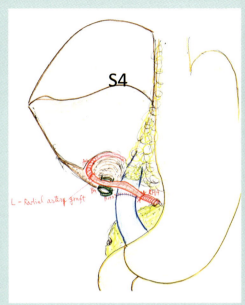
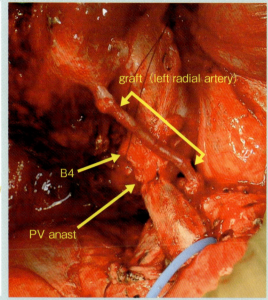

図 5-6 右・中肝動脈合併切除再建術
　右・中肝動脈合併切除後に，左橈骨動脈をグラフト（left radical artery graft）として顕微鏡下に端々吻合を行った
　A4：中肝動脈，RHA：右肝動脈，B4：左肝管内側枝，B2＋3：左肝管外側枝，PV anast：門脈端々吻合部

れたら彼はどうするだろうかと考えてみた。PTCも胆管ドレナージもPVEもなしで手術計画を立てるだろうか？　たぶんinopの判断をするだろうと推測した。

IV　小　括

　1990年代後半から今世紀に入るまでの間に日米の有数の施設から発表された肝門部胆管癌の手術成績をみてみると，Blumgartがかねてより主張していた肝切除をしないとR0切除の確率は高くならないということは周知されてきた。ただしBlumgartは2010年に引退するまで，胆道癌肝切除に胆管ドレナージも門脈塞栓術も行うことをかたくなに拒絶してきた。ところが米国の他の施設では日本式の術前治療と広範肝切除や血管合併切除がジワジワと広がりつつあることが感じられる。

第8章

胆嚢癌根治手術の開発と日本式拡大手術の流れ

I はじめに

　胆嚢癌に対する外科的切除のチャレンジは19世紀末にウィーン大学外科のBillrothの高弟たちにより始まり，胆石を合併し，肝床浸潤を認める症例に胆嚢床切除を行って，2〜3カ月間の生存が得られたことが報告された（第1章参照）。ところが，その後の外科手術の飛躍的進歩があったものの，胆管癌と同様，胆嚢癌に対する根治手術が発表されるようになるまでに半世紀を要した。1954年のGlennらのradical cholecystectomyは胆嚢癌の進展様式を考慮して胆嚢床を含んだ肝部分切除と胆管周囲の腹膜や後腹膜郭清に加えて，局所リンパ節郭清を行うことを提唱した[2]。そして，この手術により長期生存例が出るようになったことは画期的であった。さらに翌年，Packらは胆嚢のリンパ流の研究から肝十二指腸間膜内から膵頭十二指腸領域のリンパ節への転移についても詳述し，切除術式として肝右葉切除（現在の肝右3区域切除）の成功例を報告した[34]。切除断端を陰性にした局所切除に加えて，転移の可能性の高いリンパ節も同時に郭清するという胆道癌根治手術術式の基本方針を提唱した歴史に残る貴重な報告であったと思われる（第3章参照）。

II 1980年代の東西の動き

　1960年代，1970年代には胆嚢癌に対するまとまった手術成績の報告はなく，1980年代に入ると少数例ではあるが手術成績を論じた論文が発表された。

1. 欧米の手術成績

　ヴァージニア大学病院のWanebo，北東オハイオ大学のKelly，ルイジアナ州立大学病院のHamrickらはGlennの提唱したradical cholecystectomy（根治的胆嚢摘出術）を中心とした手術にチャレンジしている。

（1）Waneboは1930〜1978年までにヴァージニア大学病院で手術を行った100例の胆嚢癌手術成績を検討した[147]。切除例は48例（48％）で，切除術式は単純胆嚢摘出術23例，胆嚢摘出術＋総胆管切開・Tチューブドレナージ17例，胆嚢摘出術＋肝床切除8例であった。各術式ごとの平均生存期間と5年生存率は6カ月間，5％；4.5カ月間，12％；14カ月間，12.5％であったが（表47），それらの生存曲線の間に有意差はなかった。

　メーヨー・クリニックのAdsonの報告[148]と同様，Glennの提唱した根治的胆嚢癌摘出術は理論的ではあ

表47　手術術式ごとの胆嚢癌患者の生存期間（ヴァージニア大学病院，Wanebo，1982）

手術術式	患者数	生存期間 平均（月）	生存期間 50％（月）	5年生存率（％）
胆嚢摘出術	23	6	11	1（5％）
胆嚢摘出術＋総胆管切開・Tチューブドレナージ	17	4.5	29	1（12％）
胆嚢摘出術＋肝床切除	8	14	20	1（12.5％）
その他の非切除術	44	2	2.8	0

〔文献147）より引用〕

るが，この術式の効果は証明されていないと述べている．

　（2）　Kellyはオハイオ州のアクロン市立病院で1954～1980年までに経験した110例の胆嚢手術例の検討を行った．胆嚢摘出術40例（36％），胆嚢摘出術＋生検8例（7％），根治的胆嚢摘出術4例（4％）で他は試験開腹術38例（35％），姑息的胆道減圧術20例（18％）であった．手術死亡率は19％で，5カ月以内に30％が死亡した．1年以内死亡例は93例（85％），18～21カ月以内生存例は16例（15％）であった．根治的胆嚢摘出術を受けた4例の平均生存期間は16カ月間であった．110例の胆嚢癌患者のうち，5年以上生存例は5年10カ月生存と7年8カ月生存の2例のみで，5年生存率は2％であった．以上のような厳しい外科治療成績を改善して死亡率を減少させるためには，良性胆嚢疾患に対して早期に胆嚢摘出術を行うことと，小さな早期癌症例に対して切除範囲を広げることが重要であると述べている[149]．

　（3）　ルイジアナ州立大学病院のHamrickが1965～1978年までに治療した69例の胆嚢癌のうちで手術例は45例で，胆嚢摘出術のみ8例（12％），胆嚢摘出＋総胆管切開術5例（7％），肝右葉切除＋リンパ節郭清1例（1％），肝床切除1例（1％），他は試験開腹術15例（22％）やその他減圧手術など15例であった．切除率は33.3％，5年生存率は1.4％（1例）で術後平均生存期間は4.5カ月間であった．このような厳しい手術経験を基にして，摘出胆嚢は術中に切開して迅速病理診断をすることと，限局病変には早期にさらなる拡大手術をすることを著者は強調した[150]．

　（4）　スウェーデンのルンド大学病院のEvanderは1968～1977年までに44例の胆嚢癌のうち，10例（22.7％）に根治切除を行った．胆嚢摘出術に加えて，肝切除7例，結腸切除3例，胃切除1例，膵頭十二指腸切除1例が行われたが，単純胆嚢摘出術で偶然，胆嚢癌が発見された2例も含まれている．10例中4例に出血を主体とする合併症が発生し，術後1カ月以内の手術死亡は3例（30％）であった．10例の根治手術例と34例の姑息手術例の術後6カ月生存率と50％生存期間は25％，4カ月間と10％，3カ月間であり，単純胆嚢摘出後に発見された上皮内癌の1例のみが36カ月後に生存中であった．このような厳しい手術治療成績から根治手術は患者の利益にはなっていないとの結論に達した[151]．

　（5）　ミネソタ大学病院のMorrowは1960～1980年までに112例の胆嚢癌手術を行った[152]．Nevinのステージ分類[153]によると，Ⅰ（粘膜内）4例，Ⅱ（固有筋層内）4例，Ⅲ（漿膜下層）3例，Ⅳ（胆嚢管リンパ節転移）13例，Ⅴ（他臓器浸潤）88例であった．胆嚢壁内にとどまったステージⅠ～Ⅲ症例11例のうち，単純胆嚢摘出術を行った5例中1例と，これにリンパ節郭清を加えた6例（さらに肝床切除3例，膵頭十二指腸切除1例が加えられている）のうち4例の合計5例は3～6年間の間，再発なく生存中である．ただし，単純胆嚢摘出術を行った3例が術後18カ月，48カ月，60カ月目に再発死亡した．ステージⅣの13例には単純胆嚢摘出9例，リンパ節郭清を加えたもの3例，膵頭十二指腸切除を加えたものが1例であるが，6カ月生存率は37％で全例12カ月以内に死亡した．ステージⅤ症例88例中11例にリンパ節郭清6例，肝床切除6例，肝右葉切除2例などが行われたが，平均生存期間は3カ月間であり，積極的手術の効果はみられなかった．ただし，38例のステージⅣ・Ⅴ症例に対して全身化学療法，肝動注療法，放射線療法を付加し，平均生存期間は4.5カ月間であったが，手術単独群と比べて有意に（$p<0.001$）長期生存した．

　このように欧米ではきわめて悲観的な手術成績が目立っており，根治手術に懐疑的であったり，手術適応や根治手術の切除範囲に関して施設ごとに固有の意見を述べている状態にあった．

2.　日本の手術成績

　同時代の日本からの代表論文は1982年代のTashiroの全国集計，1987年のOuchi，1989年のNakamuraの積極的な手術治療の成績をまとめたものである．

　（1）　Tashiroらによる日本の100施設からのアンケート調査によると，1960～1978年までの19年間に行われた胆嚢癌手術2,269例のうち，根治切除が行われたのは467例（20.6％）にとどまり，そのうちの275例の記録を分析した．Nevinによるステージ分類[153]ではⅠ45例，Ⅱ95例，Ⅲ48例，Ⅳ28例，Ⅴ59例であった．粘膜内または筋層までにとどまるステージⅠ，Ⅱでは単純胆嚢摘出術または拡大胆嚢摘出術で予後は良好であった．癌巣が壁全層に及んだり（ステージⅢ），胆嚢管リンパ節転移があったり（ステージⅣ），他臓器浸潤や転移のある例（ステージⅤ）では拡大肝右葉切除や膵頭十二指腸切除など積極的な拡大手術が行われたが予後は不良であった（**図64**）．予後不良の原因は高度進展例に対して不適切な拡大手術が行われた可能性があるが，ステージⅢ，Ⅳに対して膵頭十二指腸切除を伴う拡大肝右葉切除（R-HPD）を推奨し，この手術はステージⅤ症例でも腹膜播種の

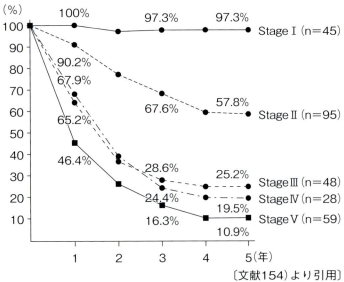

図64 根治手術後の生存曲線（日本の100施設の統計，Tashiro，1982）

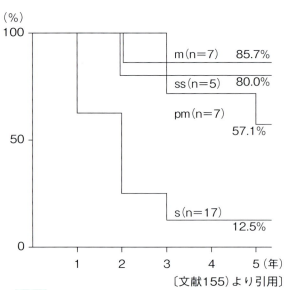

図65 癌深達度別の生存曲線（東北大学病院，Ouchi，1987）

ない症例に対して適応すべきであると述べている。しかし，R-HPDの手術成績については述べられていない[154]。

(2) Ouchiらによると，1960～1986年までに東北大学病院で134例の胆嚢癌のうち40例に治癒切除が行われた。拡大胆嚢摘出後に肝不全，腹腔内出血，胃潰瘍出血で3例，肝右葉切除・幽門側胃切除，右半結腸切除後に腹膜炎で1例が術後1カ月以内に手術死亡した。耐術した36例全例の術後1年，3年，5年生存率は61.2％，47.1％，38.4％であり，術後5年以上生存した10例は全例漿膜浸潤もリンパ節転移も認めなかった。これらを癌の深達度別に生存曲線を比較すると，5年生存率は粘膜内（m，7例）85.7％，固有筋層（pm，7例）57.1％，漿膜下層（ss，5例）80％，漿膜外（s，17例）12.5％であり，漿膜浸潤例の予後は他の3群に比べて有意に不良であった（**図65**）。

次に，拡大胆嚢摘出術と単純胆嚢摘出術の治療効果を比較すると，深達度が漿膜下層までにとどまる19例の5年生存率は前者で100％，後者で57％であり，両者の間に有意の差（$p<0.05$）を認めた。一方，漿膜浸潤を認める17例では拡大胆嚢摘出術では3年生存率は17％であり，単純胆嚢摘出術では全例2年以内に死亡したが，両者の生存率の間には有意の差は認められなかった。壁深達度が漿膜下層までにとどまっている例では拡大胆嚢摘出術でも単純胆嚢摘出術でもいずれであっても，漿膜浸潤を認める症例に拡大胆嚢摘出術を行った症例に比べて予後は有意に良好であった（$p<0.001$）（**図66**）。

次にリンパ節転移の状況は粘膜から固有筋層までの浸潤例ではリンパ節転移はなく，漿膜下層までの浸潤例では5例中1例，漿膜浸潤例では17例中8例にリンパ節転移を認めた。5年生存率は転移陰性例で50.6％，陽性例では17.1％であり，両者の間に有意差（$p<0.05$）を認めた（**図67**）。

これらの治療成績を検討すると，さらなる局所進展例に対しては拡大胆嚢摘出術よりももっと拡大した手術を行うべきであろうが，拡大肝右葉切除や膵頭十二指腸切除の治療成績は期待はずれであると述べている[155]。

(3) Nakamuraは1978～1988年までに40例の胆嚢癌のうち15例（37.5％）に積極的な拡大手術を行った[156]。Nevinのステージ分類[153]によると，ステージⅠ 2例，ステージⅤ 13例であったが，15例それぞれにさまざまな肝切除を行った。部分切除2例，S4a・5切除3例，拡大右葉切除4例，右3区域切除6例であり，癌の局所進展に応じて合併切除として膵頭十二指腸切除5例，門脈合併切除3例，結腸切除3例，右腎摘出1例が行われた。縫合不全，腹腔内膿瘍，消化管出血，胆汁瘻などの術後合併症が6例（40％）に併発したが，手術死亡例は認めなかった。13例のステージⅤ症例のうち5例が半年以内，2例が1年以内，3例が2年以内，1例が2年半で再発死亡したが，2例が無再発のまま7年5カ月，8年4カ月生存中であった（**表48**）。この切除例の1年，2年，5年生存率は53.8％，23.1％，15.4％で，25例のステージⅤ非切除例と比べて，生存曲線に有意な差を認めた（$p<0.05$）（**図68**）。

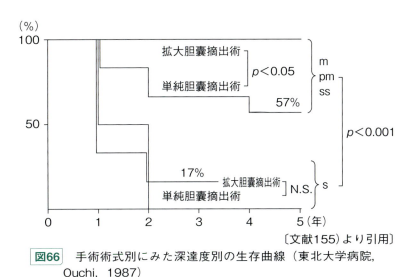

図66 手術術式別にみた深達度別の生存曲線（東北大学病院, Ouchi, 1987）

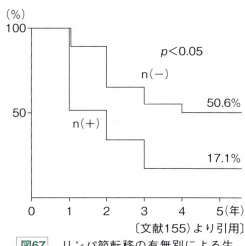

図67 リンパ節転移の有無別による生存曲線（東北大学病院, Ouchi, 1987）

表48 切除術式と術後経過（浜松医科大学病院, Nakamura, 1989）

患者	肝切除	合併切除	術後合併症	生存期間	再発部位
1				1年5カ月（生存中）	
2				5年1カ月（生存中）	
3		PD, 右腎摘		4カ月	
4				6カ月	
5		PD, 結腸切除	結腸縫合不全	6カ月	胆管空腸吻合部
6				6カ月	
7				6カ月	
8		PD, 結腸切除		9カ月	右横隔膜
9		PD, PV	横隔膜下膿瘍, 消化管出血, 腹膜炎	1年	骨髄
10				1年6カ月	
11		PV	右胸水	1年7カ月	
12				1年9カ月	
13		PD, 結腸切除	胆汁瘻	2年6カ月	肺, 局所
14			右胸水	7年5カ月（生存中）	
15		PV	右胸水, 胆汁瘻	8年4カ月（生存中）	

PD：膵頭十二指腸切除, PV：門脈切除　〔文献156）より引用〕

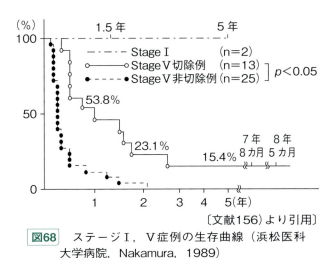

図68 ステージⅠ, Ⅴ症例の生存曲線（浜松医科大学病院, Nakamura, 1989）

このように日本では1960年代以降胆嚢癌に対して, Glennの根治的胆嚢摘出術が広く行われ, 欧米に比べてかなり良好な治療成績が得られていることがわかる。なおNevinのステージⅣ・Ⅴは米国ではきわめて悲惨であるのに対して, 日本ではいまだ拡大手術の効果を十分に発揮できているとはいえないものの, 米国に比べればかなり良好な手術成績をあげていると思われる。

Ⅲ 1990年代前期の東西の動き

1990年代に入って, 胆嚢癌に対する外科的治療成績の報告は症例数も論文数も少しずつ増加した。

コーヒーブレイク⑮

<胆嚢癌に対する肝右葉全切除（肝右3区域切除）；世界初の5年生存例>

ニューヨークのメモリアル病院（現在のメモリアル・スローン・ケタリングがんセンター）のPackによる肝右葉切除の成功例が1955年に報告された後，5年以上を経過して，同施設からこの手術による世界初の5年生存例が報告されたので紹介する。報告者はPackの論文の共著者のBrasfieldである[①]。ちなみにPackの論文は1954年11月に"Ann. Surg."に投稿され，1955年7月に掲載されている。

患者は53歳の白人女性。主訴は右季肋部痛と血便。1955年3月22日，メモリアル病院入院。3月25日に開腹手術が行われた際に胆嚢底部に複数の小結石を触れ，底部が胆嚢床に癒着していた。血便の原因となる病巣を発見できず，胆嚢摘出術を施行した。切除胆嚢を開くと底部に，複数のカルシウム結石に取り囲まれて，新鮮な凝血で覆われた1.5cm大の乳頭状腫瘍を認めた（図15-1）。病理組織検査で胆嚢壁に浸潤する乳頭腺癌と診断されたので，3月28日に再手術施行。前回手術創瘢痕を切除して，右第6肋間開胸を追加し，肝右葉全切除（右3区域切除）を施行した。輸血6,000ml，切除肝重量950g，切除肝の病理組織学的検査で，胆嚢窩の肝実質に浸潤する乳頭状の腺癌の所見を認め，リンパ節転移は認めなかった。術後経過は順調で，最高血清総ビリルビン値は第4病日に3.66mg/dlであった。第23病日に退院した。この手術は1952年に発表されたLortat-Jacobの右開胸による肝右葉切除の術式が採用されている[②③]。なお，Packの論文にみられる第3例目の手術は1954年8月23日に行われ，論文は1955年7月に"Ann. Surg."に掲載されている。そして，手術後5年生存が確認された後，"Ann. Surg."の1961年4月号に掲載された。リンパ節転移がなく，組織型が乳頭腺癌であったことが5年生存が得られた要因にはなるであろうが，摘出胆嚢の病理組織所見で肝床浸潤を認めて，直ちに（3日後）肝右葉全切除に踏み切ったことが最大の要因であったと思われる。

ここで改めてPackの論文の序文を読者に紹介したい。

実はこの手術症例は術後1年目に「胆嚢癌に対する予防的肝右葉切除」というタイトルでBrasfieldにより症例報告されている[④]。5年生存後に摘出肝の再検査を行って癌遺残を発見し，この手術の合理性を主張する大きな根拠を示したところに著者の執念を感じる。

① Brasfield, R. D. : Right hepatic lobectomy for carcinoma of the gallbladder : A five-year cure. Ann. Surg., 153 : 563〜566, 1961.
② Pack, G. T., Miller, T. R. and Brasfield, R. D. : Total right hepatic lobectomy for cancer of the gallbladder : Report of three cases. Ann. Surg., 142 : 6〜16, 1955.
③ Lortat-Jacob, J. L. and Robert, H. G. : Hépatectomie Droite Réglée. Presse Med., 60 : 549〜551, 1952.
④ Brasfield, R. D. : Prophylactic right hepatic lobectomy for carcinoma of the gallbladder. Am. J. Surg., 91 : 829〜832, 1956.

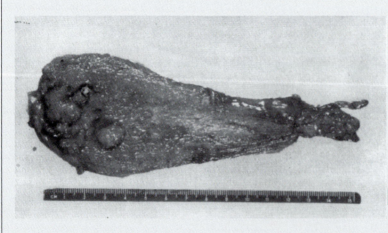

〔文献①より引用〕
図15-1 胆嚢摘出標本
胆嚢底部に多発する乳頭状腫瘍を認める

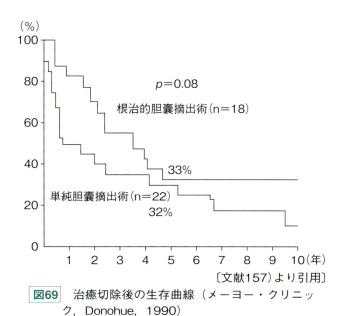

図69 治癒切除後の生存曲線（メーヨー・クリニック，Donohue，1990）
〔文献157）より引用〕

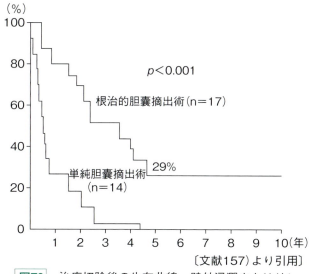

図70 治癒切除後の生存曲線―壁外浸潤またはリンパ節転移陽性例（メーヨー・クリニック，Donohue，1990）
〔文献157）より引用〕

1. 欧米の手術成績

（1）メーヨー・クリニックのDonohueにより1990年に発表された手術治療成績では，1972〜1984年までの111例の胆嚢癌症例のうち，単純胆嚢摘出術は52例（47％）で根治的胆嚢摘出術は20例（18％）に行われ，切除率65％であった。これらのうち治癒切除例は前者で22例（20％），後者で18例（16％）であり，その5年生存率および50％生存期間は各々前者で32％，0.8年間，後者では33％，3.6年間で，両者の間に有意差は認められなかった（$p=0.08$）（図69）。一方，治癒切除例のうちで，壁外浸潤か，またはリンパ節転移を認めたものは前者で14例，後者で17例，そして各々の術後5年生存率は0％，29％であり，両者の間に有意差（$p<0.001$）を認めた（図70）。限られた症例数でなおかつ，どちらの手術例にもさまざまなステージの症例が含まれており，とくに単純胆嚢摘出術が行われた症例には早期癌症例が多いため，両者の間の生存期間に有意差が認められなかったものと思われる。しかし，ステージが進んだ症例に対しては根治的胆嚢摘出術を行えば，低い合併症併発率で予後の改善に役立つ可能性があると述べた[157]。

（2）Hensonらの米国国立癌研究所に登録された胆嚢癌の発生・死亡調査によれば，約70％の症例がステージⅢまたはⅣの進行癌の状態で診断・治療されており，ステージⅣの96％，ステージⅢの87％が1年以内に死亡し，50％生存期間も2〜4カ月間である。ステージⅡの患者も全体の5％と少なく，かつその68％が1年以内に死亡しており，きわめて悲惨な状況にあることがわかる（表49，図71）[158]。

（3）フランス外科学会が行ったフランスを中心として，その他スイス，ベルギー，ドイツ，イタリア，トルコ，レバノン，アルゼンチン，ウルグアイ，ハイチ，アルジェリアから73施設が参加した胆嚢癌に対する積極的な治療と長期予後に関する研究をCubertafondらが報告した。1980年1月〜1989年12月までの10年間で724例の手術が行われ，治癒切除率は23％にとどまり，試験開腹に終わった症例は25％で，その術後死亡率は66％と高かった。治癒切除は155例に行われたが，胆嚢摘出術が101例（65％）ともっとも多く，次に肝床切除術35例（23％），肝S4・5切除12例（8％），肝右葉全切除5例（3％）であった（表50）。TNM分類によるステージ別で多くを占めるT3，T4症例の50％生存期間はそれぞれ6カ月間，3カ月間ときわめて不良であった（表51）。そしてこの調査研究の結論として，胆嚢癌に対する外科治療はこの10年間に何の進歩もなかったと述べ，漿膜浸潤のない胆嚢癌に対する根治的胆嚢摘出術は理論的には有効であり，予後を改善しているとの報告があるが，前向きな研究がないので前述のDonohueの報告なども慎重に検討して，前向き試験を行って，T1，T2症例に対する根治的胆嚢摘出術の真の有効性を明らかにする必要があることを強調している。手術成績を科学的に評価するためには前向き試験を行わなければならないことを強調した貴重な論文である[159]。

表49 米国国立癌研究所での胆嚢癌の発生・死亡調査結果（1977〜1986年）

ステージ	患者数（%）	50%生存期間（月）	2年生存率（%）
I（壁内限局）	621(26)	19	45
II（所属リンパ節転移）	117(5)	7	15
III（他臓器直接浸潤）	678(29)	4	4
IV（遠隔転移）	936(40)	2	2

〔文献158）より引用〕

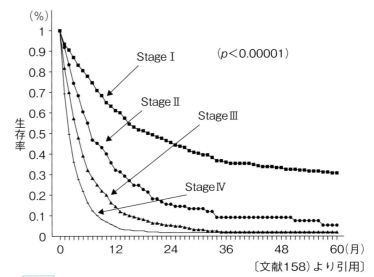

図71 ステージ別の生存曲線（米国国立癌研究所，Henson，1992）

表50 1980年代の胆嚢癌手術成績―フランス外科学会の調査（Cubertafond, 1994）
治癒切除手術術式と手術死亡率

手術術式	患者数（%）	手術死亡率（%）
胆嚢摘出術	101 (65)	12
胆嚢摘出術＋隣接臓器切除	2 (1)	
胆嚢摘出術＋肝床切除	35 (23)	25
胆嚢摘出術＋S4・5切除	12 (8)	20
胆嚢摘出術＋肝右葉＋S4切除	5*(3)	0

* 全例T4で50%生存期間は6カ月間 〔文献159）より引用〕

表51 1980年代の胆嚢癌手術成績―フランス外科学会の調査（Cubertafond, 1994）
ステージ別の手術死亡率と生存期間

ステージ*	患者数（%）	手術死亡率（%）	生存期間（月） 平均	50%
Tis	26(4)	4	>60	—
T1	21(3)	5	23	24
T2	60(8)	2	26	24
T3	241(32)	13	8	6
T4	398(53)	24	2	3

* AJCCのTNM分類 〔文献159）より引用〕

2. 日本の手術成績

次に1990年代前半に日本から発表された興味ある論文を紹介したい。上記の欧米の論文と比べてかなり良好な手術が日本で行われるようになったことを示している。

（1）Ouchiは東北大学病院で切除された胆嚢癌症例を1960〜1970年代と，診断技術の発展した主に1980年代との前・後期に分けて検討したところ，前期に比べて後期には早期のm，pm癌の頻度が上昇し，また治癒切除率も有意に向上し，手術死亡率は減少して，生存曲線は改善し，5年生存率も有意に上昇したことを報告した（表52，図72）[160]。

（2）Shiraiは新潟大学病院で1981〜1990年までに根治切除を行った胆嚢癌症例81例のうち，1986年10月までに手術を行って5年以上経過観察のできた40症例を対象として手術成績を検討した。切除術式は進展度に応じて肝切除や膵頭十二指腸切除にリンパ節郭清を加えることにより，R0手術を行って多くの長期生存例を得ることができた。リンパ節転移陰性の20例では19例にR0手術を行い，17例（85%）が5年生存した。リンパ節転移陽性の20例では13例にR0手術を行い，9例（45%）が5年生存した（表53）。リンパ節転移が陽性でもR0手術の13例中9例（69%）が5年生存したことになり，ステージIII・IV症例であってもR0手術をめざした根治手術を行う意義が十分にあることが示された[161]。

3. 胆嚢癌手術の東西比較

最後に1991年の"World J. Surg."の5・6月号に特集として組まれた胆嚢癌の手術治療成績について米・独・日から発表された論文から当時の現状を知ることができる。

（1）米国の胆道外科のメッカといわれているレー

表52 胆嚢癌に対する手術成績―前期と後期の比較（東北大学病院，Ouchi，1993）

時期	手術術式						手術死亡	治癒切除	m, pm癌	5年生存率
	胆摘	胆摘+胆管切除	拡大胆摘	拡大胆摘+胆管切除	拡大肝右葉切除+胆管切除	合計				
前期	10	3	12(2)		1(1)	26	3(12%)	7(27%) ⎤ $p<0.001$	2(8%) ⎤ $p<0.05$	30.4% ⎤ $p<0.01$
後期	6	1	13	4	1	25	0	19(76%) ⎦	9(36%) ⎦	60.8% ⎦

前期：1960〜1978年，後期：1979〜1991年，胆摘：胆嚢摘出術 〔文献160）より引用〕

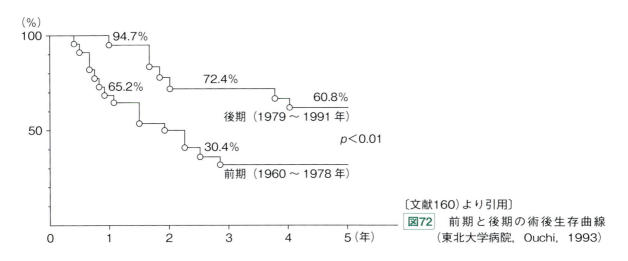

〔文献160）より引用〕

図72 前期と後期の術後生存曲線（東北大学病院，Ouchi，1993）

表53 リンパ節転移別の胆嚢癌治療成績（根治切除40例）（新潟大学病院，Shirai，1992）

リンパ節転移		TNMステージ				治癒度		術後経過		
		I	II	III	IV	R0	R1・2	5年生存例	再発死亡例	
陰性	20例	6	13	1	0	19	1	17(85%)	R1	1年7カ月
陽性	20例	0	0	19	1	13	7	9(45%)	R1・2	4（<15カ月）
										1（<5年）
							R0 9/13（69%）		他病死	2（<2年，<4年）

〔文献161）より引用〕

ヒー・クリニックのGagnerとRossi[162]は前述の代表論文であるNevin[153]，Wanebo[147]，Morrow[152]にテキサス大学のRoberts[163]の49例（切除例は25例）を加えた4施設，273症例の外科治療成績の集計結果を発表した。ステージ別ではVが152例（55.7%）と過半数を占め，I・II合わせても42例（15.4%）と少ない。ステージ別の5年生存率はI 59%，II 40%，III 9%，IV 7%，V 1%と不良であった（表54）。集計結果から後方視する研究ではもっとも多く行われた単純胆嚢摘出術よりももっと根治的なリンパ節郭清を伴う肝床切除や肝右葉切除などの手術に価値を見出すことはできなかった。そして，これらの手術法の優劣を比較するためには多施設共同のrandomized controlled trial（RCT）を行う必要があると述べた。

（2）ドイツのエアランゲン-ニュールンベルク大学病院のGallは1970〜1989年までに治療した113例の胆嚢癌の手術成績を検討した[164]。治癒切除は34例（30%）に行われたが，これには初回手術例が21例，再手術例が13例含まれた。一方，姑息切除に終わったのは42例（37%）で，それぞれの手術死亡は初回手術例で1例（4.8%），姑息切除例で8例（19.0%）認められた。手術後50%生存期間は初回治癒切除42カ月間，再手術12.5カ月間，姑息切除5カ月間，非切除2カ月間であり，再手術例，姑息手術例での予後は不良であった（表55）。しかし，治癒切除例のなかにはステージI，IIは7例ずつであったが，IIIが9例，IVが11例と進行した症例が多く占められていることから，他臓器浸潤を認める症例であっても切除できる病変であれば積極的な手術を行うべきであると述べている。

（3）三重大学第一外科のOguraは1979年1月〜1988年12月までの10年間に，日本の172施設で行われた胆嚢癌手術4,567例中，正確に記録を収集できた1,686例を対象とした手術成績を検討した[165]。根治手

表54 米国での胆嚢癌の手術成績（4施設集計, 273症例, 1991）

	Nevin のステージ				
	Ⅰ	Ⅱ	Ⅲ	Ⅳ	Ⅴ
患者数	18	24	49	30	152
1年生存率	83%	71%	33%	21%	3%
5年生存率	59%	40%	9%	7%	1%

〔文献162）より引用〕

表55 ドイツでの胆嚢癌の手術成績（Gall, 1991）

	患者数(%)	手術死亡(%)	生存期間(月)	
			平均	50%
治癒切除	34(30)			
初回手術	21	1(4.8)	48.1	42.0
再手術	13		14.0	12.5
姑息切除	42(37)	8(19.0)	5.8	5.0
非切除手術または非手術	37(33)	9(24.3)	3.6	2.0
合　計	113	18(15.9)		

〔文献164）より引用〕

表56 日本の胆嚢癌手術—172施設からの集計（Ogura, 1991）
a：手術術式と術後合併症

		手術術式		
		単純胆嚢摘出術	拡大胆嚢摘出術	肝葉切除術
全症例	1,686	725	659	302
術後合併症	383(22.7%)	93(12.8%)	144(21.9%)	146(48.3%)
縫合不全	96	17	49	30
肝不全	83	14	10	59
呼吸不全	68	19	21	28
出血	66	17	24	25
DIC	44	6	16	22
腎不全	32	6	9	17
心不全	19	5	7	7
その他	138	36	55	47
手術死亡	90(5.3%)	21(2.9%)	15(2.3%)	54(17.9%)

〔文献165）より引用〕

b：膵頭十二指腸切除術を伴う肝切除術式

肝切除術式	患者数（%）
肝床切除術	64(42.7)
拡大右葉切除術	40(26.7)
S4a・5切除術	24(16.0)
右3区域切除術	14(9.3)
中央2区域切除術	2(1.3)
その他	6(4.0)
計	150

〔文献165）より引用〕

c：肝膵十二指腸切除術後（n=150）の合併症と手術死亡

術後合併症と手術死亡	患者数（%）
術後合併症	81(54.0)
縫合不全	34
肝不全	26
呼吸不全	15
出血	14
腎不全	13
DIC	11
その他	19
手術死亡	23(15.3)

〔文献165）より引用〕

術は984例，非根治手術は702例に行われた．手術術式は単純胆嚢摘出術725例，拡大胆嚢摘出術659例，肝葉切除術302例であり，それぞれに術後合併症が93例（12.8%），144例（21.9%），146例（48.3%）に発生し，手術死亡は21例（2.9%），15例（2.3%），54例（17.9%）に発生した（**表56a**）．日本では癌の局所進展に応じてさまざまな積極的な拡大手術が行われたが，そのなかでも膵頭十二指腸切除にさまざまな肝切除を加えた拡大手術が150例に行われた（**表56b**）．ところが，このような肝膵十二指腸切除術には重篤な術後合併症が81例（54.0%）に発生し，手術死亡は23例（15.3%）に認められた（**表56c**）．癌の深達度別の生存率は欧米諸国に比べてかなり良好であり，その5年生存率は粘膜内82.6%，固有筋層内

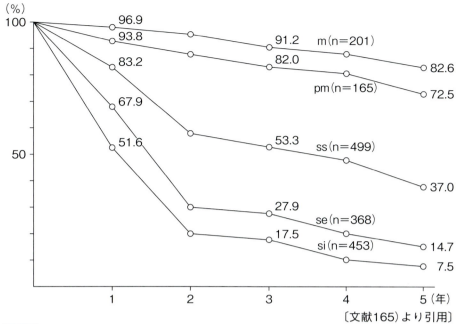

図73 深達度別にみた術後生存曲線（日本の172施設からの集計，Ogura, 1991）
m vs. ss, se, si $p<0.01$, pm vs. ss, se, si $p<0.01$

表57 胆嚢癌の浸潤型と手術成績（千葉大学第一外科，Miyazaki, 1996）

浸潤型	患者数（%）			
	全体	治癒切除	術後合併症	手術死亡
Ⅰ．肝浸潤型	15（34.1）	14（93.3）	5（33.3）	2（13.3）
Ⅱ．胆管浸潤型	1（2.3）	1（100）	1（100）	0（0）
Ⅲ．肝・胆管浸潤型	26（59.1）	7（26.9）	14（53.8）	7（26.9）
Ⅳ．消化管浸潤型	2（4.5）	1（50）	0（0）	0（0）
計	44	23（52.3）	20（45.5）	9（20.5）

〔文献166）より引用〕

72.5%，漿膜下層37.0%，漿膜露出14.7%，隣接臓器浸潤7.5%であった（図73）。

このように米・独・日の間には胆嚢癌に対する手術に関して共通した考え方があるわけではなく，日本では米・独に比べてかなり積極的な拡大手術を行って，それなりに良好な手術治療成績をあげていることがわかる。

Ⅳ 1990年代後期の東西比較

1990年代に日本では広範肝切除，広範リンパ節郭清，膵頭十二指腸切除（PD），門脈合併切除などを用いて局所進行胆嚢癌に対する根治的切除率の向上をめざしたさまざまなチャレンジが行われるとともに，日本発の英文論文も欧米諸国と競って発表されるようになったため，日本の最先端の外科治療実績が速やかに欧米諸国に大きな影響を与えるようになってきた。

1．日本の手術成績

（1）Miyazakiらは1980年11月～1994年1月までに千葉大学病院第一外科で切除した進行胆嚢癌症例44例に対して，肝切除33例，胆管切除・再建28例，膵頭十二指腸切除7例，門脈切除・再建7例を行うなど，積極的な根治切除を行った。そして，その切除例をその進展様式から4つの型に分類した。Ⅰ．肝浸潤型15例，Ⅱ．胆管浸潤型1例，Ⅲ．肝・胆管浸潤型26例，Ⅳ．消化管浸潤型2例であり，治癒切除率はⅠ型はⅢ型より高く（$p<0.0001$），術後合併症発生率，手術死亡率はⅠ型で低く，Ⅲ型で高かった（表57）。術後生存率はⅠ型は他のⅡ～Ⅳ型に比べて有意に（$p<0.05$）良好であり，Ⅰ型の7例は5年以上生存中であるのに対して，Ⅱ～Ⅳ型は全例3年以内に死亡した。

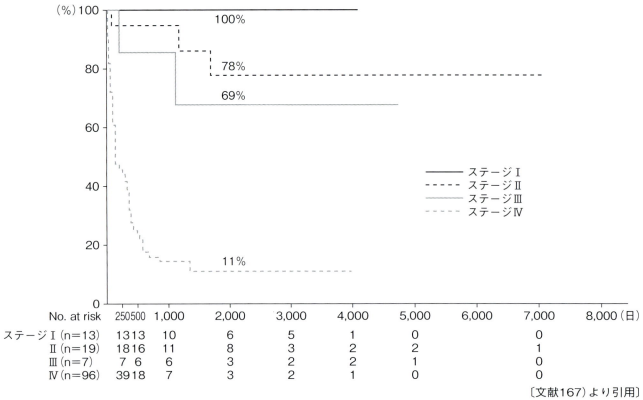

図74　胆嚢癌ステージ別生存曲線（筑波大学病院，Todoroki，1999）

〔文献167）より引用〕

　以上の結果から，術前に進展様式をよく診断すれば，切除術式を計画するのに役立ち，かつ肝浸潤型の場合は良好な予後を期待して根治手術を行うことを主張した[166]。

（2）Todorokiらは1976年10月〜1998年2月までに筑波大学病院で135例の胆嚢癌を切除し，そのうち123例に根治手術を行った。35例に肝切除あるいは膵頭十二指腸切除を行い，96例のステージⅣ症例のうち17例（13.8%）（敗血症11例，出血4例，肝不全3例，多臓器不全8例）に合併症が併発した。1カ月以内に5例（4%）が死亡し，在院死亡は12例（9.8%）に認めた。そして，全体で22例が5年以上生存した。5年生存率は36%で，ステージ別ではⅠ（13例）100%，Ⅱ（19例）78%，Ⅲ（7例）69%，Ⅳ（96例）11%であった（図74）。そして，ステージⅣであっても注意深く患者を選択して根治手術を行えば予後の改善につながると述べている[167]。

2．欧米の手術成績

（1）ドイツのBloechleらはハンブルグ大学病院で1984〜1993年までに手術を行った74例の胆嚢癌のうち66例を切除した。根治切除39例の切除術式はリンパ節郭清を伴う胆嚢摘出術12例，S4・5切除術17例，拡大肝右葉切除術10例で，ステージ別ではⅡ 9例（23%），Ⅲ 20例（51%），Ⅳ 10例（26%）であった。術後合併症は13例（20%）に発生し，拡大肝右葉切除後に1例（1.5%）が肝不全死した。術式別の術後平均生存期間はそれぞれ23.3カ月間，25.0カ月間，26.3カ月間であり，術式による術後生存期間には差はなかったが（表58，図75a），30例のR0手術全体では25.1±4.9カ月間で，9例のR1手術の8.1±1.5カ月間や27例の姑息手術の4.5±0.5カ月間よりも有意に（$p<0.01$）長かった（図75b）。

　以上の結果から，肝切除により治癒切除ができれば許容範囲内の術後合併症率，死亡率で生存率を向上させることができると述べた[168]。

（2）Benoistらはフランスの外科研究大学協会の下で1975〜1986年までの間に25施設から274例の胆嚢癌を集計した。そのうち，姑息的治療を行った97例を除いて，177例には開腹手術が行われ，91例は非切除に終わり，残りの86例（48.6%）に根治手術を行った。86例中65例は単純胆嚢摘出術を行い，残りの21例（24.4%）には胆管切除を伴う肝切除に局所リンパ節郭清を行った。肝の切除術式は腫瘍の進展により，S4・5切除かあるいは拡大右葉切除が行われた（表59）。癌の進達度はT1（粘膜，筋層）36例，T2（漿膜下層）32例，T3（漿膜外）9例，T4（2臓器浸潤）

表58　胆嚢癌根治切除例の手術成績（ハンブルグ大学病院，Bloechle，1995）

	患者数							平均生存期間
	II	III	IV	計	R0	R1	手術死亡	（R0）
胆嚢摘出術	6	6	0	12	6（50%）	6（50%）	0	23.3カ月間
S4・5切除術	3	10	4	17	14（82%）	3（18%）	0	25.0カ月間
拡大肝右葉切除術	0	4	6	10	10（100%）	0	1（10%）	26.3カ月間
計	9	20	10	39	30（77%）	9（23%）	1（2.6%）	25.1カ月間

〔文献168）より引用〕

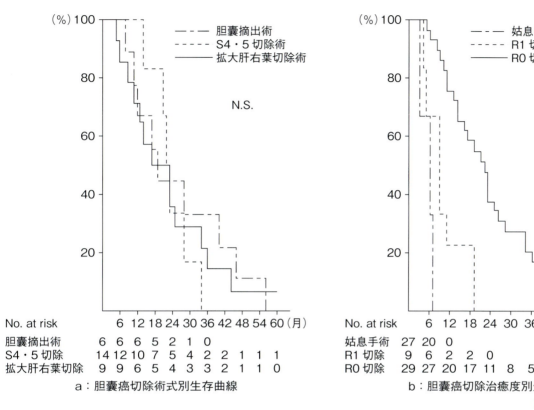

a：胆嚢癌切除術式別生存曲線　　b：胆嚢癌切除治癒度別生存曲線

〔文献168）より引用〕

図75　胆嚢癌切除後の生存曲線（ハンブルグ大学病院，Bloechle，1995）

表59　手術術式別にみた胆嚢癌切除例とその病期（フランス外科研究大学協会，Benoist，1998）

手術術式	ステージ				計
	I	II	III	IV	
単純胆嚢摘出術	36	23	6	0	65
根治切除術	0	3	9	9	21
S4・5切除＋BD	0	3	8	7	18
拡大肝右葉切除＋BD	0	0	1	1	2
S4・5切除＋BD＋PD	0	0	0	1	1
計	36	26	15	9	86

〔文献169）より引用〕

BD：胆管切除，PD：膵頭十二指腸切除

9例で，リンパ節転移の調査ができた37例中，有転移例は14例（37.8%）で，23例には転移はなかった。86例中手術死亡は3例（3.5%）に認められた。65例の胆嚢摘出術後の5年生存率はステージI（36例）で44%，II（23例）22%，III（6例）0%であった（$p < 0.05$）（図76a）。また，根治切除を行った21例の5年生存率は27%で，50%生存期間は8カ月間であった。症例数が少ないのでステージII～IVの間に有意差は認められなかった（図76b）。リンパ節転移のなかった13例の5年生存率は43%であったが，リンパ節転移があった場合は全例1年以内に死亡した。

以上の所見から，根治切除術式はリンパ節転移のない症例にのみ行うべきであると述べた[169]。

（3）ニューヨークのMSKCCのBartlettらは1985～1993年までに治療をした胆嚢癌患者のうち58

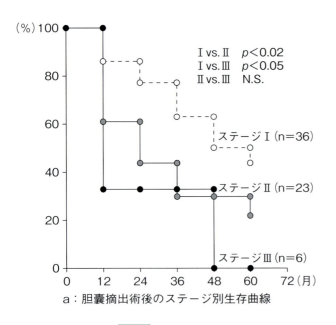
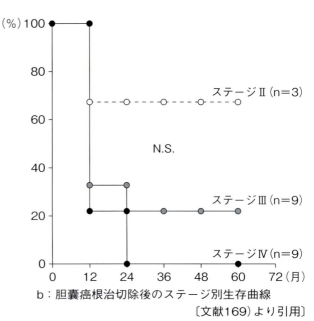

図76　胆嚢癌の手術後生存曲線（フランス外科研究大学協会，Benoist，1998）
〔文献169)より引用〕

表60　胆嚢癌切除例の術後成績（MSKCC，Bartlett，1996）

切除術式	患者数	術後合併症（％）	手術死亡	入院期間（day）
肝床切除・S4a・5切除	11	1 (9)	0	10
肝右葉切除	3	2 (67)	0	21
右3区域切除	9	3 (33)	0	21.5
計	23	6 (26)	0	11.5
肝切除＋胆管切除	10	5 (50)	0	23.5

〔文献170)より引用〕

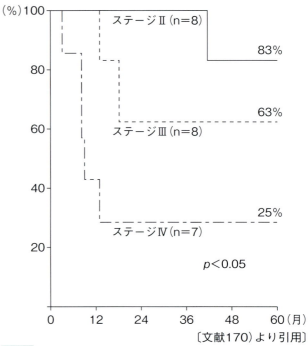

図77　胆嚢癌切除例のステージ別生存曲線（MSKCC，Bartlett，1996）

例に手術を行い，23例（40％）を切除した．肝床切除またはS4a・5切除11例，肝右葉切除3例，肝右3区域切除9例で6例（26％）に術後合併症を併発したが，手術死亡例はなかった．一方，肝切除に胆管切除を加えた10例中5例（50％）に術後合併症が発生した（表60）．閉塞性黄疸を呈した20例中切除例は4例（20％）で，そのうち1例のみが18カ月以上生存した．35例の非切除例の50％生存期間は5.2カ月で，1例のみが2年生存した．切除できた23例の術後5年生存率は58％であったが，これらをステージ別に分けて検討すると，ステージⅡ 83％，Ⅲ 63％，Ⅳ 25％であった（図77）．58例の手術例のなかには胆嚢摘出術後に胆嚢癌が発見されて再手術を行った17例が含まれていた．17例中12例(71％)が切除可能であった．切除術式は肝床切除5例（1例に胆管切除），肝右葉切除2例（1例に膵頭十二指腸切除），肝右3区域切除5例（4例に胆管切除）であり，12例中3例には初回手術後に発生した播種巣を認めたが，術後5

年生存率は41％であった．この3例中2例は8カ月，13カ月後に再発死亡し，他の1例は13.5カ月再発生存中である．そして，この3例を除いた9例の術後5年生存率は63％であった．また，23例中13例（57％）にリンパ節転移を認め，全例18カ月以内に死亡した．リンパ節転移を認めなかった10例の術後5年生存率は81％であった．多変量解析により，リンパ節転移のみが切除後の予後規定因子であることが判明した．

　以上のような所見から，Bartlettらは胆管周囲以遠

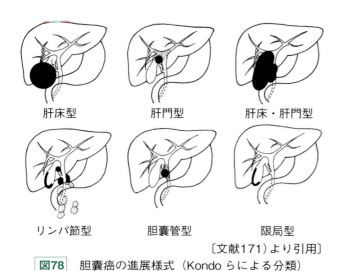

図78　胆嚢癌の進展様式（Kondoらによる分類）
〔文献171）より引用〕

のリンパ節転移を認めたら治癒切除の適応とはならないが，リンパ節転移がなければT4でも切除すべきであり，また胆嚢摘出後に発見されたT2，T3症例は唯一再切除により長期生存が得られると述べた[170]。

以上のように，日本では欧米に比較してより局所進展の進んだ進行癌に積極的に肝切除や膵頭十二指腸切除，時には門脈合併切除まで併用して，切除率を上げる努力をした結果，術後合併症や在院死亡率が上昇したが，長期生存例が出るようになった。欧米では肝のS4・5切除や拡大右葉切除も行われるようになったが，在院死亡率が低いのが目立つ。ただドイツでは長期生存例がいまだみられていない。それに比べてMSKCCでは23例の肝切除後の5年生存率が58％と高く，さらに10例のN0症例では81％と上昇し，きわめて良好な手術成績であるといえる。

V　日本の拡大手術の影響

KondoらはMiyazakiらよりもさらに多くの症例を対象として胆嚢癌の進展様式を6型に分類して，それぞれの型に応じた肝切除，PD，門脈切除などを用いた拡大手術の成績を報告した[171]。

名古屋大学病院第一外科で1982〜1999年までに切除した138例の胆嚢癌のうち治癒切除のできた112例（81％）を対象として，癌の進展様式別にその病理所見と手術成績について調査した。進展様式は底部に原発して，大きな腫瘤を形成しながら肝床部から肝浸潤をする肝床型，頸部に原発して，腫瘤は小さいがびまん性に肝門部に浸潤して閉塞性黄疸を呈する肝門型，大きな腫瘤を形成して胆嚢全体を占居し，周辺臓器にも浸潤する肝床・肝門型，原発病巣は大きくなくてリンパ節転移巣のほうが目立つリンパ節型，胆嚢管に原発し，腫瘤は小さいが総胆管まで進展して閉塞性黄疸を呈する胆嚢管型，進展が胆嚢内に限局した限局型の6つの型に分類した（図78）。手術症例の大部分が進行癌であるため，ステージIV，T4，N（＋）症例が多く，肝門部へ浸潤した症例には原則として拡大肝右葉切除，局所進展の様子によっては膵頭十二指腸切除（約30％），門脈合併切除（約25％）が行われた。高侵襲の手術であり，かつ術前に閉塞性黄疸を伴った症例も多いため術後合併症は46％に発生し，術後在院死亡は10例（9％）に認められた。全体の術後1，3，5年生存率および50％生存期間は各々60％，33％，25％，18カ月間であった（表61）。

さらにKondoらは1979〜1994年までに名古屋大学病院第一外科で手術を行った116例の胆嚢癌のうち，ステージIIIおよびIVの68例に行った拡大肝右葉切除（40例），膵頭十二指腸切除（PD）（23例），門脈合併切除（23例）を含んだ拡大手術の成績とその意義について検討した。ステージI〜IIIまでの21例には在院死はなかったが，ステージIVの59例の術後合併症発生率と在院死亡率は各々51％，20％と高かった。ステージIVを遠隔転移のないIV（M0）（29例）と転移のあるIV（M1）（30例）とに分けると，ステージIII，IV（M0），IV（M1）の術後合併症発生率，在院死亡率，50％生存期間，術後3，5年生存率は各々33％，0％，22.2カ月間，44％，33％；41％，21％，12.1カ月間，24％，17％；60％，20％，6.6カ月間，7％，3％であった（図79）[172]。

拡大肝右葉切除とPDと門脈合併切除という手術術式はどれ1つをとっても大きな手術侵襲があり，これらを組み合わせた手術は肝膵十二指腸切除（HPD）のなかでももっとも高侵襲のR-HPDと呼ばれている。門脈合併切除を伴うR-HPDという究極の拡大手術は9例に行われたが，9例中3例（33％）が在院死亡し，他6例のなかに3年生存者がいないという厳しい手術成績であった（図80）。

以上のような所見から，ステージIII，IV（M0）の進行胆嚢癌には根治切除を行うべきであり，門脈合併切除やPDは長期生存には寄与しないが，切除不能症例よりも生存期間は良好となると述べた。高侵襲手術のリスクはあるものの，切除限界の症例へのチャレンジの価値について評価した。

一方，1991年以後，日・独・米からのステージIII・IV胆嚢癌に対する拡大手術と術後長期生存例に関する報告が集計されたが，日6，独3，米1と論文数では

表61 胆嚢癌の病理所見と手術成績（名古屋大学病院第一外科，Kondo，2002）

	進展様式（患者数）						
	全体 (112)	肝床型 (20)	肝門型 (26)	肝床・肝門型 (18)	リンパ節型 (15)	胆嚢管型 (9)	限局型 (24)
ステージ（UICC）	n（%）						
Ⅰ	9 (8)						9 (38)
Ⅱ	11 (10)					2 (22)	9 (38)
Ⅲ	14 (13)	1 (5)	2 (8)		1 (7)	5 (56)	5 (21)
ⅣA	24 (21)	6 (30)	11 (42)	6 (33)		1 (11)	
ⅣB	54 (48)	13 (65)	13 (50)	12 (67)	14 (93)	1 (11)	1 (4)
T							
1	9 (8)						9 (38)
2	16 (14)				3 (20)	2 (22)	11 (45)
3	20 (18)	3 (15)	1 (4)		6 (40)	6 (67)	4 (17)
4	67 (60)	17 (85)	25 (96)	18 (100)	6 (40)	1 (11)	
N							
0	46 (41)	4 (20)	10 (38)	5 (28)		7 (78)	20 (84)
1	15 (13)	5 (25)	3 (12)	1 (6)	1 (7)	2 (22)	3 (12)
2	51 (46)	11 (55)	13 (50)	12 (66)	14 (93)		1 (4)
拡大肝右葉切除	56 (50)	8 (40)	25 (96)	18 (100)	5 (33)	0	0
膵頭十二指腸切除	33 (29)	7 (35)	6 (23)	8 (44)	9 (60)	2 (22)	1 (4)
門脈切除	28 (25)	2 (10)	12 (46)	8 (44)	5 (33)	1 (11)	0
術後合併症	52 (46)	8 (40)	17 (65)	12 (67)	8 (53)	3 (33)	4 (17)
在院死亡	10 (9)	1 (5)	6 (23)	2 (11)	1 (7)	0	0
生存率（%）							
1年	60	50	52	49	51	67	91
3年	33	18	25	14	15	56	80
5年	25	18	6	14	7	28	73
50%生存期間（月）	18	11	12	9	16	46	171

〔文献171）より引用〕

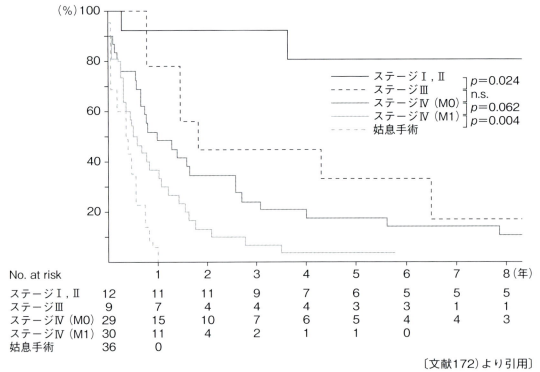

〔文献172）より引用〕

図79 ステージ別の術後生存曲線（名古屋大学病院第一外科，Kondo，2002）

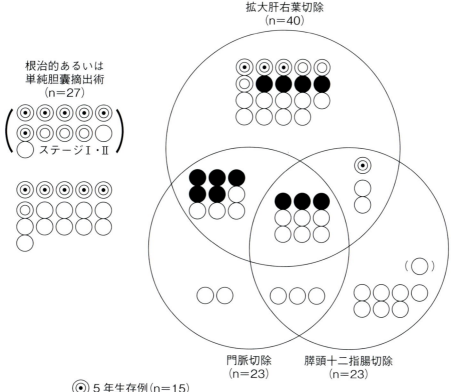

図80 80例の根治切除例の手術術式と術後経過（名古屋大学病院第一外科, Kondo, 2000）

表62 日・独・米におけるステージⅢ，Ⅳ胆囊癌に対する拡大手術と長期生存例（Kondo, 2002）

発表者	（国）	発表年	拡大手術			長期生存者数			
						ステージⅢ		ステージⅣ	
			ERH	PD	PV	3年	5年	3年	5年
Gall	（独）	1991	1			2	1	1	
Todoroki	（日）	1991	2	4				1	
Chijiiwa	（日）	1994		3		6	4	1	
Rückert	（独）	1996	7				1		1
Bartlett	（米）	1996	12					2	
Okamoto	（日）	1996	5	9			3		1
Miyazaki	（日）	1996	21	7	7			4	2
Tsukada	（日）	1996	18	22			10		2
Paquet	（独）	1998	7				4		2
Kondo	（日）	2002	40	23	23	4	3	9	6

ERH：拡大肝右葉切除，PD：膵頭十二指腸切除，PV：門脈切除・再建術　　〔文献172）より引用〕

日本が圧倒的に多く，拡大肝右葉切除の手術数も日本が多く，PDや門脈合併切除は日本のみで採用された。ステージⅢもⅣも長期生存者数は日本が圧倒的に多く，全体を通してみると日本では進行胆囊癌に対して欧米よりも積極的に拡大手術を行い，実際に長期生存例も欧米よりも多く経験していることが明らかである（**表62**）。

さらにKondoらは1979～1994年までの間に名古屋大学病院第一外科で根治手術を行ったT2以上の進行胆囊癌75例中，系統的に局所および傍大動脈リンパ

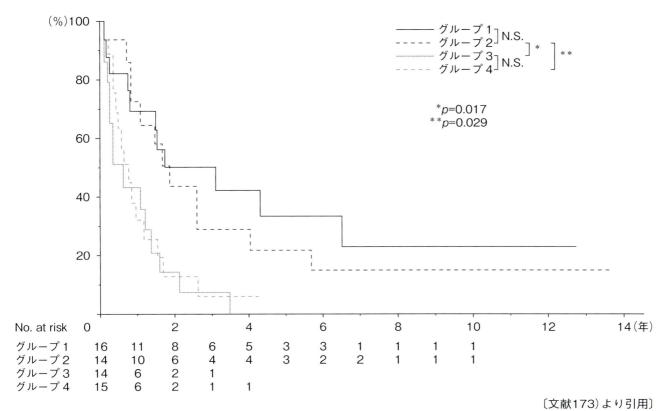

図81　リンパ節転移グループ別生存曲線（名古屋大学病院第一外科，Kondo，2000）

〔文献173）より引用〕

節郭清を行った60例を対象として，拡大リンパ節郭清の意義について検討した。術後合併症発生率と在院死亡率は各々53%，17%と高く，在院死亡者10例中8例は経皮経肝胆管ドレナージ後に拡大肝右葉切除を行った症例である。リンパ節転移はpN1：10例，pN2：34例の計44例（73%）に認められ，23例（38%）で傍大動脈リンパ節転移を認めた。所属リンパ節転移率は傍大動脈が38%ともっとも高頻度で，胆嚢管の30%がこれに続いた。

リンパ節転移のないグループ1，局所リンパ節のみ転移のあるグループ2，傍大動脈転移があり遠隔転移のないグループ3，遠隔転移のあるグループ4の4群に分けて術後生存曲線を比較すると，グループ1と2，3と4の間に有意差はなく，2と3（$p=0.017$），2と4（$p=0.029$）との間に有意差を認めた（図81）。

この結果から，広範囲リンパ節郭清をすることにより局所リンパ節転移を制御できる可能性があるが，傍大動脈リンパ節転移があれば遠隔転移陽性例と同じく予後は不良であるので，根治術に踏み切る前にまず転移率の高い傍大動脈リンパ節の生検を行うことを推奨した[173]。

以上のような日本の動きに対してMSKCCのFongは，1986年7月〜2000年3月までにMSKCCで治療を行った胆嚢癌患者の手術成績について報告した。初回治療例162例中手術例は111例（68.5%）で，根治切除を行ったのは22例（19.8%）であった。一方，他院で初回手術を行った後紹介された248例中142例（57.3%）に再手術を行い，そのうち80例（56.3%）を切除した。手術死亡は拡大肝切除を行った4例（3.6%）（肝不全2，呼吸不全2）に認められた。そして，治癒切除のできた100例を対象として術後成績を調査した。切除術式として肝床切除を39例，S4・5切除19例，肝右葉切除8例，肝右3区域切除33例，肝左3区域切除1例とかなり積極的に広範肝切除による根治手術が行われた。また，92例に門脈周囲リンパ節郭清，62例に胆管切除・胆道再建を行った（表63）。TステージはT2：37例，T3：36例，T4：27例であり，T3，T4でともに5例が5年生存をし，生存率に差はなかった。しかし，T2症例の5年生存率は59%で，T3，T4に比べ有意に（$p=0.003$）良好であった。リンパ節転移の有無ではN（−）64例の5年生存率は54%で，N1（16%），N2（0%）に比べて有意に（$p<0.002$）良好であった。100例全体の50%生存期間は26カ月間で，5年生存率は38%であり，非切除例の5.4カ月間，4%に比べて有意に（$p<0.0001$）良好であった。多変量解析による予後規定因子ではT，Nの他，Nevinのステージ，黄疸の有無が抽出された。興味深いのは初回切除例と再切除例との間の予後に差

表63　100例の胆嚢癌の手術術式（MSKCC, Fong, 2000）

手術術式		患者数	
肝床切除		8	
	＋LND	23*	39
	＋LND＋CBD	8	
S4・5切除	＋LND	3	19
	＋LND＋CBD	16	
肝右葉切除	＋LND	2	8
	＋LND＋CBD	6	
肝右3区域切除	＋LND	2	33
	＋LND＋CBD	31**	
肝左3区域切除	＋LND＋CBD	1	1
	計	100	

〔文献174〕より引用〕

LND：リンパ節郭清，CBD：胆管切除・再建
＊　膵頭十二指腸切除合併1例
＊＊　門脈合併切除・再建2例

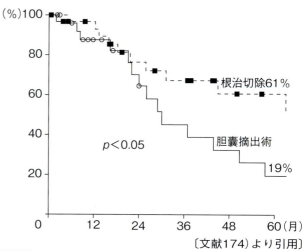

図82　T2胆嚢癌の切除後生存曲線（MSKCC, Fong, 2000）

がなかった。たとえば，T2で根治切除のできた症例の5年生存率は61％であるのに対して，根治切除が可能であるにもかかわらず，再切除をしないで単純胆嚢摘出術に終わった16例の5年生存率は19％であり，両者の間に有意の差（$p<0.05$）を認めた（図82）。

以上の所見から，初回手術で非治癒切除に終わった症例でも精査により再切除が可能であれば積極的に肝切除を用いて根治切除を行うことを推奨している[174]。

コーヒーブレイク⑯

＜日本の手術成績が気になる米国の現場＞

　FongはBartlettの論文の後に，胆嚢癌の2000年までの手術成績について，2000年4月6日〜8日までフィラデルフィアで開催された第120回米国外科学会（ASA）で発表した。1991年にBlumgartが着任後に胆嚢癌に対する広範肝切除の症例が急上昇した。症例の多くに再切除例が含まれているのでBartlettの1993年までの症例数が少ない手術成績と簡単には比較ができないが，手術死亡率は0％から3.6％へと上昇し，ステージ別で比較すると5年生存率はⅡで83％から54％，Ⅲで63％から28％へと下降し，Ⅳで25％から25％と変化はなかった。予後規定因子もNだけであったのが，T，黄疸，Nevinステージなどが加わった。再切除などの治療困難例に積極的にチャレンジすることにより全体の手術成績は数字だけをみれば悪くなることは，臨床の現場でよくみかける事実である。

　また，ルーチンにリンパ節郭清を行うなど日本式の手術が米国に定着してきた感がある。

　ちなみにこのFongが引用した論文37本中13本が日本の外科医の論文である（World J. Surg. 3, Hepatogastroenterology：3, Ann. Surg.：2, Surgery：2, Am. J. Surg.：2, Cancer：1）。ここでも日本の肝胆道外科が米国に大きな影響を与えていることがわかる。

表64 胆嚢癌に対する手術成績の比較（トロント大学病院，Dixon，2005）

手術術式	患者数	R0	肝切除術				PD*	胆管切除	5年生存率	50%生存期間		
			肝床	S4a・5	拡大右葉	計				全体	R0	R1・2
前期 （1990～1996年）	35	9 (26%)	4	1	1	6 (67%) †	0	3 (33%) ††	7% §	9カ月間	18カ月間 ($p<0.02$)	6カ月間
後期 （1997～2002年）	64	29 (45%)	13	8	8	29 (100%)	1	19 (66%)	35%	17カ月間	19カ月間 ($p<0.0001$)	7カ月間
合計	99	38	17	9	9	35	1	22				

† $p<0.04$，†† $p<0.04$，§ $p<0.03$，* PD：膵頭十二指腸切除　　　　〔文献175〕より引用〕

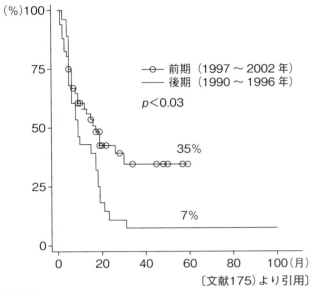

図83 前期と後期の術後全生存曲線（トロント大学病院，Dixon，2005）

VI 今世紀に入ってからの欧米の動き

日本で積極的な手術がどんどん拡大傾向にあり，それが欧米諸国へかなり影響を及ぼしてきたが，北米での動きについて触れてみたい．

1．北米での手術成績

（1） カナダのトロント大学病院のDixonらは1990年1月～2002年5月までの12年間に2つのトロント大学病院（総合病院，マウント・サイナイ病院）で治療を行った99例の胆嚢癌患者を前期（1990～1996年）と後期（1997～2002年）に分けて，その治療成績を比較・検討した[175]．前期は35例，後期は64例で，それらのうち51例に治癒切除を試みたが，R0手術は前期9例（26%），後期29例（45%）の計38例に可能であった．1カ月以内手術死亡率は2%（1/51例），術後合併症は49%に発生した．

肝切除は前期6例（67%），後期29例（100%）に行われ，S4a・5切除や拡大肝切除は後期に多く用いられた．胆管切除も各々3例（33%），19例（66%）と後期に多く用いられた．術後5年生存率および50%生存期間は7%，9カ月間，35%，17カ月間と後期のほうが有意に（$p<0.03$）良好であった（表64，図83）．

このように肝切除や胆管切除を用いて拡大手術によりR0切除が増加して，予後が著明に改善したことが明らかとなった．

（2） Reddyらは，デューク大学病院で1995年8月～2005年12月の間に肝切除を行った連続22例の胆嚢癌症例の手術成績を検討した[176]．

22例中16例（73%）に治癒切除が行われ，11例の拡大肝右葉切除例のうち，残肝容積が25%未満の4例（36%）に術前門脈塞栓術を行った．全例門脈周囲リンパ節郭清を行った．術後重症合併症が22例中8例（36%）に発生した．それらはS4・5切除の11例では3例（27%），拡大右葉切除の11例では5例（45%）に発生したが，術式による発生頻度の差はなかった（$p=0.42$）．S4・5切除の7例中1例（14%）が敗血症から多臓器不全に陥り死亡した（表65）．一方，肝切除に胆管切除を加えた12例では7例（58%）に合併症が発生し，胆管切除を加えなかった10例では1例（10%）にのみ合併症が発生し，両者の間に有意の差（$p<0.05$）を認めた．腹腔鏡下胆嚢摘出術後に拡大肝右葉切除を行った7例と小肝切除を行った9例の術後50%生存期間を比較すると52カ月間と62カ月間であり，両者に有意差はなかった（$p=0.79$）．5年生存例は7例であり，その生存期間は肝床切除では62カ月間，68カ月間，122カ月間，S4・5切除では62カ月間，76カ月間，拡大肝右葉切除ではT3またはN1症例であったが67カ月間，71カ月間生存した．9例のT2（ss）と12例のT3（sまたはhinf+）との間の生存率には有意差（$p=0.02$）があったが，無再発生存

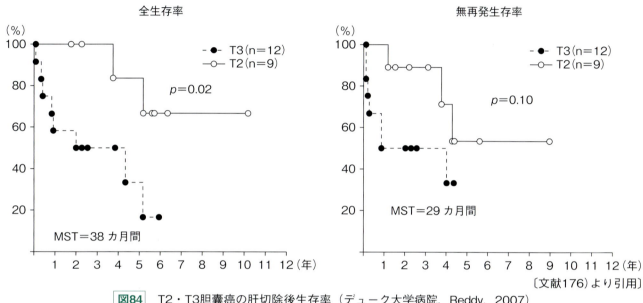

表65 胆嚢癌に対する肝切除術（デューク大学病院，Reddy，2007）

肝切除術式	患者数	重症術後合併症		再手術	術後死亡
S4b・5切除	7	1	(27%)	1（14%）	1＊ (14%)
S4b・5＋胆管切除	4	2	$p=0.42$	2（50%）	0
拡大肝右葉切除	3	0	(45%)	0	0
拡大肝右葉＋胆管切除	8	5		0	0
計	22	8 (36%)		3（14%）	1（5%）

＊敗血症，MOF 〔文献176）より引用〕

図84 T2・T3胆嚢癌の肝切除後生存率（デューク大学病院，Reddy，2007）

率には差はなかった（$p=0.10$）（図84）。

以上のような結果から，拡大肝右葉切除術でR0手術を行えば根治的胆嚢摘出術よりも予後を改善するとはいい切れないが，T3やN1症例でも長期生存する可能性があり，有益であると述べている。Reddyは一方では1991年のOgura[165]の日本の集計（表56，図73参照）以降に10例以上の拡大肝切除を行った報告例を調査したところ，日本を中心に進行胆嚢癌に対して拡大肝切除が行われるようになったが，術後合併症発生率は20～67%，手術死亡率は10～30%で，3年，5年生存例は共に数人しかいないという日本での手術療法の厳しさを示した（表66）。

（3）カリフォルニア州サンタモニカのジョン・ウェイン癌研究所のWrightは，2007年3月25～29日までカリフォルニア州ランチョ・ミラージュで開催された第59回米国南西部外科学会で全米の胆嚢癌治療の実情を発表した。1988～2002年までに登録されたT2胆嚢癌の外科治療の実態を全国調査したところ，最近の肝切除術や周術期管理法により，手術死亡がごく少なくなったにもかかわらず，大部分の限局性胆嚢癌患者は積極的な再切除を受けることなく胆嚢摘出術のみが行われていることが判明した。国の推奨している治療法と実際に全米で広く行われている手術法との間に乖離がみられるのは，胆嚢癌に対して臨床医が消極的であったり，最近の治療指針や積極的な手術療法の重要性に関する情報が欠落しているからかもしれないと述べている[177]。

（4）トロント大学外科のCoburnらは1988～2003年までに北米の主要施設から米国国立衛生研究所（National Institutes of Health；NIH）に登録されたT1-T3でM0の胆嚢癌切除例2,835例において，en bloc切除およびリンパ節郭清の効果について多変量解析をしたところ，T1ではen bloc切除，T2ではen bloc切除とリンパ節郭清，そしてT3ではリンパ節郭清が予後の改善につながったことが明らかとなった。ただし，en bloc切除例は全体の8.6%，リンパ節郭清は5.3%にしか行われていないという北米の厳しい現実も明らかとなった[178]。この論文のなかで，Co-

表66 胆嚢癌に対する拡大肝切除10例以上の報告例（Reddyの集計，2007）

	報告年	患者数	死亡率(%)	合併症発生率(%)	生存	備考
Ogura	1991	302	18	48		拡大肝切除は小切除よりも死亡率が高い
Matsumoto	1992	10	10	20	平均30±21カ月（拡大肝右葉＋胆管切除）	10例中9例治癒切除，ステージⅢ 1例，ステージⅣ 9例
Bloechle	1995	10	10	30	3年生存例：3 5年生存例：0	10例中9例治癒切除，ステージⅢ 4例，ステージⅣ 6例 切除術式により予後に影響なし
Bartlett	1996	12	0	42		平均在院日数 21日
Tsukada	1996	18	0	34		
Fong	2000	42	10			肝葉切除，閉塞性黄疸は術後死亡に関与
Endo	2001	10			3年生存例：2	肝葉切除は肝十二指腸間膜浸潤例の生存期間を延長する
Kondo	2002	40	30		3年生存例：7 5年生存例：4	全例ステージⅢ・Ⅳ，術後死亡の主因は肝不全 閉塞性黄疸は術後死亡に関与
Kondo	2002	56	19	67	3，5年生存率： 肝床・肝門型 14%, 14% 肝床型 18%, 18%	ステージⅢ 1例，ステージⅣ 45例
Kondo	2003	51	>20			黄疸肝に対する拡大肝右葉切除が術後死亡に関与
Nagino	2006	61	18		3年生存例：10 5年生存例：5	全例門脈塞栓術施行，残肝の低予備能が術後死亡に関与
Reddy	2006	11	0	45	3年生存例：3	全例治癒切除

〔文献176）より引用〕

burnらは日本のセンターではen blocの肝胆道切除にリンパ節郭清を伴うもっと積極的な手術が行われて，予後の改善につながっているが，北米ではこの手術を受け入れるのが遅れたと述べている．最後にCoburnらが述べた言葉が興味深い．「積極的手術が安全で効果的に生存率を向上させているにもかかわらず，手術が複雑であるのできわめて少数の患者しかこの手術を受けていない．十分な経験を積んだ腫瘍外科の専門病院では積極的手術の最善の結果が得られるので，このまれではあるが治り得る病気の治療方法について，外科仲間の間でもっと自覚するようにすることが肝要である」と北米の肝胆道外科臨床の厳しい現状を示しつつ，肝胆道外科の発展を訴えた．

（5）次に，最近の米国の胆嚢癌に対する外科医療を如実に表している論文を紹介しよう．米国では全国総合癌ネットワーク（National Comprehensive Cancer Network；NCCN）のガイドラインで胆嚢癌にはリンパ節郭清を伴う肝切除を行うことが推奨されている[179]．そこでジョンス・ホプキンス大学病院のMayoは，1991～2005年までの間にメディケアに登録されている2,955例の症例を対象として5～2年ごとの期間を区切って手術法の変遷について調査した．肝切除を伴う根治手術の頻度は低いながらも12～16％と上昇した（$p<0.001$）．リンパ節郭清の頻度もわずかに上昇した（$p<0.001$）（表67）．全体の術後1，3，5年生存率は56％，30％，21％で変化はなかったが，同じTステージの場合はリンパ節を3個以上郭清した根治切除をすると生存率が上昇した（図85）．

結論としては，胆嚢癌に対するNCCNのガイドラインは米国ではあまり守られておらず，外科手術成績の経時的な改善はみられないと述べた[180]．この膨大なデータこそが20世紀末から21世紀にかけての米国での胆嚢癌外科治療の実態であろうと思われた．

（6）イタリアでは米国とは異なり，日本の肝胆道外科の影響を強く受けている手術成績を発表している．トリノのBirnbaumとCapussottiのグループは1990～2011年までに78例のT3，T4の胆嚢癌を切除した．胆嚢摘出術1例，肝S4b＋5切除55例，右葉切除3例，左葉切除2例，右3区域切除17例であり，それらの手術に合わせて尾状葉切除8例，総胆管切除40例，膵頭十二指腸切除10例と癌の局所進展に合わせて積極的な周囲臓器の切除が行われており，米国よりは日本に近い治療方針であることがわかる．90日以内手術死亡率は8％（6例）であった．結論として

表67　米国における胆嚢癌の手術成績の経時的変化（Mayoによる調査，2010）

期間	1991〜1995年	1996〜1999年	2000〜2002年	2003〜2005年	全体	
症例数	681	543	833	898	2,955	
全体の割合（%）	23.0	18.4	28.2	30.4	100	
手術術式						
腹腔鏡下胆嚢摘出術	156(22.9)	214(39.4)	340(40.8)	408(45.4)	1,118(37.8)	
肝切除術	47(6.9)	37(6.8)	71(8.5)	108(12.0)	263(8.9)	
部分肝切除術*	47(6.9)	35(6.4)	69(8.3)	101(11.2)	252(8.5)	$p=0.001↑$
リンパ節郭清≧1個*	162(23.8)	138(25.4)	252(30.3)	292(32.5)	844(28.6)	$p<0.001↑$
リンパ節郭清≧3個*	33(4.8)	26(4.8)	71(8.5)	75(8.4)	205(6.9)	$p<0.001↑$
胆管切除・再建*	37(5.4)	25(4.6)	19(2.3)	33(3.7)	114(3.9)	$p=0.02↓$
単独胆嚢摘出術	625(91.8)	507(93.4)	789(94.7)	832(92.7)	2,753(93.2)	
根治的胆嚢摘出術	56(8.2)	36(6.6)	44(5.3)	66(7.3)	202(6.8)	
根治肝切除*	83(12.2)	54(9.9)	100(12.0)	146(16.3)	383(13.0)	
根治肝葉切除+リンパ節郭清≧3個*	<11(<1.6)	<11(<2.0)	27(3.2)	44(4.9)	93(3.1)	
AJCC N1	78(11.5)	59(10.9)	115(13.8)	145(16.1)	397(13.4)	
術後合併症*	249(36.6)	191(35.2)	244(29.3)	285(31.7)	969(32.8)	$p=0.01↓$
術後死亡	23(3.4)	26(4.8)	31(3.7)	44(4.9)	124(4.2)	
50%生存期間（月）	16.0	15.0	16.0	15.0	16.0	
5年生存率（%）	21.4	22.8	21.3	NR	21.3	$p=0.60→$

*有意に時期的な変動あり　　〔文献180)より引用〕

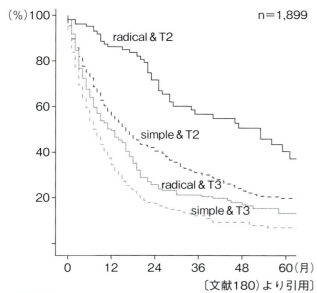

図85　米国におけるT2，T3胆嚢癌の術後生存曲線（Mayoによる調査，2010）
T2，T3ともに根治切除を行うと50%生存期間が各々37カ月間，3カ月間延長した（$p<0.001$）

は，T3，T4胆嚢癌は肝外胆管切除や拡大肝切除を要してもR0切除が可能であれば成績が良好であるので，N2症例であっても手術を行うことを推奨した。しかし，膵頭十二指腸切除や他臓器切除が必要な場合は手術による予後の改善は疑わしいと述べた[181]。

（7）最後に米国一の積極的な肝胆道外科医であるフロリダ大学外科のHemming（現在カリフォルニア大学サンディエゴ校）とMekeelのreview articleを紹介しよう[182]。彼らはそのなかで以下のように述べている。

（1）多くの外科医は肝門部のリンパ節郭清のために胆管切除を行っている。

（2）一部の外科医は病期診断のために大動脈周囲リンパ節郭清を行ったり，腫瘍が下部胆管に及んだり，膵頭部に浸潤した場合にはR0切除を目的として膵頭十二指腸切除を行っており，肝膵十二指腸切除（HPD）後の長期生存例の報告が複数ある。

（3）T1bの場合は拡大手術を行うべきである。

（4）T2（漿膜下浸潤癌）は拡大手術により生存期間を延長できる。

（5）進行癌に対して根治手術を行う際に，大動脈周囲リンパ節郭清を行っても，患者の予後の改善には役立っていない。

（6）外科的切除が唯一の治癒につながる治療法であるので，肝十二指腸間膜よりも外側にまでリンパ節転移があったり，他の遠隔転移を除いたすべての患者に積極的な切除を行うべきである。

（7）この比較的まれな疾患には大型のRCTはないが，併用化学放射線療法は予後を改善するかもしれない。

筆者らはこのreview articleのなかで47本の論文を引用しているが，そのなかで約1/3の16本が日本から報告された論文である。日本の実情をよく観察して，少し批判を込めて紹介していると思われる。

思い出の手術⑥

＜超進行胆嚢癌の手術の適応限界はどこか？＞

　大動脈周囲リンパ節転移を伴う進行胆嚢癌は，大部分の施設では手術適応はないと判断されている．とくに"all nodes meta"が疑われる症例にはまず手術は行われないであろう．筆者の特異な経験を紹介したい．

　患者は49歳のムンバイ（ボンベイ）から紹介されたインド人の男性．2002年7月23日，胆嚢頸部癌の診断で近医で開腹手術を受けたが右肝動脈浸潤と膵頭部リンパ節転移のために切除不能と判断されて，胆嚢底体部切除が行われた．そして，再切除を希望して8月8日に名古屋大学病院第一外科へ紹介されて入院した．血清総ビリルビン値が4.2mg/dlであったため即日，左外側前枝（B3）よりPTBDを行い，8月12日に門脈塞栓術（PTPE）を右前後区域枝に行った．その後，胆管炎を併発したので8月15日にPTBDを行い，カテーテルを後下枝（B6）から前上背側枝（B8c）に送り込んだ（図6-1, 2）．8月29日に手術を行ったが，主病巣は膵頭部に癒着し，大動脈周囲リンパ節転移も認めたので単開腹に終わった．その後，ムンバイの腫瘍内科医に依頼して，GEM+CDDPの化学療法を4コース行ったところ主腫瘍および転移リンパ節の縮小を認めたため，再度根治手術を希望して来日した．術前の諸検査では右肝動脈の硬化不整像は変わらず，左門脈に所見はなく，胆管狭窄の範囲は左肝管から膵上縁まで認められた（図6-3）．ICGK=0.179，R15=6.9%．2003年1月21日再手術施行．拡大肝右葉切除，右尾状葉切除，肝外胆管切除，十二指腸球部部分切除，大動脈周囲を含めた拡大リンパ節郭清を行った．前回手術で癒着していた膵頭部との癒着は，十二指腸球部を部分切除することで剥離可能であった．切除標本の病理組織所見は中分化型管状腺癌, ly1, vo, pn2, si, hinf3, n3（＋）, bm0, hm0, em0, stage IVaで，腫瘍の変性が強く，化学療法の効果があったと判断された．術後胆汁瘻を認めたが保存的に軽快し，第54病日に軽快退院帰国した．ムンバイで術後GEM+CDDP+5FUによる化学療法を2クール行ってから，再来日して定期検査を行うとCT，PETで前回手術で郭清をしなかったNo. 16b1以下の大動脈周囲から総腸骨動脈周囲に広範なリンパ節転移再発が疑われた（図6-4）．化学療法

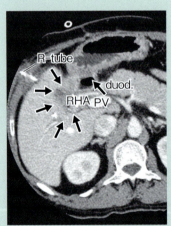

図6-1　胆嚢床と肝門部とが一塊となった腫瘍（矢印）が十二指腸（duod）に接している
RHA：右肝動脈
PV：門脈

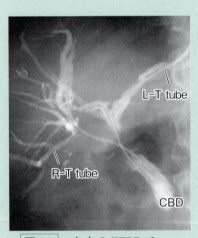

図6-2　左右のPTBDチューブは各々T-チューブに交換した．左（B3）のTチューブのウイングはB7b（後上腹側枝）と総胆管（CBD）へ．右（B6a）のTチューブのウイングはB8c（前上背側枝）と総胆管に入っている

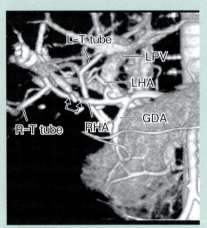

図6-3　3D-CTアンギオにて左門脈（LPV），左肝動脈（LHA），門脈本幹に異常を認めず，右肝動脈（RHA）にencasement（矢印）を認める
GDA：胃十二指腸動脈

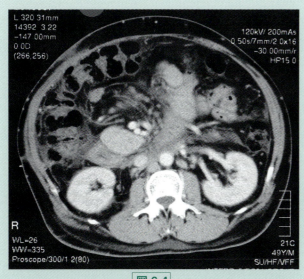

図6-4
大動脈，腎動脈周辺から総腸骨動脈周囲に腫大リンパ節を認める

の副作用と思われる骨髄抑制と腎機能障害を認めた。インドで化学療法を継続するように勧めたが，本人は再々手術を強く希望した。骨髄，腎障害による手術のリスクがあり，大動脈周囲再リンパ節郭清の効果が不明であるので再々手術はお勧めしないと説得したが，本人曰く，「人間の将来は誰もわからない。道を歩いていて車にはねられて死亡するかもわからない。95%のリスクがあっても5%の可能性があるのなら，再発した癌をすべて摘出してほしい。自分が希望しているので家族の了解は必要ない。手術をしてくれるまでインドへは帰らない」と意志は強固であったので再々手術を2003年7月24日に行った。大動脈・腎動静脈・左右総腸骨動脈周囲の徹底したリンパ節郭清と左精巣静脈合併切除を行った。郭清部位のほぼ全域のリンパ節に転移を認めた。病理組織学的なリンパ節転移の状況は左傍脊椎1/1，左仙骨前面0/0，16b1 1/1，16b2 7/7，16b2inter上6/6，16b2inter 下4/4，16b2retrocaval 1/2，左総腸骨4/4，左総腸骨背面外側2/2，右総腸骨4/4，左腎動脈背面1/1，左腎静脈背面1/1，左精巣静脈癌浸潤あり。術後はほぼ良好に回復し，第21病日に退院して帰国した。

その後約3カ月ごとに名古屋大学病院に数日間の検査入院のために来日した。約15カ月後の2004年10月のCTで腹部に再発所見を認めなかったが，両側の肺に数mmの結節を数個認めるようになり，肺転移を疑って2005年1月よりムンバイで化学療法を行っていただいた。両肺の陰影が5mm大に増大して肺転移が確実となり，2006年4月の最後の検査入院の際には肺陰影が増加して呼吸困難が出現し，5月16日にムンバイの病院で呼吸不全で死亡した。

患者の強い意向を汲み取って腹部大動脈周囲から骨盤内に至る累々としたリンパ節転移を徹底的に郭清する意義がどこにあるのかはなはだ返答に困るところであるが，結果的には二度にわたる大手術で腹部の癌腫をすべて取り除き，局所コントロールには最後まで成功したといえる。ただし，びまん性の肺転移には勝てなかった。試験開腹術に終わってから化学療法と拡大手術を加えることによって3年9カ月間，ムンバイでは貿易商として非常に活発に仕事を続けてQOLを良好に維持したところを振り返ってみると，諦めずに拡大手術に加えて集学的治療を行った意義はあったように思われる。

VII 残された課題：標準手術術式を求めた動き

切除率の向上がみられてきたT2, T3胆嚢癌に対する標準術式には決まったものはない。肝外胆管切除や肝の切除範囲についての研究が報告されているので，それらについて紹介したい。

1. 肝外胆管切除の意義に関する研究

胆嚢癌手術の際に，肝外胆管に癌浸潤が及んでいなくてもこれを合併切除することにより肝十二指腸間膜内のリンパ節ばかりでなく，リンパ管や神経組織なども一塊として郭清でき，リンパ節郭清をより完璧なも

のにできるのではないかという考えの下にこれを推奨する者もいる[183]。

一方，Kokudoらはリンパ節転移があっても胆管浸潤のない胆嚢癌の33例を対象として，胆管切除がリンパ節や結合組織の郭清に有益であるかどうかについて検討した。胆管切除例18例と胆管非切除例15例との間で症例のpTステージに差はなく，手術後の生存期間は両者の間に有意の差はなく（$p=0.27$），さらに両者の間には再発率（38.9%，26.7%）も再発様式（リンパ節，局所，肝，肺，腹膜）も有意の差はなかった（$p=0.71$）。この研究結果から，胆管切除を行うことにより局所リンパ節の郭清効果を向上させることはできないという結論に至った[184]。

ところが，KohyaらはT2，T3胆嚢癌であれば肝の切除範囲をS4a・5として，これに肝外胆管切除を加えてリンパ節郭清をすることを強く推奨している[185]。これに反して，SakamotoらはpT2，T3，T4胆嚢癌を対象として肝外胆管切除の意義について検討したところ，肝転移や神経浸潤が独立した予後規定因子であり，リンパ節転移の有無にかかわらず，肝外胆管切除を行っても予後の改善につながらないと述べた。ただし，胆管浸潤がなくとも神経浸潤のある症例の場合は肝外胆管切除をすると予後を改善できる可能性があると述べた[186]（図86）。

一方，ソウルの高麗大学のChoiらは2000〜2010年までに治癒切除を行ったT2（49例），T3（22例）胆嚢癌71例の手術成績を検討したところ，その術後3年，5年生存率は67.8%，47.2%であり，多変量解析による予後規定因子はリンパ管侵襲とリンパ節転移であった。胆管切除例（31例）のほうにリンパ節転移や神経浸潤を認める症例が多かったため，胆管非切除例（40例）との間に生存期間の差は認められなかった。しかし，結論的にはT2，T3でとくに悪性度の高い胆嚢癌には肝外胆管切除を伴うR0切除を行うべきであると述べている[187]。

以上のように，肝外胆管切除の意義に関しては多くの後方視的研究があるが，多施設間にはさまざまな固有の治療方針があるので，多くのバイアスの入った後方視的研究では研究成果に統一性がないのは当然であろう。多くの研究者は，肝外胆管切除の意義を明らかにするためには多施設共同のRCTを行う必要があることを述べている。

2. 肝の切除範囲に関する研究

胆嚢癌は肝床部から直接肝実質に浸潤したり，胆嚢静脈経由やリンパ行性に肝浸潤，肝転移をすることがある[188)189)]。そのため，漿膜下浸潤（pT2）を伴う胆嚢癌に対する切除術式として，胆嚢床切除で十分であるという意見と，肝床部から直接肝浸潤をする癌巣あるいは胆嚢静脈の流入領域と思われる肝区域であるS4a＋5も含めて切除すれば微小肝転移や顕微鏡学的肝転移をも一塊として切除できるのではないかと想像するいわゆる予防的肝切除をしたほうがよいのではないかという意見があり，その優劣はいまだ不明のままである。この長年の胆道外科の討論を解決するために，日本肝胆膵外科学会所属の日本の11施設の医師が中心となって後方視的研究を行った。『胆道癌取扱い規約』[190]に則って，1998〜2004年までに全国胆道癌登録をされた胆嚢癌2,067例のうち切除例は1,094例（52.9%）で，そのうちpT2は415例であった。このなかで胆嚢床切除は107例，S4a＋5切除は54例の合計161例であり，そのうちリンパ節転移のなかったpT2，N0症例は109例であった。そのなかで2012年まで経過観察をした詳細な記録が収集できたのは胆嚢床切除55例，S4a＋5切除30例の合計85例であった。術後合併症は前者12例（21.8%），後者13例（43.3%）に発生し，S4a＋5切除のほうが有意に高かった（$p=0.037$）。予想に反して，切除肝に肝転移巣が発見されたのは，S4a＋5切除例30例中1例のみであった。また，切除後に肝転移再発をしたのは胆嚢床切除例で10例（18.2%），S4a＋5切除例で3例（10.0%）で両者に有意の差はなかった（$p=0.395$）。また，胆嚢床切除後の肝再発部位はS4a＋5の部位（3例）よりも肝の両葉に認められる症例（5例）のほうが多かった。両者の手術後全5年生存率と無再発5年生存率は各々76.2%，74.4%と65.9%，63.3%であり，両者の間に有意の差はなかった（各々$p=0.298$, $p=0.235$）（図87）。予後規定因子を検討すると，単変量解析では胆管切除と神経浸潤の2項目のみが抽出されたが，多変量解析では神経浸潤のみが予後規定因子であることが判明した。

この多施設の後方視的研究の結論は，「pT2，pN0胆嚢癌に対して，潜在的肝転移あるいは顕微鏡的肝転移巣を含めた予防的肝切除としてS4a＋5切除を行っても胆嚢床切除術に比べて優位性を認めることはできなかった」となった[191]。

肝外胆管切除の意義を明らかにするための研究と同様，ここでもこの重大な問題を解明するためには多施設共同のRCTを行う必要があると述べている。以上のように，胆嚢癌の外科治療上の問題点を臨床現場から次々と明らかにして，こまめに研究を続けるところ

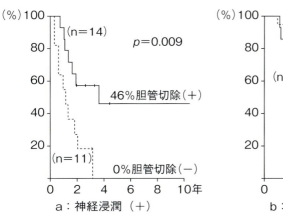
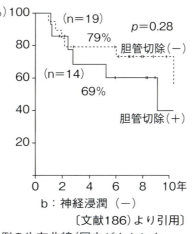
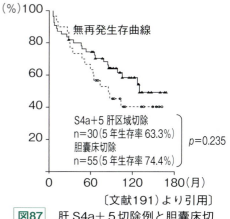

図86 神経浸潤の有無による胆管切除例の生存曲線（国立がんセンター中央病院，Sakamoto，2006）

図87 肝 S4a＋5 切除例と胆嚢床切除例の無再発生存曲線（日本肝胆膵外科学会，Horiguchi，2013）

〔文献186〕より引用

〔文献191〕より引用

は日本の外科文化の特徴であるといえる。

Ⅷ その後の日本の動き―進行胆嚢癌に対する手術の限界はどこか？

　胆囊癌が肝外胆管へ浸潤することはしばしばみられる現象で，肝外胆管合併切除の是非についての議論も多い。Shimizu らは千葉大学病院で積極的な手術を行ったステージⅣ胆嚢癌79例の手術成績の検討結果から，ステージⅣであっても胆管浸潤がないか軽度のpBinf 0-1 症例のうちリンパ転移が限局していて治癒切除ができそうであれば積極的な切除を考慮すべきであると述べた[192]。

　一方，Nishio らは1979年4月〜2009年3月までの間に名古屋大学病院第一外科で切除された264例の胆嚢癌のうち，pT3/4，pN0/1，M0の100例を対象として，肝外胆管浸潤を伴う胆嚢癌に対する積極的な切除術の臨床上の意義について検討した。病理組織学的に胆管浸潤の認められた（pEBI）73例の術後5年生存率と50％生存期間は23％，1.5年間であり，胆管浸潤の認められなかった27例ではそれぞれ54％，15.4年間であり，両者に有意の差（$p=0.005$）が認められた（図88）。多変量解析による予後規定因子では，R1/2 切除と肝や胆管以外の隣接臓器合併切除（CRAO）が抽出された。そこで pEBI 陽性の73例のうち R0切除が行われた61例を対象として CRAO の有無による生存曲線を比較したところ，CRAO のない34例の術後5年生存率と50％生存期間は36％，3.8年間であり，CRAO を行った27例では16％，0.8年間であり，両者に有意の差（$p=0.004$）を認めた（図89）。以上の所見から肝外胆管浸潤を伴う進行胆囊癌であっても遠隔転移がなければR0切除が可能であり，もしもさらに肝・胆管以外の隣接臓器の合併切除が不要の場合には積極的に切除をすることを推奨した[193]。

　さらに Nishio は，ステージⅣ胆嚢癌に対して積極的な切除術がどれほど価値があるのかを再検討した[194]。1977年1月〜2004年12月までに名古屋大学病院第一外科で手術を行った単発の胆嚢癌204例中，ステージⅣa 61例，Ⅳb 105例の計166例（81.4％）を対象とした。切除術式は肝床切除（31例）から拡大肝右葉切除（69例）や肝右3区域切除（19例）まで進展度に応じた肝切除に加えて，さらに膵頭十二指腸切除（51例），門脈合併切除・再建（52例）などさまざまな拡大根治手術が採用された。そこで傍大動脈リンパ節転移（pN16）（29例），腹膜播種（P）や肝転移（H）などの遠隔転移（M1）（47例）を認めた切除例の術後経過を調査したところ，pN16群と M1群の生存曲線に差はなく，ともに非切除例（102例）よりも有意に良好であった（図90）。M1をさらに H（25例）と P（22例）に分けて生存曲線を比較したところ，pN16と H との間に差はなく，両者はともに P や非切除例よりも有意に良好であった。P と非切除例との間に有意の差はなかった（図91）。

　「Ⅴ　日本の拡大手術の影響」で紹介した Kondo らの論文[172][173] が世界に与えた影響は大きく，ステージⅣ胆嚢癌に対する積極的な拡大手術に対する消極的な意見が多くなってきたが，今一度多くの臨床例を基にした見直しの研究をする価値があることが示された。Kondo と Nishio が同じ名古屋大学病院第一外科の多くの資料の中から導き出した研究の結果が異なった結論に至ったところが興味深い。症例数が増えるに従っ

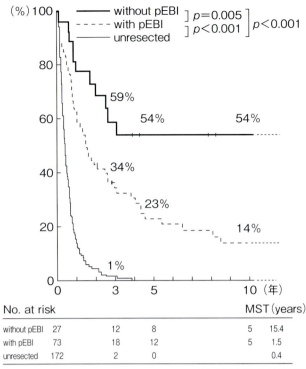

図88 胆管浸潤（pEBI）の有無別術後生存曲線（名古屋大学病院，Nishio，2011）

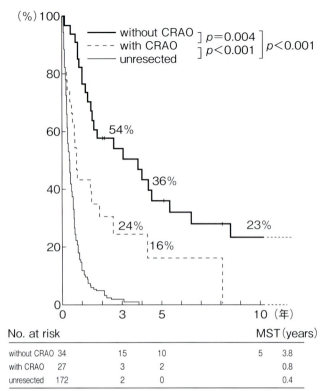

図89 隣接臓器の合併切除（CRAO）の有無別の術後生存曲線（名古屋大学病院，Nishio，2011）

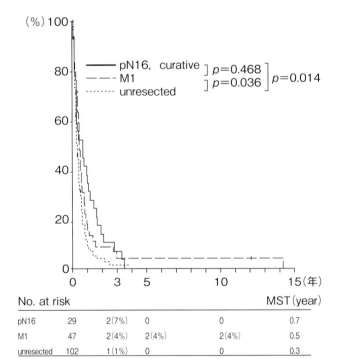

図90 傍大動脈リンパ節転移例（pN16）と遠隔転移例（M1）の術後生存曲線（名古屋大学病院，Nishio，2007）

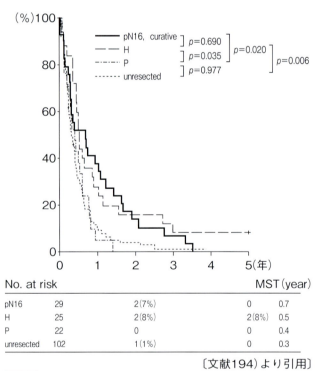

図91 pN16，H，P陽性例の術後生存曲線（名古屋大学病院，Nishio，2007）

表68 日・米・チリの3施設における手術治療法（Butte, 2011）

	全体 (n=261)		MSKCC (n=130)		FALP (n=85)		横浜市立大学病院 (n=46)		p
	症例数	%	症例数	%	症例数	%	症例数	%	
手術法									<0.001
治癒切除（R0）	160	61.3	91	70	33	38.8	36	78.3	
1/R2	83	31.8	31	23.8	42	49.4	10	21.7	
非切除	18	6.9	8	6.2	10	11.8	0		
切除術式									<0.001
4b/5肝切除	134	51.3	77	57.2	29	34.1	28	60.9	<0.001
区域切除	25	9.6	19	14.6	0		6	13.0	<0.001
葉切除	5	1.9	5	3.8	0		0		
膵頭十二指腸切除	6	2.3	1	0.8	1	1.2	4	8.7	
胆嚢摘出術	17	6.5	0		7	8.2	10	21.7	
合併切除									<0.001
胆管	94	36	57	43.8	6	7.1	31	67.4	
他臓器	24	9.2	15	11.5	1	1.2	8	17.4	
血管切除・再建	3	1.1	0		0		3	6.5	
姑息/非手術									<0.001
胆嚢摘出術のみ	61	23.4	21	16.2	39	45.9	1	2.2	
非切除	18	6.9	8	6.2	10	11.8	0		

〔文献195）より引用〕
MSKCC：メモリアル・スローン・ケタリングがんセンター，FALP：アルツロ・ロペス・ペレス癌研究所

て異なった研究結果が出ることはたまにあることである。

最後に日本が世界一であるかどうかを比較研究した興味ある論文を紹介しよう。

胆嚢癌に対して先進的な治療を行っている米国の代表的な病院であるニューヨークのMSKCCと癌の発生率の高いチリのサンチャゴにあるアルツロ・ロペス・ペレス癌研究所（FALP）および横浜市立大学病院（YCU）の3施設の間で治療成績に差があるのかどうかが研究された[195]。1999～2007年までに3施設で手術をされた胆嚢癌患者は各々130人，85人，46人の合計261人であり，そのうち治癒切除例は各々91人，33人，36人の合計160人（61.3%）であった。手術死亡は2例（0.77%）に認められた。治癒切除率はYCU（78.3%）やMSKCC（70%）で高く，FALP（38.8%）で有意に低かった（p<0.001）。また肝切除や胆管切除もMSKCC，YCUとFALPとの間で有意の差（p<0.001）が認められた（77.1%，68%，33.7%；43.8%，67.4%，7.1%）（表68）。切除標本の所見ではT1やT2はFALPやYCUで多く，MSKCCでは少なかった（64.7%，60.9%，vs. 49.2%）（p<0.001）。反対にT3やT4はMSKCCではFALPやYCUよりも多かった（46.2% vs. 25.9%，39.2%）（p<0.004）。リンパ節の摘出個数や有転移率，転移リンパ節数はともにYCUがMSKCCやFALPよりも多かった（p<0.001）。ステージⅠ，Ⅱの患者はFALP（n=47, 55.3%）では，MSKCC（n=95, 73.1%）やYCU（n=33, 71.7%）に比べて少なく，反対にステージⅣはFALP（n=28, 32.9%）で多かった（p<0.001）（表69）。

disease-specific survival（DSS）について検討すると，50%DSSはMSKCC（18.9カ月間）やYCU（19カ月間）はFALP（13.2カ月間）に比べて有意に長かった（p<0.03）（図92a）。ところが，治癒切除例のみで比較するとMSKCC（28.4カ月間），FALP（24.7カ月間），YCU（23カ月間）の間で差は認められなかった（p=0.12）（図92b）。予後を規定するさまざまな因子が抽出されたが，多変量解析ではTステージ，Nステージ，胆管浸潤の3因子が有意な予後規定因子であった。しかし，治療を行った3つの医療施設には積極的に肝切除を行ったり，リンパ節郭清をするなど治療方針には有意の差があったが，これらの施設の差は予後規定因子とはならなかった。どこで外科治療を行っても変わらないなどとは直ちに納得できないかもしれないが，それよりも腫瘍の進行度（病期）のほうが患者の将来に与える影響が強いと理解すべきであろう。これだけの限られたデータだけでは日本が世界一であるということまではいえないことははっきりし

表69 日・米・チリ3施設における手術結果（Butte, 2011）

	全体 (n=261)	MSKCC (n=130)	FALP (n=85)	横浜市立 大学病院 (n=46)	p
Tステージ，n（%）	n（%）				<0.004
T1a	9（3.4）	0	4（4.7）	5（10.9）	
T1b	14（5.4）	7（5.4）	4（4.7）	3（6.5）	
T2	124（47.5）	57（43.8）	47（55.3）	20（43.5）	
T3	95（36.4）	60（46.2）	22（25.9）	13（28.3）	
T4	5（1.9）	0	0	5（10.9）	
TX	14（5.4）	6（4.6）	8（9.4）	0	
リンパ節転移，n（%） 摘出個数					<0.001
mean±SD	7.3±9.9	4.7±3.9	6.8±6.4	22±20.6	
最少〜最多	0-94	0-20	0-33	0-94	
転移（＋）	100（38.3）	44（33.8）	33（38.8）	23（50）	
転移個数	1-43	1-9	1-7	1-43	
転移（−）	111（42.5）	69（53.1）	21（24.7）	21（45.7）	
不明	50（19.2）	17（13.1）	31（36.5）	2（4.3）	
ステージ，n（%）	n（%）				<0.001
ⅠA	21（8.0）	6（4.6）	7（8.2）	8（17.4）	
ⅠB	53（20.3）	29（22.3）	15（17.6）	9（19.6）	
ⅡA	35（13.4）	30（23.1）	3（3.5）	2（4.3）	
ⅡB	66（25.3）	30（23.1）	22（25.9）	14（30.4）	
Ⅲ	2（0.8）	0	0	2（4.3）	
Ⅳ	72（27.6）	34（26.2）	28（32.9）	10（21.7）	
不明	12（4.6）	1（0.8）	10（11.8）	1（2.2）	

〔文献195）より引用〕

MSKCC：メモリアル・スローン・ケタリングがんセンター，FALP：アルツロ・ロペス・ペレス癌研究所

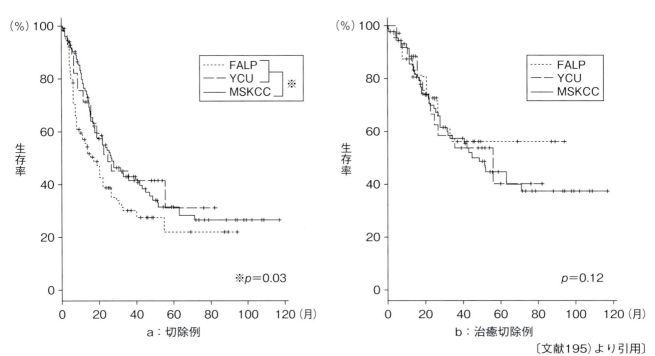

〔文献195）より引用〕

図92 日・米・チリの3施設における disease-specific survival
FALP：アルツロ・ロペス・ペレス癌研究所，YCU：横浜市立大学病院
MSKCC：メモリアル・スローン・ケタリングがんセンター

た。もっと多くの他施設と共同して，もっと多くの患者を集めて検証すべきであるとこの論文は結論で述べている。

IX　小　括

　1980年代〜1990年代初頭にかけて発表された，肝門部胆管癌の治療成績には東西格差が広がりをみせてきたことは第6章で述べたが，胆嚢癌の外科治療はやや遅れをとっているとはいえ，やはり同時期に日本では拡大手術によるチャレンジが進行して，治癒切除率の向上に伴い，長期生存例も多くみられるようになった。局所進行癌の多い胆嚢癌治療でも拡大手術の効果は着実に現れるようになり，肝門部胆管癌と同様に胆嚢癌の外科治療成績にも東西較差が現れてきたといえる。

　一方，胆嚢癌の根治手術が始まって以来60年間が経過したが，いまだに根治的な標準手術として定型的なものはない。米国では全般的に日本よりも消極的であり，さらには国から標準的な治療ガイドラインが示されているにもかかわらず，一般の医療施設ではそれが守られることはなく，経時的な治療成績の向上はみられていないのが現状である。難攻不落であった膵癌がRCTで手術方針もやや固まり，化学療法の恩恵を受けて集学的治療でその治療成績は向上してきた。胆嚢癌に対する手術の限界も相当明らかになってきたので，こちらも膵癌の辿った道を歩むべきであろう。

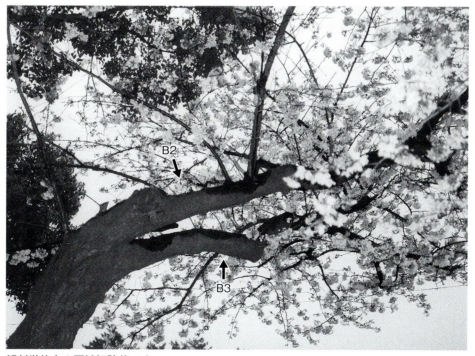

解剖学的右3区域切除後です。

第9章 血管合併切除を伴う肝切除術

I はじめに

　1990年代に入って門脈塞栓術（PVE）を手術前に用いることにより，手術適応の拡大および広範肝切除術を安全に施行できるようになったのと同時に，局所進行胆道癌に対して門脈合併切除を伴う肝切除が積極的に行われるとともに，生体肝移植術が日本を中心に発展して，門脈・肝静脈・肝動脈などに対する手術手技に次々と改良が加えられた。日本発の高難度手術の開発が世界に与えた影響はきわめて大きく，胆道癌手術における世界のリーダーとしての日本の立場が確固たるものになっていった過程について述べる。

II 20世紀の門脈合併切除を伴う肝切除術

　局所進行胆道癌に対する門脈合併切除の記録は，1965年の癌研究会附属病院の梶谷鐶[46]による肝門部胆管癌に対する肝右葉切除，胆管切除，門脈合併切除，門脈下大静脈吻合術の成功例に始まり（第3章参照），1973年のLongmireら[54]の拡大肝右葉切除，胆管切除，門脈合併切除，左門脈・門脈本幹端々吻合の成功例がそれに続いたが，翌1974年のFortner[58]の同様の手術は3例ともに術後早期に死亡するに至った（第4章参照）。1980年代には肝門部胆管癌に対する門脈合併切除・再建の手術報告例が散発的にあり，局所進行癌に対して切離断端を陰性にして，生存期間を延長するのに役立つのではないかとのコメントが発せられた[76)77)]。一方，日本では1981年に都築は12例の肝門部胆管癌のうち9例に左葉切除を行い，そのうち2例に右門脈および右肝動脈の切除・再建（端々吻合）を行い，1例に門脈分岐部を部分切除して，横縫合による再建に成功した（図93）[196)]。この成功例は1983年に英文誌にも発表されている[79)]。この3症例はともに耐術し，1年6カ月，1年3カ月，3年8カ月で再発死亡した。

　そして，1986年に浜松医科大学のSakaguchiは肝門部に浸潤した胆道癌に対して拡大肝葉切除に門脈分岐部を切除再建する手術法およびその手術成績を発表した[197)]。肝門部へ浸潤した胆道癌68例中31例（45.6％）を切除したが，それらのうち肝内胆管癌3例，胆囊癌3例，上部胆管癌の2例の計8例に肝右3区域切除に門脈分岐部の合併切除を行った。門脈再建は左門脈と門脈本幹との間を"差し込み吻合"（"insert anastomosis"）という新しい手術術式で門脈の口径差を合わせるようにして，かつ流入角度を調整する端々吻合を提唱した（図94）。吻合には結節縫合を用いたが，再建時間は19～28分であった。ただし，外腸骨静脈グラフトを用いた例では43分間を要した。8例中1例（12.5％）が術後ショックに陥り，第3病日に死亡した。最長生存者は胆囊癌で55カ月生存中であるが，他は19カ月以内に再発死亡した（表70）。究極の広範肝切除に門脈を合併切除・端々吻合をする拡大手術がまずまずの安全性をもって局所進行胆道癌に対して応用可能であることを示した画期的な論文であったと思われる。1990年代に入ると，胆道癌に対する門脈合併切除のまとまった手術成績が発表されるようになった。

　1991年，Nimuraは局所進行胆道癌に対する門脈合併切除・再建を伴う肝切除術を行った29例の手術成績について報告した[198)]。1975年10月～1989年12月の間に216例の胆道癌の手術を行い，170例（78.7％）が切除された。胆管癌は118例中95例（80.5％），胆囊癌は98例中75例（76.5％）が切除された。肝切除は170例中107例（62.9％）に行われ，そのうち胆管癌16例，胆囊癌13例の計29例（27.1％）に門脈も合併切除・再建されたが，肝切除術式は多岐にわたり，門脈の切除再建術式も多岐にわたった。

　16例の胆管癌では癌の肝内区域胆管枝への進展度により肝の切除術式は異なり，右・左3区域切除，拡大右・左葉切除，右・左葉切除に尾状葉切除も加わり，

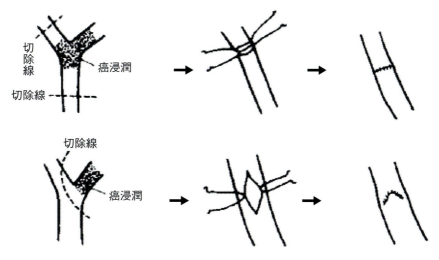

図93 門脈切除・再建法（都築，1981）
上：環状切除。門脈本幹・右門脈の端々吻合
下：門脈分岐部の楔状切除。横縫合

〔文献196）より引用〕

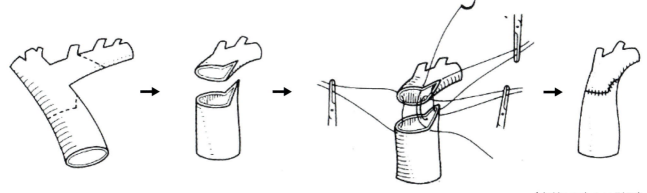

〔文献197）より引用〕

図94 insert anastomosis（差し込み吻合）(Sakaguchi, 1986)
門脈吻合部に楔状に割を入れて，口径を均等にして，さらに結節縫合を行うことにより吻合口にスムースなテーパーをかける方法である

表70 肝門部胆管浸潤を伴う胆道癌に対する門脈合併切除・再建を伴う肝右3区域切除術（浜松医科大学，Sakaguchi, 1986）

	原発病巣	切除術式	門脈再建法	術後合併症	生存期間
1.	肝内胆管癌	肝右3区域切除	端々吻合	ショック	3日間
2.	肝内胆管癌	肝右3区域切除	端々吻合		6カ月間
3.	肝内胆管癌	肝右3区域切除	端々吻合	門脈狭窄（9カ月後）	10カ月間
4.	胆嚢癌	肝右3区域切除	端々吻合	門脈狭窄（6カ月後）胆汁瘻	19カ月間
5.	胆嚢癌	肝右3区域切除	端々吻合	胆汁瘻	55カ月間生存中
6.	胆嚢癌	肝右3区域切除 膵頭十二指腸切除	端々吻合	腹膜炎 早期門脈狭窄	12カ月間
7.	上部胆管癌	肝右3区域切除	端々吻合 外腸骨静脈グラフト		7カ月間
8.	上部胆管癌	肝右3区域切除	端々吻合		2カ月間生存中

〔文献197）より引用〕

表71　胆管癌に対する門脈合併切除を伴う肝切除術（16例）（名古屋大学病院，Nimura，1991）

門脈切除・再建法		肝膵切除術式	症例数
環状切除・端々吻合			
	本幹-左門脈	右3区域切除・尾状葉切除	2
		拡大右葉切除・尾状葉切除・膵頭十二指腸切除	2
		右葉切除・尾状葉切除	1
側壁楔状切除・縫合			
	本幹	左3区域切除・尾状葉切除	1
		右葉切除・尾状葉切除・膵頭十二指腸切除	1
		拡大右葉切除・尾状葉切除・膵頭十二指腸切除	1
	本幹-左門脈	右3区域切除・尾状葉切除・膵頭十二指腸切除	1
		拡大右葉切除・尾状葉切除・膵頭十二指腸切除	1
		右葉切除・尾状葉切除	1
	本幹-右門脈	左3区域切除・尾状葉切除	1
		拡大左葉切除・尾状葉切除	2
	本幹-右門脈前枝	左葉切除・尾状葉切除	1
		拡大左葉切除・尾状葉切除*	1

* 大伏在静脈パッチ　　　　　　　　　　　　　　　　　　　　　　〔文献198）より引用〕

表72　胆嚢癌に対する門脈合併切除を伴う肝切除術（13例）（名古屋大学病院，Nimura，1991）

門脈切除・再建法		肝・胆管・膵切除術式	症例数
環状切除・端々吻合			
	本幹-左門脈	右3区域切除・尾状葉切除・膵頭十二指腸切除	1
		右3区域切除・尾状葉切除・胆管切除	1
		拡大右葉切除・尾状葉切除・膵頭十二指腸切除	5
		拡大右葉切除・尾状葉切除・胆管切除	3
	本幹-本幹	左内側下・前下区域切除・胆管切除	1
側壁楔状切除・縫合			
	本幹-左門脈	拡大右葉切除・膵頭十二指腸切除	1
	本幹	右前区域切除・尾状葉切除	1

〔文献198）より引用〕

下部胆管への進展も伴った広範囲胆管癌には膵頭十二指腸切除（6例）も合併して行われた（**表71**）。

13例の胆嚢癌では肝右3区域切除，拡大右葉切除，尾状葉切除に胆管切除（5例）または膵頭十二指腸切除（7例）が加えられたものが大部分であった（**表72**）。

門脈の環状切除端々吻合は胆管癌の5例，胆嚢癌の10例に対して門脈本幹と左門脈との間に行われた。門脈本幹の環状切除・端々吻合は胆嚢癌の1例に行われた（**図95a**）。端々吻合の手技は血管鉗子を垂直にかけて，支持糸を前後壁の中央にかけてから鉗子を左側，右側に倒して各々右壁縫合，左壁縫合を over and over で行った。門脈切除範囲の広い症例では，下流側の鉗子が門脈臍部にかかることもあるので，鉗子を助手の側から水平にかけ，後壁は intraluminal technique を用い，前壁は over and over で縫合した（**図96**）。上流側の鉗子を外して吻合部を拡大してから下流側の鉗子を外し，growth factor は用いない場合が多かった。門脈の側壁楔状切除・縫合閉鎖は胆管癌11例，胆嚢癌2例に行われたが，その切除縫合法は多岐にわたった。門脈分岐部を斜めに切除した症例では縦縫合（5例）により狭窄を懸念する場合もあるので，後半の症例では門脈本幹の場合も含めて原則，横縫合することにした（6例）。門脈が3分岐の場合で，右前枝への切り込みが広く欠損部が拡大した症例には大伏在静脈パッチを用いて縫合閉鎖した（**図95b**）。29例の門脈合併肝切除症例の在院日数は71.7±34.6日（16〜218日）であり，門脈切除を加えなかった症例の63.6±27.6日（11〜155日）および非切除症例の72.5±68.2日（5〜447日）と比べて有意差はなかった。20年以上前の日本では現在の医療制度と異なり，長期入院する患者が多かった。

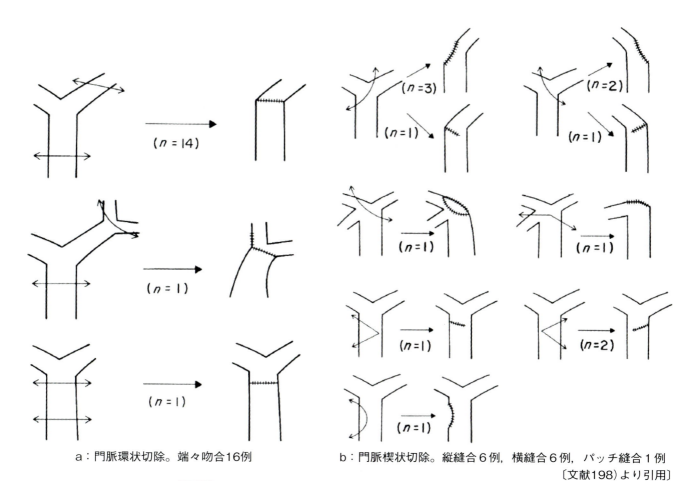

a：門脈環状切除。端々吻合16例　　　　　　　b：門脈楔状切除。縦縫合6例，横縫合6例，パッチ縫合1例
〔文献198）より引用〕

図95 門脈・切除再建法（名古屋大学病院，Nimura，1991）

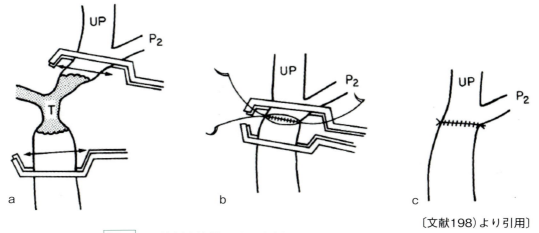

〔文献198）より引用〕

図96 下流側血管鉗子が門脈臍部にかかった際の門脈吻合法
a：血管鉗子を門脈臍部（UP）からP2（外側後枝）に斜めにかけて左門脈を
　　斜めに切離し，その断端の口径を本幹に合わせる
b，c：支持糸を左右両端に置いて，後壁は intraluminal technique で縫合し，
　　前壁は over and over で縫合する

　29例中19例（65.5％）にのべ26種類の術後合併症が発生した。創感染や縫合不全など感染性合併症に肝不全が併発（8例）した症例が重症化し，そのうち5例が術後30日以内に死亡した（17.2％）。退院できた24例の50％生存期間は19.8カ月間であり，29例全体の1,3,5年生存率は48％，29％，6％であった。一方，門脈合併切除をしなかった73例の50％生存期間は31カ月間であり，78例全体の1,3,5生存率は67％，40％，30％であった。また非切除例46例の50％生存期間は3カ月間で，1,3年生存率は13％，

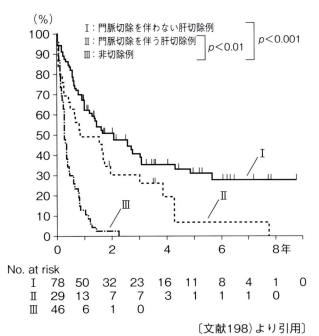

図97 胆道癌に対する治療法別の術後生存曲線（名古屋大学病院，Nimura，1991）
〔文献198）より引用〕

0％であった．門脈切除・肝切除例（29例）あるいは門脈切除を伴わない肝切除例（78例）と非切除例（46例）との間に有意の差を認めた（$p<0.01$，$p<0.001$）（図97）．

16例の胆管癌のうち耐術した14例の50％生存期間は23.5カ月間で，10例が術後5〜95カ月後に再発死亡した．一方，3例は3〜24カ月後に慢性肝不全，肝膿瘍，食道静脈瘤出血で他病死した．ただ1例のみが再発巣を認めるが，肝右葉切除，尾状葉切除，門脈環状切除後43カ月間生存中である．16例全体の1，3，5生存率は56％，42％，9％であり，門脈切除・肝切除例（16例）あるいは門脈切除を伴わない肝切除例（45例）と非切除例（23例）との間に有意の差を認めた（$p<0.05$，$p<0.001$）（図98a）．

13例の胆嚢癌のうち耐術した10例の50％生存期間は18.6カ月間で，4例が術後6〜20カ月に再発死亡し，3例は2〜24カ月後に慢性肝不全や腸閉塞で他病死した．残りの3例が術後9，24，43カ月生存中であり，13例全体の1，3，5年生存率は38.5％，15.4％，0％であった．一方，門脈切除を伴わない肝切除例33例中，耐術した30例の50％生存期間は12.1カ月間であり，非切除例は3カ月間であった．33例の門脈切除を伴わない肝切除例と23例の非切除例との間の生存期間に有意の差を認めたが（$p<0.001$），13例の門脈切除・肝切除例と非切除例との間に有意差を認めなかった（図98b）．

通常であれば非切除となる局所進行胆道癌に対し

て，術前経皮経肝胆管ドレナージ（PTBD）で全身状態の改善を図り，CTや血管造影で門脈の合併切除・再建の可能性を追求して積極的に門脈合併切除を伴う肝切除を行った結果，門脈切除例の予後は門脈合併切除の有・無による有意差はなく，門脈合併切除を行うことにより局所コントロールができた可能性が示唆され，また非切除症例に比べて有意に生存率の延長を認めることができた（図97）．これを胆管癌と胆嚢癌とで比較すると，胆管癌では胆道癌全体と同様の傾向がみられたが（図98a），胆嚢癌のみに限ってみると門脈合併切除例はほとんどが半年から1年以内に死亡する非切除例に比べて長期生存例を認めることができたが，その差に統計学的な有意差を認めることができなかった（図98b）．予後の改善を図るためには，術前からの合併症頻度の高い局所進行胆道癌患者の黄疸や感染症などの術前合併症を積極的に治療し，手術適応を慎重に評価して，感染性の術後合併症を防止して他病死例を根絶することが肝要であると思われた．

その後，日本から1993年にTashiroが肝門部胆管癌の肝切除例24例中6例に門脈切除を行った報告をした．肝切除術式は拡大右葉切除4例，右葉切除1例，拡大左葉切除1例であり，6例中4例に尾状葉切除が加えられた．門脈の切除術式・再建術式については述べられていないので不明である．2例に根治切除ができたが他の4例には根治切除ができず，そのうち2例に術後照射が加えられた．手術直接死亡例はなかったが，術後5カ月で劇症肝炎，9カ月半で消化管出血による他病死を認めた．再発死は2例で1年，2年7カ月目にともに非根治手術後に死亡した．組織学的門脈浸潤のなかった2例が術後1年7カ月，2年9カ月生存中であった．症例数は少ないが，他病死を免れた症例が1年以上生存した[199]．

さらに1995年にMiyazakiは，肝胆道癌の切除例のうち28例に肝門部の門脈切除再建を行った報告をした．28例中25例に端々吻合を行ったが，他の3例には左腎静脈を切除してこれを左門脈と門脈本幹との間に静脈グラフトとして挿入して血行再建をした．切除グラフトの長さは4〜5cmで，術後6〜60カ月間開存が確認された[200]．その後，症例数が増加して，34例の肝胆道癌（肝門部胆管癌23例，胆嚢癌10例，転移性肝癌1例）に肝門部門脈の合併切除を行い，29例には門脈の端々吻合を行ったが，5例に静脈グラフトを用いて再建術を行った．5例中4例は左腎静脈，1例は内腸骨静脈を静脈グラフトとして用いた．一方，これとは別に転移性肝癌の2例に肝右葉切除，下大静脈前壁切除を行い，これを左腎静脈パッチを用いて再

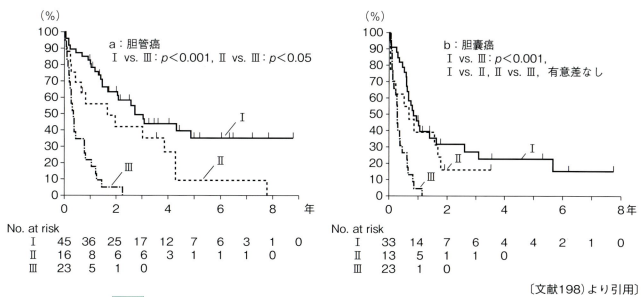

図98 胆管癌（a）と胆嚢癌（b）に対する治療法別の術後生存曲線（名古屋大学病院，Nimura，1991）
Ⅰ：門脈切除を伴わない肝切除例，Ⅱ：門脈切除を伴う肝切除例，Ⅲ：非切除例

〔文献198）より引用〕

思い出の手術⑦

＜門脈合併切除を伴う肝左3区域切除術；IHPBAでのビデオセッション＞

患者は65歳，女性。1992年10月16日に右前区域枝にPTBDを行った状態で他院より紹介され入院。右前上枝（B8）と前下枝（B5）の合流部を越えて上流まで癌進展が及んでいることがわかる（図7-1）。左枝，右後枝の情報はないが入院後の精査で左外側枝は上・下枝（B2，B3）の合流部を越えて浸潤を認め，右後枝の本幹は上・下枝（B6，B7）の合流部まで十分な距離を保っていることが判明した（図7-2）。腹腔動脈造影では右肝動脈に浸潤を認めた（図7-3）。上腸間膜動脈造影でreplaceされた右肝動脈後枝には浸潤を認めなかった（図7-4）。経皮経肝門脈造影では左門脈は閉塞し，右門脈は前枝，後枝の分岐部まで浸潤を認めた（図7-5）。これら画像所見から局所進行肝門部胆管癌であるが，肝左3区域切除，尾状葉切除，門脈切除・再建の適応と判断して1992年11月17日に手術を行った。

術前診断どおり，右肝動脈後枝には癌浸潤はなかったが，門脈周囲には広範囲に癌浸潤を認めた（図7-6）。肝左3区域切除，尾状葉切除を行い，右肝管後枝はB6，B7の合流部より下流の本幹で切除できた。門脈は肝切離の最終段階で術前の計画どおりに右後枝と本幹との間を環状切除して，端々吻合を行った（図7-7）。

術後の最高血清総ビリルビン値は第2病日に5.3mg/dlまで上昇した。右胸水貯留以外の合併症は併発せず順調に回復し，12月22日（第35病日）に退院した。この患者は1年10カ月後の1994年9月20日に再発死亡した。

実はこの手術を1994年5月31日〜6月3日までボストンで開催された国際胆道学会と世界肝胆膵外科学会とが合併した国際肝胆膵学会（IHPBA）の記念すべき第1回学術集会で発表した。Video Session Ⅳ, Cholangiocarcinoma, タイトルは"Left hepatic trisegmentectomy with caudate lobectomy and combined portal vein resection and reconstruction for advanced carcinoma of the hepatic hilus"であった。

座長から感嘆と称賛の言葉がいただけたが，ただ1人会場からいちゃもんをつけた外科医がいた。Henry Bismuthであった。"You made a

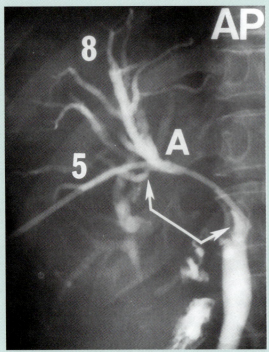

図 7-1 右前枝（A）からの PTBD 造影で前下肢（B5），前上肢（B8）の合流部の上流まで癌浸潤を認める．左肝管はまったく造影されていない

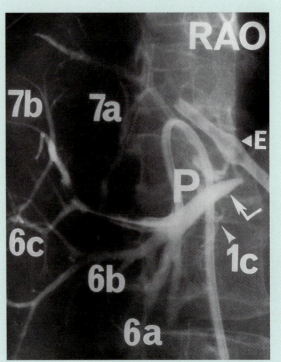

図 7-2 右前斜位（RAO）の PTBD 造影では右後枝（P）の根部（鉤矢印）までの浸潤を認め，本幹で切除可能の診断ができる
1c：尾状突起枝, 6a：後下腹側枝,
6b：後下背側枝, 6c：後下外側枝,
7a：後上腹側枝, 7b：後上背側枝,
E：endoprosthesis

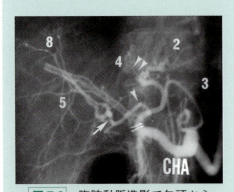

図 7-3 腹腔動脈造影で矢頭から矢印まで右肝動脈に encasement を認める
2：外側上枝（後枝），3：外側下枝（前枝），4：左内側枝（encasement を認める．2本矢頭），5：右前下枝，8：右前上枝，CHA：総肝動脈

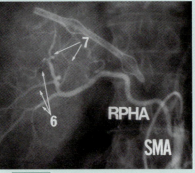

図 7-4 上腸間膜動脈（SMA）造影では replace された右肝動脈後枝（RPHA）に浸潤を認めない
6：後下枝，7：後上枝

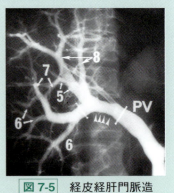

図 7-5 経皮経肝門脈造影では門脈本幹から右門脈にかけて encasement（矢頭）を認め，切除・再建の部位（白線）を設計することができた
PV：門脈本幹，5：前下枝，6：後下枝，7：後上枝，8：前上枝

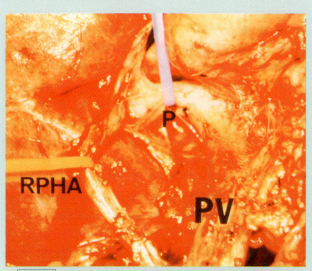

図7-6　門脈（PV）周囲に広範囲に癌浸潤を認める。右門脈後枝（P）と右肝動脈後枝（RPHA）にテープをかけた

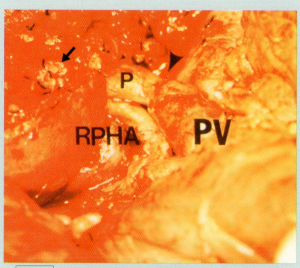

図7-7　右肝管後枝断端は単孔となり（矢印），門脈は右後枝（P）と本幹（PV）の間で端々吻合（矢頭）を行った
RPHA：右肝動脈後枝

mistake to divide the liver. This surgery is not a left trisegmentectomy!" 相変わらず口が悪いなぁと思ったが，すぐに返答した。"I divided the liver along the demarcation appeared after ligating the right anterior branch of the portal vein. Therefore this is the left trisegmentectomy." と言い返したところ，彼は黙った。何を思って，"You made a mistake!" と言ったのかわからなかった。きっと彼はこんな手術をやったことはないのであろうと思った。確かに彼が発表した肝門部胆管癌の Bismuth 分類をみてもこれは Type IV であり，彼はこのような進行癌症例を切除したこともないであろうし，当時の彼の論文のなかに左3区域切除例の報告もない。だから，"He made a mistake!" であろうと納得した。

建した[201]。

　その後1999年にベルリンのシャリティ病院の Neuhaus は肝門部胆管癌に対して拡大手術を行った報告をした。1995年以来 Neuhaus は左肝管に内視鏡的胆管ドレナージを行って，右肝動脈塞栓術を追加して肝左葉の肥大を待ち，血清総ビリルビン値が5 mg/dl 以下になってから拡大手術を行った。右肝動脈塞栓術で左葉が本当に肥大するのかどうか疑問が残るが，実際には肝左葉は11％から68％（平均35％）に肥大したと述べている。そのなかで門脈合併切除を伴う肝切除を23例に行い，肝左葉切除（6例）よりも右葉切除（3例），とくに右3区域切除（14例）での有用性を強調した。左葉切除6例中2例，右葉切除3例中2例，右3区域切除14例中10例と合計14例に R0切除が行われ，左側切除よりも右側切除をしたほうが R0切除の可能性が高まった（33％対71％）（表73）。これらの R0切除例のうちで門脈切除例（14例）と非門脈切除例（24例）の術後生存曲線を比較すると，1, 5年生存率は門脈切除例が100％，65％であるのに対して，非門脈切除例では85％，0％であった（図99）。拡大手術により肝十二指腸間膜内を郭清せずに，できるだけ en bloc に切除しようと試みてかなり良好な手術成績を残したと思われるが，術後合併症発生率が59％で，60日以内死亡率が肝左葉切除10％（3/29），肝右葉切除9％（1/11），肝右3区域切除8％（2/26）であり，低いとはいえない手術成績であった[202]。

表73 門脈合併切除を伴う肝切除術（シャリティ病院，Neuhaus，1999）

	肝左葉切除 (n＝6)	右側肝切除 (n＝17)	合計 (n＝23)
R0切除	2(33%)	12(71%)	14(61%)
60日以内死亡例	2(33%)	2(12%)	4(17%)
門脈浸潤例	3(50%)	2(12%)	5(22%)

〔文献202）より引用〕

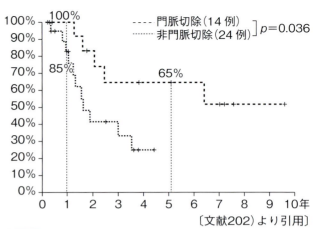

図99 門脈合併切除を伴う肝切除例の術後生存曲線（シャリティ病院，Neuhaus，1999）
R0切除例で，術後60日以内死亡例を除く

Ⅲ 今世紀に入ってからの門脈合併切除を伴う肝切除術

　今世紀に入ると，先進的な肝胆道外科を行ってきた世界の high volume center から肝門部胆管癌に対する門脈合併切除を伴う肝切除術の報告がされるようになった。ソウルのアーサン医療センターの Lee, S. G. らは151例の肝門部胆管癌に対して128例（84.8％）を切除し，そのうち111例（73.5％）に肝切除を行った。血管合併切除を伴う肝切除は30例（27.0％）に行われたが，そのうち門脈切除は29例，肝動脈切除は4例に行われた。門脈切除法は環状切除23例，楔状切除6例であり，門脈切除長の長い症例には外腸骨静脈グラフトの間置術を行った。楔状切除後は主に直接縫合閉鎖を行ったが，2例にパッチグラフトを行った。手術死亡は7例（6.3％）に発生したが，30例の血管合併切除例では4例（13.3％）に認められた。手術死亡は拡大肝葉切除後に動・門脈塞栓症や膵断端からの出血などが主な原因となった（表74）[203]。

　ニューヨークのマウント・サイナイ大学病院の Muñoz らは1990年1月〜2001年1月までの間に51例の肝門部胆管癌のうち28例（54.9％）に肝切除を行い，そのうち10例（35.7％）に門脈合併切除を行った。これら10例の肝切除術式は右葉切除2例，右3区域切除5例，左葉切除3例であり，10例中7例に尾状葉切除も行った。10例中1例（10％）が術後に肝動脈と門脈に血栓症を併発して，第9病日に死亡した。門脈非切除例18例中1例（5.6％）が慢性肝不全で死亡した。門脈切除，非切除例の術後1年，3年，5年生存率は各々60％，22％，22％と70％，47％，38％であり，両者の間に有意差はなかった。これらの結果から，門脈切除により切除断端癌陰性となり治癒切除が可能となるので，門脈分岐部に癌浸潤があることが切除の非適応にはならないと述べている[204]。

　次に肝門部胆管癌に対して，世界でもっとも手術症例数が多い名古屋大学病院の Ebata らから門脈合併切除の臨床的意義について切除門脈の病理組織学的研究を基にした報告がされた。1979〜2000年までの間に240例の肝門部胆管癌に対して188例（78.3％）が切除され，そのうち174例（72.5％）に肝切除が行われた。これらのうち肉眼的治癒切除が行われた160例を対象として，門脈を合併切除した52例と肝切除のみを行った108例を研究対象とした。門脈の楔状切除は20例に行われ，直接縫合が18例，パッチグラフトが2例であった。一方，環状切除は32例に行われ，端々吻合は29例で，3例に外腸骨静脈グラフトを用いた再建術が行われた。門脈合併切除例・非合併切除例の術後合併症発生率，術後30日以内死亡率，在院死亡率は各々84.6％，3.8％，9.6％および78.7％，4.6％，9.3％であり，両者の間に有意差は認められなかった。門脈合併切除後に在院死亡をした5例は各々16，24，75，98，134病目に肝不全または多臓器不全で死亡した。ここで門脈切除の臨床的意義について検討するために，在院死亡例（15例）を門脈合併切除例（5例）と門脈非合併切除例（10例）から除外した。最終的には門脈非合併切除例98例（A群），門脈切除例47例のうち切除門脈に病理組織学的に癌浸潤を認めなかった14例（B群），癌浸潤を認めた33例（C群），これらに非切除例52例（D群）を加えて術後の生存期間について比較検討すると，術後3年および5年生存率はA群で53.6％，36.8％であったのに対して門脈合併切除例では26.4％，9.9％であり，両者の間に有意差（$p<0.0001$）を認めた。またB群とC群では各々35.7％，17.9％および22.3％，9.9％であり，また50％生存期間も19.4カ月間，16.6カ月間で両者の間に有意差は認められなかった（$p=0.1506$）。一方D

表74 血管合併切除・再建を伴う肝切除術（アーサン医療センター，Lee，2000）
111例中30例の血行再建術

		症例数		
		門脈	肝動脈	手術死亡
環状切除		23	3	
	端々吻合	17	3	1
	外腸骨静脈間置	6		2
楔状切除		6	1	
	縫合術	4	1	
	パッチグラフト	2		
	大伏在静脈	1		
	ウシ血管	1		1
	計	29	4	4

〔文献203）より引用〕

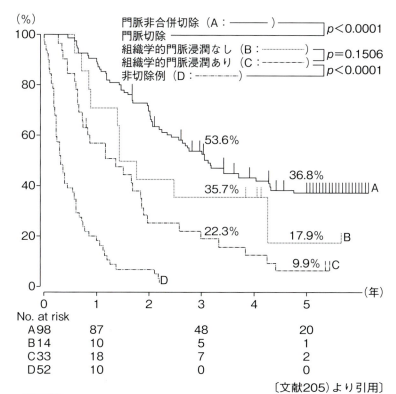

図100 肝門部胆管癌に対する肝切除耐術例145例と非切除例52例の術後生存曲線（名古屋大学病院，Ebata，2003）

表75 肝門部胆管癌に対する門脈切除の報告例

報告者	期間	全切除例（肝切除例）	症例数*	門脈合併切除手術死亡率（％）	5年生存例
Klempnauer[206]	1971～1995	151（118）	39［1］	17.1	2？
Lee[203]	1989～1997	128（111）	29	13.8	？
Miyazaki[207]	1981～1998	93（80）	24［7］	16.0	1
Neuhaus[202]	1988～1998	80（66）	23	17.4	6
Gerhards[208]	1983～1998	112（32）	10［7］	40.0	0
Ebata[205]	1979～2000	188（174）	52［1］	9.6	3

＊ 肝動脈同時切除
〔文献205）より引用〕

群は全例3年以内に死亡し，C群とD群との間に有意差（$p<0.0001$）を認めた（図100）。そこで前記145例の耐術例から予後規定因子を抽出して多変量解析を行ったところ，病理組織学的分化度とリンパ節転移，そして肉眼的門脈浸潤の3因子が予後規定因子であることが判明した。

上記の研究結果から，門脈切除を行った症例の約1/3は組織学的な癌浸潤はなかったが，これらの症例は門脈を切除せずに剥離をすると切離面に癌が露出してしまう危険がある。門脈浸潤は負の予後規定因子であるが，門脈合併切除を伴う肝切除はかつては手術不能と思われていた局所進行肝門部胆管癌患者の長期生存を可能にすることができると結論で述べた[205]。そして20世紀末に報告されたいくつかの手術成績と比べて症例数が多く，実際の5年生存例はいまだ数が少ないものの，手術死亡率の低い手術成績であることを述べた[202][206]～[208]（表75）。

フロリダ大学病院のHemmingらは，2006年2月18日～21日にフロリダ州レイクブエナヴィスタで開催された米国南東部外科学会の定期学術集会で，肝門部胆管癌に対する60例の根治切除例の手術成績について発表した[209]。実はHemmingはフロリダ大学病院の肝・胆・膵・移植外科のチーフを1999年から務め，日本式の積極的な肝胆膵外科を取り入れて短期間に全米一の実績を積み上げた。さらに2009年にカリフォルニア大学サンディエゴ校（UCSD）病院のチーフとして移動した。そしてUCSDでもその積極姿勢を推進し，2010年12月にフロリダ州パームビーチで

表76 肝門部胆管癌に対するHemmingの手術成績

	1988年7月〜2005年7月 Am. Surg., 2006			1999年7月〜2010年7月 J. Am. Coll. Surg., 2011		
総根治切除例	60			95		
右3区域切除	37（61.7%）			63（66.3%）		
左3区域切除	12（20.0%）			21（22.1%）		
右葉切除	2（3.3%）			3（3.2%）		
左葉切除	8（13.3%）			8（8.4%）		
胆管切除	1（1.7%）			0		
HPD	4（6.7%）			13（13.7%）		
門脈切除	26（43.3%）			42（44.2%）		
肝動脈切除	3（5.0%）			5（5.3%）		
門脈塞栓術	16（26.7%）			38（40.0%）		
R0手術	48（80.0%）			84（88.4%）		
術後合併症発生率	40%			36%		
手術死亡率	8%	門脈切除（+） 4%	門脈切除（−） 12%	5%	門脈切除（+） 2%	門脈切除（−） 8%
50%生存期間	23カ月			38カ月		
5年生存率	35%	門脈切除（+） 39% N（+） 23%	門脈切除（−） 41% N（−） 45%	43%	門脈切除（+） 43% N（+） 23%	門脈切除（−） 43% N（−） 47%

〔文献209）210）より引用〕

開催された米国南部外科学会の第122回学術集会でフロリダ時代とUCSD時代とを合わせた肝門部胆管癌に対する手術成績を発表した[210]。Hemmingの肝胆膵外科のポリシーは，一貫して日本式の積極姿勢を保ち，PTBD，門脈塞栓術，拡大肝切除，血管合併切除・再建を取り入れた。前半と後半の手術成績を表76に示す。根治切除ができたのは前期60例で，後期に入ると95例にまで増えたが，その多くに右3区域切除を行った。米国では内視鏡的胆管ドレナージを行ってから外科へ紹介されてくるようであるが，黄疸の有無にかかわらず，残存予定肝にPTBDを行うことと，切除側に門脈塞栓を行って4〜5週間待って手術を行うことを基本方針としていた。門脈合併切除は40%以上の症例に行い，肝動脈合併切除再建は5%ほどの症例に行われた。前期では右肝動脈2例，固有肝動脈1例であり，後期に入るとこれに右肝動脈と右後枝の再建2例が加わった。手術死亡率は門脈の合併切除の有無にかかわらず差はなく（前期4%，12%，後期2%，8%），5年生存率にも差はなかった（前期39%，41%，後期43%，43%）。

R0手術は前期で80%に行われ，その5年生存率は45%であったのが，後期に入るとそれらが84%，50%へと微増した。リンパ節転移の有無による5年生存率は前期が23%，45%であったのが，後期に入るとそれらが23%，47%となり，ともにリンパ節転移の有無による5年生存率には有意な差はなかった。この研究の結論としては，局所進行癌でも門脈合併切除で治癒切除ができる可能性があり，門脈非切除例と同等の手術成績が得られるので，門脈切除が必要であったとしても肝門部胆管癌の切除の適応外であるとはいえないと述べている。このように米国の先進的な施設では局所進行肝門部胆管癌で門脈浸潤が疑われても非切除とはせず，積極的に門脈合併切除を伴う肝切除を行うべきであるという日本式の手術方針を取り入れるようになってきた。

ただし，米国の2施設では門脈合併切除の有無にかかわらず，術後の生存率に差はなく，2施設ともに日本の成績よりも良好である。その理由は不明であるが，これらはもっと症例数を増やして，基準を明確にして比較すべきであろう。

一方これとは別に，手術の根治性の向上をめざすために，主病巣には近づかずに病巣を一塊として切除する目的で，肝門部を占居する胆道癌に対する肝右葉切除の際に，門脈分岐部には触れずに肝の切離操作の前に門脈本幹と左門脈とを切離して，これを端々吻合する術式をKondoらが提唱した[211]。門脈分岐部への癌

浸潤の有無にかかわらず病変部に non-touch で肝，胆道，門脈を en-bloc に切除すれば根治性が高まり，生存期間の延長につながるのではないかとの思惑があったが，従来の手術法と比べて手術の安全性，患者の生存期間などには差はなかった[212]。

思い出の手術⑧

＜両側の外腸骨静脈グラフトを用いた門脈・肝部下大静脈の同時切除・再建＞

肝部下大静脈の全置換をする場合には，ePTFE（polytetrafluoroethylene，テフロン）を代表とする人工血管を使用することが多いが，門脈もIVCも両方ともに合併切除して，自家静脈で再建した症例を紹介する。

患者は56歳，女性。主訴：背部痛。1998年5月14日，胆嚢結石症の診断で腹腔鏡下胆嚢摘出術を受けたが軽快せず，他院で精査すると尾状葉原発の肝内胆管癌が肝門部へ浸潤し，右肝動脈の前枝・後枝にencasementを認め，右門脈は閉塞して，門脈本幹に狭窄を認め，側副血行路の発達も認めた。また下大静脈は全周性に腫瘍に取り囲まれて狭窄し，静脈圧は狭窄下部で13.5cmH$_2$O，上部で2.0cmH$_2$Oであった（図8-1，2）。術前CEA：14.0ng/ml，CA19-9：5,137ng/ml，ICGR15：15.6%，ICGK：0.124。6月30日手術施行。尾状葉下大静脈部に鶏卵大の腫瘍を認め，肝門部と下大静脈とが一塊となっていた。局所リンパ節郭清を行い，右肝動脈を根部で結紮・切離して，左肝動脈を遊離した。総胆管は膵内で離断した。尾状葉門脈枝を切離して門脈本幹と左門脈を露出してテープをかけた（図8-3）。肝授動は行わず，この時点で門脈を合併切除して，右外腸骨静脈（35mm）を左門脈と門脈本幹の間に置換した（図8-4）。ここでCantlie線上に虚血域を認めた。次に腎上部・腎下部下大静脈と左・右腎静脈にテープをかけてから，肝右葉を授動すると，尾状葉の腫瘍が下大静脈を全周性に取り巻いていることが確認されたので，肝上部下大静脈にもテープをかけ，右肝静脈を根部で切離して縫合閉鎖した（図8-5）。ここで肝虚血域に沿って肝を離断して，左肝管を尾状葉枝の合流部の上流で切離した。次に下大静脈の合併切除のために左外腸骨静脈を採取（6.5cm）した。次に肝下部に加えて肝上部は中肝静脈合流部の下方の肝部下大静脈を血管鉗子で

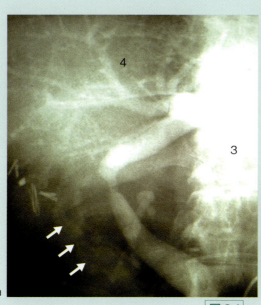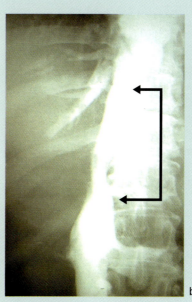

図8-1
a：門脈本幹の狭窄と右門脈の閉塞を認める。矢印は側副血行路，3：左外側前区，4：左内側区
b：下大静脈造影にて肝部下大静脈に狭窄を認める（矢印）

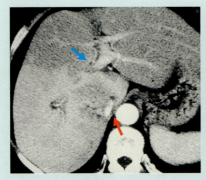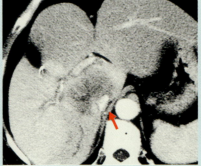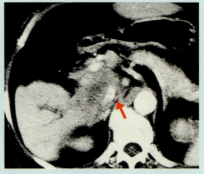

図 8-2

→：IVC invasion，→：PV invasion

尾状葉下大静脈部の鶏卵大の低吸収域を示す腫瘍は下大静脈（赤矢印）を取り囲み，肝門部で門脈の狭窄と肝左葉の肥大を認める．Cantlie 線で左右の肝血流の差が明らかとなっている

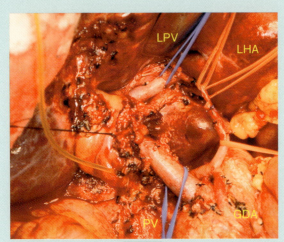

図 8-3

左肝動脈（LHA）は遊離され，門脈（PV）と左門脈（LPV）に青テープをかけた．門脈分岐部は腫瘍に浸潤されて一塊となっている
GDA：胃十二指腸動脈

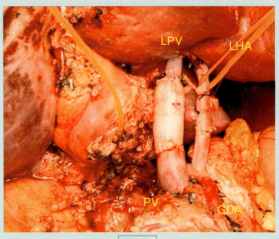

図 8-4

門脈（PV）と左門脈（LPV）の間に右外腸骨静脈を間置して再建した
LHA：左肝動脈，GDA：胃十二指腸動脈

遮断して合併切除し，腫瘍を一塊として摘出した（図 8-6）．グラフト内には静脈弁を認めたが，これを順行性に置き，まずは下流側，次に上流側の端々吻合を行った（図 8-7）．次に大動脈・下大静脈周囲リンパ節郭清を行った．手術時間18時間0分．出血量3,736g．術中から下肢の浮腫の予防対策として両下肢に弾力包帯を巻いた．術後の最高血清総ビリルビン値は第1病日の6.9mg/dlで，その後漸減した．正中創感染以外は順調に回復し，第4病日より歩行を開始し，第34病日に退院した．切除標本の病理組織所見は尾状葉胆管原発の腺扁平上皮癌で，下大静脈，門脈は内膜まで浸潤を認めた．リンパ節転移は大動脈周囲（16a2 inter 4/7，16b1 pre+inter 3/10）にのみ認められた．なお，術後の経上腸間膜動脈性門脈造影および下大静脈造影でグラフトの開存を認めた（図 8-8）．術後1カ月半で下肢の浮腫もなく，家事に完全復帰をしたが，1999年10月15日（術後1年4カ月）に腹膜再発で死亡した．

　局所の高度浸潤例で，門脈・下大静脈を環状切除して，両側の外腸骨静脈を用いた自家静脈移植の成功例といえる．術前から下大静脈狭窄があったので，グラフト径は外腸骨静脈で十分であった．また，左・右の外腸骨静脈を両側同時採取しても，弾力包帯の使用で下肢の浮腫を認めずに回復した貴重な症例である．

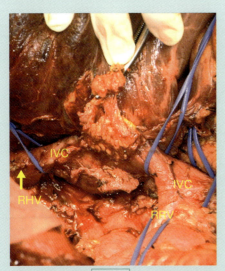

図 8-5
肝右葉を授動すると，尾状葉の腫瘍と下大静脈が一塊として持ち上がった
IVC：下大静脈，RRV：右腎静脈，RHV：右肝静脈断端

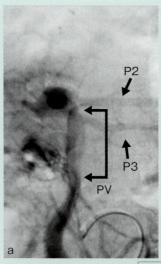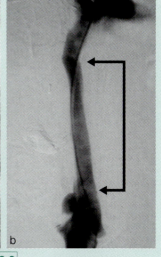

図 8-8
経上腸間膜動脈性門脈造影（a）および下大静脈造影（b）でグラフト（矢印）の開存を認めた
P2：左外側後枝，P3：左外側前枝

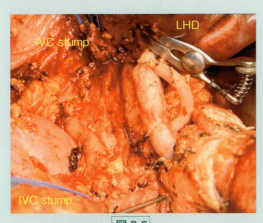

図 8-6
肝部下大静脈が切除された
LHD：左肝管断端
IVC stump：下大静脈の切除断端

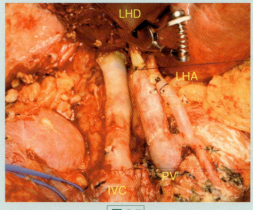

図 8-7
下大静脈（IVC）は左外腸骨静脈，門脈（PV）は右外腸骨静脈で再建されている
LHA：左肝動脈，LHD：左肝管断端

IV 肝門部胆管癌に対する肝動脈合併切除を伴う肝切除術

　1981年2月26日，27日に長崎市で開催された第17回日本消化器外科学会総会（土屋凉一会長）の「シンポジウム：肝門部胆管癌」のなかで慶應義塾大学の都築は「肝門部胆管癌治療上の問題点」というタイトルで口演した。切除例は12例で，すべて肝切除例であった。左葉切除9例，右葉切除1例，拡大右葉切除2例で，左葉切除のうちの3例で血管合併切除が行われた。門脈分岐部切除の1例は楔状切除縁を横縫合した。門脈と右肝動脈の合併切除をした2例では，右門脈と本幹の端々吻合で再建し，肝動脈再建は固有肝動脈と右肝動脈の間へ大伏在静脈を間置した1例と，他の1例は右胃大網動脈を用いて右肝動脈後枝と端々吻合を行った。右前枝は結紮した。各々の転帰は2年9カ月

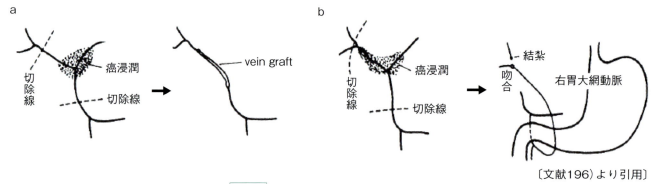

図101　右肝動脈合併切除・再建法
a：右肝動脈と固有肝動脈を大伏在静脈グラフトで再建
b：固有肝動脈を結紮切除して，右肝動脈を右胃大網動脈を用いて右肝動脈と端々吻合

〔文献196）より引用〕

生存，1年6カ月死亡，1年3カ月死亡であった。手術死亡例はなかった[196]（図101）。Tsuzukiらは1983年にはさらに症例数を増やして，その手術成績を英文誌に発表した。切除例は31例中16例（51.6％）で左葉切除11例，右葉切除1例，右3区域切除3例，S4部分切除1例であった。尾状葉切除は16例中9例（56.3％）に行われ，手術死亡は2例（12.5％）に認められた[80]。ここでも血管合併切除例が増加し，11例の肝左葉切除例のなかで5例（45.5％）に行われた。門脈分岐部の楔状切除横縫合2例，右門脈切除，端々吻合1例，右門脈＋右肝動脈切除再建が前述と同じ2例であった。動脈・門脈の同時切除の成功例を世界に知らせた画期的な報告であった。

1980年代は，欧米諸国では肝移植手術が盛んに行われ，その手術成績が向上していく過程で，消化器外科と血管外科とを融合させた新しい手術手技が開発された。とくに肝動脈と肝静脈の合併切除再建術式は肝移植の領域で発達した手術手技を腫瘍外科の領域に応用したものといっても過言ではない[213]〜[215]。とくに1990年代に入って生体肝移植の手術手技が日本を中心として開発・発展していく過程で，肝胆道外科は日本が世界のリーダーの座に昇ることになった。局所進行肝門部胆管癌に対する血管合併切除，とくに肝動脈の合併切除・再建の手術はTsuzukiらの成功例の後は1988年にアムステルダム大学のアカデミック・メディカル・センター（AMC）のLygidakisらの報告[216]があるが，その論文の内容については多くの問題点を含んでいるので「コーヒーブレイク⑰」のなかで詳述する。

コーヒーブレイク⑰

＜アカデミック・メディカル・センター（AMC）における血管合併切除を伴う肝門部胆管癌手術の虚実？＞

肝門部胆管癌において，門脈に加えて肝動脈をも合併切除する積極的な手術が，1988年にオランダのアムステルダム大学のアカデミック・メディカル・センター（AMC）からLygidakisらにより発表された13例の手術成績が興味深い。1983年9月〜1986年10月までに切除された肝門部胆管癌13例中胆管切除は1例で，肝切除が12例行われた。肝左葉切除が9例で右3区域切除が3例である。肝切除＋門脈切除は3例で，肝動脈と門脈を同時切除・再建したのは，胆管切除が1例，肝切除が3例であり，合計7例に血管合併切除が行われた（表17-1）。手術死亡は2例（15.4％）であった。R0切除が6例で全例22〜36カ月間生存中であり，R1，2切除の7例中2例が手術死亡，1例が12カ月で死亡，4例が3〜22カ月間生存中であると述べられている（表17-2）。手術術式の図が多く描かれているが，肝門部付近の局所解剖はまったくデタラメであり，各々の脈管が左右ほぼ対称に枝分かれしており，右門

脈後枝の走行や左門脈臍部の欠落など，見るに堪えない図である．また Glisson 鞘のイメージがなく，動脈・門脈がバラバラに描かれている（**図17-1**）．

そして動脈・門脈を左右ともにほぼ同位置で切除し，門脈本幹，固有肝動脈を切除して肝動脈も門脈もその再建には静脈をグラフトとして用いたと述べているが，太さの異なる Y 字型の静脈グラフトをどこから採取したかは述べられていない（**図17-2**）．門脈は 7 例に切除・再建が行われているはずであるが，**図17-3** では 8 種類の再建法が描かれている．肝左葉切除が 5 例で右 3 区域切除が 1 例のはずであるが，左から門脈分岐部を切除して本幹と右門脈との端々吻合を行ったのは 1 例

表17-1　13例の切除術式（1983.9〜1986.10）

胆管切除	+PV+HA		1
肝切除	左葉2 / 右3区域1	+PV+HA	3
肝左葉切除	+PV		3
肝左葉切除			4
肝右3区域切除			2

PV：門脈切除，HA：肝動脈切除

表17-2　治癒度と生存期間

治癒度	患者数	生存期間
R0	6	22カ月，25カ月，26カ月，27カ月，28カ月，36カ月生存中
R1，2	7	2　手術死亡 1　12カ月死亡 4　3カ月，13カ月，20カ月，22カ月生存中

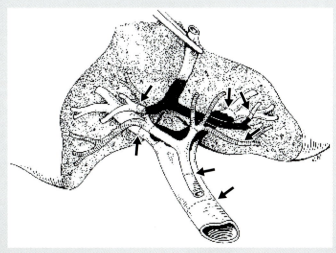

図17-1
　総胆管を離断して上方へ持ち上げて，肝門部へ向かって郭清を進め，脈管を遊離する．矢印は胆管，肝動脈，門脈の切離予定線を示す．黒塗りの部分が癌浸潤であろう．肝門部で各脈管分枝がほぼ対称に分岐しており，左門脈には臍部はなく，局所解剖がデタラメであることがわかる

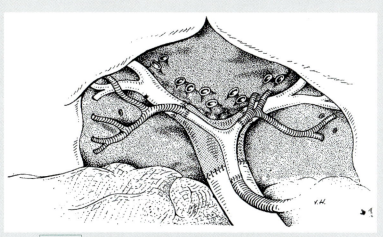

図17-2　肝動脈・門脈合併切除・再建を伴う胆管切除術
　肝動脈も門脈も Y 字型の静脈グラフトで再建されているが，グラフトの採取部位は記載されていない．左門脈臍部はない．10本の胆管の断端が描かれているが，解剖学的な同定は不能

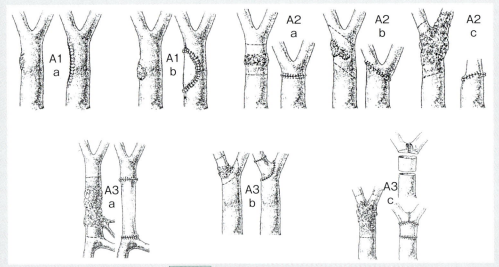

図17-3 門脈の切除再建術式
肝門部胆管癌に対して図16-1の1例以外の6例は，すべて肝左葉切除または肝右3区域切除が行われたはずであるが，A2c以外はすべて左右門脈を温存して再建されている。肝切除が行われたとは思えない

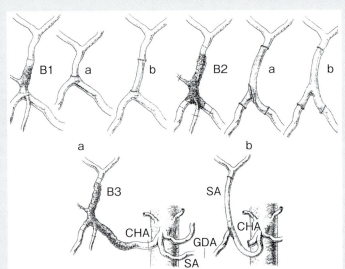

図17-4 肝動脈の切除・再建術式
図16-1を含めて4例の肝動脈切除・再建が行われたはずである。あと3例のはずであるが，5例の再建術式が描かれている。B1, a, bおよびB2, a, bは大伏在静脈をグラフトに用い，B3は脾動脈を反転して用いたと述べている。いずれにしても左右肝動脈が温存されており，肝切除が行われたのかどうか疑わしい

のみであり，他はすべて門脈本幹あるいは分岐部付近の合併切除であり，端々吻合か静脈グラフトを用いて再建されている。注目すべきは，先の1例以外はすべて左右門脈が温存されている図ばかりである。肝左葉切除（5例）または右3区域切除（1例）の場合は，門脈分岐部で当然左または右門脈は切除されているはずであるのに，どうなっているのか困惑する図ばかりである。一方，肝動脈の再建は4例に行われているはずなので，図17-2のように左・右肝動脈をY字型の静脈グラフトで再建した症例以外に，あと3例はどのように切除・再建が行われたかを調査すると，5種類の再建法が描かれている（**図17-4**）。すべて肝葉切除が行われているはずであるが，再建図では肝動脈の左右分岐部は温存されているばかりでなく，症例数と図説とが照合できないなど論文の精度がきわめて粗雑である。私がこの論文のなかの図の誤りや図および症例数などの不合理な点について，現在肝・胆道外科のチーフをしているvan Gulik教授に問いただしたところ，次のような返信が届いた。

Dear Yuji, you have touched on a very embarrassing issue.

> I was a resident in the AMC at the time of publication of the paper by Lygidakis in SGO in 1988. We were quite surprised by the paper and later checked on the data. We could not confirm the operations described in the paper and therefore, have renounced this publication. I am sorry that this could happen in our institution but the paper should be disregarded at this point.

文章から察すると，AMCにはこのような手術記録はないため，この論文を破棄したと読み取れる。しかし，SGOの編集委員会が介入して，出版社が正式にこの論文を撤回したとは読み取れない。

1990年草野ら[217]は，肝門部胆管癌に対して肝外胆管切除に加えて右肝動脈の合併切除をして，右胃大網動脈を用いた右肝動脈再建術を発表したが，その後しばらくは洋の東西を問わず肝動脈再建の報告はなかった。ところが今世紀に入ると，とくに日本から肝門部胆管癌に対する肝動脈の合併切除・再建の報告が続いた。兵庫医科大学病院第一外科のYamanakaら[218]が2001年に発表した手術成績は興味深い（**表77**）。1980年1月～1998年12月までに110例の上部胆管癌の治療中，切除例は46例（41.8％）で，胆管切除は9例（19.6％），肝切除は37例（80.4％）に行われた。肝切除例中，右側肝切除14例，左側肝切除11例の合計25例（67.6％）に門脈・肝動脈の合併切除・再建を行った。門脈のみは5例，肝動脈のみは3例，門脈・肝動脈の同時切除・再建は7例に行われたが，門脈切除・再建の12例中9例に端々吻合を行い，他の3例に自家静脈（臍静脈2例，左腎静脈1例）をグラフトとして使用した。右肝動脈切除・再建の10例中8例（80％）には，固有肝動脈や胃十二指腸動脈を使用して顕微鏡下手術手技を採用した。手術時間は左側肝切除のほうが有意に長かった。術後合併症のうち広範囲肝切除後に5 mg/dl以上の高ビリルビン血症が右側肝切除例に有意に多かった。23例の耐術例中2例に肝膿瘍が発生したが，顕微鏡下肝動脈再建例の8例には発生しなかった。在院死亡の1例は肝右3区域切除後の進行性の肝不全で，他の1例は門脈・肝動脈の同時再建を伴う肝左葉切除後に胆汁瘻，腹腔内膿瘍・出血に起因する肝不全で2カ月後に死亡した。再発死亡例の再発部位を比較すると腹膜再発には差はなかったが，肝門部再発は右側肝切除例のほうが有意に多かった。これは右側肝切除例のほうが，肝内胆管切除断端の癌陽性例が多いことに起因している。一方，肝切除量の少ない左側肝切除を選び，積極的な血管合併切除で安全に局所コントロールができたことを表している。両者の術後生存曲線を比較すると，左側例は全例血管合併切除をしていることもあって，生存率は左側のほうが不良のようにみえる。しかし，両者の間に有意差はない（**図102**）。ただし，右側の血管浸潤例には術前に右門脈塞栓術を行ってから安全に右側肝切除を行うことで肝不全を防ぎ，予後の改善に結びつくかどうか検討課題であると述べている。

Shimadaらは，1991～2000年までの間に横浜市立大学病院で血管合併切除を伴う肝切除を肝門部胆管癌26例中10例，胆嚢癌13例中5例の合計15例に行った。門脈のみ3例，肝動脈のみ6例，門脈＋肝動脈6例であった。術後合併症は各々1例（33.3％），4例（66.7％），5例（83.3％）に発生し，在院死亡は各々1例（33.3％），0例，1例（16.7％）に認められた。肝動脈再建に際し，1994年までは拡大鏡を使用しており，2例に肝膿瘍が発生した。1994年以降顕微鏡下手術を採用してから，このような合併症はなくなった。血管合併切除によりR0切除が可能になったのは肝門部胆管癌で10例中5例（50％），胆嚢癌では5例中2例（40％）であった。肝門部胆管癌の血管合併切除例と非合併切除例の術後3年・5年生存率は各々32％・18％，42％・25％で，両者の間に有意差がなかった。一方胆嚢癌での術後1年・2年生存率は20％・0％，60％・25％で，予後はきわめて不良である。以上のような検討結果から結論としては，血管合併切除を伴う肝切除により，肝門部胆管癌では予後の改善効果はあると思われたが，胆嚢癌では予後はきわめて不良で全例1年半以内に死亡しており，予後の改善効果はないと述べている[219]。

次に，Sakamotoらは国立がんセンター中央病院で1990～2004年までの間に切除した肝門部胆管癌128例と胆嚢癌146例のうち右肝動脈の合併切除・再建を行った胆管癌6例，胆嚢癌5例の計11例を対象としてその手術成績について報告した。切除術式は拡大肝

表77 手術術式と手術成績（兵庫医科大学病院, Yamanaka, 2001）

	患者数（％）		
	肝右葉切除群	肝左葉切除群	有意差(p)
総手術数	14	11	N.S.
血行再建術	4（29）	11（100）	p<0.05
門脈のみ	3<1>*	2	
肝動脈のみ	0	3	
門脈＋肝動脈	1	6<2>*	
手術時間（分）	477±130	708±193	p<0.01
肝膿瘍[+]	1/13（7.7）	1/10（10）	N.S.
高ビリルビン血症[+]	9/13（69）	1/10（10）	p<0.01
肝門部再発	9/12（75）	3/8（38）	p<0.05
腹膜再発	7/12（58）	6/8（7.5）	N.S.
手術死亡	1（7.1）	1（9.1）	N.S.

〔文献218）より引用〕

N.S.：有意差なし，[+] 耐術例，* 自家静脈移植

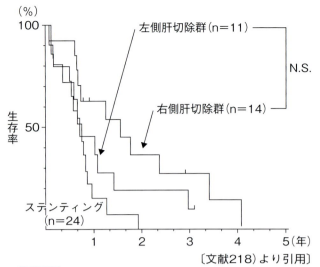

図102 右側および左側肝切除例の術後生存曲線（兵庫医科大学病院，Yamanaka, 2001）
左側肝切除例は全例血管合併切除を行っており，術後生存曲線は右側肝切除群よりも不良にみえるが，両者の間に有意差はない

表78 胆道癌に対して右側肝動脈再建を行った11例の手術成績（国立がんセンター中央病院，Sakamoto, 2006）

症例	年齢/性	診断名	手術術式	門脈再建	再建肝動脈	再建法	pA	R	合併症	転帰
1	57/男	肝門部胆管癌	拡大肝左葉切除＋BD	＋	右肝動脈	GDA	a1	1	胆汁瘻	2年，死亡
2	57/女	肝門部胆管癌	拡大肝左葉切除＋BD	－	右肝動脈	RGEA	a0	1	DGE	1年4カ月，死亡
3	55/女	肝門部胆管癌	肝中央2区域切除＋BD	－	右後枝	端々吻合	a0	0	胸水貯溜	2年，死亡
4	77/男	中部胆管癌	BD	－	右肝動脈	自家静脈グラフト	a1	0		1年2カ月，死亡
5	65/男	肝内胆管癌	拡大肝左葉切除＋BD	－	右肝動脈	端々吻合	a0	1	胆汁瘻	3カ月，生存
6	62/男	肝内胆管癌	拡大肝左葉切除＋BD	＋	右肝動脈	RGEA	a1	0	胆汁瘻・DGE	2年7カ月，死亡
7	52/男	胆嚢癌	右前区域＋S4a＋BD	－	右後枝	端々吻合	a2	0		10カ月，死亡
8	72/男	胆嚢癌	右前区域＋S4a＋BD	－	右後枝	RGEA	a3	1	門脈塞栓	5カ月，生存
9	69/女	胆嚢癌	S5＋S4a＋BD	＋	右肝動脈	端々吻合	a2	1	膵液瘻	1年1カ月，死亡
10	63/男	胆嚢管癌	BD	－	右後枝	端々吻合	a1	0		1年9カ月，生存
11	73/男	胆嚢管癌	肝左3区域切除＋BD	－	右肝動脈	RGEA	a0	0	創哆開	3カ月，生存

BD：肝外胆管切除，GDA：胃十二指腸動脈，RGEA：右胃大網動脈，pA：動脈壁浸潤度　　〔文献220）より引用〕
a1：外膜浸潤，a2：中膜浸潤，a3：内膜浸潤，DGE：胃排泄遅延

左葉切除4例，中央2区域切除1例，右前区域＋S4a切除2例，S5＋4a切除1例，左3区域切除1例，胆管切除2例であった．右肝動脈または右前枝・右後枝の再建法は端々吻合5例，右胃大網動脈4例，胃十二指腸動脈1例，自家静脈グラフト1例であった．顕微鏡下手術が8例で，裸眼による再建が3例であった．胆汁瘻や胃排泄遅延などの術後合併症を併発したが，手術死亡例はなかった（表78）．全体の50％生存期間は16カ月間，50％無再発生存期間は13カ月間であった．胆管癌6例の50％生存期間は23カ月間，胆嚢癌5例では10カ月間であったが，両者の間に有意差はなかった（p＝0.12）．また11例中 R0 6例と R1 5例の50％生存期間は各々23カ月間，13カ月間であったが，これらの間にも有意差はなかった（p＝0.16）．そして結論としては，動脈合併切除・再建の手術はまだ長期生存例はいないが，安全に行うことができる手術であるので，局所進行癌であっても動脈切除で R0 手術が可能になるようであれば切除の適応となり得ると述べた[220]．

Miyazaki らは，千葉大学病院で1981年1月〜2004年3月までの間に187例の肝門部胆管癌の手術を行い，161例（86.1％）を切除した．胆管切除は20例で，さまざまな肝切除が141例に行われた．それらのうちで，43例（26.7％）に血管合併切除を行った．門脈のみ34例，門脈および肝動脈7例，肝動脈のみ2例で，118例には血管合併切除を行わなかった．門脈の再建

表79 血管合併切除・再建術（千葉大学病院, Miyazaki, 2007）

切除再建血管	患者数
門脈	41
端々吻合	39
左腎静脈グラフト	2
肝静脈・下大静脈	5
縫合閉鎖	3
自家静脈グラフト	2
肝動脈	9
再建	
左肝動脈	3
右肝動脈	3
非再建	
右肝動脈前枝	1
右肝動脈	1
左肝動脈	1

〔文献225）より引用〕

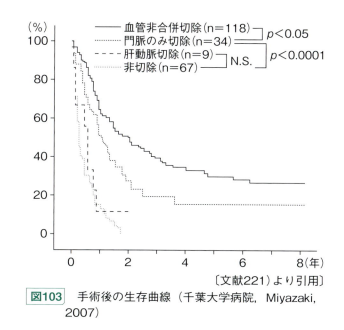

図103　手術後の生存曲線（千葉大学病院, Miyazaki, 2007）

表80　肝門部胆管癌切除後の合併症発生率と手術死亡率（千葉大学病院, Miyazaki, 2007）

	血管合併切除			合計
	門脈のみ (n=34)	肝動脈 (n=9)*	なし (n=118)	(n=161)
合併症発生率（％）	13 (38)	7 (78)	42 (36)	62 (39)
手術死亡率（％）	3 (8.8)	3 (33.3)	5 (4.2)	11 (6.8)

N.S.
$p<0.001$

* 門脈合併切除7例を含む　　　　　　　　　　　　　　　　　　　　　〔文献221）より引用〕

法は端々吻合39例，左腎静脈グラフト2例であった．肝動脈の再建は左・右肝動脈各々3例に行い，その他，右・左肝動脈および右肝動脈前枝の再建は行わなかった（表79）．門脈のみ切除の34例，肝動脈切除の9例と血管合併切除を行わなかった118例の3群間で術後合併症と手術死亡の頻度を比較検討すると，各々38％，8.8％；78％，33％；36％，4.2％と肝動脈合併切除群は血管非合併切除群よりも有意に頻度が高かった（$p<0.001$）（表80）．また各々の1，3，5年生存率は50％，19％，16％；11％，0％，0％；63％，39％，30％であり，非切除例の1，2年生存率は15％，0％であった．血管非合併切除群と門脈のみ切除群の間（$p<0.05$）および門脈合併切除群と非切除群の間（$p<0.0001$）に有意差があったが，動脈合併切除群と非切除群との間に差はなかった（図103）．多変量解析による予後規定因子は治癒度，リンパ節転移，門脈切除，肝動脈切除の4因子が抽出された．結論としては，門脈合併切除は許容範囲内のリスクで予後の改善に寄与し得ると思われたが，動脈合併切除は手術リスクも高く，予後の延長にも結びつかず，手術療法の意義を見出だすことはできなかったと述べた[221]．

2010年に入って世界最大のhigh volume centerである名古屋大学病院から，肝門部胆管癌に対する門脈・肝動脈の同時合併切除・再建の報告がなされた．1997年12月〜2009年7月までの肝門部胆管癌の切除例は365例で，切除術式は5例（1.4％）の胆管切除以外はさまざまな肝切除術が行われた．右側137例（37.5％），左側209例（57.3％），中央系14例（3.8％）で，すべてに尾状葉切除が行われた．また血管合併切除は154例（42.2％）に行われ，門脈のみ切除は92例（25.2％），肝動脈のみ切除は12例（3.3％）で，残りの50例（13.7％）に門脈および肝動脈の同時切除・再建術が行われた．門脈のみの切除は右側54例（58.7％），左側37例（40.2％）と右側系に多く，肝動脈切除62例中左側は61例（98.4％），右側1例

表81 肝門部胆管癌に対する切除術式（1997年12月～2009年7月，名古屋大学病院，Nagino，2010）

肝切除術式*	計	血管合併切除			
		なし（%）	門脈のみ（%）	肝動脈のみ（%）	門脈＋肝動脈（%）
右3区域切除	21	5	16	0	0
右葉切除	116	77	38	0	1
左3区域切除	79	33	14	6	26
左葉切除	130	78	23	6	23
中央2区域切除	7	6	1	0	0
右前区域切除	4	4	0	0	0
尾状葉切除	3	3	0	0	0
胆管切除のみ	5	5	0	0	0
計	365	211（57.8）	92（25.2）	12（3.3）	50（13.7）

＊ 肝切除術式にはすべて尾状葉切除を含む 〔文献222）より引用〕

表82 門脈・肝動脈同時切除50例の手術術式（名古屋大学病院，Nagino，2010）

肝切除術式	
左3区域切除＋尾状葉切除	26
左葉切除＋尾状葉切除	23
右葉切除＋尾状葉切除	1
門脈再建術式	
楔状切除	3
直接縫合	1
大伏在静脈パッチ	2
環状切除	47
端々吻合	34
外腸骨静脈グラフト	13
肝動脈再建	
1カ所	45
端々吻合	32
大伏在静脈パッチ	6
橈骨動脈グラフト	5
右胃動脈	1
左胃動脈経由左肝動脈	1
2カ所	2
端々吻合×2	1
端々吻合＋右胃大網動脈	1
非再建	3*

＊ 2例に arterioportal shunt 〔文献222）より引用〕

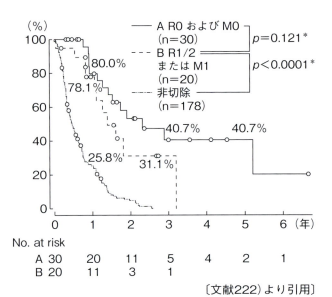

図104 門脈・肝動脈合併切除後の生存曲線（名古屋大学病院，Nagino，2010）

（1.6%）と大部分が左側系の肝切除の際に行われた（表81）。門脈・肝動脈同時合併切除例50例の手術術式を表82に示す。肝切除術式は1例の右葉切除以外は左側系であり，左3区域切除26例，左葉切除23例であった。門脈の切除再建術式は楔状切除の3例には直接縫合（1例）または大伏在静脈パッチ（2例）が行われた。環状切除症例（47例）には端々吻合（34例）または外腸骨静脈グラフトの間置術（13例）が行われた。肝動脈再建が1カ所の45例中32例（71.1%）に端々吻合，11例に大伏在静脈または橈骨動脈グラフトを用いた。端々吻合ができない場合の donor artery としては右胃動脈，左胃動脈経由の左肝動脈あるいは右胃大網動脈が用いられた（表82）。

術後合併症は27例（54.0%）に発生したが，腹腔内膿瘍（13例），創感染（9例），肝断端からの胆汁瘻（9例），肝不全（7例）などが代表例であった。1例に門脈血栓を認め血栓除去の再手術を行ったが，第7病日に腹腔内出血で死亡した（手術死亡率2.0%）。動脈再建部はカラー・ドプラで術後第6病日まで毎日観察したが，全例開存していた。切除血管への病理組織学的癌浸潤は門脈44例（88.0%），肝動脈27例（54.0%）に認められた。全症例の術後1，3，5年生存率は78.9%，36.3%，30.3%であった。R0切除は33例（66.0%）で可能であったが，R0でM0症例（30例）の1，3，5年生存率は80.0%，40.7%，

40.7%と予想外に良好であった（**図104**）。以上のような検討結果から，局所進行肝門部胆管癌に対する究極の手術とでもいえる門脈・肝動脈合併切除を伴う肝切除術は慣れた術者が行えば安全に施行でき，長期生存を期待できる手術術式であると述べている[222]。

V 小 括

胆道癌に対する門脈切除を伴う肝切除術は日本に始まり，欧米に広まり，その後は主に日本で積極的に取り入れられるようになった胆道癌に対する典型的な拡大手術である。治癒切除（R0）率が上昇することには間違いなく，生存率の向上にも貢献しているが，合併症発生率や術後在院死亡率が低いとはいえないところに問題がある。一方肝動脈の合併切除を伴う肝切除も日本の肝胆道外科医が世界に向けて発信した典型的なチャレンジであったが，今世紀に入ってしだいに手術症例数も増え，手術の安全性も確保されるようになってきた。今後は肝動脈・門脈の合併切除をどのような進展度・ステージの症例に適用するのか，また局所高度進行肝門部胆管癌の補助療法の意義に関しても，日本の肝胆道外科医が責任をもって研究しなければならない。

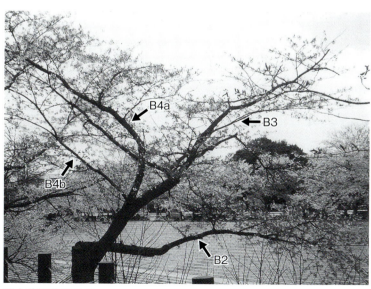

肝右葉切除後です。

第10章

肝門部胆管癌治療における移植手術の介入；欧米の動き

I はじめに

　胆道癌に対するさまざまな外科治療のチャレンジのなかで，肝門部胆管癌に対して肝移植の手術手技を用いて外科治療成績を向上させようとした経緯について述べたい。再発肝門部胆管癌に対して異所性肝移植を行ったFortnerのチャレンジについては第4章で紹介したが，本章では，同所性肝移植の手技を応用したさまざまなチャレンジについて紹介したい。

II ハノーバー大学病院の挑戦とその後継者の挑戦

1. Pichlmayrの挑戦

　西ドイツのハノーバー大学病院のRudolf Pichlmayrはドイツの移植外科，世界の移植外科のパイオニアの1人である一方，肝腫瘍に対して広範肝切除をドイツで初めて行った外科医である。さらに彼は肝臓外科の領域に臓器移植の手技と肝の外科解剖の知識を応用して，それまで手術不能であると思われてきた局所進行癌の切除を可能とするための in-situ, ante-situm, ex-situ などさまざまな高難度の肝切除法を考案した。そしてハノーバー大学病院グループは1970年代以降，バイパス手術しかできないと思われてきた肝門部胆管癌に対して肝門部胆管切除ばかりでなく肝切除，さらには肝移植の手術法を導入して切除不能と思われた局所進行癌の切除に成功してきた[90]。

　このPichlmayrの手術成績については第5章で述べたが，108例の手術例のなかで16例の肝移植を行い，そのなかの3例は肝門部胆管切除後の局所再発例に対して再発巣切除の目的で行われた。そのうち1例は腹腔動脈にも癌浸潤が認められたため胃全摘，膵全摘も併せて行っており，上腹部臓器全摘術とでもいえる究極の拡大手術であったといえる。ところが16例中4例（25％）が手術後60日以内に出血性ショック，敗血症，急性グラフト不全，拒絶反応などで死亡した。手術後の長期成績を52例の切除例と比較しても50％生存期間（15カ月 vs. 16カ月）も2年生存率（44％ vs. 40％）も移植術を行っても進行癌を根治するような優れた成績を残すことはできなかった。

　その後，Pichlmayrは1975～1993年までの18年間にハノーバー大学病院で治療した249例の肝門部胆管癌症例についての手術成績を報告した[223]。249例中125例（50.2％）を切除した。そのうち30例（24.0％）は肝門部胆管切除で，残りの95例（76.0％）に肝・胆管切除が行われた。そのうち43例（45.3％）に尾状葉切除も行われた。また門脈合併切除は33例（26.4％）に行われ，肝動脈および肝動脈と門脈の同時切除再建はそれぞれ1例（0.8％），2例（1.6％）に行われた。一方，肝移植は25例（10.0％）に行われたが，その対象症例は切除不能例が18例で，原発性硬化性胆管炎で肝移植手術を行って，摘出肝の病理組織検査で偶然胆管癌が発見されたものが7例含まれていた。術前の癌の進展度をBismuth分類で表すと，Ⅰ型7例（2.8％），Ⅱ型14例（5.6％），Ⅲ型97例（39.0％），Ⅳ型131例（52.6％）であった。99例（39.8％）が高度局所進行癌のために切除不能となったため，そのうち57例には非手術的胆管ドレナージ，42例には手術的胆管ドレナージが施行された。肝切除を行った95例中10例（10.5％）に術後肝不全が発生した。切除例の術後30日以内死亡率は，胆管切除3.3％，肝切除10.5％，肝・胆管切除12.7％，肝移植12.0％であった。125例の切除例のうちR0切除は91例（72.8％），R1 27例（21.6％），R2 5例（4％）であり，R0 vs. R1/2の50％生存期間，1，3，5年生存率は各々25.7カ月間 vs. 12.7カ月間，69.2％ vs. 52.9％，40.1％ vs. 12.2％，31.7％ vs. 12.2％であり，両者の間に有意差（$p=0.0117$）を認めた。

　胆管ドレナージに関してはPTBDが26例，内視鏡

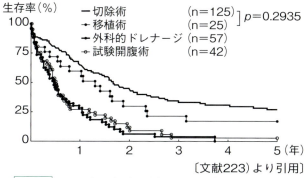

図105 肝門部胆管癌に対する治療法別生存曲線（n=249）（ハノーバー大学病院，Pichlmayr，1996）
切除術と移植術との間に有意差はない

的ドレナージが19例，両者を併用した例が2例であった．切除術の前に胆管ドレナージを行った43例とドレナージを行わずに切除した74例の術後合併症発生率および30日以内死亡率は各々52.4% vs. 65.8%，9.3% vs. 10.9%であり，両者の間に有意差はなかった（$p=0.2238$）．また50%生存期間および1，3，5年生存率は各々，18.7カ月間 vs. 21.1カ月間および63.4%，20.1%，16.7% vs. 64.6%，37.2%，30.1%であり，両者の間に有意差はなかった（$p=0.2752$）．次に125例の切除例と25例の肝移植例との間で5年生存率にどれほどの差があるのかを検討した．切除例全体，ステージⅠ/Ⅱ症例，ステージⅣ症例ごとに比較すると，各々27.1% vs. 17.1%，41.9% vs. 44.4%，20.7% vs. 0%であった．肝切除例全体と肝移植例との間の術後50%生存期間，1，3，5年生存率は各々19.9カ月間 vs. 15.5カ月間，65.0% vs. 60.0%，33.4% vs. 21.4%，27.1% vs. 17.1%であり，両者の間に有意差はなかった（$p=0.2935$）（図105）．以上のような検討結果から，肝移植を行っても通常の切除術よりも良好な治療成績を示すことはできなかった．

これら手術成績を基にして，予後規定因子を検討したところ，単変量解析では切除療法ではリンパ節転移，ステージ，根治度（R0/1.2），血管浸潤，肝移植ではリンパ節転移，ステージ，局所進展，肝浸潤が抽出された．これらをまとめた外科的手術療法による予後規定因子について多変量解析をすると，ステージと根治度（R0/1.2）のみが抽出された．

以上のような検討結果から，①肝移植術はステージⅡの症例に適応されるべきである，②cluster移植手術は進行癌症例の手術で良好な結果を導くであろうと結論で述べた．癌に対する移植医療の影響はかなり大きかったのではないかと思われる．このPichlmayrの苦闘とそのパイオニア精神を継承したのが彼から肝胆道外科・移植外科を学び，1988年よりベルリンのフンボルト大学のCharité（シャリティ）病院の一般・腹部内臓・移植外科教授になったPeter Neuhausである．

2. Neuhausの挑戦

NeuhausはPichlmayrが行った上腹部臓器全摘術に改変を加えて，1994年に肝十二指腸間膜に触れることなく肝内から肝外にかけて全胆道系を完全に切除する方法として，肝全摘＋膵頭十二指腸切除を行って肝移植を加える方法：拡大胆管切除術（extended bile duct resection；EBDR）を提案した[224]．

その手術手技の概要は，まず腹腔鏡で播種性病変がないことを確認した後，大網を開いて幽門側の胃を切断する．次に左胃動脈と総肝動脈を腹腔動脈近くで結紮・切断した後，膵を上腸間膜静脈（SMV）の真上で切断する．次に全肝を授動した後，大腿静脈と下腸間膜静脈にカニュレーションをして静脈-静脈バイパスに備える．次に下大静脈（IVC）を腎静脈合流部の上方で切離し，門脈はSMVと脾静脈（SV）との合流部の上方で離断し，腎静脈より上方の大動脈周囲リンパ節と上腸間膜動脈の右側のリンパ節とを含めてIVCとともに後腹膜組織を一塊として頭側のほうへ郭清を進め，最後に横隔膜下でIVCを離断して，胆管にはまったく触れることなく全肝と膵頭十二指腸，肝十二指腸間膜を一塊として摘出する．肝を同所性に置き，動脈は腹腔動脈と，門脈はSMVとSVの合流部で吻合する．膵・胆道再建をRoux-en-Y空腸脚と端側吻合で行った後，胃空腸吻合を行う（図106）．

この究極の手術は7例の閉塞性黄疸症例に行われたが，1例は硬化性胆管炎（18カ月生存中）で，他の6例は胆管癌であった．1例は郭清時にNo. 16 a2 interに3cm大のリンパ節転移と右卵巣転移を認め，6カ月後に胸膜，腹膜転移の再発で死亡した．手術死亡の1例は膵空腸吻合部の縫合不全に起因する出血性ショックで死亡した．他の4例はともに，ly，v，pnが陽性であったがリンパ節転移はなく，手術後9カ月，10カ月，11カ月，12カ月間生存中であった．

この手術は1989年に米国ピッツバーグのStarzlが発表した上腹部癌に対する上腹部内臓全摘術＋腹部臓器一括移植術（abdominal organ cluster transplantation for the treatment of upper abdominal malignancies）[225)226]の手術に改良を加えたものと考えられ

コーヒーブレイク⑱

<ハノーバーのPichlmayrファミリー>

　Rudolf Pichlmayr（図18-1）はハノーバー大学外科教授として1968年に腎移植，1972年に肝移植に成功した世界的な移植外科医であるが，肝胆道外科の領域に一歩進んだ新しい手術手技，すなわち肝切除にさまざまな血管外科，移植外科の手技を取り入れた高度な手術手技を開発した。そしてハノーバー大学病院はドイツばかりでなくヨーロッパの肝胆道移植外科のセンターとなった。外科の臨床研究ばかりでなく基礎的研究にも精力的に取り組むかたわら，多くの有能な後継者の育成に成功した。1988年以来ベルリンのフンボルト大学シャリティ病院の外科教授として肝胆道移植外科を発展させたPeter Neuhaus（図18-2）は1973〜1985年までハノーバー大学で肝胆道移植外科の修練を積んだ。他に1980年以来Pichlmayrの薫陶を受け，1996年にBochum大学に移動したが，急死したPichlmayrの後継者として1999年にハノーバーへ復帰したJürgen Klempnauer，1974年にハノーバー大学卒業以降そのままPichlmayrの外科教室で学び，1994年にゲッチンゲンのGeorge-August大学の外科教授となり，さらに2002年に米国へ渡りフィラデルフィアのDrexel大学へ移って肝・胆・膵疾患のセンター長となり，肝移植のプログラムを立ち上げるなどで活躍したBurckhardt Ringeなど，世界中に後継者を送り出してHanover Schoolの花を咲かせることに成功した。
　筆者は1997年8月にメキシコのアカプルコで開催された国際外科学会に招待をされたときに，偶然Pichlmayr教授が医局の先生方およびお嬢

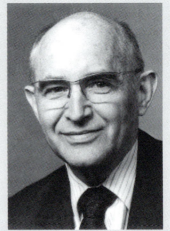

図18-1　Rudolf Pichlmayr 教授

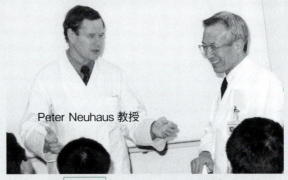

図18-2　Peter Neuhaus 教授
名古屋大学第一外科での morning conference にて

さんと同ホテルに滞在しているところを見かけた。朝ホテルがザワついていたので何かあったのかと聞いてみたところ，Pichlmayr教授が今朝（8月29日）海岸で遊泳中に溺死したとのことであった。さっそくアカプルコ大学で剖検を行って死因が究明されたが，どうやら潮に流されて溺れたのではないかとのことだった。

る（図107a, b）。cluster移植手術は肝，膵，十二指腸，脾を全摘し，胃は全摘または亜全摘，上部空腸，上行結腸と横行結腸の右半分，回腸終末部を含めて一塊として摘出し，肝，膵，十二指腸に上部空腸を含めて移植する方法である。15例中9例が胆管癌であり，そのうち1例は心筋梗塞と消化管出血で第57病日に死亡し，2例は膵液瘻から敗血症，多臓器不全で第72，第112病日で死亡した。また他の2例は肺，骨転移で第197，第304病日に死亡した。NeuhausはStarzlの

cluster移植手術は主病巣が大きく，リンパ節転移があったり，他臓器浸潤を伴った進行癌に行われたために手術成績が不良であると述べた（手術死亡率20％，5年生存率14％）。そして進行癌に対する移植術の成績は不良であるので，リンパ節転移のない非進行癌に対して腫瘍学的見地に立ってcluster移植手術とは異なった手術を開発したと述べた。ただし，彼がその後の論文でも述べているように，結果的にはその後14例にこの手術を行ったが，4例がステージⅠ，Ⅱで，

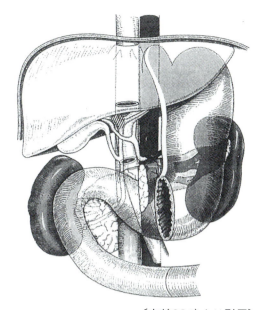

〔文献224）より引用〕

図106 Neuhausの拡大胆管切除術（1994）
肝，膵頭十二指腸，肝十二指腸間膜，下大静脈を大動脈周囲リンパ節とともに一塊として摘出して，同所性肝移植を行う手術

9例がステージⅣa，1例がステージⅣb（前述の再発死亡症例）であった。手術死亡は膵液瘻に起因した2例（14%）で，4年生存率は30%であった。Starzlのcluster移植よりも成績は良好であるとはいえ，倫理的に問題があるなどと陰で批判をされた。Neuhausの拡大胆管切除術（EBDR，後にLTPP；liver transplantation and partial pancreatoduodenectomyと命名）も期待されたほどの手術成績の向上にはつながらなかったために，最終的には肝移植をしないで主病巣に触れることなく拡大手術で根治性を高める方法として，肝右3区域切除＋尾状葉切除に加えてルーチンに門脈を合併切除・再建する手術式，すなわち肝門部一括切除術（hilar en bloc resection）を開発した経緯がある[202]。

1988年10月〜1998年12月までにシャリティ病院で95例の肝門部胆管癌の切除を行った。切除術式は肝門部胆管切除14例（14.7%），肝左葉切除29例（30.5%），肝右葉切除11例（11.6%），右3区域切除26例（27.4%），LTPP 15例（15.8%）であり，R0切除は各々4例（29%），17例（59%），6例（55%），17例（65%），14例（93%）の合計58例（61%）に可能であった。R1は25例（26%），R2は12例（13%）であった。術後合併症は56例（59%）に発生した。胆管切除では6例（43%）であったが，切除が拡大するに従って増大し，LTPPでは12例（80%）に発生した。手術死亡は30日以内に6例（6%），60日以内に8例（8%）発生した。これは胆管切除では皆無であったが，左葉切除で3例（10%），右葉切除で1例（9%），右3区域切除で2例（8%），LTPPで2例（13%）であった。

R0；R1；R2切除例の50%生存期間および1，5年生存率は各々36ヵ月間，86%，37%；15ヵ月間，58%，9%；13ヵ月間，50%，0%であった。R0切除例のうち前記切除術式ごとの術後5年生存率は0%，28%，50%，57%，38%であった。LTPPはR0切除率は上昇するが，合併症発生率も手術死亡率も他より上昇し，一方では5年生存率は38%と他の肝切除例より不良であった。門脈合併切除を伴う肝切除は左葉切除で6例，右葉切除で3例，右3区域切除で14例の合計23例に行われた。これらのうちR0切除は各々，2例，2例，10例の合計14例（61%）に可能であった。癌の組織学的門脈浸潤は5例（22%）に認められた。門脈切除を加えることにより手術死亡は4例（17%）に発生したが，5年生存率は肝切除例で28%であるのに対して，門脈合併切除を加えることにより65%に上昇した。癌の進展度をBismuth分類でみると，Ⅰ型6例，Ⅱ型8例，Ⅲa型27例，Ⅲb型29例，Ⅳ型25例であり，これらのうちR0切除はそれぞれ2例（33%），4例（50%），17例（63%），17例（59%），18例（72%）であり，それぞれの型の5年生存率は，0%，0%，48%，40%，34%であった。リンパ節転移は95例中51例（54%）に認められた。予後に影響を及ぼす諸因子について多変量解析をすると，門脈合併切除のみが予後を改善する唯一の因子であることが判明した。

1999年4月23日，24日にロンドンで開催されたヨーロッパ外科学会（European Surgical Association；ESA）とイングランド王立外科学会の合同会議で「肝門部胆管癌に対する拡大切除」のタイトルで発表されたこの論文に，会場からさっそくHenry Bismuthが質問した。

Bismuth「手術前に切除可能かどうかはどのようにしたらわかるのですか？ もしもわかったのなら切除術式をどのように決められますか？ たとえばNimuraは，各葉あるいは各区域の経皮的胆管造影で肝内胆管枝や肝内区域のどの部位を切除すべきかを詳細に観察するようにしています。あなたは肝右葉切除や拡大右葉切除あるいは肝移植をどのように決めていますか？」。次に「われわれは残肝が小さい場合に門脈塞栓術を行いますが，あなたはどうして動脈塞栓術を用いるのですか？ 私の経験では門脈塞栓術に比べて肝肥大を起こすにはあまり有効ではないように思い

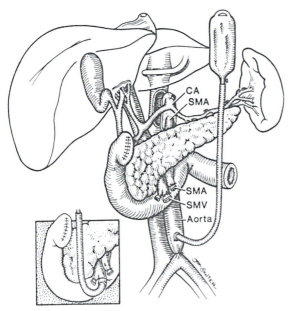
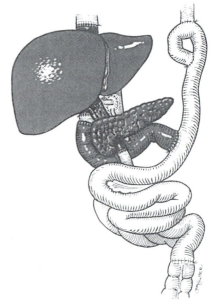

a：ドナーから肝・膵・十二指腸を右半結腸とともに全摘する。腹腔動脈（CA）と上腸間膜動脈（SMA）の根部を含めた大動脈（aorta）の前壁を部分切除（Carrelパッチ）している

b：レシピエントに一括移植された肝・膵・十二指腸。胃は全摘され，回腸終末部から脾彎曲部結腸まで切除され，食道空腸吻合，回腸下行結腸吻合が行われている

〔文献225）より引用〕

図107　Starzlの上腹部臓器cluster移植手術

　Neuhaus「多くの患者は私のところへ紹介されてくる前にすでにERCを行ってステントを入れられてしまっています。最近では，われわれはまずMRCPを行ってから選択的にERCを行って，残肝にだけステントを入れています。LTPPは，われわれの一般的なアプローチ法ではありません。最後に，動脈塞栓術は胆管の動脈血の供給路を塞栓しますが，われわれのところの放射線科医は動脈塞栓術の効果について報告しています。われわれはもちろん，MakuuchiやNimuraのグループの素晴らしいデータについては知っています」。

　どうして右3区域切除に固執するのか，術前診断はどうなっているのか，Bismuthの質問にはまともに答えていないし，動脈塞栓の効果についてもまともに答えていない。

　右肝動脈塞栓術（TAE）に関する同僚の放射線科医の論文では，13例の肝門部胆管癌症例に対するTAEの前向き試験の結果を報告している。右葉の容積は平均10％（2～33％）縮小し，左葉の容積は平均37％（11～68％）増大した。そして13例中9例で，TAE後平均44日（22～75日）目に肝右葉切除を行った[227]。ただし，のちほどシャリティ病院では動脈塞栓は止めて門脈塞栓術に切り替えている。

　次にフランスのDaniel Cherquiが質問した。
　Cherqui「私はPTBDで瘻孔再発するのが心配なので，胆管ドレナージをしないで黄疸のあるまま手術をしています。胆道感染の合併症について聞かせてください」「常に右3区域切除を行うのはいいのですが，時には左外側区域が萎縮している症例もあると思いますが，実際どれくらい右3区域切除ができるのですか？」

　Neuhaus「私は胆管ドレナージを行ったグループと行わなかったグループの比較をしたことがありますが，有意の差はありませんでした。手術死亡率（8％ vs. 12％）や肝不全率（20％ vs. 35％）は胆管ドレナージを行ったほうがやや下がりましたが，胆管炎（25％ vs. 15％）は増えました。実際，現在はすべての患者にステントが入っています」「実際に症例がⅢa型かⅢb型かはっきりわかりませんので，臍静脈裂の中で左肝管を切れば，だいたいいつも切除断端癌陰性になります」。

　以上のように，欧米では日本のような詳細な進展度診断をしないで手術方針を決めている。質問者のCherquiはその後にretrospectiveではあるが，肝門部胆管癌症例に対して胆管ドレナージをしないで黄疸肝切除をしても，減黄してから肝切除をしても黄疸症例に胆汁瘻や横隔膜下膿瘍など合併症は高かったが（$p＝0.006$），手術死亡，肝不全率，術後肝機能には差はなかったため，黄疸肝切除の前に胆管ドレナージを行うと手術成績が向上するかどうかは不明であるとい

表83 肝門部胆管癌に対する肝移植および拡大移植手術手技に関する報告

報告者（年）	症例数	M+または N+症例（%）	手術手技	術後死亡率（%）	術後生存率（%） 1年	3年	5年	付加治療
Pichlmayr, et al（1996）	25	64	LT	12	60	21	17	
Anthuber, et al（1996）	10	10	6LT, 4LT+PHR	20	70			
Beckurts, et al（1997）	5	ND	LT	0	40	～40		術中照射（15Gy）
Iwatsuki, et al（1998）	27	26	LT	22	59	36	36	術前化学放射線療法
	11	82	Cluster 移植	18	55	9	9	
Bismuth（2000）	9	ND	LT	22	70	33		
Shimoda, et al（2001）	5	44	39LT, 5LT+PHR	11	86	31		術後化学療法
Meyer, et al（2000）	207	16	LT	～14	72	～46	23	
Sudan, et al（2002）	11	0	LT	27	45	45		術前化学放射線療法
Lindner, et al（2003）	4	0	LT	ND	ND	～50		
Robles, et al（2004）	36	36	34LT, 2LT+PHR	8	82	53	30	
Brandsaeter, et al（2004）	13	0	LT	0	75	50	50	
ELTR（2004）	201	ND	ND	ND	67	41	31	
Rea, et al（2005）	4	0	LT+PHR	25	75			
Zheng, et al（2005）	4	50	LT	25	75			
Heimbach, et al（2006）	65	0	LT	6	91	82	76	術前集学的治療
Wu, et al（2008）	6	0	LT+PHR	0	100	100	83	外照射＋
Kaiser, et al（2008）	47	ND	LT	26	62	31	22	
Hidalgo, et al（2008）	15	ND	LT（1998年以降）	7	ND	57	48	
	12	58	LT	～16	58	41	20	
Becker, et al（2008）	102	ND	LT	～4	90	～85	64	
Seehofer, Neuhaus, et al（2009）	16	31	LT+PHR	13	63	44	38	
	8	63	LT	0	88	56	38	

〔文献229）より引用〕

ELTR：ヨーロッパ肝移植登録，LT：肝移植，PHR：膵頭部切除，
ND：データなし/症例報告および1996年以前の報告例を除く

う論文を発表した[228]。

Neuhausはその後，1992年3月～1998年11月までに行われたEBDRの手術成績と1995年6月～2007年9月までに行われた肝移植術（LT）の治療成績とを比較検討した。EBDRでは膵空腸吻合縫合不全に起因する合併症の頻度が高く，2例は出血，MOFに至ってそれぞれ第12病日，1カ月後に死亡した。これらの他に3例の膵液瘻症例のうち2例には第7，11病日に膵全摘を行うに至った。さらにEBDRとLTとの8例ごとの症例対照解析を行ったが，生存曲線には差はなかった。以上のような結果により結論としては，手術後合併症率の高さ，手術死亡率の上昇などのために，EBDRをLT単独の代わりに標準治療法として推奨することはできず，今後は術前化学放射線療法について検討すべきであると述べるとともに，肝門部胆管癌に対する肝移植手術の現状についても報告したが，手術死亡率が高いのが目立つ（表83）[229)230]。

このような移植医療の厳しい治療成績を改善すべく，米国のメーヨー・クリニックでは移植手術前に体外照射，腔内照射，5FUを用いた化学療法を行うneoadjuvant chemoradiationのレジメで治療成績の向上をめざした[231)232]。そして，38症例の治療で82%という高い5年生存率が得られたとの報告がされた[233]。この記録は良性肝疾患に対する肝移植術の成績と同等であり，きわめて良好であるといえる。ところがこの38例の移植手術の成功の裏に，33例の症例は術前治療が奏効せずに手術前に肝外病変が増大して手術適応から外れたり，術前治療の合併症のために移植手術にたどり着けなくなってしまった。そのため，この33例を加えた71例中のプロトコール遂行上の5年生存率を計算しなおすと82%から60%に下降する。さらにメーヨー・クリニックのプロトコールでの登録症例のなかには，術前の剝離細胞診や内視鏡的生検で癌の組織診断が得られなくてもCA 19-9が100ng/ml以上であれば含まれており，癌の正診が得られていない症例が含まれているのではないかという指摘もある[234)235]。

その後Neuhausは移植術を併用しないで局所をnon-touchで切除する方法として，肝右3区域切除にルーチンに門脈を合併切除する手術術式を提唱して，これを従来の肝切除術式の手術成績と比較した。1988年9月～2001年1月までにシャリティ病院で切除し

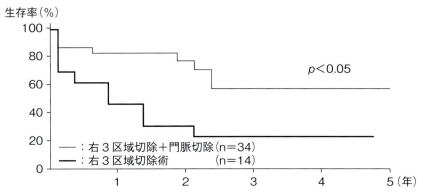

図108 門脈合併切除の有無別の肝右3区域切除後の生存曲線（シャリティ病院，Neuhaus，2003）
〔文献236）より引用〕
門脈合併切除を加えたほうが生存率が高い

た肝門部胆管癌は133例で，そのうち肝切除術は103例（77.4％）に行われた。右3区域切除＋門脈切除34例，右3区域切除14例，右葉切除19例，すべての左側切除36例であり，それぞれの肝切除術式別の術後5年生存率は各々，72％（R0），（R1では45％），52％，23％，18％で，門脈合併切除を伴う肝右3区域切除により有意な生存率の向上がみられた（図108）。一方，手術死亡率は胆管切除0％，肝葉切除10％，右3区域切除＋門脈切除では13％であった[236]。

Neuhausは前記のnon-touchで門脈合併切除を伴う肝右3区域切除術を肝門部一括切除術（hilar en bloc resection）と命名して，この手術法の意義を明確にするために，従来の門脈切除を伴わない根治的広範肝切除術の手術成績とretrospectiveに比較検討した。前者のAグループは1990年8月〜2004年3月までの50例とし，後者のBグループは1994年1月〜2002年12月までに切除された50例で，左葉切除11例，右葉切除6例，拡大右葉切除9例，右3区域切除8例，拡大左葉切除15例，左3区域切除1例が含まれた。合計100例の癌の進展度はBismuth分類ではⅠ型2例，Ⅱ型8例，Ⅲa型41例，Ⅲb型21例，Ⅳ型28例であり，T分類ではT1 2例，T2 27例，T3 68例，T4 3例であった。100例の切除例のうちリンパ節転移は47例に認められ，そのうちN1は35例，N2は12例であった。手術後合併症のうち，肝管空腸吻合の縫合不全はA群16％，B群12％（$p=0.66$），術後肝不全はA群30％，B群16％（$p=0.07$）で両者に有意差はなかった。術後30日以内，90日以内の手術死亡率はそれぞれA群8.8％，12.4％，B群7.7％，11.2％で両者に有意差はなかった。100例中48例に再発を認め，40例が死亡し，8例が生存中であった。再発例のうち45例（94％）が局所再発で，残りの3例（6％）のみが遠隔再発であったが，局所再発例のうちの6例では遠隔再発も合併していた。A・B両群の1，3，5年生存率は各々87％，70％，58％；79％，40％，29％で両者

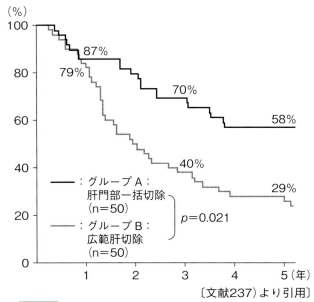

図109 術式別にみた肝切除患者の生存曲線（100例，手術死亡例を除く）（シャリティ病院，Neuhaus，2012）
〔文献237）より引用〕
肝門部一括切除例のほうが術後生存率が高い

の間に有意差（$p=0.021$）を認めた（図109）。

肝門部一括切除術が優れている点については，すでに1999年に"Ann. Surg."に報告してきたが，癌浸潤部から広く離れて切除するのに適した手術法である。肝右3区域切除という広範肝切除術の合併症を予防するために，胆管ドレナージや門脈塞栓術により，この手術の安全性を高めることができた。肝門部一括切除術にはT3，T4が72％と多く，リンパ節転移率も46％と高いにもかかわらず長期成績は従来の肝切除術よりも良好であった。予後規定因子を検索すると，多変量解析では癌の組織型と肝門部一括切除術が予後規定因子であることが判明した。以上のような結果から，肝門部一括切除術は広範肝切除術よりも腫瘍学的に優れており，進行肝門部胆管癌であっても多くの患者に長期生存の機会が生まれるとの結論を導いた[237]。

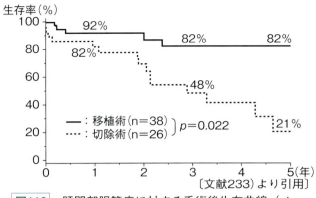

図110 肝門部胆管癌に対する手術後生存曲線（メーヨー・クリニック，Rea，2005）
肝移植術のほうが有意に優れている

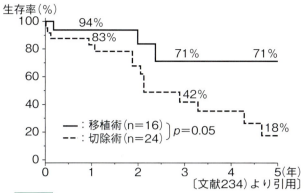

図111 PSCのない de novo 癌に対する手術後生存曲線（メーヨー・クリニック，Heimbach，2006）
移植術のほうが優れている

III 肝門部胆管癌に対する米国での肝移植治療

1. メーヨー・クリニックの挑戦

　前述したようにメーヨー・クリニックでは，1993年に切除不能肝門部胆管癌に対する有効な治療法確立のために術前放射線化学療法を行った後に肝移植を行うプロトコールを作成し，良好な手術成績を報告した[231]。その後症例が増加したので，Rea らは術前放射線化学療法の後肝移植を行ったほうが肝切除による治療法よりも成績が良好であるとの報告をした[232)233]。
　1993年1月～2004年8月までに71例が肝移植グループに登録され術前化学放射線療法を行ったが，そのうち14例は移植前のステージングのための開腹手術でリンパ節転移（8例），局所進展（3例），肝転移（2例），腹膜播種（1例）などで肝移植の適応から外れ，結局38例に肝移植を行った。そして3例（7.9％）が術後合併症で死亡した。肝動脈血栓1例，胆汁瘻1例，胆汁瘻・肝動脈血栓に続く肝不全で1例が各々手術後3カ月，2カ月，4カ月後に死亡した。38例中16例の摘出肝に胆管癌は発見されなかった。このうち8例は術前治療前にも癌の確証はなく，3例は原発性硬化性胆管炎（PSC）で，細胞診で癌の疑診が得られていた。2例はPSCはなかったがCA 19-9が高値であり，残りの3例はPSCで画像上胆管癌が疑われた症例であった。一方肝切除群では58例中26例（45％）が切除されたが，右葉切除12例（46％），左葉切除13例（50％），拡大右葉切除1例（4％）で，尾状葉切除は10例（38％）に行われた。30日以内手術死亡は3例（12％）に認められ，その死因は不整脈，敗血症，不明であった。リンパ節転移は8例（31％）に認められ，手術根治度（R0/R1）は各々23例（88％），3例（12％）であり，R0，N0症例は15例（58％）に認められた。術後再発率および無再発期間は肝移植で13％，40カ月，肝切除では27％，21カ月間であった。そして術後1，3，5年生存率は各々92％，82％，82％：82％，48％，21％であり，両者に有意差（$p=0.022$）を認めた（図110）。またこれらをPSCのない de novo 癌症例（肝移植16例，肝切除24例）のみに限って比較しても，94％，71％，71％：83％，42％，18％と肝移植群のほうが良好であった（$p=0.05$）（図111）。
　この報告には前にも述べたように，術前治療中に移植術の対象から外れたり，癌の確証がない症例が含まれているとの批判があった[235]。しかし，これらの疑義を解消するためにメーヨー・クリニックの移植グループのチーフの Charles B. Rosen が2011年11月にアリゾナ州ツーソンで開催された米国西部外科学会で興味のある発表を行った[238]。1992年10月～2011年9月までの間に215例の肝門部胆管癌と思われる症例が肝移植手術のために登録されて，術前化学放射線療法が行われた。ただし，治療前に癌の病理組織診断が確認されたのはPSC症例で128例中71例（55.5％），de novo 症例では87例中46例（52.9％）で，合計215例中117例（54.4％）であった。治療中にさまざまな理由で33例が登録から外れ，182例にステージングのための開腹術または腹腔鏡検査を行い，46例（25.3％）が肝移植の適応から外された。その理由の主なものはリンパ節転移などの除外基準が38例（20.9％）に確認されたためである。結局136例（PSC 87例，de

novo 49例）に肝移植が行われた。移植前に癌の病理診断が確認されたのはPSCで87例中45例（51.7％），*de novo* で49例中22例（44.9％）であった。そして摘出肝の中に胆管癌を確認できたのは検索した67例中35例（52.2％）であり，これはPSCでは45例中20例（44.4％），*de novo* では22例中15例（68.2％）であった。このように肝移植の適応症例と判断されて登録された肝門部胆管癌に術前放射線化学療法が行われた症例の約半数は癌の病理診断はなされておらず，摘出肝の約半数にも胆管癌の病理組織所見は発見されなかった。このあたりが他の研究者から批判を浴びてきたところである[235]。これに対してRosenらは術後経過，とくに術後生存率などの観点から術前の胆管癌の病理所見が必須かどうかについてのメーヨー・クリニックの治療方針の正当性を主張している。

術前治療前や手術前に癌の病理診断が得られたグループと得られなかったグループで，5年生存率にどれほどの差があるかについて，PSC群および *de novo* 群を別に検討した。まずPSC群では治療前に胆管癌の病理診断がついていた71例と胆管癌の非確診例57例とで化学放射線療法開始後5年生存率を比較すると，各々50％と80％で癌確診例のほうが有意に（$p=0.0009$）不良であった（図112a）。また，これを肝移植を行った癌確診例45例と非確診例42例とでそれらの術後5年生存率を比較すると前者66％，後者92％と癌確診例のほうが有意に不良であった（$p=0.01$）（図112b）。ところが肝移植後再発率について検討すると両者の間に有意差はなかった（$p=0.56$）（図112c）。続いて背景にPSCのない *de novo* 癌症例で検討すると，化学放射線療法開始後の5年生存率は癌確診例46例では39％，非確診例41例では48％と両者の間で有意差はなく（$p=0.27$）（図113a），肝移植後5年生存率も前者22例では63％，後者27例では65％と有意差はなく（$p=0.71$）（図113b），最後に肝移植後5年再発率に関しても前者46％，後者34％と両者の間に有意差はなかった（$p=0.30$）（図113c）。

このように治療前に胆管癌の病理診断がなかったからといって，摘出肝の癌遺残の発見率が下がるわけでもないし，肝移植後に再発率が下がるわけでもないことがわかった。このような結果からRosenらは，摘出肝の胆管癌遺残率や肝移植後の癌再発率は治療前の胆管癌の病理診断の有無にかかわらず同等であったので，これは胆管癌の臨床診断基準が正しいことを立証していると主張した。そして，治療前に癌の病理診断があったほうが好ましいが，治療の際の必要条件ではないと結論で述べた。さらに，たとえ治療前に癌の病

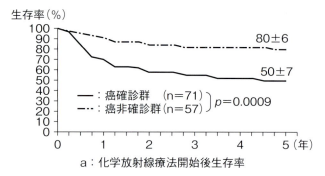

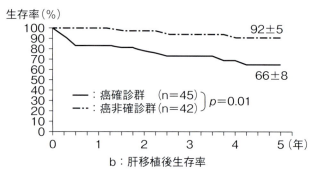

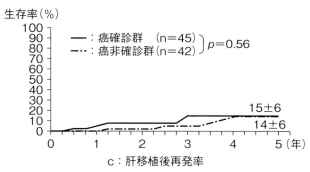

〔文献238）より引用〕

図112　癌確診例と癌非確診例の治療後生存率と再発率（PSC群）（メーヨー・クリニック，Rosen，2012）

PSC群では癌確診例のほうが治療後生存率は低い。しかし，再発率に関しては癌非確診例との間に有意差はない

理診断が得られなかった症例を除外したとしても，PSCの場合5年生存率は術前治療開始後50％，肝移植後66％であり，*de novo* 癌の場合でも術前治療開始後5年生存率は35％で，肝移植後では63％であった。これらの手術成績はこれまでに発表されている切除不能例あるいは切除可能例に対する切除術の手術成績よりも明らかに良好であるので，メーヨー・クリニックで行っている術前化学放射線療法を伴う肝移植術のプロトコールは難治性の肝門部胆管癌に対する優れた治療法であると述べるとともに，治療前に胆管癌の病理診断が不明確であるとの疑義をさまざまな理由をつけて払拭した。

この聴衆を納得させるような素晴らしい講演に，会

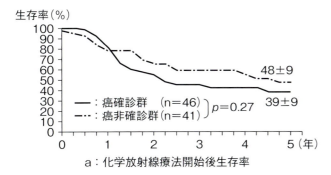
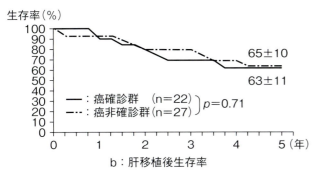
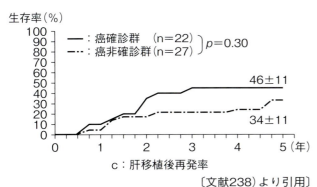

図113 癌確診例と癌非確診例の治療後生存率と再発率（*de novo*群）（メーヨー・クリニック，Rosen, 2012）

*de novo*群では癌確診例と非確診例との間で，治療後の生存率にも再発率にも有意差はない

〔文献238）より引用〕

場から質問が出た。最初はカリフォルニア大学ロサンゼルス校（UCLA）病院のAndrew S. Klein（後にジョンス・ホプキンス大学病院の移植外科のチーフ，そして現在はシーダース・サイナイ病院の移植センター長）が質問をした。

Klein「術前にFNA（内視鏡的穿刺細胞診）をやっておきながら，182例中38例（20.9％）の患者が試験開腹術でリンパ節転移などが発見されて肝移植の適応から外されている。*de novo*の患者の半分は術前治療前に胆管癌は発見されなかったし，1/3の患者は摘出肝に胆管癌が発見されなかった。これらの患者は実際胆管癌をもっていなかったのではないかと心配されていませんか。彼らには移植以外の外科治療法があったのではありませんか？」

Rosen「胆管癌をもっていなかったかもしれない患者さんやPSCの患者さんは，そのときかあるいは近い将来，肝移植が必要になったかもしれません。しかし，彼らには術前補助療法をしないで肝移植をしたほうがよいことは明らかです。これは真に有害事象になります。われわれはこのような失敗を極力なくさなければなりませんが，肝細胞癌に対する肝移植の際にも約15％でこのようなことが起こっています」。

次にカリフォルニア大学サンディエゴ校（UCSD）病院のAlan W. Hemmingが質問をした。

Hemming「メーヨー・クリニックの肝門部胆管癌に対する肝移植の成績は，北米のみならず世界一だと思います。これは厳格に患者を選択しているからだと思います。現在の選択基準でもわれわれは癌のない患者さんに移植をしています。移植の世界でわれわれはKlatskin腫瘍を切除していますが，切除例の10～15％の患者さんは術前に癌の診断はなく，術前治療もなく，切除標本に癌はなく，多分良性疾患として手術をされています。おそらくわれわれは10～15％の確率で非癌患者さんにこのような拡大手術をするであろうということをはっきりさせておくべきではありませんか？」

Rosen「われわれは診断能力を上げる努力をしていますが，約15％のエラーをしていると思っています」。

以上のようにRosenの巧みな発表と，Klein,Hemmingとの的確な質疑応答で，メーヨー・クリニックの肝門部胆管癌に対する肝移植に関する疑惑の治療方針と手術成績に関する疑問が少し解明されたような気がするが，途中でリンパ節転移のためにふるい落とされた症例はどうなったのか，その後化学療法だけで終わってしまったのか，あるいはリンパ節郭清を伴う肝切除を行ったのか，もしそうだとしたらその成績はどうだったのか疑問が湧き上がってくる。他施設であれば真面目に切除してもらえるのに，どうなったのかとか，メーヨー・クリニックの肝臓外科グループのNagorneyはこんな症例をどう扱ったのか知りたいところである。

2. 米国からのその他の報告

米国内で肝移植が多く行われているトップクラスのUCLAのBusuttilのグループのHongは，2010年2月16日にハワイのマウイで開催された太平洋沿岸外科学会の第81回学術集会で肝内胆管癌および肝門部胆管癌に対する切除術と肝移植術の手術成績を比較した成績を発表した[239]。UCLAでは1985年2月1日～

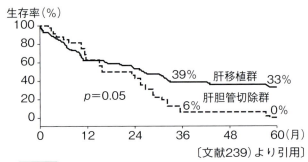

図114 肝移植群と肝胆管切除群の無再発生存曲線（UCLA, Hong, 2011）
無再発生存率は肝移植群が肝胆管切除群より良好である

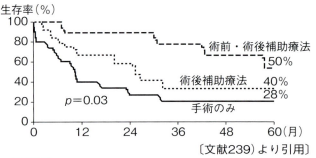

図115 補助療法別の肝移植後無再発生存曲線（UCLA, Hong, 2011）
術前・術後補助療法を行ったほうが無再発生存率は良好である

2009年6月30日までに132例の胆管癌の治療を行い，そのうち75例は転移などのために切除を断念し，57例を切除した。肝内胆管癌（ICC）が37例で肝門部胆管癌（HC）が20例であった。これらのうち局所進行癌はICC 35例（95％），HC 16例（80％）であった。そして38例に同所性肝移植手術（OLT），19例に根治的肝胆管切除術（RR）を行った。胆管癌の病理組織学的確診はOLTの摘出肝では38例中37例（97％），RRでは19例全例に得られた。OLT群には21例の肝硬変例が含まれており，その背景因子はPSC 14例（67％），HCV感染4例（19％）であった。OLT群38例とRR群19例の間で，局所進行癌の割合を比較すると，ICC 37例ではOLT 25例中24例（96％），RR 12例中11例（92％）であり，両者の間に有意差はなかった（$p=0.58$）。一方HC 20例ではOLT 13例中10例（77％），RR 7例中6例（86％）で両者の間に有意差はなかった（$p=0.64$）。全体の5年生存率はICC 34％，HC 29％であった。また術後3年および5年無再発生存率はOLTで39％，33％，RRで6％，0％（$p=0.05$）であったが（図114），これを局所進行癌のみで比較すると両治療法には差はなかった。一方，対象例のなかには化学療法単独か化学放射線療法による術前および術後補助療法を受けた11例（19％）（ICC 9例およびHC 2例，ともにOLT）および術後補助療法を受けた24例（42％）〔ICC 12例（OLT 7例，RR 5例），およびHC 12例（OLT 5例，RR 7例）〕が含まれるので，これらを治療法別にその無再発5年生存率を比較するとOLT群では術前・術後補助療法50％，術後補助療法40％，手術のみ28％の順になった（$p=0.03$）（図115）。しかし，RR群では術後補助療法群と手術のみの群には差は認められなかった（$p=0.93$）。このような治療成績の結果から，局所進行胆管癌の治療には術前・術後補助療法を加えたOLTのほうが術後補助療法を加えたRRよりも優れていると結論で述べた。しかし，術前補助療法を加えたOLTとRRとの間の治療成績の比較は，今まさにRCTを行って明らかにすべきであることも付け加えた。

アーカンソー州リトルロックのアーカンソー大学病院のWuらは，1988～2001年までの間にPSCの患者をERCPの際に時々ブラッシング細胞診を繰り返し，atypia→dysplasiaから腺癌の診断がされるまでを経過観察した。42例の異型細胞診結果の出た患者のうち8例が腺癌と診断された。1例は切除術を受け，1例はOLTを拒否したため放射線治療後，35カ月目に再発死亡した。他の6例中3例にはChild-Pugh分類Aの肝硬変を認めたが，全例にリンパ節転移は認めなかった。腺癌の診断がついてから手術までの平均期間は144日間（65～207日間）であった。術前放射線治療は週5日，4週間で22回に分けて総線量4,400cGyの予定であり，外照射終了後14～21日後に経内視鏡的にイリジウム192による腔内照射を3,000cGy行った。術前放射線治療が終了してから手術までの期間は87日間（7～151日間）であった。6例に肝全摘＋膵頭十二指腸切除により一塊として胆道系を切除した。術後平均在院日数は21日間（16～138日間）であり，術後合併症は腹腔内感染2例，膵液瘻1例，術後22カ月後の膵管狭窄1例，他の1例は術後慢性腎不全に陥り，40カ月後に腎移植を受けた。一方，術後死亡例は55カ月後に糖尿病性ケトアシドーシスで死亡した1例以外は5例とも術後68，84，104，105，121カ月健在であった（表84）。

この手術成績はNeuhausの手術成績よりも良好であり[202]，一方では，化学療法を用いない点がメーヨー・クリニックの治療方針と異なるところである。PSCを背景とした早期の肝門部胆管癌に対してかな

表84 放射線治療後に肝全摘＋膵頭十二指腸切除後肝移植を行ったPSCを背景とした早期胆管癌6例の治療成績（アーカンソー大学病院, Wu, 2008）

年齢	ステージ	腫瘍占居部位	ブラッシング細胞診 結果	ブラッシング細胞診 部位	胆管癌の診断からOLT（日）	放射線治療からOLT（日）	無再発生存期間（月）	生死
26	I	胆嚢管より上部			65	7	55	死*
18	I	胆嚢管より上部	異型	胆嚢管より下部	179	121	121	生
48	I	胆嚢管より上・下部			106	56	105	生
39	II	胆嚢管より上部	異型	胆嚢管より下部	94	46	104	生
56	I	胆嚢管より上・下部			207	151	84	生
35	II	胆嚢管より上部	異型	胆嚢管より下部	189	138	68	生

OLT：同所性肝移植術, ＊他病死（糖尿病性ケトアシドーシス）　　〔文献240）より引用〕

り良好な治療成績を上げることができたので，Wuらはこの拡大手術を真に評価するためには多施設による共同研究が必要であると述べている[240]。

IV 小 括

肝門部胆管癌に対する究極の拡大手術として肝全摘＋膵頭十二指腸切除，それに肝移植を加えるなど解剖学的に全胆道系をすべて摘出する手術が欧米で行われたが，その手術成績にはさまざまな評価がされた。シャリティ病院のNeuhausはこの手術を止めたが，米国では生き延びている。肝門部胆管癌の手術において，肝切除と肝移植とを前向きにその手術成績を比較検討することが可能かどうかきわめて難しい問題であるが，この領域にだけは日本人のチャレンジが見当たらない。膵癌に対する膵頭十二指腸切除の際の拡大リンパ節郭清の意義はいくつかのRCTで決着がつき，メスの限界が明らかになってきた。ただ，胆管癌の手術は術式が千変万化するためかRCTを設定しにくいのかもしれない。肝移植の是非は欧米にまかせておいて，その他は日本の肝胆道外科医が世界のリーダーシップをとるべきではないか。新たなチャレンジが生まれるのを切望して止まない。

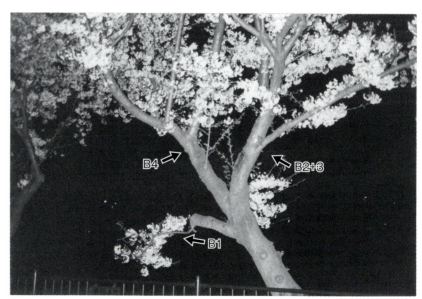

右葉切除後
尾状葉枝が残ってます。

第11章

世界の high volume center での肝門部胆管癌手術の現状

I はじめに

肝門部胆管癌の外科治療では現在世界のトップレベルにある日本と欧米の high volume center の外科治療成績について，その現状を紹介する。

II 米国の high volume center

米国のトップはどうみても Blumgart 率いるニューヨークのメモリアル・スローン・ケタリングがんセンター（MSKCC）がその伝統と症例数の多さで飛び抜けているといってよかろう。それとフロリダ大学からカリフォルニア大学サンディエゴ校に移った新進気鋭の Hemming が取り入れている日本式の拡大手術の現状についても紹介したい。

1. Blumgart 流の外科治療成績

Blumgart のリーダーシップの下に米国式の外科治療方針に大きな影響を与えている MSKCC では，Blumgart が着任後の1991年12月以降に352例の肝門部胆管癌の外科治療を行い，そのうち271例（77％）を手術適応と判断し，146例（54％）を切除した。R0切除は111例（76％），R1切除は35例で，手術死亡は12例（8％），50％生存期間は17.7カ月間であった。一方，2001年1月～2008年9月までの118例では105例（89％）に開腹術を行い，60例（57％）が切除できた。R0切除が48例（80％）で，R1切除が12例（20％）であった。R0切除例48例中29例（60％）は術前胆管ドレナージ（PBD）がされており，リンパ節転移は12例（25％）に認められた。術後合併症は21例（35％）に認められ，術後3，36，50病日に3例（5％）が肝不全で死亡した。R0症例の50％生存期間は74.3カ月間であった[241]（図116）。これら118例は Blumgart 式の術前ステージ分類[242)243)]（図117）では T1 48例，T2 41例，T3 29例でそれぞれ34例（71％），25例（61％），1例（3％）が切除されたが，R0切除は26例，21例，1例であり，50％生存期間は23.0カ月間，22.4カ月間，9.9カ月間であった（表85）。ここで原則切除不能と判断されている T3症例29例の内訳をみると，門脈本幹浸潤10例，Bismuth type Ⅲ＋対側肝萎縮7例，type Ⅲ＋対側血管浸潤10例（門脈9例，肝動脈10例），type Ⅳ 2例であった。詳細な画像所見をみることはできないが，ひょっとしたら日本ではすべて切除術の対象になったかもしれない。しかし，これが米国では有数の積極的手術を行っているMSKCC の現状である。PBD も門脈塞栓術（PVE）も行わないのが Blumgart 流の外科治療方針であるが，実際のところこの60例の切除例中49例（82％）に PBD が行われていた。PTBD が33例，内視鏡的ドレナージ（EBD）が14例，開腹ドレナージが2例であった。49例中残肝のドレナージが行われていたのが31例（63％）あった。残肝容積率が30％未満の21例中，残肝ドレナージが行われていた9例の術後経過は良好であったが，残肝ドレナージが行われていなかった12例は術後肝不全（5mg/dl 以上の血清ビリルビンが5日間以上継続）に陥り，そのうち4例が死亡し，5例の肝機能障害は回復した。残肝容積率が30％以上の39例では2例が術後死亡をしたが，肝不全は認めなかった。この2例の手術死亡例は残肝 PBD が行われていた。一方，残肝容積率が30％以上で残肝 PBD が行われなかった17例では術後肝不全も術後死亡も認めなかった（第13章，図136参照）。

MSKCC では肝門部胆管癌に対する基本的な手術術式として局所（肝十二指腸間膜内）リンパ節郭清を伴う肝切除術を提唱してきたが，肝十二指腸間膜を越えるリンパ節転移，たとえば No.8，9リンパ節転移などが認められた場合は非切除の方針がとられてきた。切除症例の平均リンパ節摘出数は3個（0～16個）で，リンパ節転移の有無別の50％原病生存期間は N0 で46.6±7.5カ月間，N1で22.8±3.5カ月間であり，

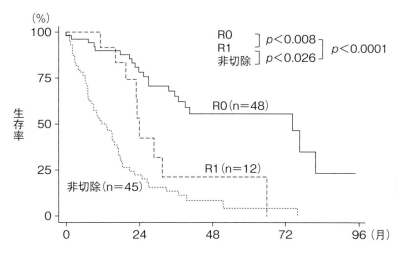

図116 治癒度別の原病生存曲線（MSKCC, Rocha, 2010）
50％原病生存期間はR0で74.3カ月間，R1で24.0カ月間，非切除では13.1カ月間であった

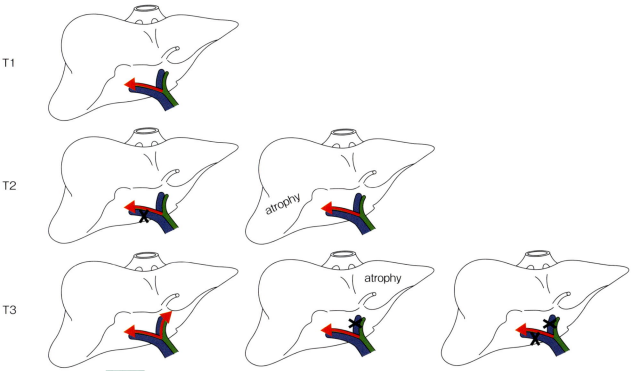

図117 肝門部胆管癌の術前Tステージ分類案（MSKCC, Jarnagin, 2001）
T1：肝管合流部から片側の二次分枝までの浸潤
T2：肝管合流部から片側の二次分枝までの浸潤および同側の門脈浸潤あるいは同側の肝葉萎縮
T3：肝管合流部から両側の二次分枝までの浸潤，または片側の二次分枝までの浸潤および対側の門脈浸潤
　　または対側の肝葉萎縮，または門脈本幹あるいは両側門脈浸潤

表85 Blumgart式術前ステージ別の手術成績（2001〜2008年，MSKCC, Matsuo, 2012）

Tステージ	症例数	開腹術（％）	切除例（％）	R0	肝切除	転移症例（％）	50％生存期間（月）
1	48	44（92）	34（71）	26	30	8（17）	23.0
2	41	37（90）	25（61）	21	24	9（22）	22.4
3	29	24（83）	1（3）	1	1	16（55）	9.9
計	118	105（89）	60（51）	48	55	33（28）	18.3

両者の間に有意差（$p<0.008$）を認めた。N0とN1の判定には，病理検査を行ったリンパ節の個数（TLNC）に左右されることがあるといわれている（第12章参照）。N0でTLNCが7個以上の場合（13例）5年原病生存率は85%であり，TLNCが7個未満では5年原病生存率は48%，50%原病生存期間は52カ月間であったが，N1ではそれぞれ18%，25カ月間と大きな差があった。

以上のような手術治療成績を基にして，以下のような結論に至った。

(1) 肝十二指腸間膜外のリンパ節郭清が治療効果を上げているとは思えないが，どの程度のリンパ節郭清が望ましいのかはいまだはっきりとはしていない。ただし，リンパ節を7個以上摘出してN0であった症例の原病生存率は良好である。
(2) すべての症例に胆管ドレナージをするのではなく，残肝容積率が30%未満の症例に限って残肝胆管ドレナージを選択すべきである。

ただし，残肝容積率が30%以上であればPBDを行わなくても安全に肝切除ができると主張し，30%未満では残肝PBDが行われていないと手術成績が不良であると述べているにもかかわらず，30%未満の症例にPVEを行って残肝容積率を上げるというような方針はいっさい採用していない。また，この論文中にPVEについてはいまだその効果は不明であるとしか述べていない。

2. Hemmingの外科治療成績

Hemmingの積極的な外科治療方針は米国内では突出しており，とくに1999年にフロリダ大学の肝胆膵・移植外科のチーフになり，2009年にカリフォルニア大学サンディエゴ校（UCSD）のチーフとして移ってからは積極的にPTBD，PVE，拡大肝切除，血管合併切除，肝膵十二指腸切除（HPD）を取り入れるなど，日本式の治療方針を取り入れている。実際には予定残肝にはPTBDを行い，残肝容積率が40%未満であればPVEを行い，No.12，8，9の右側のリンパ節郭清をルーチンに行い，尾状葉切除もルーチンに行い，R0切除をめざして門脈合併切除を積極的に行った。

1999年7月〜2010年7月までの10年間に95例の肝門部胆管癌を切除したが，すべて肝切除が行われており，肝3区域切除が84例（88.4%）（右63例66.3%，左21例22.1%）で，葉切除が11例（11.6%）（右3例3.2%，左8例8.4%）であった。術前にPVEが38例（40.0%）に行われたが，右門脈塞栓は36例，左

表86 Hemmingの手術治療成績
（1999年7月〜2010年7月，フロリダ大学とカリフォルニア大学サンディエゴ校，Hemming，2011）

肝切除術式	95例	
3区域切除	84例	右 63例（66.3%） 左 21例（22.1%）
肝葉切除	11例	右 3例（3.2%） 左 8例（8.4%）
門脈塞栓術	38例（40.0%）	
右門脈	36例	→右3区域切除
左門脈	2例	→左3区域切除
門脈合併切除	42例（44.2%）	
本幹-左門脈	36例（37.9%）	
本幹-右門脈	3例（3.2%）	
本幹-右後枝	3例（3.2%）	
肝動脈合併切除	5例（5.3%）	
右肝動脈-右肝動脈	2例	
右肝動脈-右肝動脈後枝	2例	
固有肝動脈-固有肝動脈	1例	

門脈塞栓は2例であり，それぞれ肝3区域切除が行われた。血管合併切除は門脈切除42例（44.2%），肝動脈切除5例（5.3%）とかなり積極的に拡大手術が行われたため，R0切除が80例（84.2%）とかなり高率に治癒切除が可能となった（表86）。

かなり積極的な広範肝切除が行われていたにもかかわらず，30日以内の手術死亡例は5例（5.3%）であり，そのうち2例は右前枝にのみPTBDが行われた後に左3区域切除を行った症例と，左肝管のPTBDを行わずに右3区域切除を行った症例で，いわゆる予定残肝の胆管ドレナージを行うことなく3区域切除を行ったために術後肝不全を併発した症例である。他の3例は術後に感染性合併症が発生し，これに肝不全を併発して死亡した。これらの手術死亡例はすべて期間中の前半の症例であり，この間の手術死亡率は10%となる一方で，残肝にはPTBDを行い切除側のPVEを取り入れた後半では手術死亡例は0であった。残肝が肥大していた症例には手術死亡はなく，残肝の肥大がなかった症例では死亡率は9%となった（$p=0.02$）。また門脈切除の有無による手術死亡率を比較してみると，門脈切除例で2%，門脈非切除例では8%と門脈合併切除例のほうが低かったが，有意差はなかった（$p=0.06$）。術後50%生存期間と5年生存率は全体では38カ月間，43%であったが，R0切除例では58カ月間，50%，R1切除例では26カ月間，0%（全例4年以内に死亡）であり，両者にそれぞれ有意差（$p<0.01$，

$p<0.05$）を認めた．5年生存率を門脈切除の有無，リンパ節転移の有無別に比較すると，それぞれ43% vs. 43%（$p=0.6$），23% vs. 47%（$p=0.06$）で両者の間に有意差はなく，これは他施設と異なり興味ある治療成績であるといえる[210]。

2010年12月のフロリダ州パームビーチで開催された米国南部外科学会の122回学術集会で発表したこの手術成績には，会場から多くの質問が出た。

＜Jarnagin（ニューヨーク，MSKCC）＞
(1) 10年間に95例を切除して，R0切除率が84%であるというのは数字だけみれば小さいが，この病気のことを考えれば非常に大きな症例数である。
(2) 癌浸潤かまたはPVEで残存予定肝（FLR）が肥大している場合はcut-off値を30%以上としてきたが，あなたはどれくらいにしていますか？
(3) 術前胆管ドレナージ（PBD）を施行することは患者をリスクにさらすだけで，あまり恩恵はないのではないか？
(4) 門脈合併切除例と非合併切除例との間で手術死亡率に差はなかったといわれたが，合併症発生率はどうでしたか？ おそらく門脈合併切除例のほうが高いと思われるが……。
(5) 13例のHPDが行われたが合併症や長期成績については述べられませんでした。手術適応はいかがでしたか？ おそらくその長期予後は不良で，利害損得バランスは好ましくないと思いますが。

＜Pitt（インディアナポリス）＞
(1) 門脈合併切除やHPDをよくやっておられるが，術後に門脈血栓症を併発することもあるが，もし発生したら経過観察するのか，抗血栓療法を行うのか，手術を行うのか，どうしますか？
(2) Jarnagin先生はHPD後の合併症について聞かれましたが，手術死亡率についてはどうでしたか？ 多くの文献では，少数例で手術死亡率が高く，この手術は推薦されていません。あなたの手術死亡の5例はこのHPDに含まれていますか？

＜Hemming（回答）＞
(1) PVEのcut-off値は，通常はFLRが全肝の25%未満，肝硬変や閉塞性黄疸があれば40%未満としています。
(2) 日本や韓国では多くの症例で検討したPVEとPBD併用の報告がされています。私も両者を併用しています。FLRが肥大していればPBDを行うことに関して決定的な根拠がないことは知っています。Jarnagin先生は患者を選択してPBDを行い，私はすべての患者にPBDを行っています。どちらがいいのか最近決定的な根拠が示されたのかどうかは知りません。
(3) 門脈合併切除例と非切除例との間で，術後合併症発生率は合併切除例のほうが低いですが，有意差はありません。
(4) HPDは患者をよく選択して，若くて，元気がよくて，やせた患者に行っており，標準術式としてはお勧めしません。われわれは総胆管の断端が術中迅速切片で陽性であった症例にのみ膵頭十二指腸切除（PD）を付加しています。症例数もまだ少なく，観察期間も短いので，生存期間について多くを述べることはできません。予後は不良であると思っていますが，この手術は症例を選択すれば技術的には安全に施行できます。
(5) 門脈血栓症については1例も発生していません。しかし，他の肝切除の経験では，肝切除後早期に血栓症が発生したので，再手術で血栓除去を行い，細い腸間膜静脈の枝へカテーテルを留置してヘパリンを注入するようにしています。少数例ですが，広範肝切除後に門脈血流を回復できなかった症例は肝不全で死亡しました。

このように，門脈合併切除，胆管ドレナージ，HPDに関しては常に関心が高く，どの施設でも確固たる証拠はないが，その施設ごとの固有の治療方針で行っていることがわかる。そして先進的な施設ほど日本式の治療方針を採用していることもわかる。

III ヨーロッパの high volume center

ヨーロッパでは日本の外科治療方針をいち早く取り入れているオランダのアムステルダム大学のアカデミック・メディカル・センター（AMC）の van Gulik と，英国のリーズにあるセント・ジェームズ大学病院の Lodge の手術成績について紹介したい。

1. van Gulik 流の外科治療成績

アムステルダム大学 AMC の Thomas van Gulik は1988～2003年の15年間に肝門部胆管癌の疑いで117例を切除したが，そのうち18例（15.4%）は良性病変であった。病理組織診断の確定した99例を対象として，5年ずつの3期間の手術成績を比較した。切除例はI期（1988～1993年）45例，II期（1993～1998年）25例，III期（1998～2003年）29例であった。I，II期では術中にリンパ節転移を認めたら切除をしなかっ

表87 van Gulik の期間別の手術成績（オランダ，AMC，van Gulik，2011）

手術術式	Ⅰ 1988～1993年 n=45	Ⅱ 1993～1998年 n=25	Ⅲ 1998～2003年 n=29	計 n=99
胆管切除	41（91%）	12（48%）	8*（28%）	61（62%）
肝葉切除	4（9%）	13（52%）	21*（72%）	38（38%）
右葉切除	1（25%）	7（54%）	11（52%）	19（50%）
左葉切除	3（75%）	6（46%）	10（48%）	19（50%）
尾状葉切除	0（0%）	0（0%）	15*（71%）	15（39%）
門脈切除	0（0%）	1（4%）	6*（21%）	7（7%）
R0切除	6（13%）	8（32%）	17*（59%）	31（31%）

*Ⅰ，Ⅱ vs. Ⅲ　$p<0.05$

たが，Ⅲ期に入ってからは，1998年以来日本の外科医によって提唱された積極的な肝切除を行うようになり，肝十二指腸間膜内のリンパ節郭清を行うようになった。ただし，総肝動脈や腹腔動脈周囲にリンパ節転移を認めたら切除の対象外とした。また，門脈分岐部に癌浸潤を認めたら門脈合併切除を行ったが，門脈本幹や肝動脈浸潤のある症例は切除しなかった。また，少なくとも残存予定肝のPBDを行い，残肝容積が40%未満の場合はPVEを考慮した。しかし，術前に何例PBDを行い，何例PVEを行ったかの記載はない。さらに，1990年以来術後の胆管ドレナージ瘻孔再発などを防止する目的で低線量の術前体外放射線療法（3.5Gyを術前3日間）を行った。3期に分けた手術成績を表87に示したが，時代の経過とともに胆管切除術は有意に減少し，肝切除術は有意に増加した。15例の尾状葉切除はすべてⅢ期に行われており，7例の門脈合併切除のうち6例もⅢ期に行われた。R0切除率は，Ⅰ期13%，Ⅱ期32%，Ⅲ期59%と有意に上昇した。積極的な手術が行われるようになったが，術後合併症や手術死亡率は上昇することはなく，Ⅲ期ではそれぞれ68%，10%であった。術後5年生存率はⅠ，Ⅱ期で20±5%であったものが，Ⅲ期では33±9%と有意に上昇した。

上記のような手術成績を基に日本式の積極的な手術法を取り入れることによりR0切除率が有意に上昇し，これが有意に術後生存率を向上させる結果となったと結論で述べた[244]。

2. Lodge の外科治療成績

Peter Lodge 率いる英国のリーズのセント・ジェームズ大学病院では肝門部胆管癌に対して積極的に肝切除を行っており，2001年1月～2008年12月の8年間

表88 Lodgeの手術術式（英国リーズ，セント・ジェームズ大学病院，Young，2010）

切除法	症例数（%）
肝右3区域切除＋S1＋PD	1（2）
肝右3区域切除＋S1＋BD	14（27）
肝左3区域切除＋S1＋BD	21（41）
肝右葉切除＋S1＋BD	8（16）
肝左葉切除＋S1＋BD	3（6）
BD	4（8）
計	51

S1：尾状葉切除，BD：胆管切除，PD：膵頭十二指腸切除

に51例の切除を行った。外科治療方針としては，残存予定肝には胆管ドレナージを行い，尾状葉はルーチンに切除し，門脈や肝動脈は開腹時の所見で必要であれば切除・再建を行った。局所リンパ節郭清を行い，時には大動脈周囲リンパ節も郭清した。門脈塞栓術は行わなかった[245]。実際には80%の患者は閉塞性黄疸を呈し，73%にPBDを行った。EBD 45%，PTBD 18%，EBD＋PTBD 10%であった。ただし，75%の患者は他院でPBDを行われてから紹介されてきた。これらのうち20%は不適切なPBDが行われており，入院後に再度PBDを行った。

51例の切除例の切除術式はBismuth type ⅢまたはⅣ型に対して尾状葉切除を伴う肝切除を47例（92%）に行い，そのうち36例（77%）は右または左3区域切除を行い，右3区域切除＋膵頭十二指腸切除は1例，胆管切除はBismuth type ⅠまたはⅡ型の4例に行った（表88）。門脈合併切除は21例（41%），門脈および肝動脈の合併切除再建は5例に行い，門脈の動脈化は2例に行われた。R0切除は29例（57%）に行われた。リンパ節転移陽性は27例（53%）に認められた。T1は2例，T2 23例，T3 19例，T4 7例であった。術後合併症は38例（75%）に認められ，そのうち肝不全，

表89 肝門部胆管癌切除―英国での手術成績

施設	期間（年）	切除例	切除率（%）	3区域切除例（%）	合併症（%）	手術死亡（%）	5年生存率（%）全体	R0
Newcastle	1995～2003	18	69	0	50	17	21	―
Birmingham	1992～2003	45	62	0	42	13	―	41
Leeds	2001～2008	51	88	70	75	8	20	40

胆汁瘻，出血，敗血症は各々8例（21%），創感染は7例（18%）に認められた。手術死亡は4例（8%）に認められた。術後1，3，5年全生存率は76%，36%，20%であったが，R0の場合の5年生存率は40%であった。一方，無病生存率は75%，38%，29%であった。予後規定因子の多変量解析ではT因子とリンパ節転移が有意の予後規定因子であることが判明した。

一方，英国から発表された比較的積極的なニューキャッスルグループ[246]とバーミンガムグループ[247]の手術成績を比較すると，リーズのほうがより積極的であることがわかるが，日本の成績と比較すると症例数が少なく，手術死亡率がやや高いことがうかがえる（表89）。

Ⅳ 韓国のLeeの手術成績

韓国でもっとも積極的に肝門部胆管癌手術を行っているアーサン医療センターのLeeら[248]は，2001年1月～2008年12月の8年間に350例の肝門部胆管癌の治療を行ったが，そのうち329例（94.0%）にPBDを行った。その内訳はPTBDが182例（55.3%），ENBDが64例（19.5%），PTB＋ENBDが83例（25.2%）であった。また，切除肝容積率が60%以上の場合はPVEを行った。しかし肝予備力が不良であったり，血管や膵頭十二指腸切除などの合併切除で手術侵襲が過大となる場合には，切除肝容積率が50%であるような場合も含めて168例の広範肝切除（右葉切除154例，右3区域切除9例，左3区域切除5例）のうち91例（54.2%）にPVEを行った。そのうち8例にはPVE後さらに残存予定肝の肥大を目的として右肝静脈塞栓術も追加した。350例の開腹術例のうち302例（86.3%）を切除した。尾状葉切除を伴う肝切除は268例（88.7%），胆管切除は34例（11.3%）に行われたが，これには広範肝切除は257例と中央2区域切除などのその他の肝切除が11例含まれている（表90）。

リンパ節郭清は原則としてNo. 12，13，8，9の領域を行い，大動脈周囲は行わなかった。肝膵十二指腸

表90 Leeの肝門部胆管癌切除例（302例）
（2001年1月～2008年12月，韓国，アーサン医療センター，Lee，2010）

切除術式	症例数（%）
肝切除	268（88.7）
右葉切除	154（51.0）
右3区域切除	9（3.0）
左葉切除	89（29.5）
左3区域切除	5（1.7）
中央2区域切除	2（0.7）
他の肝切除	9（3.0）
胆管切除	34（11.3）
合併切除	
門脈	40（13.2）
肝動脈	5（1.7）
膵頭十二指腸切除	7（2.3）

切除（HPD）は右葉切除6例，左葉切除1例の計7例（2.6%）に行われた。門脈合併切除は268例の肝切除例中40例（14.9%）に行われたが，環状切除の36例中29例に端々吻合を行い，5例には静脈（外腸骨静脈1例，左腎静脈2例，死体腸骨静脈2例）間置術を行った。4例の側壁切除例のうち3例は直接縫合閉鎖を行ったが，1例には大伏在静脈を用いたパッチ縫合閉鎖術を行った。右肝動脈の合併切除は5例に行ったが，そのうち3例は肝左葉切除の際に行い，端々吻合は1例で，他の2例は左肝動脈と右胃大網動脈を各々ドナー動脈として再建した。2例の胆管切除例には肝動脈再建は行わなかった。結局，R0切除は214例（70.9%），R1切除は88例（29.1%）となったが，302例の切除後130例（43.0%）に合併症が発生し，5例（1.7%）が在院死亡した。

全体の術後1，3，5年生存率は80.0%，40.6%，32.5%で，これをR0とR1で分けるとそれぞれ，84.6%，50.7%，47.3%と，69.9%，33.3%，7.5%となり有意差を認めた（$p<0.001$）。また胆管切除例（34例）と肝切除例（268例）で比較すると82.4%，26.3%，17.5%と，81.5%，43.4%，35.5%となった。

以上のような結果から予後規定因子を検索すると，多変量解析では治癒度のみであることが判明した。い

表91 手術術式と患者数（2001年1月〜2008年12月，名古屋大学病院，Igami，2010）

手術術式	患者数			
	計	門脈切除	肝動脈切除	膵頭十二指腸切除
胆管切除	5	0	0	1
肝切除	293			
右3区域切除	14	10	0	0
右葉切除	95	29	1	19
左3区域切除	65	33	28	6
左葉切除	106	38	24	3
中央2区域切除	7	1	0	1
他の区域切除	6	0	0	2
計	298	111（38%）	53（18%）	32（11%）

ずれにしても，外科手術治療前にさまざまな安全策を講じて，肝切除を伴う積極的な根治手術を行ってR0切除を完成させれば良好な予後がもたらされることがはっきりとした。

V　日本の high volume center

"Journal of Hepatobiliary Pancreatic Science"（JHBPS）の2010年の第17巻に，肝門部胆管癌の外科治療の現状を知る特集が組まれた。前述のRocha, Lee らの論文もここに取り上げられたものである。世界をリードする日本の実態を明らかにするために，日本の high volume center で同一期間内，すなわち2001年1月〜2008年12月の8年間に行われた外科手術成績が詳細に報告された。

1．名古屋大学腫瘍外科

1）基本方針

上記期間中の名古屋大学病院での肝門部胆管癌の外科治療方針の概要は，まず超音波検査と MDCT により主病巣を推定して予定切除術式を決定し，術前胆管ドレナージを行った。主に残肝予定領域の減圧を目的として PTBD を行ったが，同時期の後半から内視鏡的経鼻胆管ドレナージ（ENBD）を第一選択として行った。次に，60%以上の拡大肝切除が予定された場合には，その2〜3週間前に PVE を行った。Bismuth Ⅰ，Ⅱ，Ⅲa 型には肝右葉切除，Ⅲb 型には肝左葉切除または左3区域切除，Ⅳ型には中央2区域切除，右3区域切除または左3区域切除を適用した。大動脈周囲リンパ節転移，肝転移，腹膜播種を認めたら通常は外科治療を行わなかったが，患者の全身状態が良好で手術リスクが高くなければ，一部の症例では術後の生活の質向上のために肝切除を行った[249]。

2）手術成績

8年間に428例の肝門部胆管癌の治療を行ったが，そのうち130例は遠隔リンパ節転移，肝転移，腹膜播種，局所進展のために非切除となり，残りの298例（70%）を切除した。肝外胆管原発が206例（69%），肝内胆管原発が92例（31%）であった。切除例のBismuth 分類ではⅠ型15例（5%），Ⅱ型21例（7%），Ⅲ型120例（40%），Ⅳ型142例（48%）とⅣ型がもっとも多く，欧米と異なるところである。肝外胆管切除は5例にのみ行い，残りの293例には各種の肝切除術が行われた。左右の葉切除が多くを占め，左3区域切除，右3区域切除の拡大手術がこれに続いた。門脈合併切除は111例（38%），肝動脈切除53例（18%），膵頭十二指腸切除は32例（11%）に加えられた（表91）。R0切除は220例（74%）に可能となり，R1は70例（23%），R2は8例であった。術後合併症は129例（43%）に発生し，手術死亡は6例（2%）に認められた。その原因は5例が肝不全（門脈血栓症4例，感染症1例），1例が腹腔内出血であった。298例全体の術後1，3，5年生存率は77%，49%，42%で，これらのうち M0，R0の197例の5年生存率は52%（図118），さらにこのうちの N0症例は161例で，その5年生存率は62%であった（図119）。血管非合併切除例176例と門脈のみ合併切除例69例，肝動脈（門脈切除も含む）合併切除例53例の術後3，5年生存率は57%，51%；37%，23%；38%，33%であり，門脈切除例と肝動脈切除例との間に有意差はなかった（図120）。

思い出の手術⑨

<限界の超高難度手術>

私が体験した高難度手術のなかでも，その限界に近い超高難度の胆管・門脈浸潤を伴う肝腫瘍症例の画像所見，手術戦略，術中所見，手術術式などについて紹介したい。

患者は55歳，女性。1993年6月に上腹部痛と黄疸のために近医を受診し，閉塞性黄疸を伴う肝腫瘍の診断を受けた。東京の癌専門病院で手術不能と診断された後，関西のK大学病院へ入院した。6月14日のCTでは肝門部付近に鶏卵大の腫瘍を認め，肝左葉と右後区域胆管の拡張に加え，左門脈と右前区域門脈枝は造影されず，門脈臍部から肝門部にかけて広範な門脈内腫瘍栓を疑う所見が目立った（図9-1-(1)）。内視鏡的逆行性胆管造影（ERC）では，肝門部胆管に狭窄を認め，肝内胆管は前区域枝のみが造影された（図9-2-(1)）。総肝動脈造影ではやや伸展した左肝動脈と，右尾状葉動脈枝を認め，上腸間膜動脈造影（SMAG）では，SMAから分岐する右肝動脈後枝（RPHA）が造影されたが，腫瘍血管の増生などは認めず，その門脈相では，右後区域門脈分岐部にうずら卵大の欠損像と側副血行路の発達を認め，左門脈（LPV）と右前区域門脈枝（RAPV）は造影されなかった。右後下区域門脈枝（P6）への血流は認められたが，右後上区域枝（P7）の根部付近の造影は不鮮明であった（図9-3-(1)）。PTBDが右後枝に留置されたが，右後枝は上・下枝の合流部直下で閉塞していた（図9-2-(2)）。以上のような所見から，局所進展の著しい超高度進行肝内胆管癌で手術不能であるとの診断を受けた。患者の弟の内科医から，手術の可能性を求めて相談を受け，再精査をする目的で7月

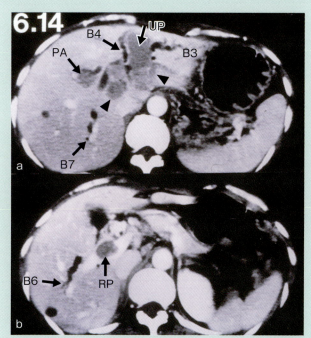 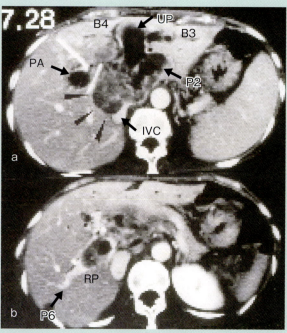

図9-1 造影CT

(1) K大学病院（PTBD前）
　a：S2から右尾状葉にかけて腫瘍（矢頭）を認め，門脈臍部（UP）および右前枝（PA）は腫瘍栓により緊満している。左外側前区域（B3），内側区域（B4），右後上区域（B7）の胆管枝の拡張を認める
　b：門脈右後枝（RP）に腫瘍栓を認め，右後下区域胆管枝（B6）が拡張している

(2) 名古屋大学病院（PTBD後）
　a：尾状葉を占居する主腫瘍（矢頭）は下大静脈（IVC）を圧迫している。門脈内腫瘍栓は臍部（UP），左外側後枝（P2），右前枝（PA）で著明である。胆管拡張を左外側前枝（B3），左内側枝（B4）に認める
　b：右門脈後枝（RP）の腫瘍栓が後下枝（P6）に進展している

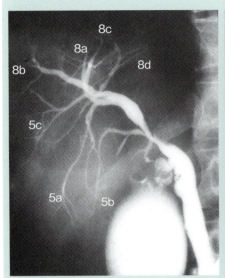 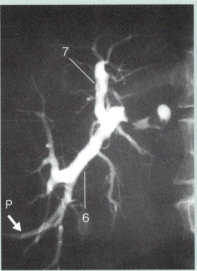 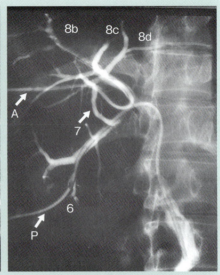

(1) K大学病院でのERC
　肝門部胆管の狭窄を認め，右前区域胆管枝のみが造影されている
　5a：前下腹側枝，5b：前下背側枝，5c：前下外側枝，8a：前上腹側枝，8b：前上外側枝，8c：前上背側枝，8d：前上内側枝

(2) K大学病院での右後枝（P）のPTBD造影
　後下枝（6）と後上枝（7）の合流部の直下で胆管は閉塞している

(3) 名古屋大学病院でのPTBD造影
　A：前上枝に入ったドレナージチューブ，8b：前上外側枝，8c：前上背側枝，8d：前上内側枝
　P：後下枝に入ったドレナージチューブの先端は総胆管に誘導されている。6：後下枝，7：後上枝

図9-2　胆管造影

16日に名古屋大学病院第一外科へ入院した。入院時血清総ビリルビン値3.4mg/dl，血色素11.0g/dl，血小板12.0×10^4/mm^3，GOT/GPT（AST/ALT）25/47 IU/l，LDH 296 IU/l，ALP 506 IU/l，CEA 0.2ng/ml，CA19-9 80U/ml，AFP 5ng/ml，HBsAg（−），HBsAb（＋），HCVAb（−）であった。直ちに右前上枝に2本目のPTBDを行い，後枝のPTBDカテーテルの先端を総胆管に誘導した（図9-2-(3)）。SMAGの門脈相ではP6とP7の分岐部を越えた門脈欠損像が著明となり，側副血行路の発達も認められた（図9-3-(2)）。造影CTでは，右尾状葉の主腫瘍の所見が明瞭となり，左門脈内腫瘍栓（TT）がP6，P7にさらに広範に進展している所見が得られた（図9-1-(2)）。これら画像診断所見を基にして，胆管像からは肝内胆管癌を疑い，門脈内TTが目立つところからは肝細胞癌を疑い，総合的には混合型肝癌ではないかと考えた。切除術式としては肝左3区域切除，尾状葉切除しか方法はないと思われたが，胆管は右後区域枝の上下枝合流部付近で切除可能であろうが，門脈の処理が重要課題であった。門脈欠損部を合併切除しなければならないようであれば，門脈の切除再建は不可能であるが，もしもこれがTTの門脈内進展であればtumor thrombectomyが可能であるのではないかと考えた。経過中吐血をし，緊急内視鏡検査で胃角上部小彎に露出血管を伴う活動性潰瘍を認めたが，保存的に止血できた。PTBD後のICGR15は8.7%，K値は0.161と改善した。7月29日に手術を施行した。開腹して回腸静脈にカテーテルを留置して門脈造影を行うと，TTはP6にもP7にもさらに進展しており，側副血行路が発達している所見も明らかとなった（図9-4）。側副血行路の処理がこの症例の手術を行ううえで重要な部分となるが，Couinaudの著書の中に「門脈血栓症や門脈の先天異常の際に，求肝性の側副血行路が発達して海綿状変化（cavernous transformation）が形成されるが，これはparabiliary vein（傍胆管静脈）が太くなったものに他ならない」[1]と記載されており，また胆管周囲毛細血管叢：PCP（peribiliary capillary plexus）が拡張して生じるともいわれている。このような知識の下に手術を行った。肝左葉と右前区域は虚血状で右後区域との境界は明瞭であっ

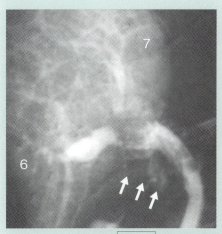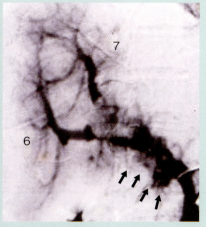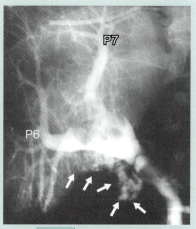

図9-3 経上腸間膜動脈性門脈造影

（1） K大学病院
右後区域門脈のみが造影され，後枝本幹の腫瘍栓は上下分岐部を越えて進展している。後下枝（6）に比べて後上枝（7）造影がやや不良である。求肝性の側副血行路（矢印）の発達を認める

（2） 名古屋大学病院手術前
右後枝の腫瘍栓は増大し，後上（7），後下（6）枝分岐部を越えてさらに進展している。側副血行路（矢印）の発達を認める

図9-4 術中門脈造影
後下枝（P6），後上枝（P7）分岐部にうずら卵大の陰影欠損像があり，とくにP7方向への進展が著しい。側副血行路（矢印）の発達が明瞭に造影された

た。肝十二指腸間膜を開いてリンパ節郭清を行いつつ，各脈管構造物を同定してテープをかけ，固有肝動脈を根部で結紮切離し，偏位したRPHAを確認の後に胆管周囲に門脈の側副血行路が張り付いた状態になっていることを確認してテープをかけた（図9-5-(1)）。門脈本幹（径20mm），左右門脈（径15mm）はTTが充満して拡張していた。門脈のテープを右後枝（RPPV）と左枝（LPV）＋右前枝（RAPV）にかけた（図9-5-(2)）。SMAのRPHA分岐部直下に鉗子をかけ，門脈前壁を縦切開して，これを分岐部を越えて延長すると，TTと血栓が門脈壁には癒着はなく盛り上がって飛び出してきた。LPV内TTを胆道鋭匙で摘出し，RPPVはフォガティー・バルーンカテーテルでTTがないことを確認した（図9-6-(1), (2)）。ここで門脈内腔をよく観察すると，腫瘍栓が摘出できた後のP6とP7の内腔がきれいに観察できた（図9-7-(1), (2)）。ここで門脈縦切開部を縫合閉鎖してLPV＋RAPVを結紮した。RPPVへの門脈血流が再開されたことを術中エコーで確認の後，膵の上縁で総胆管を切離する操作に移った。総胆管壁に固着した門脈の側副血行路が発達していたので，これらを刺通結紮したり，1本ずつモスキート鉗子で挟みながら丁寧に胆管壁を横切

開，切離をして，断端を止血・縫合閉鎖した（図9-8）。これで肝十二指腸間膜にはRPPVとRPHAのみが残った形となり，後は型のごとく尾状葉合併切除を伴う肝左3区域切除を行い，BpはB6・B7の合流部で切断した。再度術中門脈造影を行うと門脈本幹からRPPVがきれいに造影された。次に術中胃内視鏡検査を行って出血した胃潰瘍を確認し，潰瘍部分の胃壁を部分切除して縫合閉鎖した。胆道再建はB6，B7合流部で肝管空腸吻合を行った。術中出血量7,287g。手術時間15時間25分。術後のSMAGの門脈相では肥大した肝右後区域の門脈血流がきれいに確認できた（図9-9）。術後に抗血栓療法などは行わなかったが，門脈血栓などの合併症の併発はなかった。術後の摘出標本の病理組織検査で腫瘍は肝原発の悪性リンパ腫（びまん性大細胞Bリンパ腫）であると診断されたので，退院後に故郷の近くの大学病院で化学療法（CHOP）を受けた[2]。その後はまったく順調に回復し，手術後23年半を過ぎた現在78歳で，家事を行い，充実した生活を送っている。

本症例は手術前の画像診断所見から，有名な癌専門病院やK大学病院で手術不能と診断されたにもかかわらず，患者の弟が医師として徹底的に

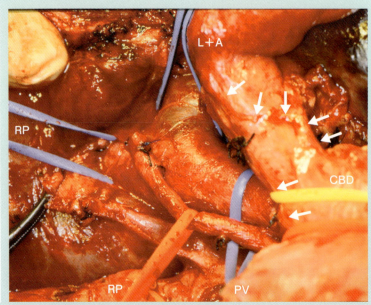

図9-5 肝十二指腸間膜のリンパ節郭清を行って主要脈管にテーピング

（1）主門脈裂（MPF）と右門脈裂（RPF）に虚血域境界を認める。総胆管沿いに門脈の側副血行路が発達している
　　RAHA：右前区域動脈との吻合枝，A6：右後下動脈枝，A7：右後上動脈枝，RPHA：偏位した右後区域動脈枝

（2）総胆管（CBD）（黄色テープ）の周りに門脈の副側血行路（矢印）を認める。拡張した門脈（PV），左枝＋右前枝（L＋A），右後枝（RP）に青テープ，右肝動脈後枝（RP）に赤テープがかかっている

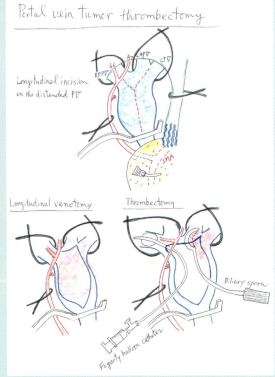

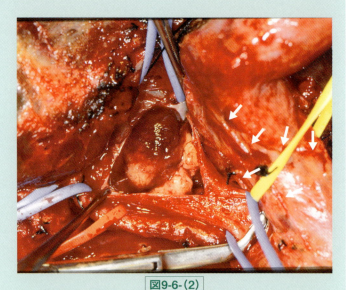

図9-6-(2)
門脈を縦切開すると腫瘍栓が飛び出してきた。矢印は胆管壁に固着した門脈側副血行路

図9-6-(1) 門脈縦切開による腫瘍栓摘出術

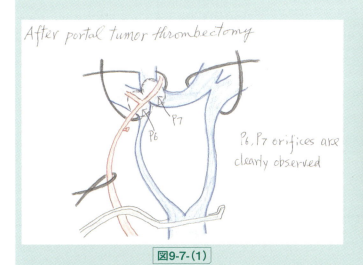

図9-7-(1)

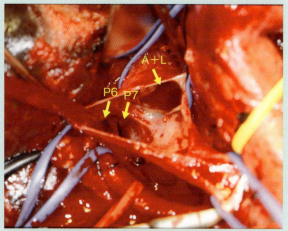

図9-7-(2) 門脈内腫瘍栓摘出後の門脈内腔
A＋L：右前枝＋左枝。右後下枝（P6）と後上枝（P7）の内腔が明瞭に観察できる

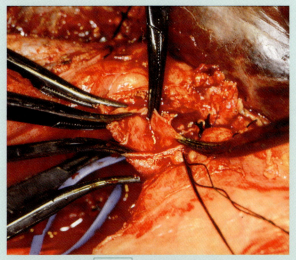

図9-8 総胆管切開
膵の上縁で総胆管を切断する際に，壁に固着した門脈側副血行路を，刺通結紮あるいはモスキート鉗子で挟んでから胆管切開をしている

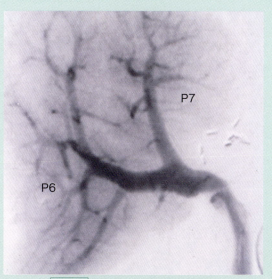

図9-9 術後経動脈性門脈造影
肝右後区域の門脈血流は良好で，血栓などは認められない
P6：後下枝，P7：後上枝

手術の道を探し求めたこと，門脈像から腫瘍栓であると診断してthrombectomyができるとした外科側の判断，側副血行を温存しながらのportal thrombectomyと門脈血行再建の手術手技，腫瘍が結果的に希有な肝原発の悪性リンパ腫であったことなど多くの要因が重なり，リスクの高い超高難度手術を乗り越えて長期生存したと考えられる。もしも手術をしていなかったら，胆管炎，出血性胃潰瘍，門脈閉塞などが重なり，数カ月以内の予後しか期待できなかった可能性が高い。"絶対にあきらめない"という患者側，医療者側の熱意が必要であると痛感した貴重な経験であった。

① Couinaud, C. : The parabiliary venous system. *In* Surgical Anatomy of the Liver Revisited. Couinaud, C., C Couinaud, Paris, 1989, p. 55～59.
② Yoneyama, F., Nimura, Y., Kamiya, J., Kondo, S., Nagino, M., Kanai, M., Miyachi, M. and Oda, K. : Primary lymphoma of the liver with bile duct invasion and tumoral occlusion of the portal vein : Report of a case. J. Hepatol., 29 : 485～488, 1998.

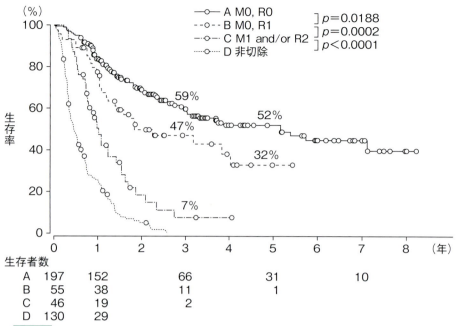

図118 Mステージと治癒度による生存曲線（名古屋大学病院, Igami, 2010）

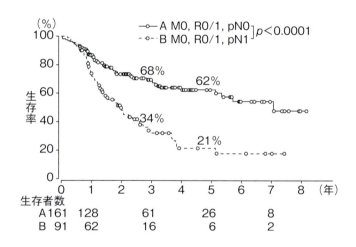

図119 リンパ節転移の有無による生存曲線（pM0症例）（名古屋大学病院, Igami, 2010）

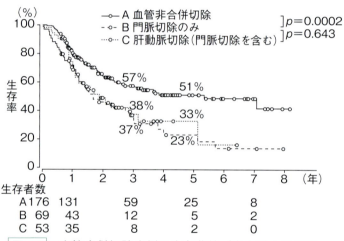

図120 血管合併切除症例の生存曲線（名古屋大学病院, Igami, 2010）

3）結論

以上のような手術成績から，以下のような結論が導き出された．

(1) 手術は拡大切除の方向へ向かっているが，術後合併症も手術死亡も減少してきた．

(2) 後長期生存率も上昇してきた．

(3) 肝胆道外科医は積極的な外科治療方針で手術を行うべきである．

2. 北海道大学腫瘍外科の外科治療成績

北海道大学腫瘍外科で8年間の同期間内に切除された肝門部胆管癌症例は146例であった．術前PBDは黄疸例の118例の他，無黄疸例の11例には残存予定肝に胆管閉塞の予防と門脈血流の回復を目的として行った．この他の無黄疸の2例にはPTCSを目的としてPTBDを行った．よって残りの15例にはPBDを行わなかった．なお，2005年以降はENBDを第一選択としてPBDを行った．術前の癌進展度のBismuth分類では，Ⅰ型21例（14%），Ⅱ型35例（24%），Ⅲa型26例（18%），Ⅲb型34例（23%），Ⅳ型30例（21%）でⅢ型がもっとも多かった．術前PVEは右葉切除，左3区域切除，右3区域切除が予定された場合に合計66例に行った．右葉切除または左3区域切除ではICGR$_{15}$がPBD後15%未満になったところで行い，その2週間後に20%以下になれば手術適応とした．右3

表92 切除術式と症例数（2001年1月〜2008年12月，北海道大学病院，Hirano，2010）

切除術式	計	合併切除		
		門脈切除	肝動脈切除	膵頭十二指腸切除
肝右葉切除	69	40	3	16
肝右3区域切除	9	4	1	1
肝左葉切除	43	18	10	3
肝左3区域切除	5	2	1	0
尾状葉切除	2	0	0	1
肝門部胆管切除	18	1	5	3
計	146	65（44.5％）	20（13.7％）	24（16.4％）

区域切除ではPBD後ICGR15が10％以下になった時点でPVEを行い，その2週間後に15％以下になれば手術適応とした。切除術式は右側肝切除が78例，左側肝切除が48例，尾状葉切除2例，肝門部胆管切除18例で，右葉切除，左葉切除が多数を占めた。局所進展例には積極的な合併切除が行われ，門脈切除65例（44.5％），肝動脈切除20例（13.7％），膵頭十二指腸切除24例（16.4％）を併せて行った（**表92**）。このような積極的な手術により，術後合併症は44.5％に発生した。肝障害が20例（13.7％）に発生し，そのうち11例（7.5％）は高ビリルビン血症，9例（6.2％）は肝不全に陥った。在院死亡は5例（3.4％）に発生した。5例中4例は二次的な肝循環不全に起因する肝不全により死亡した。2例は膵液瘻から仮性肝動脈瘤出血を発症し，TAE後の肝循環不全，1例は再建門脈が術後にねじれて門脈血行不全，1例は肝膿瘍からDICを発症し，その後消化管出血でショックに陥った。ただ1例のみが，門脈合併切除を伴う右3区域切除後に他の何の合併症がないにもかかわらず肝不全死した。術後合併症の発生要因を多変量解析すると，長時間の手術時間が独立した規定因子であることが明らかとなった。

全体の術後50％生存期間は39カ月間で，1，3，5年生存率は81.4％，52.9％，35.5％であった。耐術141例のうち再発死亡例は41例，他病死7例で，他の93例は生存中であるが，8例は再発を認めており，残りの85例が無再発生存中である[250]。

以上のような結果から，以下のような結論が導き出された。

（1）積極的な切除をすると，術後合併症はやや高かったが，手術死亡率を低くすることができた。

（2）術後成績を改善するためには，手術時間を短縮したり，手術関連合併症を減らすなど，術中・術後管理の方法をさらに改良することが必要である。

表93 肝切除術式と症例数（2001年1月〜2008年12月，東北大学病院，Unno，2010）

肝切除術式	症例数	
	計	膵頭十二指腸切除
右葉切除	66（52.8％）	4
右3区域切除	8（6.4％）	
左葉切除	49（39.2％）	1
左3区域切除	2（1.6％）	
計	125	5

3. 東北大学肝胆膵外科の外科治療成績

東北大学肝胆膵外科で8年間の同期間中に切除された肝門部胆管癌は125例で，そのうち肝外胆管原発は104例（83.2％），肝内胆管原発は21例（16.8％）であった。治療方針の原則は，PBDで血清総ビリルビン値を2mg/dl以下に下げるために内視鏡的ドレナージを行う。PVEは残存予定肝容積率が40％未満の場合に行う。リンパ節郭清は肝十二指腸間膜内，膵頭周囲，総肝動脈周囲をルーチンに行うが，大動脈周囲は治癒切除が可能な場合に行うこととした。実際にはPVEは46例（36.8％）に行われたが，これらはすべて右側肝切除例のみ（62.2％）であった。胆管への進展度のBismuth分類では，Ⅰ型2例（1.6％），Ⅱ型23例（18.4％），Ⅲa型33例（26.4％），Ⅲb型24例（19.2％），Ⅳ型43例（34.4％）とⅣ型がもっとも多かった。肝切除術式は右側切除74例（59.2％），左側切除51例（40.8％）で，膵頭十二指腸切除が5例に併せて行われた（**表93**）。血管合併切除は門脈切除が42例（33.6％），肝動脈切除が4例（3.2％）に行われた。R0切除は79例（63.2％）に行われたが，R1は28例（22.4％），R2は18例（14.4％）であり，その要因は腹膜播種2例，肝転移8例，大動脈周囲リンパ節転移8例であった。上記のような積極的な手術により術後

表94 切除術式と手術成績（2001年1月〜2008年12月，千葉大学病院，Miyazaki，2010）

切除術式	患者数		R0切除	在院死亡
胆管切除	10（9.3%）		4（40%）	
肝切除	97（90.7%）			
右葉切除	38	右側39 (36.4%)	29（74%）	1（2.6%）
右3区域切除	1			
左葉切除	37	左側48 (44.9%)	24（50%）	1（2.1%）
左3区域切除	11			
尾状葉切除	4	中央10 (9.3%)	6（60%）	
左内側区域切除	5			
中央2区域切除	1			
計	107			2（1.9%）

合併症は111例中54例（48.7%）に発生したが，高ビリルビン血症15例，腎不全5例，出血4例，MRSA敗血症3例などであり，そのうち10例（9.0%）が手術死亡した。死因は肝不全3例，DIC 2例，ARDS 1例，MRSA敗血症1例であった。全体の術後50%生存期間は26.8カ月間であったが，R0症例では36カ月間，R1・2では16.9カ月間であった。また1，3，5年生存率は73.2%，36.7%，34.7%で，R0症例の3，5年生存率は49.6%，46.0%であった。そして良好な予後規定因子は多変量解析をすると，女性，高分化型癌，R0切除，pT1/pT2であることが明らかとなった[251]。

以上のような結果から，以下のような結論が導かれた。
（1）肝葉切除や肝3区域切除のような広範肝切除が安全に行われ，満足な手術成績が得られた。
（2）良好な予後規定因子は，女性，高分化型癌，R0切除，pT1/pT2であった。
（3）長期生存を得るためには，外科医は切除断端を癌陰性にする完全切除を行うべきである。

4．千葉大学一般外科の外科治療成績

千葉大学一般外科では8年間の同期間中に107例の肝門部胆管癌を切除した。手術前のPBDはPTBDかまたはENBDを102例に行った。PVEは残存予定肝容積率が40%未満の場合に，腰椎麻酔下の小開腹下に回結腸静脈を経由して行い，右葉切除では38例中15例，左3区域切除では11例中5例に行った。そしてPVE後14〜28日後に手術を行った。術前の胆管進展度のBismuth分類では，Ⅱ型18例，Ⅲa型20例，Ⅲb型24例，Ⅳ型45例とⅢ，Ⅳ型が多くを占めた。
切除術式は肝門部胆管切除10例，右側肝切除39例，

表95 術後1，3，5年生存率（2001年1月〜2008年12月，千葉大学病院）

	患者数	生存率（%）			p
		1年	3年	5年	
治癒度					
R0	60	73	50	33	NS
R1	47	67	36	21	
R0					
N0	34	79	55	44	NS
N1	26	65	44	22	
R1					
N0	20	74	58	29	<0.05
N1	27	62	18	18	
肝切除					
右側	39	57	45	30	NS
左側	48	79	36	24	
中央 （＋胆管切除）	20	75	57	31	

左側肝切除48例，中央肝切除10例であった（表94）。血管合併切除は門脈25例（23.4%），肝静脈/下大静脈7例（6.5%），右肝動脈3例（2.8%）に行い，再建術は門脈端々吻合22例，静脈グラフト移植3例，肝静脈/下大静脈の直接縫合閉鎖4例，自家静脈パッチ3例，右肝動脈はすべて端々吻合を行った。R0切除は右側肝切除で29例（74%），左側肝切除で24例（50%），中央肝切除で6例（60%），胆管切除で4例（40%）に可能であった。手術死亡例は2例（1.9%）に発生した。1例は門脈合併切除を伴う肝右葉切除後に術前から遷延した胆管炎が増悪して敗血症性ショックに陥って第30病日に死亡した。他の1例は肝左葉切除後に右肝動脈の仮性動脈瘤が破裂して第47病日に死亡した（表10）。術後1，3，5年生存率をR0 vs. R1，R0切除例のなかのN0 vs. N1，3種類の肝切除

第11章　世界のhigh volume centerでの肝門部胆管癌手術の現状

表96 世界のhigh volume centerでの肝門部胆管癌の外科治療成績（2001年1月～2008年12月），患者数（％）

	米国		英国	韓国	日本			
	MSKCC[243]	UCSD[210]	セント・ジェームス大学[245]	アーサン医療センター[248]	名古屋大学[249]	北海道大学[250]	東北大学[251]	千葉大学[252]
切除総数	60	95	51	302	298	146	125	107
胆管切除	5 (8)	0	4 (8)	34 (11)	5 (2)	18 (12)	0	10 (9)
肝切除	55 (92)	95 (100)	47 (92)	268 (89)	293 (98)	128 (88)	125 (100)	97 (91)
右葉切除		3 (3)	8 (16)	154 (51)	95 (32)	69 (47)	66 (53)	38 (36)
右3区域切除		63 (66)	15 (29)	9 (3)	14 (5)	9 (6)	8 (6)	1 (1)
左葉切除		8 (8)	3 (6)	89 (29)	106 (36)	43 (29)	49 (39)	37 (35)
左3区域切除		21 (22)	21 (41)	5 (2)	65 (22)	5 (3)	2 (2)	11 (10)
中央切除		0	0	2 (1)	13 (4)	2 (1)	0	10 (9)
門脈切除		42 (44)	21 (41)	40 (13)	111 (38)	65 (45)	42 (34)	25 (23)
肝動脈切除		5 (5)	5 (10)	5 (2)	53 (18)	20 (14)	4 (3)	3 (3)
Bismuth分類								
I		0		16 (5)	15 (5)	21 (14)	2 (2)	0
II		10 (11)		41 (14)	21 (7)	35 (24)	23 (18)	18 (17)
IIIa		57 (60)		131 (43)	120 (40)	26 (18)	33 (26)	20 (19)
IIIb		18 (19)		62 (21)		34 (23)	24 (19)	24 (22)
IV		10 (11)		52 (17)	142 (48)	30 (21)	43 (34)	45 (42)
胆管ドレナージ	49 (82)	84 (88)	37 (73)	329/350 (94)	NA	131 (90)	NA	102 (95)
門脈塞栓術	0	38 (40)	0	91/168 (54)	NA	66 (45)	46 (37)	20 (19)
R0	48 (80)	80 (84)	29 (57)	214 (71)	220 (74)	127 (87)	79 (63)	63 (59)
R1/2	12 (20)	15 (16)	NA	88 (29)	78 (26)	19 (13)	46 (37)	44 (41)
術後合併症	21 (35)	32 (34)	38 (75)	130 (43)	129 (43)		NA (49)	NA
在院死亡	3 (5)	5 (5)	4 (8)	5 (2)	6 (2)		10 (8)	2 (2)
50%生存期間	R0 74カ月間 R1 24カ月間	全38カ月間 R0 58カ月間 R1 26カ月間					全27カ月間 R0 36カ月間	
5年生存率		全 43% R0 50%	全 20% R0 40%	全 33% R0 47%	全 42% R0 52%	全 36%	全 35% R0 46%	全 33% R1/2 21%

MSKCC：メモリアル・スローン・ケタリングがんセンター，UCSD：カリフォルニア大学サンディエゴ校（1999年7月～2010年7月），NA：不詳

術式(右側 vs. 左側 vs. 中央)の間で比較すると有意差はなかったが,R1切除例のなかでN0 vs. N1を比較すると有意差($p<0.05$)が認められた(**表95**)[252]。

以上のような結果から,以下のような結論が導かれた。

(1) 広範肝切除を比較的安全に行えるようになってきた。

(2) 血管合併切除を伴う積極的な手術法は適正である。

(3) 手術成績をさらに向上させるためには,新しい改革が必要である。

肝門部胆管癌の外科治療について世界の high volume center における手術成績を比較するにあたり,ある一定期間に限定(2001年1月〜2008年12月までの8年間)して切除症例の治療成績を比較しているので,21世紀に入ってからの世界の最先端の状況を知るうえできわめて有益な情報を得ることができた(**表96**)。

VI 小 括

手術適応の判断基準が施設ごとに微妙に異なるので一律に評価することはできないが,各施設ともに積極的に肝切除を行っているにもかかわらず,在院死亡率は2〜8%程度であった。術前胆管ドレナージもほとんどの施設で行われている。胆管ドレナージに対して否定的意見の強い Blumgart 率いるニューヨークのMSKCCでも実際には83%の患者に術前胆管ドレナージが行われていた。PVEはMSKCCと英国のセント・ジェームス病院など保守的な病院では用いられていないが,日本式の治療方針を採用している米国UCSDのHemmingは日本と同等か,さらにもっと積極的な手術を行っていることが目立つ。PVEを併用することにより約90%の症例に肝3区域切除を行っており,日本の先端施設よりも広範肝切除の頻度が高い。

一方では手術の対象症例の難易度を判断する目安として,血管合併切除率とBismuth IV型の比率に注目してみると,血管合併切除はMSKCCを除いてほぼ変わりなく採用されている。ただし,Bismuth IV型の頻度は日本の施設のほうが圧倒的に高い。肝切除手術であっても手術日の当日早朝に入院する米国式の医療制度のもとでは,ていねいな術前管理が必要なBismuth IV型症例などは,手術治療の対象から外される可能性が高いのではないかと推測される。5年生存率など長期生存に関しては東西の差はないようである。いずれにしても,わが国の肝胆道外科が肝門部胆管癌治療で世界のトップを走っていることは間違いない。

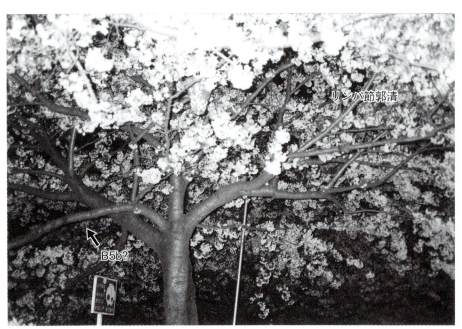

B5の破格

第12章 リンパ節郭清とリンパ節転移のステージ分類

I はじめに

癌の外科治療に際して，リンパ節郭清の重要性を世界に認知させたのは日本の外科の大先輩のご努力の賜であることは読者もご存知のことと思う。しかし，リンパ節郭清の効果を宗教のように盲信してしまった日本の外科医は，冷静にその真の効果・意義を検討するにあたっては西欧の外科医の後塵を拝することになった。

胆道癌のリンパ節転移の調査法によりさまざまな結果が得られ，それらが手術後の予後にいかに結びつくかを研究することによりリンパ節転移のステージングに生かされ，さらには手術後の補助療法の指標にもなる。さらにリンパ節へのmicrometastasis（MM）の臨床的意義を明らかにした研究成果から胆道癌のリンパ節郭清範囲をいかにすべきかについても言及したい。

II 胆道癌のリンパ節転移の調査法

リンパ節転移が予後にかかわる影響を考慮して，所属リンパ節の部位を1次，2次，3次というように近いところから遠隔部位のリンパ節をそれぞれ群に分けてステージ分類する方法がほとんどの臓器の癌で行われてきた。リンパ節郭清に関する標準郭清，D2郭清，拡大郭清などでは，この部位を基にして郭清範囲を決める方法が採用されている。ところが，リンパ節転移と予後との関連では転移部位以外にリンパ節転移率（lymph node ratio；LNR）（転移陽性リンパ節数/摘出リンパ節数）やリンパ節転移数（lymph node number；LNNo）のほうが重要であるとの考えもある。一方では，LNRは摘出して病理組織検査を行った総リンパ節数（total lymph node count；TLNC）により変動するので，最適のTLNCを検討することの重要性も指摘されてきた。

1. リンパ節転移率（LNR）

胆道癌のステージ分類において，LNRの重要性を強調した論文を紹介したい。

（1）オーストリアのウィーン医科大学病院のTamandlらは1997～2007年の間に切除した46例の肝内胆管癌（pN0 28例，pN1 18例）を対象として，TLNC，LNNo，LNRの予後にかかわる影響について検討した。至適TLNCを6として，6以下の26例と6より多い20例との間の全生存期間（OS）と無病生存期間（DFS）の中央値を比較したところ有意差はなかった。LNNoを0個28例，1個9例，2個以上9例の3群に分けて比較したところ，OSにもDFSにも有意差（$p<0.001$）を認めた。次に至適LNRを0.2と算出して，LNRを0（28例），0.2以下（8例），>0.2（9例）に分けて検討したところ，それぞれの間に有意差（$p<0.001$）を認めた。

そして，他の諸因子を含めて多変量解析を行ったところ，腫瘍の分化度や腫瘍径よりもLNRはよい予後規定因子であったと述べた[253]。

（2）筑波大学病院のOshiroらは2001年1月～2009年12月の間に切除した60例の肝外胆管癌を対象として，患者の5年生存率に影響するpN，TLNC，LNRの諸因子について検討した。

pN0（34例）とpN1（26例）およびLNR 0（34例），<0.2（13例），$\geqq0.2$（13例）の間には5年生存率にそれぞれ有意差（$p=0.012, p=0.023$）を認めたが，TLNCを12個に設定した場合，12個未満の27例と12個以上の33例の5年生存率には有意差は認めなかった（$p=0.484$）。そして，他の諸因子も含めて多変量解析を行ったところ，病巣の部位（肝門部/中・下部）や手術の治癒度（R0/R1）よりもLNRがもっとも強い予後規定因子であったと述べた[254]。

（3）イタリアのベローナ大学病院のGuglielmiらは1990～2008年に切除した62例の肝門部胆管癌のうちリンパ節郭清をした53例を対象として，患者の50%

生存期間，3年，5年生存率に影響を及ぼすpN，TLNC, LNRの諸因子について検討した。pN0（32例）とpN1（21例）を含めて，TLNCは0（9例），1〜3（18例），＞3（35例）の3群，LNRは≦0.25（42例），＞0.25（9例）の2群の間では，50％生存期間も，3年，5年生存率もすべて有意差（$p=0.032$，$p=0.001$，$p=0.031$）を認めた。そして，他の諸因子を含めて多変量解析をすると，リンパ節転移部位よりも手術の治癒度（R0/R1）とLNRが予後規定因子となったと述べた[255]。

（4）インドのニューデリーのサー・ガンガ・ラム病院のNegiらは2003〜2009年の間に切除した57例の胆嚢癌（pN0 24例，pN1 33例）を対象として，pN0症例のTLNCを6以上（7例）と6未満（17例）の2群，LNRを0（24例），≦0.5（22例），＞0.5（11例）の3群に分けて，疾患特異的生存期間（DSS）の中央値について比較したところ，それぞれの間に有意差（$p=0.012$，$p<0.001$）を認めた。そして，その他の諸因子も含めて多変量解析を行ったところ，TLNC≧6はステージングの質とpN0患者のDSSに影響を及ぼし，LNRはTLNCやリンパ節転移の部位よりも強い予後規定因子であったと述べた（**表97**）[256]。

以上のように，胆道癌のステージングにおけるリンパ節転移の意義についてはさまざまな統計学的な手法を用いた研究が行われ，LNRがもっとも強い予後規定因子であることが判明したので，NステージにはLNRを用いるべきであり，これは将来の補助療法などの使用に際してよい指標になることを強調している。

2. TLNCに関する研究

施設の治療方針あるいは執刀する外科医の考え方によってリンパ節郭清の度合い，範囲などが異なり，その結果，摘出したリンパ節の数も異なってくる。さらにen blocに切除した標本に付着したリンパ節の処理法によって，最終的に病理組織検査をするリンパ節の個数も異ってくる。一方，前述のLNRの計算式の分母にTLNCが入ってくるので，LNRの精度にTLNCが大きく関与する。メモリアル・スローン・ケタリングがんセンター（MSKCC）外科に在職中の伊藤寛倫・香先生ご夫妻の研究を紹介したい。

（1）K. Itoらは1987〜2007年の間にMSKCCでR0切除を行った257例の肝外胆管癌を対象として，癌のステージングをするのに適切なリンパ節の摘出個数について検討した[257]。肝外胆管癌257例中，肝門部胆管癌は144例で下部胆管癌は113例であった。摘出した領域（regional）リンパ節への転移を89例（34.6％）に認めた。疾患特異的生存期間（DSS）の中央値はN0 53.5カ月間，N1 19.3カ月間で両者の間に有意差（$p<0.0001$）を認めた。また，pN1例のうち転移したリンパ節の個数（LNNo）が1個の患者（n＝40，44.9％）と2個以上の患者（n＝49，55.1％）のDSSの中央値はそれぞれ24.5カ月間，18.1カ月間で両者の間に有意差（$p=0.03$）を認めた。次に，摘出して病理組織検査を行った全リンパ節数（TLNC）を肝外胆管癌全体（EHBDC）と，肝門部胆管癌（HCC），下部胆管癌（DCC）に分けて検討すると，その中央値はそれぞれ6個，3個，12個であった（$p<0.0001$）。転移したリンパ節の数の中央値もそれぞれ2個，1個，2個（$p=0.007$）で，HCCとDCCとの間では有意差を認めた（**表98**）。

多変量解析により，リンパ節転移がもっとも強い予後規定因子であることが判明した。EHBDCでR0切除を行った206例のうちN0は138例であり，これらのうちTLNCが11個以上の38例と11個未満の100例との間でDSSの中央値に有意差（$p=0.008$）を認めた。同様の検討をHCCでR0肝切除を行ったN0症例75例，DCCでR0膵頭十二指腸切除を行ったN0症例50例を対象として行うと，至適のTLNCは各々7個，11個となり，DSS中央値にも各々有意差（$p=0.050$と$p=0.010$）を認めた（**図121**）。

以上のような所見から以下のような結論が導かれた。『TLNCが多ければ多いほどステージングの精度は増す。AJCCのステージ分類（第6版）では，肝外胆管癌のリンパ節分類を行うには少なくとも3個のリンパ節を摘出して病理検査をすることを推奨している。これに従うと，ステージを過小評価してしまう危険がある。もっとも至適なTLNCは肝門部胆管癌では7個であり，下部胆管癌では11個であるので，胆管癌に対する至適なTLNCは病変の部位によって個別に考えるべきである。』

（2）H. Itoらは胆嚢癌の治癒切除に際して適切なリンパ節郭清をして，その転移の有無を病理組織学的に精査してステージを決める作業にあたり，どれくらいの数のリンパ節を摘出して調べるべきかを検討した。MSKCCで1992年1月〜2007年6月にR0切除がされた122例の胆嚢癌症例中N0 81例（66.4％），N1 41例（33.6％）で，肝転移は61例（50％）に認められた。そして，TLNCの平均は1症例3個であった。そして，R0でTLNC＜3の患者と≧3の患者との間ではN1の頻度も転移リンパ節の数もTLNC＜3の患者のほうが有意に低かった。ところがN0の患者の疾患特異的

表97 胆道癌の予後規定因子としてリンパ節転移率（LNR）を主張する根拠

発表者/病院名/年（雑誌名）	疾患名	期間	患者数 pN0/pN1	研究結果			
Tamandl[253] (Br. J. Surg.) ウィーン医科大学病院 2009年	肝内胆管癌	1997〜2007	46 28/18		患者数	50%生存期間（月）	50%無病生存期間（月）
				TLNC		p=0.649	p=0.336
				1〜6	26	33.2	13.5
				>6	20	25.5	6.6
				LNNo		p=0.028	p<0.001
				0	28	33.6	21.3
				1	9	35.5	11.4
				>1	9	10.4	4.2
				LNR		p=0.019	p<0.001
				0	28	33.6	21.3
				≦0.2	8	31.2	23.5
				>0.2	9	10.4	4.2
				不明	1		

結論（多変量解析結果）：腫瘍の分化度や腫瘍径よりもLNRはよい予後規定因子である

Oshiro[254] (EJSO) 筑波大学病院 2011年	肝外胆管癌	2001.1〜2009.12	60 34/26		患者数	50%生存期間（月）	
				pN		p=0.012	
				0	34	44.1	
				1	26	7.2	
				TLNC		p=0.484	
				<12	27	35.7	
				≧12	33	24.9	
				LNR		p=0.023	
				0	34	44	
				<0.2	13	10	
				≧0.2	13	10	

結論（多変量解析結果）：病巣の部位（肝門部/中・下部）や治癒度（R0/R1）よりもLNRはもっとも強い独立した予後規定因子である

Guglielmi[255] (HPB) ベローナ大学病院 2011年	肝門部胆管癌	1990〜2008	53 32/21		患者数	50%生存期間（月）	3年生存率（%）	5年生存率（%）
				pN				p=0.032
				0	32	41.9	50	25
				1	21	22.7	0	0
				TLNC				p=0.001
				0	9	3	0	0
				1〜3	18	18.5	25	16
				>3	35	28.8	41	16
				LNR				p=0.031
				≦0.25	42	26	44	22.5
				>0.25	9	22.7	0	0

結論（多変量解析結果）：リンパ節転移部位よりも治癒度（R0 vs R1）とLNRが予後規定因子である

Negi[256] (J. Gastrointest. Surg.) サー・ガンガ・ラム病院 （ニューデリー） 2011年	胆嚢癌	2003〜2009	57 24/33	50%疾患特異的生存期間（月）			
				TLNC (pN0)		p=0.012	
				≧6	7	到達せず	
				<6	17	32	
				LNR		p<0.001	
				0	24	38	
				≦0.5	22	14	
				>0.5	11	9	

結論（多変量解析結果）：TLNCやリンパ節転移部位よりもLNRがもっとも強い予後規定因子である
TLNC≧6はステージングの質とpN0患者の疾患特異的生存期間に影響を及ぼす

表98 肝外胆管癌手術における郭清リンパ節数（MSKCC, K. Ito, 2010）

	a：肝外胆管癌（N=257）		b：肝門部胆管癌（n=144）		c：下部胆管癌（n=113）		p（b vs. c）
	中央値	分布	中央値	分布	中央値	分布	
TLNC							
全症例	6	0〜42	3	0〜16	12	1〜42	<0.0001
N0	4	0〜38	3	0〜16	13	1〜38	<0.0001
N1	8	1〜42	5	0〜15	13	1〜42	<0.0001
転移リンパ節数							
N1	2	1〜13	1	1〜5	2	1〜13	0.007

TLNC：摘出して病理組織検査を行ったリンパ節の総数

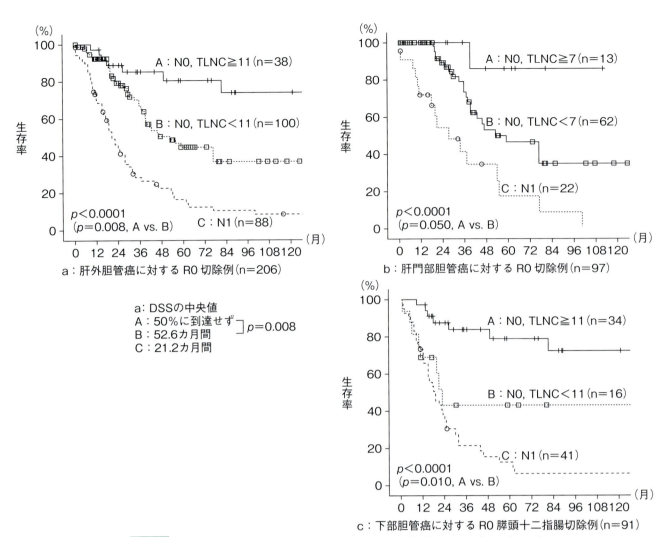

図121 肝外胆管癌手術におけるTLNCと疾患特異的生存曲線（DSS）
（MSKCC, K. Ito, 2010）
至適のTLNCは肝門部胆管癌では7個，下部胆管癌では11個であった

生存率（DSS）はTLNC＜3の患者のほうが有意に短かったことより（**表99**），この不合理な点を解明するためにもっとも望ましいTLNCのcut-off値を検討したところ6であることが判明した．そこで，R0，N0症例を対象として，TLNCが6以上と6未満の群で比較検討したところ，無再発生存率（RFS）もDSSもともに両者の間に有意差（$p<0.001$）が認められた（**図122**）[258]．

以上のような研究結果から，胆嚢癌の手術に際して6個以上のリンパ節を郭清してこれを病理組織診断すれば，切除後の再発リスクの層別化が良好となるので，この作業を標準化することが望まれると結論で述べた．

以上紹介したように，胆道癌手術に際してTLNCの国際標準があれば，癌のステージングの精度が上がるが，難易度の高い肝門部胆管癌や進行胆嚢癌の手術に際してどの程度のTLNCが必要かに関して欧米とわが国との間でコンセンサスが得られるかどうかについては今後のさらなる検討が必要であろうと思われる．

3. リンパ節転移個数（LNNo）に関する研究

前述したLNRの重要性を主張した論文はすべて単変量解析で抽出した諸因子を基にして多変量解析を行い，統計的にLNRが胆道癌のもっとも強い予後規定因子であることを結論に導いた．

しかし一方では，多くの手術症例を経験している日本の施設からの胆道癌手術のステージングにリンパ節の転移個数（LNNo）を用いることを推奨している論文を紹介したい．

(1) 横浜市立大学のEndoらは1985年1月～2003年12月の間に108例の胆嚢癌に根治手術を行った．そのうちリンパ節転移が認められたのは51例であった．そのうちR1となった13例，手術死亡5例を除いた33例を対象として，リンパ節転移が予後に与える影響に

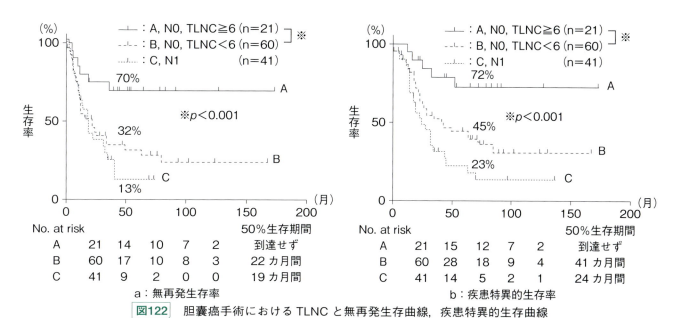

表99 リンパ節摘出数とリンパ節転移状況（MSKCC, H. Ito, 2011）

	リンパ節摘出数		p
	<3	≧3	
全患者数	45	77	
N1（%）	10（22）	31（40）	0.032
平均転移節数	1	2.1±1.4	<0.001
胆管切除	28（62）	53（69）	0.55
50%生存期間（DSS）（月）			0.047
N0	42	NR	
N1	27	24	

DSS：疾患特異的生存率，NR：50%に到達せず

図122 胆嚢癌手術におけるTLNCと無再発生存曲線，疾患特異的生存曲線（MSKCC, H. Ito, 2011）
胆嚢癌手術における至適なTLNCは6個である

ついて検討した。UICCの第5版のTNM分類によるpN1（14例）とpN2（10例）とpN2以上（9例）の3群の術後5年生存率は19.2%，10.0%，0%であり，これら3群間の術後生存率には有意差は認められなかった。次にリンパ節転移のなかった22例と転移が1個の10例，2個以上の23例の術後3年，5年，10年生存率は各々76.9%，76.9%，69.2%；55.6%，33.3%，33.3%；19.1%，0%，0%であり，50%生存期間は，50%に到達せず，48カ月間，18カ月間であり，これらの間に有意差（p＝0.0301）を認めた（図123）。リンパ節転移が1個であった患者にはリンパ節再発を認めなかった。そして，予後規定因子について多変量解析を行うと，肝転移とリンパ節転移の個数の2つが抽出された。解剖学的な部位により分類するかまたは単にリンパ節転移の有無により分類するよりも，リンパ節転移の数により分類したほうがより有益なステージ分類法になると結論で述べた[259]。

（2）Aobaらは名古屋大学病院で2000年1月〜2009年12月の10年間に切除した352例の肝門部胆管癌のうち，手術死亡の7例（2.0%）と肝転移や腹膜播種のあった25例を除いた320例を対象として，肝門部胆管癌のリンパ節転移の評価法について，部位，転移数（LNNo），転移率（LNR）などの項目別に検討した[260]。320例中146例（45.6%）にリンパ節転移が認められたが，その頻度はpTの進行度に合わせて有意に高くなり（pT1〜3 vs. pT4, p<0.001），またBismuth分類のIからIVに進むに従って有意に（I〜III vs. IV, p<0.0013）高くなった。TLNCは合計4,090個（各症例1〜59個）で，平均12.9±8.3個，中央値は11個であった。多変量解析による予後規定因子としてpTと治癒度（R）とリンパ節転移（pN）が抽出されたが，pNはもっとも強い予後規定因子であった

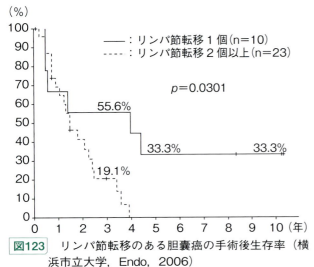

図123 リンパ節転移のある胆嚢癌の手術後生存率（横浜市立大学，Endo，2006）
リンパ節転移が1個と2個以上との場合では，その手術後生存率に有意差を認める

（$p<0.001$）。pN0とpN1の5年生存率はそれぞれ59.6%，19.2%であり両者の間に有意差（$p<0.001$）があったが，領域転移と遠隔転移の間には有意差はなかった（$p=0.058$）。pN1症例の転移リンパ節が1個の56例と2個以上の90例とに分けてその生存率を比較すると，pN0症例，非切除症例に比べてそれぞれ有意差があることが判明した（pN0 vs. pN1（1個），$p<0.001$；pN1（1個）vs.（2個以上），$p=0.002$）（図124）。また転移リンパ節を領域リンパ節と遠隔リンパ節（No. 9, 14, 16）とに分けて生存率を比較すると，両者の間に有意差はなかった（$p=0.058$）ので，部位によるステージ分類の意義を見出せなかった。

次にTLNCが大きくなると通常LNRは小さくなるが，TLNCが16以上になるとLNRはTLNCが3～5とか6～8に比べて小さくなった。一方，LNRが0.2未満では0.2以上に比べると予後がよくなり，その3年，5年生存率はそれぞれ38.0%，21.4%；26.1%，13.5%で両者の間に有意差（$p=0.032$）を認めた。しかし，LNRが0.25や0.3では差はなかった。pN0症例でTLNCが4以下と5，6または7および8以上と比較すると前者はともに後二者よりも有意に（$p=0.019$，$p=0.001$）生存率が低下した（図125）。肝門部胆管癌の手術では他臓器癌と異なりTLNCが10以下になることが多いが，その場合，LNRには誤りが発生するので臨床的意義が少なくなる。この研究では施設の方針で患者のリスクが高くなく，QOLが高まるのであれば大動脈周囲リンパ節郭清を含めた根治手術を行ってきたので，TLNCが大きく，K. Itoら[257]が報告したMSKCCのTLNC（0～

6）の中央値3に比べて12.9と約4倍の開きがある。

以上のような所見をもとにして，以下のように結論で述べている。

(1) リンパ節転移は強い予後規定因子であるが，その部位や転移率ではなく，転移個数によりステージ分類されるべきである。

(2) 適正にリンパ節転移を評価するには，最低5個以上のリンパ節を摘出して病理組織検査をすべきである。

(3) 遠隔リンパ節転移は肝転移や腹膜播種に比べて予後を悪化させる力は強くないので，肝胆道外科医は遠隔リンパ節転移があっても根治手術をすれば長期生存をすることを銘記しておくべきである。

(3) Kiriyamaらは名古屋大学病院および23の関連病院と協力して，2001年1月～2010年12月の10年間の下部胆管癌切除例482例を集計し，そのうち膵頭十二指腸切除術を行った403例から手術死亡の18例，上皮内癌の9例，遠隔転移を伴った6例を除外した370例を対象として，リンパ節転移の予後に与える影響を，リンパ節転移個数（LNNo），リンパ節転移率（LNR），全検査リンパ節個数（TLNC）の3要素について検討した[261]。

370例中TLNCの中央値は19（3～59）で，リンパ節転移は157例（42.4%）に認められた。全体の3年，5年，10年生存率は53.3%，40.8%，28.4%で50%生存期間は3.5年間であった。N0 213例とN1 157例の3年，5年生存率は66.3%，53.2%；36.1%，24.3%で50%生存期間はそれぞれ5.7年間，1.9年間であった。

ここで，LNNo，LNR，と転移部位とについて検討した。LNNoの中央値は2個（1～19個）であり，TNNoが多くなればなるほど予後は不良となった（表100）。予後を検証するための最適のcut-off値を求めると4個となったので，LNNoが4個以上と未満に分けると，両者の3年生存率と50%生存期間をN0症例とも比較すると，それぞれ22%，1.3年間；40.3%，2.2年間；66.3%，5.7年間であり，それらの間に有意差を認めた（図126）。

次に，157例のリンパ節転移陽性例のLNRの中央値は0.11（0.02～0.80）であった。当然のことではあるが，TLNCが多くなればなるほどLNRは低くなるという相関関係があるため，最適のLNRのcut-off値を求めると0.17となった。LNRが0.17以上の47例と0.17未満の110例の5年生存率と50%生存期間はそれぞれ6%，1.4年間；32.0%，2.3年間であり，両者の間に有意差（$p=0.002$）を認めた。次に

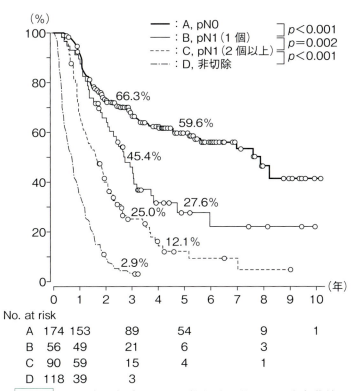

図124 肝門部胆管癌のリンパ節転移の数による生存曲線（名古屋大学病院，Aoba，2013）

リンパ節転移の数が1個と2個以上とに分けると，手術後生存曲線に有意差が認められる

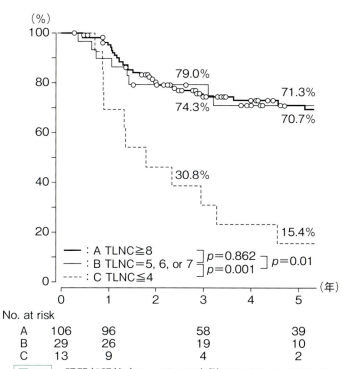

図125 肝門部胆管癌のpN0-R0症例におけるTLNCによる生存曲線（名古屋大学病院，Aoba，2013）

TNLCが4個以下では有意に予後不良となるので，至適TLNCは5個となる

表100 下部胆管癌のリンパ節転移数と生存率（名古屋大学病院ほか，Kiriyamaら，2015）

リンパ節転移数	患者数	生存率（%） 3年	生存率（%） 5年	50%生存期間（月）
（−）	213	66	53	68.4
（＋）	157	36	24	22.8
1	64	44	36	28.1
2	37	32	27	22.7
3	19	42	18	21.1
4	16	29	7	15.3
≧5	21	17	0	16.3

リンパ節転移のあった157例の各部位ごとの転移率をみると，No. 13，17がもっとも頻度が高く106例（67.5%），No. 12：82例（52.2%），No. 8：21例（13.4%），No. 14：19例（12.1%）であったが，それぞれの部位別に転移の有無による生存率の差は，No. 8以外には認められなかった。ちなみにNo. 8の転移の有無別の症例数，5年生存率，50%生存期間はそれぞれ21人，7%，1.3年間：136人，26.8%，2.1年間であり，両者の間に有意差（$p=0.046$）を認めた。

ここで157例のリンパ節転移陽性患者の予後規定因子について多変量解析を行うと，LNNo（RR 1.87；$p=0.002$）と膵浸潤（RR 1.68；$p=0.014$）の2因子が抽出された。

最後に，TLNCの数値がかなり生存率に影響を与えていることについて検討した。R0切除をしてN0であった206例を対象として，TLNCを10と設定して，TLNCを10未満（22例），10～19（84例），20以上（100例）の3群に分けて生存率を比較すると，それらの術後3年生存率は50%，68%，71%となり，前者と後二者の間に有意差を認めた（**図127**）。同じN0であると判定された患者の間に，検索したリンパ節の数によりこれほど大きな差があることには驚かされる。

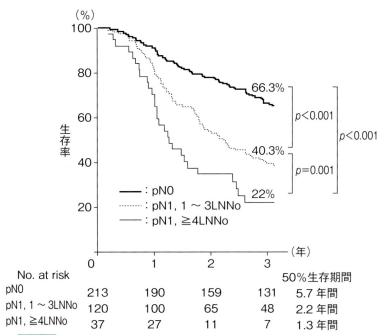

図126 下部胆管癌のリンパ節転移個数別の手術後生存曲線（名古屋大学病院ほか，Kiriyama ら，2015）
リンパ節転移個数が4個未満と4個以上との間で，手術後生存曲線に有意差を認める

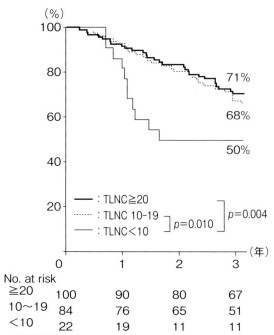

図127 下部胆管癌のR0切除を行ったN0症例におけるTLNC別の手術後生存曲線（名古屋大学病院ほか，Kiriyama ら，2015）
pN0症例でもTLNCが10個未満であると，有意に予後は不良となる

　前述したようにTLNCとLNRとの間には相関があり，TLNCが多くなればLNRは低くなる。またLNRはLNNoに影響を受ける。LNRがcut-off値0.17よりも低い47例と0.17よりも高い110例に認められたLNNoはそれぞれ1個（1～5）と4個（1～19）であり，LNRが高ければ予後が悪いというのは，それだけLNNoが多いことで説明がつけられる。このことからもLNRの臨床的意義が低いことがわかる。
　以上のような検討結果から以下の結論が導かれた。

（1）下部胆管癌の手術で膵頭十二指腸切除をした場合は，最低10個以上の摘出リンパ節の病理検査を行う必要がある。

（2）リンパ節分類は転移の部位や転移率ではなく，転移リンパ節の数により，pN0，pN1（1～3），pN2（4以上）の3群に分類することがもっとも予後を反映しており合理的である。

　以上のように多くの症例数を基にしたLNNoの重要性を指摘した論文には説得力があり，統計的見地か

コーヒーブレイク⑲

＜肝門部胆管癌のリンパ節郭清を拡大すると何か変化があるのか？＞

　全米でもっとも積極的な肝胆道外科医であるカリフォルニア大学サンディエゴ校（UCSD）のHemmingのところのMekeelらのレビュー論文を紹介したい[1]。雑誌名は"Translational Gastrointestinal Cancer"で，2012年から出版された新しい雑誌であるのでimpact factorはまだついておらず，現在は年間4回発刊されている。出版社は香港のAME Publishing Companyである。このレビュー論文では肝門部胆管癌のリンパ節転移の状況を評価するにあたって，リンパ節郭清を拡大することによって何か相違が起こるのかどうかという難しい問題について言及している。そしてリンパ節転移率（LNR）と全リンパ節摘出検査個数（TLNC）とリンパ節転移数（LNNo）について述べるとともに，名古屋大学グループは肝門部胆管癌に対して積極的なアプ

ローチをしてきており，胆管癌治療ではもっとも経験豊富で積極的な外科のセンターであると認めたうえで，名古屋から発表された論文を中心として論評を行っている。

リンパ節郭清を拡大することで，胆管癌[2]そして胃癌[3]や膵癌[4][5]を含んだ他の消化器癌の生存率に影響を与えたという根拠は今までにない。UICC は胆管癌の切除に際して，最少でも15個以上のリンパ節を調べるように提案している。

他の消化器癌（胃[6]・膵[7]）に関する最近の論文では転移リンパ節の部位ばかりではなく，転移個数や転移率（LNR）がステージの精度を上げていると述べている。

最近の名古屋大学グループの論文[8]では，retrospective にみた大きな経験から，10年間にわたって切除した320例の肝門部胆管癌のリンパ節転移の状況を評価した。このなかに2000～2005年の間に大動脈周囲リンパ節郭清をルーチンに行った26例が含まれた。全 TLNC は切除症例あたり12.9個であり，45.6％の患者にリンパ節転移が認められた。大動脈周囲リンパ節郭清を行えば TLNC が上昇することは驚くことではない。

予想どおり，N0，N1，M1の5年生存率は各々59.6％，19.2％，11.5％であった。M1はN1に比べて生存率は悪かったが有意差はなかった（$p=0.058$）。しかし，この分析はやや困難である。たった26人の切除症例に M1 のリンパ節郭清を行った。著者らによれば，拡大郭清を行っても生存率は改善しないという決定的なデータに影響を受けて2005年に大動脈周囲リンパ節郭清を止めたと述べている。大動脈周囲リンパ節郭清をしなかった294例に関しては，ステージングにバイアスが入るためにこれらの患者の真の状況を知らないのでコメントをするのは困難である。M1を切除した患者の数が少ないため，Type II error（偽陰性）のリスクが高くなる。さらに，M1の切除例は単に肝切除を行っても合併症率や手術死亡率の低い患者に行われているので，この事実は切除に際して進行度の低い患者が選択されていたともいえる。リンパ節転移が1個の患者は転移が複数の患者よりも予後は良好であり，5年生存率も14.03％に比較して26％と良好である。しかし，複数転移の場合，場所が局所であっても遠隔であっても生存率に差はなかった。しかし，多変量解析をすると転移個数のみが予後規定因子として抽出された。

LNR は TLNC に反比例する。このシリーズの TLNC の中央値は12.9個であり，他の報告では3～7個である[9][10]。LNR はリンパ節数が少数の場合に生きてくるので，有益な手段ではないと名古屋大学グループは感じた。これは最近出版された胃癌[6]や膵癌[7]などの他臓器癌と同様，LNR と胆管癌[10][11]に関する研究で LNR がもっとも強い予後規定因子であることを発見した論文とは正反対である。著者らはまた，正確に臨床病期を定めるためには TLNC＞5 が必須であると提案している。しかし，UICC が推奨する15個の TLNC は大動脈周囲リンパ節郭清をしなければ非現実的であろう。著者らは転移リンパ節の部位ではなく，その数が肝門部胆管癌のもっとも負の予後規定因子であると結論で述べた。

従来の考えとは反対に，著者らは大動脈周囲リンパ節転移症例の肝切除を続けることばかりでなく，摘出リンパ節個数を増やしてステージングを正確にするために大動脈周囲リンパ節郭清をすることを推奨している。彼らはリンパ節転移陽性患者の長期生存は可能であり，そのような患者は切除すべきであると思っている。経験に富んだ名古屋大学グループの手術成績は疑いもなく素晴らしい。

大動脈周囲リンパ節を含むことは，ステージングを改善し，追加治療を行う患者を層別化できる可能性があり，これは比較的低リスクの努力でたぶん効果がもたらされるであろう。しかし，大動脈周囲リンパ節陽性患者の切除を進めることの利点をさらに確認することはそれを一般化する前に必要とされるであろう。大動脈周囲リンパ節陽性患者に肝・胆管切除をすることはいまだ標準的な治療であるとはみなされていない。しかし，このシリーズで明らかになったことは，外科医はできるだけ完璧にリンパ節郭清を行ってステージングを改善する努力をすべきであるということである。

要するにこのレビュー論文は，主に名古屋大学から発表した Aoba 論文[8]についてさまざまな視点からコメントを述べている。大動脈周囲リンパ節郭清を行って TLNC を増やせばステージング

の精度が上がることは認めている。しかし，M1郭清を行ったのは26人（8.1%）のみで，リスクの低い患者に行ったであろうから，ステージングにバイアスが入り込む危険性を指摘している。このことを Type II error が高まると表現している。大動脈周囲リンパ節郭清の実際の適応基準とその意義がどうであったかを丁寧に説明する必要があろうかと思われる。

① Mekeel, K. L. and Hemming, A. W. : Assessment of nodal status for perihilar cholangiocarcinoma : Does the extent of lymphadenectomy make a difference? Transl. Gastrointest. Cancer, 2 : 170～171, 2013.
② Morine, Y., Shimada, M., Utsunomiya, T., Imura, S., Ikemoto, T., Mori, H., Hanaoka, J., Kanamoto, M. and Miyake, H. : Clinical impact of lymph node dissection in surgery for peripheraltype intrahepatic cholangiocarcinoma. Surg. Today, 42 : 147～151, 2012.
③ Sasako, M., Sano, T., Yamamoto, S., Kurokawa, Y., Nashimoto, A., Kurita, A., Hiratsuka, M., Tsujinaka, T., Kinoshita, T., Arai, K., Yamamura, Y., Okajima, K. and Group, J. C. O. : D2 lymphadenectomy alone or with para-aortic nodal dissection for gastric cancer. N. Engl. J. Med., 359 : 453～462, 2008.
④ Pedrazzoli, S., DiCarlo, V., Dionigi, R., Mosca, F., Pederzoli, P., Pasquali, C., Klöppel, G., Dhaene, K. and Michelassi, F. : Standard versus extended lymphadenectomy associated with pancreatoduodenectomy in the surgical treatment of adenocarcinoma of the head of the pancreas : A multicenter, prospective, randomized study : Lymphadenectomy Study Group. Ann. Surg., 228 : 508～517, 1998.
⑤ Yeo, C. J., Cameron, J. L., Lillemoe, K. D., Sohn, T. A., Campbell, K. A., Sauter, P. K., Coleman, J., Abrams, R. A. and Hruban, R. H. : Pancreaticoduodenectomy with or without distal gastrectomy and extended retroperitoneal lymphadenectomy for periampullary adenocarcinoma, part 2 : Randomized controlled trial evaluating survival, morbidity, and mortality. Ann. Surg., 236 : 355～368, 2002.
⑥ Inoue, K., Nakane, Y., Iiyama, H., Sato, M., Kanbara, T., Nakai, K., Okumura, S., Yamamichi, K. and Hioki, K. : The superiority of ratio-based lymph node staging in gastric carcinoma. Ann. Surg. Oncol., 9 : 27～34, 2002.
⑦ Pawlik, T. M., Gleisner, A. L., Cameron, J. L., Winter, J. M., Assumpcao, L., Lillemoe, K. D., Wolfgang, C., Hruban, R. H., Schulick, R. D., Yeo, C. J. and Choti, M. A. : Prognostic relevance of lymph node ratio following pancreaticoduodenectomy for pancreatic cancer. Surgery, 141 : 610～618, 2007.
⑧ Aoba, T., Ebata, T., Yokoyama, Y., Igami, T., Sugawara, G., Takahashi, Y., Nimura, Y. and Nagino, M. : Assessment of nodal status for perihilar cholangiocarcinoma : Location, number, or ratio of involved nodes. Ann. Surg., 257 : 718～725, 2013.
⑨ Ito, K., Ito, H., Allen, P. J., Gonen, M., Klimstra, D., D'Angelica, M. I., Fong, Y., DeMatteo, R. P., Brennan, M. F., Blumgart, L. H. and Jarnagin, W. R. : Adequate lymph node assessment for extrahepatic bile duct adenocarcinoma. Ann. Surg., 251 : 675～681, 2010.
⑩ Guglielmi, A., Ruzzenente, A., Campagnaro, T., Pachera, S., Conci, S., Valdegamberi, A., Sandri, M. and Iacono, C. : Prognostic significance of lymph node ratio after resection of peri-hilar cholangiocarcinoma. HPB (Oxford), 13 : 240～245, 2011.
⑪ Tamandl, D., Kaczirek, K., Gruenberger, B., Koelblinger, C., Maresch, J., Jakesz, R. and Gruenberger, T. : Lymph node ratio after curative surgery for intrahepatic cholangiocarcinoma. Br. J. Surg., 96 : 919～925, 2009.

思い出の手術⑩

＜超進行胆囊癌（H3, No.16, N+）に対する奇跡の再切除成功例＞

進行胆囊癌で遠隔転移，すなわち大動脈周囲リンパ節や肝に多数の転移を伴った症例は通常手術適応とはならない。ところが患者の強い希望で手術を敢行したことは思い出の手術⑤でも述べた。次に患者のご主人の希望で手術に成功した症例を紹介する。

患者は54歳，女性。主訴：右上腹部痛。CTで胆囊に5cm大の腫瘍と肝のS4, S5, S8に転移巣，そして大動脈周囲リンパ節転移が腹腔動脈から腸骨動脈レベルまで累々とつながっていた

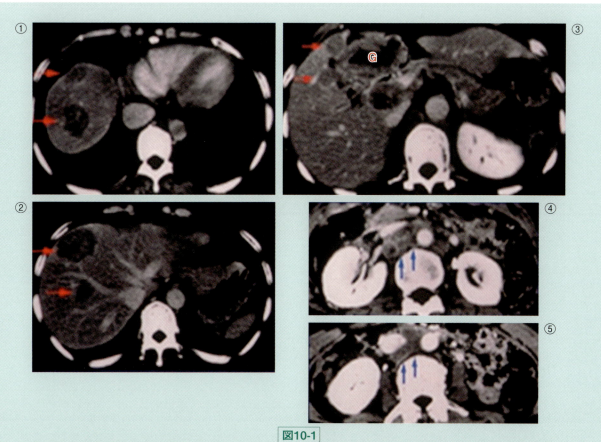

図10-1
①〜③：胆嚢内の乳頭状腫瘍と肝S4，5，8に多数の転移巣や肝十二指腸間膜内リンパ節転移を認める
G：胆嚢
④⑤：大動脈，腎動静脈，腸骨動脈周囲に多数のリンパ節転移を認める

（図10-1）。ご主人に手術適応はなく予後は4カ月間くらいと説明したところ，"あきらめることはできないので，絶対に手術で切り取ってほしい"と強く懇願された。"手術をしてもすぐに再発するので切除をする意味はない"と再度説明をしたがインフォームド・コンセントは得られなかった。そこで肉眼的に確認できる癌はすべて切除するとの方針で1994年4月26日手術施行。肝中央2区域切除と局所リンパ節に加えて，腹腔動脈のレベルから両側の外腸骨動脈周囲に至るすべての転移リンパ節を郭清した（図10-2）。

術後は順調に回復して退院したが，2カ月後の腹部超音波検査で残肝のS2，S3，S6，S7に肝転移再発を認めたので，6月30日に経カテーテル的肝動脈塞栓化学療法（TACE）（ファルモルビシン60mg），7月5日と12日に経皮的アルコール注入（PEI）を行った。その後肝転移再発は認められなかったが，1995年7月にCTで左腎静脈背面と右外腸骨動静脈を取り囲んだリンパ節転移を認めたので7月13日に再手術を行った（図10-3）。左腎静脈は剝離可能であったが，右外腸骨動静脈は完全に腫瘍の中に巻き込まれていたので，動静脈を合併切除して各々人工血管で再建した（図10-4）。この再手術後も順調に回復したが，再手術の2カ月後に嚥下困難を訴えたので精査をすると，CTで気管分岐部直下の傍食道リンパ節腫大を認め（図10-5-①），内視鏡検査で中部食道に，中央に潰瘍を伴う球状の粘膜下腫瘍様の腫瘤を認め，生検で胆嚢癌と同様の低分化型腺癌の所見を認めた（図10-5-②）。患者はこれ以上の再手術を望まなかったので，1996年1月18日〜2月27日まで放射線治療（50Gy）を行ったところ，腫瘍は完全に消失した。

この患者はその後何の補助療法もなく経過観察をしてきたが，初回手術後23年間，再手術後21年9カ月間無再発生存中である[①]。常識的には手

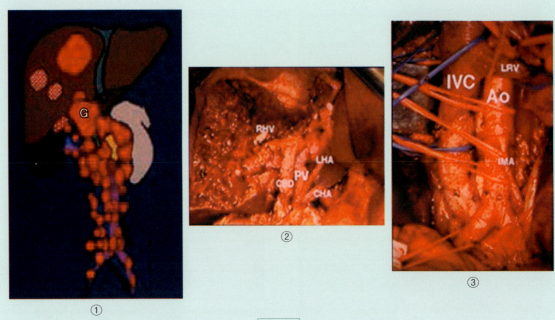

図10-2

①：開腹時の病巣の広がり，肝転移と広範なリンパ節転移
G：胆嚢
②：肝中央2区域切除後
CBD：総胆管，PV：門脈，CHA：総肝動脈，LHA：左肝動脈，RHV：右肝静脈
③：広範囲リンパ節郭清後
大動脈（Ao），下腸間膜動脈（IMA），下大静脈（IVC），左腎静脈（LRV）の他，左右腎動静脈，腸骨動腸にもテープをかけ，徹底的にリンパ節郭清を行った

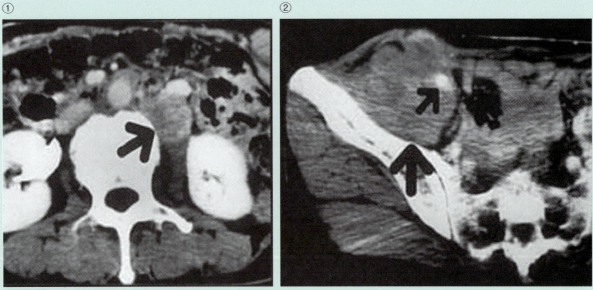

図10-3　左腎静脈背面（①：大矢印）と右外腸骨動静脈（②：小矢印）を取り囲んだ巨大なリンパ節転移（②：大矢印）を認める

術適応外の遠隔転移を伴う超進行胆嚢癌に対して，超拡大手術を行い，その後の再発腫瘍に対して集学的治療を行って約22年間にわたり腫瘍の再発を認めていない。この経過は神でも予想できなかったであろう。当初，患者のご主人からのインフォームド・コンセントが得られず，患者側か

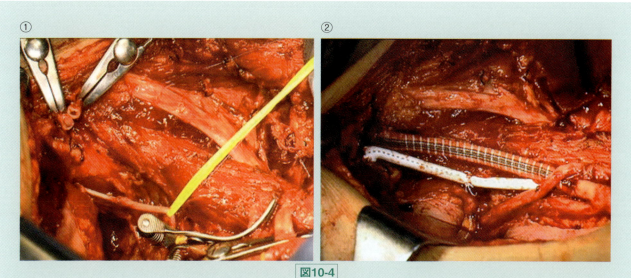

図10-4
①：右外腸骨動静脈を合併切除。血管断端にブルドッグ鉗子。テープは右尿管
②：人工血管で動静脈を各々再建。上が動脈，下が静脈

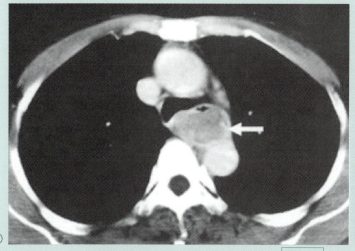
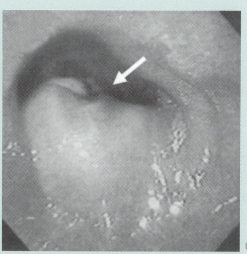

図10-5
①気管分岐部直下の傍食道リンパ節の腫大を認める（矢印）
②内視鏡検査で，中部食道に中央に潰瘍を伴う粘膜下腫瘍様の球状の腫瘤を認める（矢印）

らの強い要望に従って無理矢理超高難度手術にチャレンジし，その後再発癌に対してもあきらめずに果敢にチャレンジしたことが奏効したものと思われる。長期生存の理由は不明であるが，唯一考えられるのはびまん浸潤型ではなく，限局圧排増殖型の腫瘍であったことであろうと思っている。

① Amemiya, T., Yokoyama, Y., Oda, K., Nishio, H., Ebata, T., Abe, T., Igami, T., Nagino, M. and Nimura, Y.: A patient with gallbladder cancer with para-aortic lymph node and hepatic metastases who has survived for more than 13 years after the primary extend radical operation. J. Hepatobiliary Pancreat. Surg., 15：648～651, 2008.

らみても信頼性が高いと思われる。

III 胆道癌のリンパ節へのmicrometastasisの意義

癌のリンパ節へのmicrometastasis（MM）の研究に関しては，乳癌，肺癌，食道癌，胃癌，大腸癌などを対象として多くの研究成果が報告されてきたが，胆道癌のリンパ節へのMMの研究は手術の対象となる患者数が他臓器癌と比べて少なかったり，手術の難易度が高度であるなどの理由により遅れをとっていることと，胆道癌は日本に比べると西欧諸国にはやや少ない疾患であるために西欧での研究が乏しいのが現状である。ここでは日本が世界の先頭を走っている胆道癌のMMの研究成果を紹介して，MMの外科臨床上の意義について考えてみたい。

1. 胆嚢癌のmicrometastasis

胆嚢癌は胆管癌と比べて臨床像も病理組織像も多彩であり，手術成績も胆管癌と比べると不良であるので，この両者を分けて検討すべきであろう。

（1）新潟大学外科のNagakuraら[262]は1982年10月〜1993年12月の間に切除した70例の胆嚢癌のうち根治切除のできた65例から手術死亡の2例を除いた63例を対象として，リンパ節のMMの臨床的意義について研究した。切除術式は各種肝切除（楔状切除から拡大葉切除）57例，胆管切除42例，膵頭十二指腸切除15例（重複を含む）が行われ，リンパ節郭清の範囲は，No. 12a, 12b, 12c, 12p, 13, 17, 8, 9, 14が含まれた。pT1の9例は予後良好（50％生存期間78カ月間）であるので除外し，残りのpT2〜4の54例を研究の対象とした。54例中45例には大動脈周囲リンパ節郭清も加えられた。63例から1,136個のリンパ節が摘出され，1個のリンパ節から厚さ3μmの2切片を採取して，1枚はH-E，他の1枚は免疫染色を行い，癌のsingle cellかまたは癌細胞のsmall clusterをMMと認定した。

H-E染色で63例中27例（42.9％）に合計149個のリンパ節転移を認めた。MMは19例（30.2％）に認められたが，pT1の9例にはなく，すべてpT2〜4の54例に認められた。この19例はpN0症例36例中の7例（19％）とpN1-2症例27例中の12例（44％）であった。この12例はpN1 13例中の5例（38.5％）とpN2 14例中の7例（50.0％）であった。大動脈周囲リンパ節郭清を行った45例中7例に大動脈周囲リンパ節転移を認めた。一方，この45例中16例に領域リンパ節にMMを認めた。大動脈周囲リンパ節転移は領域リンパ節にMMを認めた16例のほうが6例（38％）と多く認められ，MMのなかった29例中には1例（3.4％）のみであり，両者の間には有意差（$p=0.005$）を認めた。pT2〜4の54例中21例は胆嚢癌の再発で死亡し，9例は他病死した。MMを認めた19例中17例（89％）は再発死亡したが，MMを認めなかった44例で再発死亡をしたのは8例（18％）のみであり，MMと癌再発との間に有意の関連が認められた（$p<0.001$）。54例のpT2〜4症例を対象として予後規定因子を検索すると，多変量解析でMM（$p=0.0003$）と根治切除術式（$p=0.0044$）が有意の因子であることが判明した。また54例をpN（＋）のA群15例，MMのみのB群7例，pN（＋）でMMも認めたC群12例およびpN0でMMも認めなかったD群20例の4群に分類してそれらの術後生存率を比較すると，A群とB群（$p=0.0108$），A群とC群（$p<0.0001$），B群とD群（$p=0.0002$）の間に各々有意差を認めた（**図128a〜c**）。

以上のような結果により，以下のような結論が導き出された。

（1）根治切除後の予後は，リンパ節転移の有無に左右されるのではなく，リンパ節のMMがもっとも強い予後規定因子である。

（2）リンパ節のMMがあると，後に遠隔転移で再発する可能性が高まるので，補助療法を行う患者の選択に有用な指標となる。

（2）名古屋大学病院のSasakiら[263]は胆嚢癌のリンパ節へのMMの臨床的意義を検討した。1982年1月〜2003年12月の13年間に定型的に拡大リンパ節郭清を伴う治癒切除を行った139例の胆嚢癌のうち，遠隔転移（M1）（N, H, P）を伴う51例，手術死亡の8例（5.8％），切除標本から再検査のできなかった8例，pT1の5例を除いた67例を対象とした。67例中57例（85.1％）に肝切除，55例（82.1％）に胆管切除，10例（14.9％）に膵頭十二指腸切除が行われた。67例の切除標本から1,476個（1例あたり22個）のリンパ節が摘出されたが，そのなかには領域リンパ節836個，大動脈周囲リンパ節415個，胃周囲あるいは結腸周囲リンパ節225個が含まれていた。pN0は40例（59.7％），pN1は27例（40.3％）であったが，MMはpN0 40例中12例（30.0％），865個のリンパ節中16個（1.9％）に，一方pN1 27例では11例（40.7％），620個のリンパ節中21個（3.4％）に認められた。

次にMMが予後に与える影響について検討した。

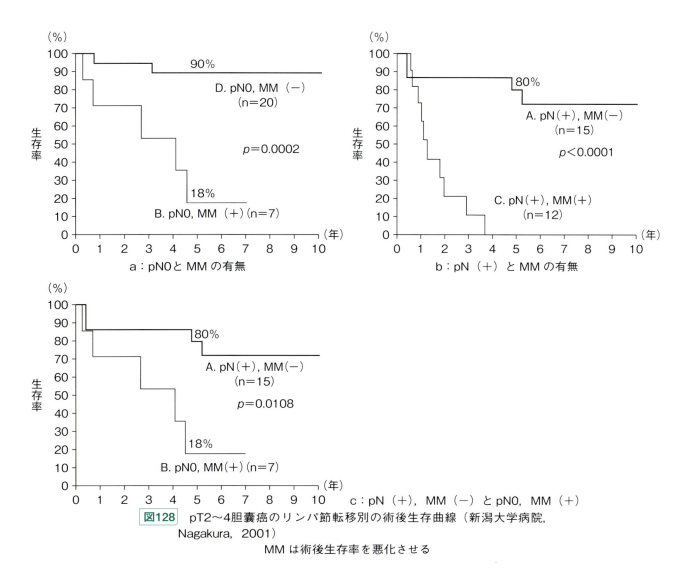

図128 pT2〜4胆嚢癌のリンパ節転移別の術後生存曲線（新潟大学病院, Nagakura, 2001）

MMは術後生存率を悪化させる

pN0 40例とpN1 27例の5年生存率は各々52.6%，22.2%で両者の間に有意差（$p=0.0038$）を認めた。MMの有無ではそれぞれ23例, 17.4%；44例, 52.7%であり，両者の間に有意差（$p=0.0027$）を認めた。これらをさらに詳しく組み合わせてみると，pN0でしかもMMのなかった28例の5年生存率は61.7%と良好であったが，pN1でMMのあった11例はすべて4年以内に死亡した。また，pN0でMMのあった群（12例）とpN1でMMのなかった群（16例）の生存率には有意差はなかった（図129）。また，大動脈周囲リンパ節にMMを認めた4例はともに術後10, 12, 18, 32カ月後に再発死亡した。

次に治癒切除が行われたpN0, pN1胆嚢癌症例の臨床病理学的諸因子をもとにして多変量解析を行ったところ，神経周囲浸潤，リンパ節のMM，静脈侵襲が予後規定因子として抽出された。

以上のような所見から以下のような結論が導かれた。

（1）リンパ節のMMは治癒切除が行われたpN0, pN1胆嚢癌患者の独立した予後規定因子で，明らかな

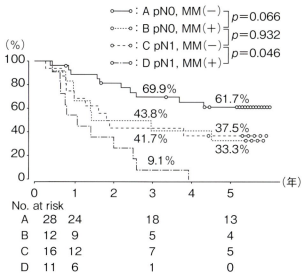

図129 胆嚢癌における組織学的リンパ節転移とMMの有無による生存曲線（名古屋大学病院, Sasaki, 2006）

pN0, MM（＋）とpN1, MM（−）との間に生存率の差はない

リンパ節転移よりも強力に予後に影響を与えている。

（2）胆嚢癌患者の予後を正確に評価するためにはkelatinの免疫染色で多数のリンパ節切片を鏡検すべきである。

2. 胆管癌のmicrometastasis

胆管癌は胆嚢癌ほど病態が多彩ではないが，原発巣の部位によりリンパ節転移様式に変化がみられる。さらに上部胆管癌の場合には手術術式が高難度になるためかリンパ節郭清，リンパ節転移の研究は欧米では乏しく，わが国がこれらの研究のリーダーシップをとっているのが現状である。

（1）名古屋大学病院のTojimaら[264]は1983～1999年に定型的な拡大リンパ節郭清が行われた肝門部胆管癌治癒切除例126例中，手術死亡の11例（8.7%）と広範胆管浸潤例10例を除いた105例を対象として，組織学的リンパ節転移陰性の48例（45.7%）を抽出し，このうち切除標本の再検査ができなかった3例を除いた45例を研究対象とした。43例（95.6%）に肝切除，2例に胆管切除が行われ，門脈合併切除は12例（26.7%）に行われた。

45例の標本から954個（1例あたり21.2個）のリンパ節が採取された。領域リンパ節は583個，大動脈周囲リンパ節は328個，胃周囲または結腸周囲リンパ節は43個であった。免疫組織化学的な手法で鏡検すると，45例中11例（24.4%），954個のリンパ節のうち13個（1.4%）にMMが確認された。N0でMMもなかった34例とN0でMMを認めた11例の術後3年，5年生存率はそれぞれ63.6%，43.6%；66.9%，42.1%であり両者の間に有意差はなかった（$p=0.983$）。これらはともに57例の組織学的リンパ節転移陽性例の生存曲線に比べて有意に良好であった（$p=0.027$）（図130）。

そこでN0切除例の予後規定因子について検討してみると，多変量解析では静脈侵襲（v+），切離断端陽性（R1），組織学的分化度（Mod/Por）の3因子が予後規定因子として抽出されたが，MMは単変量解析でも抽出されず，予後規定因子から外れた。

以上のような所見からN0患者におけるリンパ節のMMは予後には影響を及ぼさない。言葉を換えれば拡大リンパ節郭清をすればMMがあってもこれを治癒に導いている可能性が高いので，Tojimaらは肝門部胆管癌の予後を評価するのにkelatinの免疫染色で大量のリンパ節の鏡検をすることを推奨しないと結論で述べた。

（2）三重大学第一外科のTaniguchiらは，1981年1月～2000年8月に切除した61例の肝門部胆管癌のうちリンパ節転移のなかった32例（52.5%）から，手術死亡の3例と他病死の1例を除いた28例を対象としてリンパ節のMMの臨床的意義について研究した[265]。28例中21例に肝切除，7例に胆管切除を行い，門脈合併切除を3例，膵頭十二指腸切除を4例に行った。リンパ節郭清はNo. 12領域の他，No. 13，17，9，14領域も行った。1つのリンパ節から5μmの厚さの6切片を切り出して免疫染色を行った。28例のpN0患者のうち11例（39.3%）に領域（10例）あるいは領域＋大動脈周囲（1例）リンパ節にMMを認めた。また摘出した423個のリンパ節のうち14個（3.3%）にMMを認めた。pN0でMMなしの17例をA群，ありの11例をB群，pN1の23例をC群とした。術後3年，5年生存率はそれぞれA群81.6%，66.5%；B群32.7%，21.8%；C群13%，0%であり，A群とB群の間に有意差（$p=0.02$）を認めたが，B群とC群との間には認めなかった。A群のうちの5例（29.4%）が局所（4例）あるいは肺・肝転移（1例）で再発死亡し，B群のうちの7例（63.6%）が局所（6例）あるいは腹膜転移（1例）で再発死亡した。また5年以上生存例はA群7例（41.2%），B群1例（9.1%）であった。

次にpN0肝門部胆管癌28切除例の予後規定因子は，多変量解析で静脈侵襲のみが独立した予後規定因子であることが判明し（HR=3.949，95% CI 1.125～13.860，$p=0.032$），リンパ節のMMは予後規定因子とはならなかった（HR=1.993，95% CI 0.515～7.718，$p=0.318$）。

以上のような結果から以下のような結論が導き出された。

（1）リンパ節のMMがあっても長期生存をする患者がいるので，肝門部胆管癌の手術では拡大リンパ節郭清を行う必要がある。

（2）リンパ節のMMの発見はpN0肝門部胆管癌の術後生存期間に関して有益な情報を提供してくれる。

（3）オランダのMantelらは，グローニンゲン大学医療センター（UMCG）とアムステルダム大学のアカデミック・メディカル・センター（AMC）の両大学病院共同で1990年1月～2010年7月の間に肝門部胆管癌に対してリンパ節郭清を伴う根治手術を行った146例を対象として，リンパ節のMMが予後に与える影響について研究した[266]。定型的なリンパ節郭清は肝十二指腸間膜内の胆嚢管，傍胆管，固有肝動脈周囲，門脈周囲リンパ節を郭清した。これらより遠隔のリ

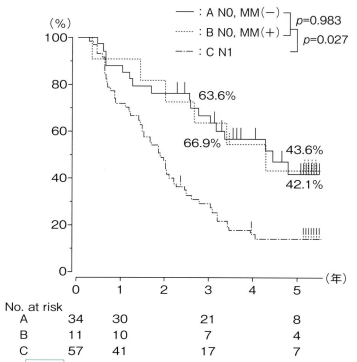

図130 拡大リンパ節郭清を行った肝門部胆管癌切除例 MM の有無による生存曲線（名古屋大学病院，Tojima，2003）
N0の場合，MM の有無により生存率に差はない

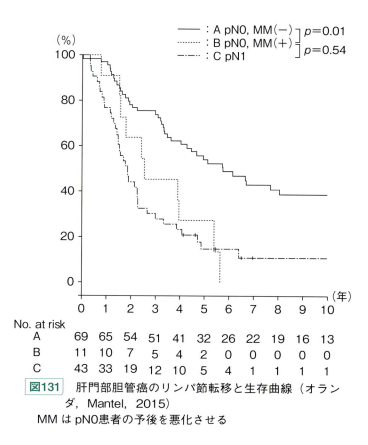

図131 肝門部胆管癌のリンパ節転移と生存曲線（オランダ，Mantel，2015）
MM は pN0患者の予後を悪化させる

パ節郭清は行わなかった。症例数は UMCG 56例，AMC 90例で，pN0は91例（62％）であった。91例中83例（91％）に肝切除が行われ，門脈合併切除は18例（20％），肝動脈切除再建は 2 例（ 2 ％）に行われた。手術後在院死亡（術後 8 日〜80日）は146例中22例（15％），pN0 91例中11例（12％）であった。MM は pN0の91例中11例（12％），摘出した総リンパ節324個中16個（ 5 ％）に認められた。在院死亡11例を除いた pN0 80例中 MM のなかった69例（A 群），MM を認めた11例（B 群）と pN1 43例（C 群）の術後 5 年生存率は各々54％，27％，15％であり，A 群と B 群の間には有意差（$p=0.01$）を認めたが，B 群と C 群との間には有意差はなかった（$p=0.54$）（図131）。平均リンパ節摘出個数は A 群 4 個，B 群 5 個であり，切除断端癌陽性の R1は A 群20例（29％），B 群 4 例（36％）に認められた。pN0症例の予後規定因子を調査すると，多変量解析で MM のみが予後規定因子となった（Hazard ratio 2.43，95％ CI 1.16〜5.10，$p=0.02$）。Mantel らはこの研究では，平均リンパ節摘出数が 1 例3.6個（A 群 4 個，B 群 5 個）であったが，これは K. Ito ら[257]や AJCC が肝外胆管癌の適正なステージングのためには最低 3 個以上のリンパ節郭清をして病理組織検査をすべきであると推奨している西欧流と一致していると述べているが，この数字はすでに日本から報告されている 1 例あたり10〜20個よりはかなり少ない。また，Mantel らの MM は pN0患者の12％に発見されているが，同様に日本からの発表では24〜39％と発見率が高い。この原因は，250μm 間隔で 4 切片を追加している本研究に比べて日本の研究では 5 〜 8 切片を追加しているからかもしれない。

（4）北海道大学腫瘍外科の Yonemori ら[267]は1998年 6 月〜2007年 6 月の10年間に大動脈周囲リンパ節郭清を伴う根治手術を行った胆道癌116例を対象として，大動脈周囲リンパ節への MM の予後に関する影響について研究した。116例中領域リンパ節転移は56例（48.3％）（胆管癌 8 例，胆嚢癌33例，肝内胆管癌15例）に認め，そのうち大動脈周囲リンパ節（PAN）への転移を 7 例に認めたが，49例（87.5％）には PAN への転移を認めなかった。このなかには胆管癌31例，胆嚢癌10例，肝内胆管癌 8 例が含まれていた。MM の診断のために CAM5.2モノクローナル抗体を用いて， 1 個のリンパ節を10μm 間隔で厚さ 5 μm の 3 枚のスライドを作成して免疫染色を行った。49例中 9 例（18％），546個のリンパ節中18個（3.3％）に MM を発見した。ちなみに鏡検スライド枚数を 3 枚から 1 枚に減らすと MM の発見率は 9 例から 6 例（12％）へ，18個から12個（22.0％）へ減少した。

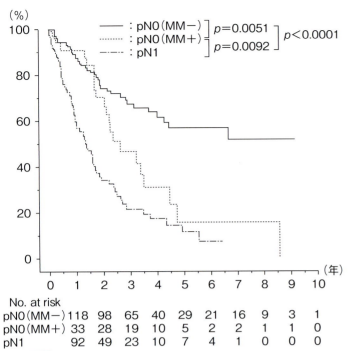

図132 胆道癌の術後生存曲線；リンパ節転移とMM（北海道大学病院，Yonemori，2010）
pN0の胆道癌ではMMは予後を有意に悪化させている

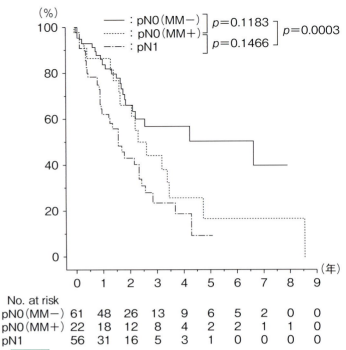

図133 胆管癌の術後生存曲線；リンパ節転移とMM（北海道大学病院，Yonemori，2010）
pN0の胆管癌ではMMがあっても予後には影響しない

MMの有無（9例，40例）による術後3年，5年生存率は33％，11％；20％，15％で，両者の間に有意差はなく（$p=0.978$），また，無再発生存率にも両者の間に有意差はなかった（$p=0.889$）。そして予後規定因子の検索では単変量解析でR0/R1・2のみが抽出され（$p=0.001$），MMは予後規定因子とはならなかった。

（5）Yonemoriらは1998年6月〜2007年6月の間に根治手術を行った243例の胆道癌（胆管癌139例，胆囊癌55例，肝内胆管癌31例，乳頭部癌18例）のうち領域リンパ節転移のなかった151例を対象として，領域リンパ節へのMMの臨床的意義について研究した[268]。

MMの検出法は，まず摘出リンパ節を10μm間隔で厚さ5μmの8切片の標本を作成し，第1切片でHE染色を行い，第2，5，8切片でCAM5.2モノクローナル抗体を用いた免疫染色を行って，1個の癌細胞または癌細胞のかたまりを発見したらこれをMMと判定した。243例中pN0は151例（62％），pN1は92例（38％）であり，このpN0の151例中33例（22％）に，また1,421個の摘出リンパ節中49個（3％）にMMを認めた。MMの有無による術後3年，5年生存率は46％，15％；68％，57％で両者の間に有意差（$p=0.0051$）を認めた。また，pN1の予後はMM（＋）よりも有意に不良であった（$p=0.0092$）（図132）。

一方，139例の胆管癌のみに限ると，pN0 83例（60％），pN1 56例（40％）で，pN0の術後5年生存率は36％，50％生存期間は21.9カ月間であり，pN1よりも有意に良好であった（$p=0.0008$）。これをA群 pN0，MM（－），B群 pN0，MM（＋），C群 pN1の3群に分けて術後生存率を比較すると，A群とB群，B群とC群の間には有意差はなく（$p=0.1183$，$p=0.1466$），A群とC群の間にのみ有意差（$p=0.0003$）を認めた（図133）。

以上のような所見から，胆道癌全体でみるとMMは予後不良因子であり，とくに手術後2年を過ぎると死亡例が増え，5年以降になるとpN1に近似してくる。一方，胆管癌のみではMMの有無により予後には差を認めず，名古屋大学のTojimaらの研究に似た結果が得られた。ここで予後規定因子の多変量解析を行ったところ，組織学的分化度（G1 vs. G2/G3）のみが有意の（$p=0.018$）予後規定因子であると判定され，MM（$p=0.380$）は有意の予後規定因子とはならなかった。

上記のような結果から，以下の結論に到達した。

胆道癌切除例の領域リンパ節には22％の確率でMMを認め，これが予後を悪化させているので，MMを認めた患者はリンパ節転移陽性患者と同様注意深く治療すべきである。

以上のようにMMの研究は，胆囊癌，肝門部胆管癌，

胆道癌全体を対象としてその存在が根治切除後の予後にどれほど影響を及ぼすかを切除標本の詳細な研究により明らかにした。

乳癌，肺癌，食道癌，胃癌，大腸癌を対象とした研究では西欧諸国からも日本からも多くの報告がされてきたが，胆道癌では大部分が日本からの報告であり，欧米からの報告はつい最近オランダから発表されたものが唯一である。研究結果を比べてみると，胆嚢癌の場合はMMは予後規定因子であることで結論が一致しているようである。ところが，肝門部胆管癌では研究者によりMMと予後との関連には統一した結論は得られなかった。その理由は明らかではないが，免疫染色の標本作成にあたり，1個のリンパ節から作成する切片の数に1枚から3枚と差があったり，さらにリンパ節の郭清範囲が領域のみであったり，大動脈周囲に及んでいたりと統一されていないことなどが関与しているのではないかと推測された（表101）。

Ⅳ 胆道癌のリンパ節郭清をいかにするか？

胆道癌のリンパ節転移はステージ分類上きわめて重要であり，リンパ節へのMMは胆管癌と胆嚢癌とでその意義は異なるようであるが，ステージングのための有用な情報を提供してくれる。一方，徹底した拡大リンパ節郭清を行って初めて明らかとなったMMの実態から，根治手術に際してのリンパ節郭清の意義に関する有益な情報も提供してくれる。

ところが，胆道癌の根治手術に際してリンパ節郭清はいかにあるべきか？ 拡大郭清は標準郭清（領域郭清）よりも優れているか？ に関する科学的な研究はいまだ行われていない。

ここで，胆道癌に対する拡大リンパ節郭清の功罪について述べたい。

1. 胆嚢癌に対する大動脈周囲リンパ節郭清

進行胆嚢癌に対する拡大手術は日本で開発されて世界に発信してきた。そのなかでも進行胆嚢癌に対する大動脈周囲リンパ節郭清の意義については，名古屋大学病院第一外科のKondoら[173]は広範囲リンパ節郭清をすることにより局所リンパ節転移を制御できる可能性があるが，傍大動脈リンパ節転移があれば遠隔リンパ節転移症例と同じく予後は不良であるので，根治術に踏み切る前にまず転移率の高い傍大動脈リンパ節生検を行うことを推奨した。ところが，手術症例数が増加したところで同科のNishioら[194]がステージⅣ胆嚢癌だけを対象とした拡大手術の成績を発表した。傍大動脈リンパ節転移（pN16）（29例），腹膜播種（P）や肝転移（H）などの遠隔転移（M1）（47例）を認めた切除例の術後経過を観察したところ，pN16群とM1群の生存曲線に差はなく，ともに非切除例（102例）よりも有意に良好であった。さらにM1をH（25例）とP（22例）に分けて生存曲線を比較したところ，pN16群とH群との間に差はなく，両群はともにP群や非切除例よりも良好であった。P群と非切除例との間には有意差はなかった。症例数が増えたところで再調査をして異なった結果が得られたところが興味深い。傍大動脈リンパ節転移陽性例に対する拡大手術に賛同する外科医はあまりいないように思われるが，数少ない長期生存例を見逃さない努力をすることも必要ではないかと思われる（第8章参照）。

2. 肝門部胆管癌に対する大動脈周囲リンパ節郭清

難易度の高い肝門部胆管癌の根治手術を行う際に，リンパ節郭清の適正な範囲を科学的に研究した論文は見当たらない。しかしretrospective studyではあるが，110例の肝門部胆管癌手術に際してルーチンに大動脈周囲リンパ節郭清を行った手術成績を紹介したい。

名古屋大学病院のKitagawaら[269]は，1983〜1998年の間に120例の肝門部胆管癌に大動脈周囲リンパ節郭清を伴う定型的な拡大リンパ節郭清を行った。そのうち10例は，癌が肝外胆管全域に広がっていたのでこの研究から除外した。104例に肝切除，6例に胆管切除が行われ，門脈合併切除は36例（32.7%）に行われた。110例中52例（47.3%）にはリンパ節転移はなく，39例（35.5%）に領域リンパ節にのみ転移を認め，残りの19例（17.3%）には大動脈周囲リンパ節にも転移が及んでいた。これら3群をそれぞれA，B，C群として術後3年，5年生存率を比較するとそれぞれA 55%，31%；B 32%，15%；C 12%，12%となり，A・B両群間に有意差はなく（$p=0.098$），B・C両群間に有意差（$p=0.004$）を認めた（図134）。この結果をみると，拡大リンパ節郭清をすることにより，領域リンパ節転移をかなり制御しているのではないかと推測することもできる。ただし，大動脈周囲リンパ節転移陽性例に対しては無力であるといえる。ところが大動脈周囲リンパ節転移陽性例19例を術中所見で肉眼的には転移陰性であったが，病理組織検査で初めて転移陽性となったA群7例と肉眼的に転移陽

表101 胆道癌のリンパ節の micrometastasis の研究

研究者	Nagakura[262]	Sasaki[263]	Tojima[264]		
施設	新潟大学外科	名古屋大学腫瘍外科	名古屋大学腫瘍外科		
発表雑誌 年 対象患者 標本作製法	Surgery 2001 胆嚢癌 厚さ3μm 2切片 1−HE 1−CAM5.2	Ann. Surg. 2006 胆嚢癌 厚さ5μm 5切片 第1、5−HE 第2、3、4−CAM5.2	Ann. Surg. 2003 肝門部胆管癌 厚さ5μm 5切片 第1、5−HE 第2、3、4−CAM5.2		
結果 (MM 発見率)	63例中19例（30.2%） pT2−4の54例中19例（35.2%） 1,136個中27個（2.4%） pN0 36例中7例（19.4%） pN（＋）27例中12例（44.4%）　$p=0.051$ pN1 13例中5例（38.5%） pN2 14例中7例（50.0%）　$p=0.704$	pN0 40例中12例（30.0%） 865個中16個（1.9%） pN1 27例中11例（40.7%） 620個中21個（3.4%）	pN0 45例中11例（24.4%） 954個中13個（1.4%）		
結論 MMの予後に 与える影響	あり	pN0でもpN1でもあり	pN0患者ではない		

研究者	Taniguchi[265]	Mantel[266]	Yonemori[267)268]		
施設	三重大学肝胆膵外科	グローニンゲン大学病院 アムステルダム大学病院	北海道大学腫瘍外科		
発表雑誌 年 対象患者 標本作製法	Eur. J. Surg. Oncol. 2006 肝門部胆管癌 厚さ5μm 6切片	Ann. Surg. Oncol. 2015 肝門部胆管癌 厚さ4μm 250μm間隔の2切片 1−HE 1−CAM5.2	Br. J. Surg.[267] 2009 胆道癌 厚さ5μm 10μm間隔の8切片 第1−HE 第2、5、8−CAM5.2	Ann. Surg.[268] 2010 胆道癌	
結果 (MM 発見率)	pN0 28例中11例（39.3%） 10例−領域のみ 1例−領域＋PAN 423個中14個（3.3%）	pN0 91例中11例（12%） 324個中16個（5%）	pN1, PAN0 49例中9例（18%） 546個中18個（3.3%）	pN0 151例中33例（22%） 1,421個中49個（3%）	
結論 MMの予後に 与える影響	あり。しかし陽性でも長期生存をする患者がいるので、拡大リンパ節郭清をすべき	pN0患者ではあり	pN1, PAN0ではなし	pN0ではあり。しかし、胆管癌の予後に影響なし	

MM：micrometastasis、HE：ヘマトキシリン・エオジン染色、CAM5.2：免疫染色、PAN：大動脈周囲リンパ節

性と判断したB群12例の生存率を比較すると，A群とB群との間に有意差（$p=0.03$）を認め，A群のなかの2例が5年生存をした（図135）。この結果をみると，肉眼的に明らかに大動脈周囲リンパ節転移のない症例に対する拡大リンパ節郭清の効果があったように推測することもできる。ただし，肉眼的転移陽性例に対する手術適応はないと判断できる。

この研究結果から，以下のような結論が導き出された。

進行肝門部胆管癌はリンパ節転移の頻度が高く，拡大リンパ節郭清の効果に関してはさらなる研究が必要である。転移陽性例，とくに遠隔リンパ節転移陽性例でも長期生存例を認めたという事実は，拡大リンパ節郭清を積極的に行っている著者らを勇気づけた。

以上述べたように，胆嚢癌も肝門部胆管癌も傍大動脈リンパ節転移があれば予後不良であることは容易に理解できるが，多くの症例を集積してみると拡大リンパ節郭清をした患者のなかに傍大動脈リンパ節転移があっても結果的に長期生存をした症例が存在したことも事実である。リンパ節郭清の範囲をいかにすべきかをretrospectiveに研究した限界はこのあたりにあり，これ以上の研究をしても科学的な根拠を明らかにすることはできない。

V 小 括

近位のリンパ節と遠隔リンパ節の区分は癌の手術でリンパ節郭清を行う際の道路地図のように用いられているが，ステージングを行う際のリンパ節の部位の臨床的意義は低いようである。

TLNCはステージングの精度を上げるためには重要な要素となり，至適なTLNCの抽出法にも慎重な統計学的な手法がとられている。LNRの計算式の分

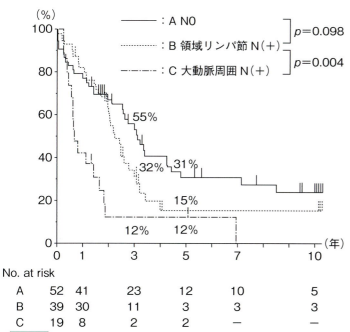

図134 肝門部胆管癌切除110例のリンパ節転移と生存率（名古屋大学病院，Kitagawa，2001）

リンパ節転移のない例と領域リンパ節のみに転移のある例との間の生存率に有意差はなく，領域リンパ節転移群と大動脈周囲リンパ節転移群との間に有意差（$p=0.004$）を認めた

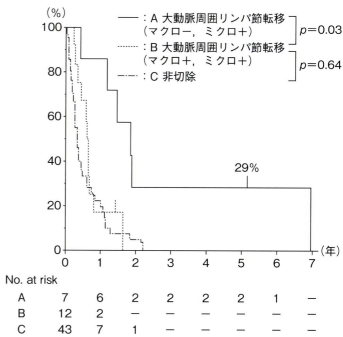

図135 大動脈周囲リンパ節転移陽性例の生存率（名古屋大学病院，Kitagawa，2001）

肉眼的転移陰性例と陽性例との間に有意差（$p=0.03$）を認め，肉眼的転移陽性例の予後は悪く，非切除例と同等であった

母にTLNCが入るので，LNRはTLNC同様さまざまなバイアスが入り込む可能性が高く，癌の手術の基本方針がやや異なる西欧諸国と日本とでその数値に差が出ることは容易に想像できる。西欧諸国よりも多くのリンパ節を詳細に病理検索している日本のデータは手術症例数も多いことから，信頼性はかなり高いと思われる。

ただし，この貴重なデータで癌のステージングをすることは手術後の補助療法の選択などに有益であるが，リンパ節郭清の範囲を提案するための根拠にはなっていない。

胆道癌に対するリンパ節郭清の範囲を検討するRCTはいまだ行われていない。下部胆管癌であれば膵頭部癌に対する膵頭十二指腸切除のような定型的な手術が行われるので，リンパ節郭清範囲の広狭のみを比較するRCTを計画することはそれほど困難ではない。しかし，肝門部胆管癌や胆嚢癌では主病巣の局所の進展度により切除術式が変化するうえに，局所切除そのものの手術に高度な技術が必要とされるので，これにリンパ節郭清の範囲をさらに組み合わせて前向き試験のプロトコールを作成するのは容易ではない。

しかし，胆道癌手術における適切なリンパ節郭清に関するRCTが日本の肝胆道外科医によって早急に行われることを期待したい。

思い出の手術⑪

＜肝動脈・門脈同時切除・再建の反省；大動脈周囲リンパ節転移が確認されたときの判断＞

新しい治療法・手術法が開発されて発展していく過程では，さらに新しい新技術を取り入れたminor changeやあるいは長期観察後にその治療法の意義が見直されたり，適応基準が再検討されることがある。ここでは肝門部胆管癌に対する肝動脈・門脈の同時切除・再建の適応について反省すべき点があった症例を紹介する。

症例は32歳，女性。

既往歴：Basedow病で小児期から保存的治療を継続。

現病歴：2004年3月，心窩部痛あり。3月4日の採血で肝機能異常を指摘された（AST 517 IU/l，ALT 448 IU/l，総ビリルビン5.3mg/dl）（CEA 1.7ng/ml，CA 19-9 234 IU/ml）。3月18日某県立病院へ紹介入院。諸検査の後，3月25日にPTBD（B8c～B8a）が行われた後，4月20日に名古屋大学病院へ紹介入院。転入院と同時にCTを行うと，肝門部の頭側に尾状葉から左内側区域にかけてクルミ大の腫瘍が胆管，門脈に浸潤し，右後区域と左葉の肝内胆管の拡張を認めた（図11-1）。入院時38.4℃の発熱があり，血清総ビリルビン値が2.5mg/dlであったので，直ちにPTBDを行った。前医のPTBDカテーテルを入れ替え（B8c～B5），新たに右後区域枝（B6a～B7）と左枝（B3～B4）にPTBDを追加し，4月22日にB2にもPTBDを追加した（図11-2）。B3は膿性，B2は白色胆汁であった。腹部超音波検査では肝門部頭側背面の右尾状葉中心に28.8×23.6mmの腫瘍を認め，右肝動脈浸潤があり，左右門脈は長さ36.8mmにわたり浸潤を認めた。また，No. 16b1 interのリンパ節腫大（7.8×11.7mm）を認めた。

CT血管造影では右肝動脈（RHA）および右前枝にencasementを認め，門脈は左右分岐部を越えて両側ともに頭側からの圧排狭窄が著明で，その尾側にP6b（右後下背側枝）の破格を認めた（図11-3）。以上のような画像所見から，門脈は左右ともに狭窄があるため門脈塞栓術の適応外と判断し，動脈・門脈合併切除による肝左葉切除の方針とした。切除率は33.4%，IGC R15＝6.9%，K＝0.177，残肝K＝0.12。動脈は右前枝の所見が強く，再建が困難であろうと予測された。

5月11日，開腹すると肝転移も腹膜播種もなかったが，No. 8，12，13リンパ節の腫大を認め，術前に指摘されたNo. 16b1 inter，lateroのリ

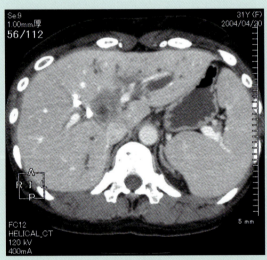
①水平断

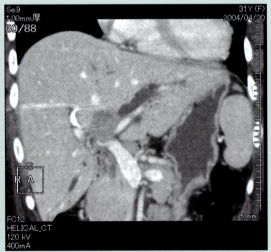
②冠状断

肝門部のクルミ大の腫瘍は左・右門脈に浸潤し，右後区域・左葉の胆管拡張を認める

図11-1 名古屋大学病院入院時の造影CT

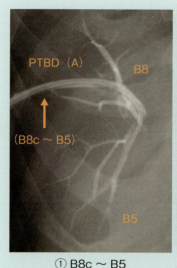
① B8c～B5

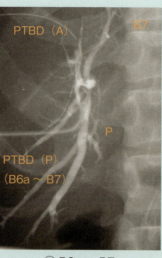
② B6a～B7

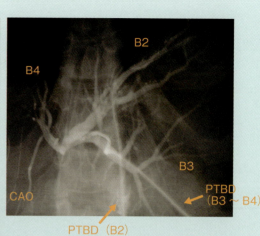
③ B3～B4 および B2

図11-2 4本のPTBDが入った

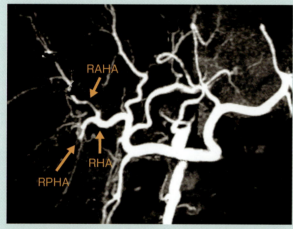
①右肝動脈（RHA）および右前枝（RAHA）に encasement を認める

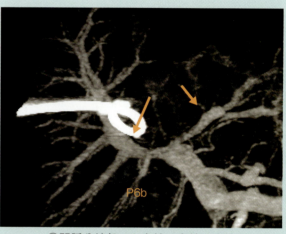
②門脈分岐部から左枝，右枝に広範に圧排狭窄を認める。分岐部の右下方にP6b（右後下背側枝）の破格を認める

図11-3 CT 血管造影

ンパ節は術中迅速病理組織検査で転移陽性の診断が下された。ここで切除の適応を再検討すべきであったが，患者が若いこと，PTBDが左右に2本ずつ入って時々胆管炎を発症していること，左葉切除のリスクが当時0％であったこと，術中超音波検査で左門脈の血流はきわめて不良であったため，近い将来肝左葉の区域性胆管炎のリスクがさらに高まるのではないかという危惧などを考えて予定どおりの手術を行うこととした。局所リンパ節郭清をしながら露出できた左肝動脈（LHA），中肝動脈（MHA）を肝流入部でそれぞれ結紮・切断し，donor動脈枝の候補として温存した。

総胆管は膵内で結紮・切離した。右肝動脈は前枝・後枝の分岐部まで遊離できたが，前枝の末梢は腫瘍に巻き込まれていた（図11-4）。

ここでCantlie線上に阻血域を認めたので，中肝静脈に沿って肝切離を行い右肝管は前枝（B5＋8a, B8c）と後枝（B6, B7）を別々に離断した。ここでRHAの前枝を犠牲にして，後枝のみを再建することとした。次に門脈本幹を分岐部の約15mm上流で切離し，右門脈の頭側は前枝・後枝の分岐部を越えて癌浸潤を認めたので，分岐部を越えて頭側壁を斜めに切除して，P6b（右後下背側枝）が分岐する尾側壁の連続性を温存し

た。最後に左肝静脈を切離して肝左葉を摘出した（図11-5）。ここで門脈吻合口の口径を合わせるために，大きく開大した切開口の頭側寄りを横縫合して縮小し，門脈本幹の口径に合わせた（図11-6①，②）。次に，肝切離操作の前に右下腹部の経腹膜外アプローチで摘出しておいた右外腸骨静脈（REIV）グラフトを用いて門脈再建を行った。まず，静脈形成を行った右門脈前・後枝分岐部とREIVグラフトとの間の端々吻合を5-0 Prolene糸を用いて後壁は intraluminal technique で，前壁は over and over で行った。次に門脈本幹との吻合も同様の手技を用いて行った（図11-6③）。

次に肝動脈再建に移ったが，3本温存したdonor動脈としては太さ，長さを総合的に考えるとLHAがもっとも適切であると判断して，顕微鏡下に10-0 Prolene糸による結節縫合で端々吻合を行った（図11-7）。次に胆道再建はRoux-Y型空腸脚を用いて胆管形成を行ったB6＋7とB5＋8a＋8cを5-0 PDSを用いて各々端側吻合で空腸と吻合した。手術時間19時間0分（1,140分），出血量2,545g，病理組織診断は中分化型管状腺癌，ly 2, v 2, pn 2, pHinf 3, pA1, pPV 3, pN 3（No. 12a 1/2, 12b 2/3, 8a 2/2, 13a 2/2, 16b1 inter ⊕, latero ⊕）。

術後早期はきわめて順調に経過したが，第10病日より胆汁瘻を認め，CTで前区域の一部に血流不良域を認め，6月20日（第40病日）頃より，肝壊死物質と思われる排液も認められるようになった。長期ドレーン管理も必要と考え，6月27日（第47病日）に紹介元の某県立病院へ外来

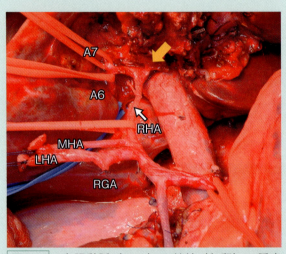

図11-4 右肝動脈（RHA）の前枝（矢印）は腫瘍に巻き込まれていたので，前枝は犠牲にして再建しない方針とした。donor動脈枝の候補として左肝動脈（LHA），中肝動脈（MHA）を長く温存した
A6：右後下枝，A7：右後上枝

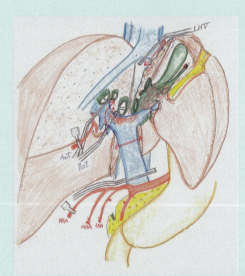
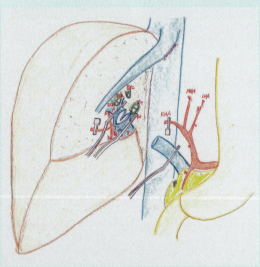

図11-5 右肝動脈（RHA）を右前・後区域枝の分岐部を含めて切除し，次に門脈本幹を離断，右前・後区域枝の分岐を越えて頭側壁を斜めに切除，最後に左肝静脈（LHV）を切離して肝左葉を腫瘍と一塊として摘出した
MHA：中肝動脈，LHA：左肝動脈，Ant：右門脈前枝，Post：右門脈後枝，A6：右後下枝，A7：右後上枝，P6b：後下背側枝，A：前枝，P：後枝，B5a：前下腹側枝，B8a：前上腹側枝，B8c：前上背側枝，B6：後下枝，B7：後上枝

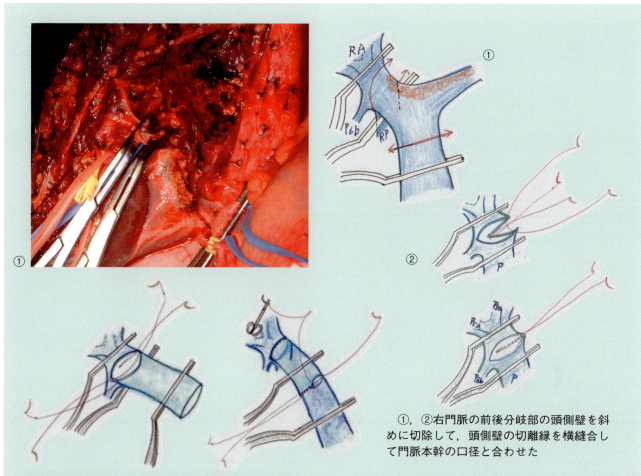

③右外腸骨静脈グラフトを用いた間置術。まず下流側後壁をintraluminal techniqueで縫合，前壁はover and overで連続縫合。次に上流側を同様に端々吻合した

①，②右門脈の前後分岐部の頭側壁を斜めに切除して，頭側壁の切離縁を横縫合して門脈本幹の口径と合わせた

RA：右前枝，RP：右後枝，P6b：右後下背側枝，P5a：前下腹側枝，P8a：前上腹側枝

図11-6

通院治療のために転院した。9月上旬，腹水貯留と臍部に結節を触れ，腹膜播種が疑われた。その後肝膿瘍の併発，腹水貯留の増悪もあり，10月12日より緩和ケア病棟に転院し，11月17日（術後6カ月6日）に肝不全，消化管出血のため死亡した。

　本症例の場合，肝動脈・門脈の同時切除・再建という超拡大手術を行ったが術後4カ月で腹膜再発をきたし，生存期間が術後半年間であったことから考えると手術適応について真摯に反省しなければならない。2001年に"Annals of Surgery"に報告した肝門部胆管癌に対して110例の大動脈周囲リンパ節まで含んだ拡大リンパ節郭清を行った症例では，顕微鏡学的な No. 16リンパ節転移であれば長期生存が可能であるが，肉眼的に No. 16リンパ節転移があればその予後は非切除例と差はなかった[①]。結果的にはこの論文の結果と同様であったことになる。ただし，左右に2本ずつPTBDが入った症例の胆管炎のリスクは高く，非切除の場合のQOLは低く，50％生存期間も3〜4カ月間であるため，この患者がもしも手術を受けなかった場合，半年間生存したかどうかは誰にもわからない。

① Kitagawa, Y., Nagino, M., Kamiya, J., Uesaka, K., Sano, T., Yamamoto, H., Hayakawa, N. and Nimura, Y.: Lymph node metastasis from hilar cholangiocarcinoma: Audit of 110 patients who underwent regional and paraaortic node dissection. Ann. Surg., 233: 385〜392, 2001.

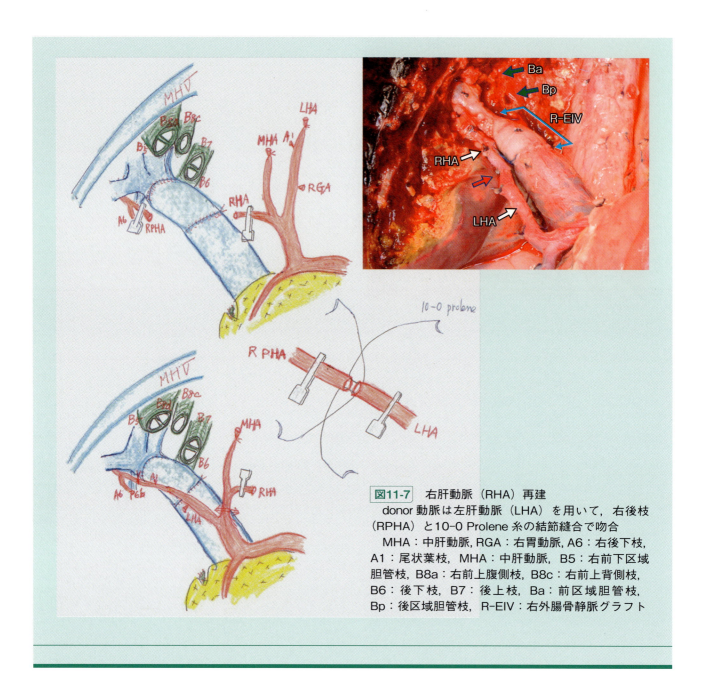

図11-7 右肝動脈（RHA）再建
　donor動脈は左肝動脈（LHA）を用いて，右後枝（RPHA）と10-0 Prolene糸の結節縫合で吻合
　MHA：中肝動脈，RGA：右胃動脈，A6：右後下枝，A1：尾状葉枝，MHA：中肝動脈，B5：右前下区域胆管枝，B8a：右前上腹側枝，B8c：右前上背側枝，B6：後下枝，B7：後上枝，Ba：前区域胆管枝，Bp：後区域胆管枝，R-EIV：右外腸骨静脈グラフト

第13章

術前胆管ドレナージ；東西論争の軌跡

I はじめに

　閉塞性黄疸患者に対する術前胆管ドレナージ（PBD）の功罪については議論の尽きないところがあるが，とくにPTBDのメリットを盲信していた日本の肝胆膵外科医に猛烈な攻撃をしかけたのは西欧の外科医であった。

　胆道癌以外の膵癌，乳頭部癌，十二指腸癌などで閉塞性黄疸を発症した症例には，まず胆汁ドレナージを行って減黄効果を認めてから根治手術を行うというのが1980年代までの外科の本流であったように思える。とくに日本では誰も疑わない常識であった。そこへ「黒船の襲来」のように現れた西欧の新しい臨床研究の方法論が，癌の拡大根治手術の実績を積み上げてきた当時の日本の肝胆道外科医の思考形態を根底から揺さぶるほどのインパクトを与えた。

　一方，PBDの是非に関する問題と並んでPBDの方法の選択についても多くの研究がされてきた。EBDかPTBDかの比較研究では両手技のメリット・デメリットを取り上げて検討されてきた。ところが，この検討でも下部胆管閉塞と上部胆管閉塞とでは，PBDの治療効果が異なる。手技に伴う合併症発生率ではとくに胆管炎の発生率などについては，上部胆管閉塞症例のほうに高く，その対応策についても日進月歩の改良が試みられている。ここでは悪性上部胆管閉塞に対するPBDとしてEBDとPTBDとの比較研究についても紹介したい。

II PTBDに関するRCTの出現

　PTBDに関して1970年代に日本から発信した東京女子医科大学の高田忠敬先生[270]，久留米大学の中山和道先生[271]の論文が世界に与えたインパクトは計り知れない。ところが，「PTBDは本当に有益か？」という疑問が西欧諸国から発せられはじめた。そして，その疑問点を解決するために従来のretrospectiveな研究方法ではなく，いわゆる前向き試験―prospective randomized controlled trial（RCT）という科学的な方法を外科の臨床現場に取り入れた臨床研究が始まった。1982年ケープタウンのHatfield[272]，1984年ロンドンのMcPherson and Blumgart[273]，そして1985年ロサンジェルスのPitt and Longmire[274]が立て続けにPTBDの利点を明らかにするためのRCTの結果を報告した。各々の研究ではともに，術前にPTBDを行ってから手術を行う群とPTBDを行わずに直接手術を行う群とに分けられた。対象患者数は各々28人対27人，36人対34人，40人対39に振り分けられ，対象疾患は膵胆道癌以外に総胆管結石，良性胆管狭窄などの良性胆道疾患が含まれていた。採用された手術術式は膵頭十二指腸切除が2～4例ずつ含まれているものの，肝切除や胆管切除が各々4例ずつ行われたのはBlumgartのハマースミス病院のみで，他の多くの症例はバイパス手術で占められていた（表102）。術後合併症の発生率はPTBDを行ったほうがやや高く，術前・術後死亡率もPTBDを行ったほうが高くなる傾向にあった。そして，3本のRCTの結果は，ともに「閉塞性黄疸患者の手術前にPTBDを行っても行わなくても治療成績にあまり変わりはなく，PTBDの利点を見出すことはできなかった」ということであった。これらの論文が発表された1980年代前半は日本中の肝胆膵外科医が膵胆道癌に対する拡大手術に取り組んでいた時期であり，これらの3本の論文には見向きもしなかったし，かえって「ほとんどが姑息手術ばかりで根治手術を積極的にやるにはPTBDなしでは危なくてとてもできない」という意見が多かった。Pittの論文は1984年12月3日～5日にフロリダ州のパームビーチで開催された米国南部外科学会の第96回定期学術集会で発表された。このとき，会場からジョンス・ホプキンス大学病院のCameronがコメントを述べた。まず第一に「過去数年間の間に黄疸を下げることが大切かどうかという同じ質問を評

表102 PTBDに関するRCT

	Hatfield (Capetown)[272]		McPherson (London)[273]		Pitt (UCLA)[274]	
総患者数	55		70		79	
	PTBD	No PTBD	PTBD	No PTBD	PTBD	No PTBD
対象患者数	28	27	36	34	40	39
手術患者数	22	25	27	31	37	38
疾患名						
膵頭部癌	20	20×	9	11	14	15
肝門部胆管癌			16	13		
胆管癌	1	2	3	3	10	8
乳頭部癌	1	2△	2	1	3	1
胆嚢癌			1	0		
十二指腸癌			0	1		
転移性肝門部癌	1	2				
大腸癌					1	3
胃癌					0	2
良性疾患	3	2×△			8	9
手術術式						
膵頭十二指腸切除	2	3	4	3	4	3
胆管切除			0	4		
拡大肝右葉切除			3	1		
胆管消化管吻合	14	20□	13	20	20	16
胆嚢消化管吻合					3	8
単開腹	3	2	2	1	5	1
挿管術	3	2□	5	2	5	11
術後合併症			13 (48.1%)	9 (29.0%)	21 (56.8%)	20 (52.6%)
術前合併症死亡	3┐4/28	2┐4/27	5┐11/36	0	3　(8.1%)	2　(5.3%)
術後死亡	1┘(14.3%)	2┘(14.8%)	6┘(30.6%)	6 (19.4%)	3　肺塞栓症 敗血症, MOF 肝腎不全	MOF MOF

×,△：重複病変, □：同一患者

価するために，少なくとも1ダース以上のretrospectiveな研究が行われてきたが，Dr. Pittも私自身も手術前に胆道減圧をすべきであると強く提案してきた。次に，血清総ビリルビン値が20mg/dl以上の高度黄疸例でも術前減黄する利点はないのか？ また，高度黄疸に敗血症を併発していても，術前減圧の適応はないのか？ また，Klatskin tumorには術前にルーチンに左右両葉からリングカテーテルによるPTBDを行っているが，これは胆道減圧が目的ではなく，手術中に胆管と門脈分岐部とを剥離する際に有効に使うと同時に，胆道再建の際にシリコンチューブと交換して留置している」などとPTBD愛好者の立場の意見を披露した。

一方，1985年にローマで開催された第7回国際胆道学会（International Biliary Association；IBA，IHPBAの前身）の学会場での討論で，PTBDのメリットについて論じた日本の外科医に対してBlumgartが"prospective studyをしなければ科学的ではない！"と厳しい辛口のコメントを発したことはいまだに私の脳裏に焼きついている。このような状況のなかで，東北大学第一外科の佐藤寿雄教授，東京女子医科大学の羽生富士雄教授らが中心となって「日本でもPTBDのRCTをやってみたらどうか？」という計画が一度もち上がったが，「同じ病室にいる黄疸の患者に，黄疸のあるまま手術をやるのか，PTBDをやってから手術をやるのかをくじ引きで決めるなんていうのは患者には説明ができないし，患者に不安を与えるだけだ」という意見が強くて立ち消えになった。PTBDは術前の必須の手段であり，減黄してから手術をすることを金科玉条のように盲信していた日本の肝胆膵外科医にとっては，術前減黄術の呪縛から解き放たれ，かつ臨床医学の研究を行ううえでRCTの重要性を理解できるようになるまでにその後15年近くを要した。

III 下部胆管閉塞に対するPBDのメタ・アナリシス，レビュー，そしてRCT

1990年代末から閉塞性黄疸患者に対する根治手術前のPBDの治療効果に対する多くの研究発表が行われたが，それらの大部分は下部胆管閉塞症例に対して，PBDを行った群とPBDを行わずに速やかに手術を行った群に分けて，その治療成績を比較した研究であった。アムステルダム大学アカデミック・メディカル・センター（AMC）のSewnathらは悪性閉塞性黄疸に対するPBDの効果に関するメタ・アナリシスを2002年の"Annal of Surgery"誌に発表した[275]。1966年1月〜2001年9月に発表されたPBDに関する論文のうち，エビデンス・レベル1の5本（RCT）とレベル2の18本の後ろ向き研究のデータを詳細に検討した。

まずレベル1のRCTでは，PBD（+）群157例，PBD（−）群155例で，両群には均等に疾患が振り分けられていたが，PBDのための入院期間は平均14.6日間であった。手術術式では両群ともに切除術は15〜16%と少なく，半数以上はバイパス術であり，これはPBD（−）群に有意に多く，試験開腹術はPBD（+）群に有意に多かった（$p<0.001$）（**表103**）。一方，手術前・手術後合併症，死亡を比較すると，手術死亡率には差はなかったが，術後合併症はPBD（+）群のほうが有意に少なかった。しかし，PBD（+）群は術前にPBDに関連する合併症が27.4%とかなり認められたため，治療全体を通すと57.3%にまで上昇することになり，PBD（+）群のほうが有意に合併症発生率が高い結果となった。また全入院期間もPBD（+）群のほうが有意に長かった（$p<0.01$）（**表104**）。

次にレベル2にあたるretrospective studyの集計では，PBD（+）群のほうに膵癌・膨大部癌症例が多く（$p<0.05$），手術術式としては膵頭十二指腸切除術（PD）はPBD（−）群のほうに多く，幽門輪温存PDはPBD（+）群のほうに多かった（$p<0.05$）（**表105**）。なお，PBDのための術前入院期間は平均18.8日間であった。次に術後合併症や術後平均入院期間に差はなかったが，治療の全経過で比較するとPBD（+）群では術前のPBD関連合併症も加わるため全合併症率がPBD（+）群58.8%とPBD（−）群の42.1%よりも有意に高かった。また全入院期間もPBD（+）群のほうが当然長かった（$p<0.001$）（**表106**）。

以上のようなメタ・アナリシスの結果から，切除可能の悪性閉塞性黄疸患者に対するPBDには利点はないとの結論に達した。しかし，選別されたhigh risk患者にはPBDは有効であろうと思われるが，これはメタ・アナリシスでは確認できないので，PBDが有益であるかどうかはRCTを行う必要があると述べている。

次にイタリアのベローナ大学病院外科のIaconoらが発表した膵頭十二指腸切除（PD）または肝切除の適応となる黄疸患者に対するPBDの役割について述べたレビュー論文について紹介したい[276]。論文の前半は膵癌・膨大部領域癌に対するPDの前にPBDを行った群とPBDをしないでPDを行った群の治療成績を比較検討した。7本のretrospective studyに加えてレビュー，ケース・コントロールスタディ，RCTの各1本の合計10本の論文からデータを集計した。1980年代の論文ではPBDを行った患者のほうが合併症発生率も手術死亡率も下がったと述べている。しかし，1990年代の論文ではPBDによる有意の有益性を示せなかったばかりか，PBD群では手術死亡率が上昇したと述べている。さらに2000年に入ると，PBD群では手術部の感染が高頻度で手術死亡率も上昇したとの報告が続いた。そして，2010年にAMCのvan der Gaagは血清総ビリルビン（T.B.）が2.3〜14.6mg/dlまでの間の膵頭部癌を対象としてRCTを行い，102例のPBD群と94例のPBDを行わない早期手術群との治療成績を比較した[277]。PBDの合併症率は46%で，手術合併症や重症合併症は各々47% vs. 37%，74% vs. 39%でPBD群のほうが高かったが，手術死亡率には差はなかった（**表107**）。以上のような結果から，著者らはPBDにより合併症発生率が上昇するので，ルーチンにPBDを行うことは推奨しないと結論で述べた。ただし，この画期的なRCTにはさまざまな批判が寄せられた。

（1）T.B.が14.6mg/dl以上の患者は対象外となっている。これらの患者こそリスクが高く，PBDの恩恵を受けるのではないかと思われるが，これらを除外することによりselection biasが生じている[278]。

（2）PBDから手術まで4〜6週間間隔を空けているが，そのためにステント関連合併症（ステント閉塞に続く胆管炎など）が増加する[279]。

（3）内視鏡的なPBDの合併症が他の報告と比べて高すぎる[280][281]。

（4）抗菌薬の使用について明瞭に記載されていな

表103 術前胆管ドレナージ（PBD）の有無による臨床的特徴（レベル1）
（5本のRCTによるメタ・アナリシス）

	PBDあり（％）	PBDなし（％）	p
全患者数	157（50.3）	155（49.7）	
ドレナージ法			
内瘻	65（41.4）		
外瘻	92（58.6）		
ドレナージ関連平均入院期間（日）	14.6±1.5		
悪性腫瘍	144（91.7）	145（93.5）	
膵癌・膨大部癌	77（53.5）	85（58.6）	
下部胆管癌	31（21.5）	28（19.3）	
上部胆管癌	19（13.2）	15（10.3）	
その他の癌	17（11.8）	17（11.7）	
良性疾患	13（8.3）	10（6.5）	
手術形式			
切除術	25（15.9）	23（14.8）	
バイパス術	80（51.0）	103（66.5）	<0.001
胆管切開・切除術，肝切除術	26（16.6）	24（15.5）	
試験開腹術	26（16.6）	5（3.2）	<0.001

表104 術前胆管ドレナージ（PBD）の有無による手術成績（レベル1）
（5本のRCTによるメタ・アナリシス）

	PBDあり（％）	PBDなし（％）	p
全患者数	157（50.3）	155（49.7）	
術前			
死亡	8（5.1）	2（1.3）	NS
ドレナージ合併症	43（27.4）		
ステント機能不全	53（33.8）		
ドレーン関連平均入院期間（日）	14.6±1.5		
術後			
死亡	17（10.8）	21（13.5）	NS
合併症	47（29.9）*	65（41.9）	
平均入院期間（日）	27±4.0	24±3.4	NS
手術治療			
全死亡	25（15.9）	21（13.5）	NS
全合併症	90（57.3）**	65（41.9）	
平均入院期間（日）	42±5	24±4	<0.01

*　オッズ比（95％信頼区間）：0.59（0.37〜0.94），NS：有意差なし
**　オッズ比（95％信頼区間）：1.99（1.25〜3.16）

い。胆管炎が26％に発生したのは頻度が高すぎる[282]。PBD群の30％の症例が5.2週以内にステントの入れ替えを受けているが，他の研究者が発表したデータと比べて頻度が高すぎる[283]。

（5）切除可能膵癌症例にルーチンにプラスチックステントでPBDを行うと，利益よりも合併症のリスクのほうが高いので，今後このようなRCTを行う場合は金属ステントを使用すべきである[281]。

このように1本のRCTでもさまざまな批判の的になるので，研究の精度を上げるためには慎重に研究計画を立案することが必要である。

以上述べたのが，主に下部胆管閉塞を伴う悪性閉塞性黄疸症例に対してPDを計画した場合，よほどのhigh risk症例でない限り，ルーチンにPBDを行うことは推奨できないということが全世界中のコンセンサスになったようである。ここでも長年続いたPBD論争は西欧諸国の圧倒的な優勢の下に結着したように感じられる。

表105 術前胆管ドレナージ（PBD）の有無による臨床的特徴（レベル2）（18本の後向き研究）

	PBDあり（%）	PBDなし（%）	p
全患者数	1,688（59.2）	1,165（40.8）	
ドレナージ法			
内瘻	890/1,353（65.8）		
外瘻	391/1,353（28.9）		
内外瘻	72/1,353（5.3）		
ドレナージ関連平均入院期間（日）	18.8±4.2		
悪性腫瘍	1,141/1,435（79.5）	603/862（70.0）	<0.05
膵癌・膨大部癌	394/510（77.3）	184/305（60.3）	<0.05
下部胆管癌	27/510（5.3）	23/305（7.5）	
上部胆管癌	87/422（20.6）	26/156（16.7）	
胆嚢癌など	6/510（1.2）	25/305（8.2）	<0.05
良性疾患	292/1,435（20.3）	238/862（27.6）	<0.05
その他の腫瘍	20/739（2.7）	46/375（12.3）	<0.05
手術形式			
切除術	1,421/1,524（93.2）	856/920（93.0）	
PD（膵頭十二指腸切除）	358/1,117（32.1）	223/555（40.2）	<0.05
PPPD（幽門輪温存PD）	726/1,117（65.0）	320/555（57.7）	<0.05
バイパス術	7/1,524（4.6）	44/920（4.8）	
胆管切開・切除術, 肝切除術	32/1,524（2.1）	20/920（2.2）	

表106 術前胆管ドレナージ（PBD）の有無による手術成績（レベル2）（18本の後向き研究）

	PBDあり（%）	PBDなし（%）	p
全患者数	1,688（59.2）	1,165（40.8）	
術前			
死亡	2/595（0.3）		
ドレナージ合併症	59/595（9.9）		
ステント機能不全	155/595（26.1）		
術後			
合併症	807/1,636（49.3）	538/1,086（49.5）	
平均入院期間（日）	18±1.4	18±4.2	
手術治療			
全死亡	54/1,688（3.2）	57/1,165（4.9）	NS
全合併症	350/595（58.8）*	127/302（42.1）	
平均入院期間（日）	33±5	18±5	<0.001

* オッズ比（95%信頼区間）：1.64（1.20〜2.26）

表107 PBDの有無による膵頭十二指腸切除術の手術成績（RCT）（オランダ, AMC, van der Gaag, 2010）

	PBD合併症	手術合併症	重症合併症	手術死亡率
PBD群（n=102）	46%	47%	74%	15%
早期手術群（n=96）		37%*	39%**	13%

*　relative risk=0.79, 95%信頼区間：0.57〜1.11, $p=0.14$
**　relative risk=0.54, 95%信頼区間：0.41〜0.71, $p<0.001$

表108 PTBDから始まる肝門部胆管癌に対する肝切除術の報告

発表（国）		雑誌名	発表年	治療方針	
Tsuzuki	（日本）	Arch. Surg.	1983	PTBD	→Hx
Nimura	（日本）	World J. Surg.	1990	PTBD	→Hx
Miyagawa	（日本）	Arch. Surg.	1995	PTBD＋PVE	→Hx
Neuhaus	（独）	Ann. Surg.	1999	PTBD＋TAE	→Hx
Kosuge	（日本）	Ann. Surg.	1999	PTBD＋PVE	→Hx
Nimura	（日本）	J. Hepatobiliary Pancreat. Surg.	2000	PTBD＋PVE	→Hx
Lee	（韓国）	J. Hepatobiliary Pancreat. Surg.	2000	PTBD／ENBD	→Hx
Seyama	（日本）	Ann. Surg.	2003	PTBD＋PVE	→Hx
Kawasaki	（日本）	Ann. Surg.	2003	PTBD＋PVE	→Hx
Hemming	（米国）	Ann. Surg.	2005	PTBD＋PVE	→Hx
Sano	（日本）	Ann. Surg.	2006	PTBD＋PVE	→Hx
Nagino	（日本）	Ann. Surg.	2006	PTBD＋PVE	→Hx

PVE：門脈塞栓術，TAE：経カテーテル的肝動脈塞栓術
ENBD：内視鏡的経鼻胆管ドレナージ，Hx：肝切除術

IV 肝門部胆管閉塞に対するPBDの是非

第6章以降で紹介したように肝門部胆管癌の外科治療に日本の外科医が参加するようになってから，日本発の治療方針のなかには常に「PTBDを行って減黄してから肝切除を行う」「PTBDで減黄後に門脈塞栓術（PVE）を行って，予定残肝の肥大を待ってから肝切除を行う」というように，まずはPTBDから始まるというのが日本の常識であった。この日本の治療方針は2000年代まで続き，欧米でも日本式の治療方針を採用する施設が増えていった（表108）。そしてそのまとまった手術成績が発表されると，高度進行癌に対しても過去には想像できなかったくらいの難治例の外科治療が可能になったことが実感でき，日本が世界のリーダー的存在になったと思われた[112]。ところが，このような日本の肝胆道外科医の確信を揺るがす発表が欧米から発信されるようになり，肝門部胆管癌に対する肝切除前のPBDの是非に関する論争が西欧諸国からの総反撃という形で始まった。

1. PBD不要論の始まりから反対論へ

パリ大学エンリ・モンドール病院外科のCherquiら[228]は，PBDをしないで肝切除を行った閉塞性黄疸患者（血清総ビリルビン値5.8mg/dl以上）A群20人と無黄疸で肝切除を行った患者B群27人の主病巣，肝切除術式，術前血清総ビリルビン値，手術時間，輸血，術後合併症，術後入院期間，手術死亡率などについてretrospectiveに比較検討した。

A群では胆道癌，B群では肝細胞癌や転移性肝癌が大部分を占めた。術前血清総ビリルビン値はA群17.0mg/dl，B群0.7mg/dlであった（$p<0.001$）。肝切除術式は両群ともに右または左からの広範肝切除が行われた。手術時間も輸血を必要とした患者数も輸血量もA群のほうが多かった。術後合併症はA群50％，B群15％（$p=0.006$），術後入院期間はA群28日，B群15日（$p<0.001$）と両群の間に有意差を認めたが，手術死亡はA群に1名（5％）のみで両群の間に有意差を認めなかった（表109）。

以上の結果からCherquiらは以下のような結論を導いた。
（1）閉塞性黄疸患者に対してPBDを行わずに広範肝切除を安全に行うことができた。
（2）しかし，輸血の頻度や術後合併症は黄疸患者のほうが多かった。
（3）PBDが術後合併症を減らすという根拠はない。

閉塞性黄疸がある胆道癌の場合にはPBDを行って減黄をしてから肝切除を行っている日本の外科医にとっては衝撃的な論文であった。

これに続いて，CherquiのグループのLaurentらは胆管癌に対するPBDに対して反対の立場でreview articleを発表している[284]。この論文の大半は，RCTやメタ・アナリシスを含んだ多くの論文を引用して，下部胆管閉塞に対するPBDの不要論が述べられている。ところが，上部胆管閉塞に対して肝切除を行う場合に関しては自らの経験論に基づいて自説を述べている。基本方針は，最近のMRCPやMDCTの

表109 黄疸例と非黄疸例の肝切除手術成績（パリ大学エンリ・モンドール病院, Cherqui, 2000）

	患者数（％） 黄疸例（n=20）	患者数（％） 非黄疸例（n=27）	p
主病巣			
胆管癌	14（70）	4（15）	
胆嚢癌	5（25）	1（4）	
肝細胞癌	1（5）	9（33）	
転移性肝癌	0	13（48）	
血清総ビリルビン値（mg/dl）	17.0±6.5	0.7±0.4	<0.001
手術術式			
右葉または拡大右葉切除	12（60）	15（56）	NS
左葉または拡大左葉切除	7（35）	11（41）	NS
中央肝切除	1（5）	1（4）	NS
胆道再建	18（90）	2（7）	<0.001
総胆管切開	2（10）	0	NS
手術時間	360±78分	246±71分	<0.001
輸血	17（85）	13（48）	0.03
輸血量（単位）	5.2±2.7	3.2±1.1	<0.001
術後合併症	10（50）	4（15）	0.006
横隔膜下液体貯留	4（20）	0	0.02
胆汁瘻	3（15）	0	0.04
術後入院期間（日）	28±14	15±9	<0.001
手術死亡	1（5）	0	NS

NS：有意差なし

画像所見に基づいてできるだけ速やかに1週間以内のうちに開腹手術を行うようにしている。

その後の症例数の増加により62切除例を対象とした手術成績を発表した。62例中33例（53％）が黄疸例であり，血清総ビリルビン値が正常値の上限の3倍（60μmol/l）以上であった。なお，33例中PBDは8例（24％）に行われた。62例中61例に拡大肝切除が行われた。拡大右葉切除43例中黄疸例は21例（49％），拡大左葉切除18例中黄疸例は11例（61％）であった。全体の手術死亡は5例（8％）で，そのうち3例の術前血清総ビリルビン値は300μmol/l以上で，2例は正常値であった。33例の黄疸例中の手術死亡は3例（9％）であった。一方，手術死亡は拡大左葉切除後にはなく，すべて拡大右葉切除後に発生したので，拡大右葉切除後の手術死亡率は12％（5/43）となり，黄疸例のみでは14％（3/21）と上昇した。

上記のような経験を基にしてPBDはルーチンには行わない方針を採用しており，残肝容積率（FLR）が40％未満の患者の他，胆管炎，黄疸遷延，栄養不良，低アルブミン血症を認める場合に限ってPBDを行っている。なお，FLRが低い患者にはPBD後に門脈塞栓術を行って残肝の肥大を待って手術を行っている。反対にPBDを省略する条件としては，①黄疸発症後2〜3週間以内，②血清総ビリルビン値200μmol/l以下，③敗血症がない，④FLRは40％以上としている。これらはすべて当施設での経験に基づいた治療方針であり，その有用性については科学的に検証されていない。黄疸例の手術死亡率が高いのが気になるところである。

さらに，イタリアのトリノのウンベルト1世病院のFerreroらは上部胆管閉塞を伴う癌患者に，PBDを行って広範肝切除を行うと，感染性合併症が増加すると発表した[285]。

1989年1月〜2006年6月の間に，上部胆管閉塞を伴う癌患者のうち74例に肝切除を行った。PBDの後に門脈塞栓術（PVE）を行った14例を除いた60例を対象として，PBDを行ったA群30例とPBDを行わなかったB群30例の術前・術後の経過を比較検討した。血清総ビリルビン値が2mg/dlよりも上昇した例を黄疸例とし，大部分の症例に広範肝切除を行い，感染性合併症には創感染，腹腔内膿瘍，肺感染症，胆管炎，敗血症などを含めた。プロトロンビン値が50％未満になったものを肝不全と定義した。胆汁瘻の定義は，1日50ml以上の胆汁漏出が3日間より長く継続した場合とした。

A群は肝門部胆管癌26例，胆嚢癌3例，肝内胆管

表110 悪性上部胆管閉塞に対する術前胆管ドレナージの効果（トリノのウンベルト1世病院, Ferrero, 2009）

	術前胆管ドレナージ（%）		p
	（＋）(n=30)	（－）(n=30)	
疾患名			
肝門部胆管癌	26 (86.7)	18 (60.0)	0.410
胆嚢癌	3 (10.0)	6 (20.0)	0.469
肝内胆管癌	1 (3.3)	2 (6.7)	1
肝細胞癌	0	2 (6.7)	0.491
大腸癌肝転移	0	1 (3.3)	1
胆管乳頭腫症	0	1 (3.3)	1
血清総ビリルビン値 (mg/dl)			
ドレナージ前（中央値）	12.3 (3.5〜31.2)	13.2 (2.1〜31.8)	0.4999
ドレナージ後（中央値）	3.1 (0.3〜14.1)		<0.0001
手術術式			
広範肝切除術	28 (93)	25 (83)	0.423
肝門部胆管切除	30 (100)	28 (93)	0.491
血管合併切除	4 (13)	9 (30)	0.210
根治手術	28 (93)	28 (93)	1
手術成績			
手術死亡	1 (3)	3 (10)	0.612
術後合併症	21 (70)	19 (63)	0.583
感染性合併症	12 (40)	5 (17)	0.044
輸血	21 (70)	17 (57)	0.283
入院期間（日）	21.8 (9〜85)	29.2 (7〜120)	0.855
全感染性合併症	16 (53)	5 (17)	0.002

癌1例とすべて胆道癌症例であったが，B群は胆道癌の他に肝細胞癌，大腸癌肝転移や胆管乳頭腫症が含まれた。PBD前の血清総ビリルビン値の中央値はA群12.3 mg/dl，B群13.2 mg/dlで両群間に差はなく，PBD後の術前値は3.1 mg/dlまで下降した。

A，B両群間には広範肝切除，肝門部胆管切除再建，血管合併切除，根治切除の頻度に差はなかった。また術後経過では手術死亡率，合併症発生率，輸血，入院期間などは両群間に差はなかったが，感染性合併症はA群12例（40%），B群5例（17%）と両群間に有意差（$p=0.044$）を認め，これにPBDに伴う手技上の合併症まで含めた全体の感染症発生率はA群16例（53%），B群5例（17%）と両群間に有意差（$p=0.002$）を認めた（表110）。

以上の結果から術後感染性合併症の危険因子を検索するために多変量解析を行うと，唯一PBDのみが有意な危険因子であることが判明した（RR 4.411, $p=0.024$）。

以上のような研究結果を基にして，Ferreroらは以下のような結論を述べた。悪性閉塞性黄疸患者にPBDを行っても広範肝切除後の手術死亡率も術後合併症発生率も改善しなかった。肝切除前にPBDを行うと感染性合併症の発生率が上昇し，これは術前血清総ビリルビン値が5 mg/dl以下になっても結果は同様であった。

積極的にPBDを行って減黄後に積極的に肝切除など拡大手術を行っている日本の肝胆道外科医の治療方針に異を唱える論文であり興味深いが，如何せんretrospective studyであるので，肝切除前のPBDの効果を検証するためにはRCTを行うしか方法はない。

2. 執念のPBD反対論

日本のPTBDをRCTで論破したBlumgartは，ロンドンからスイスのベルン経由でニューヨークへ移動してからも執拗にPBD反対論を主張してきた。

ニューヨークのメモリアル・スローン・ケタリングがんセンター（MSKCC）外科のHochwaldらは，肝門部胆管癌に対して術前胆管ステンティング（PBS）を行うと術後感染性合併症を併発すると発表した[286]。1991年3月1日〜1997年4月1日に経験した90例の肝門部胆管癌のうち10例に非手術療法，9例に開腹生検，71例に治癒切除またはバイパス手術を行った。この71例中42例には術前にPBSを行い，29

表111 肝門部胆管癌に対する術前胆管ステンティングと手術成績（MSKCC, Hochwald, 1999）

検討項目	術前胆管ステンティング（%）		p
	(−) A. (n=29)	(+) B. (n=42)	
胆管炎の既往	4（14）	10（24）	0.30
術前血清総ビリルビン値（mg/dl）	13.0±27	5.6±0.9	0.005
手術時間（分）	253	273	0.42
出血量（ml）	1,083±194	855±191	0.42
手術法			
治療切除	12（41）	18（43）	0.80
バイパス手術	17（59）	24（57）	0.70
感染性合併症（件）	11	28	0.03
創感染	4	12	0.10
腹腔内膿瘍	4	5	0.81
肺炎	1	3	0.64
胆管炎	0	4	0.14
クロストリジウム・ディフィシル感染	1	4	0.64
カンジダ食道炎	1	0	0.41
全感染性合併症（例）	8（28）	22（52）	<0.05
術中胆汁培養陽性	3（10）	27（64）	0.001
PTBD（23例）		15（65）	0.03
EBD（11例）		11（100）	
ステント留置期間　28日未満（19例）		10（53）	0.02
28日以上（18例）		16（89）	

例には行わなかった。42例のPBSのうちPTBDを23例，内視鏡的胆管ドレナージ（EBD）を13例，Tチューブドレナージ3例，内視鏡的経鼻胆管ドレナージ（ENBD）1例，PTBD＋EBD 1例，EBD＋ENBDを1例に行った。EBS後に手術を行った42例中治癒切除は18例（43％），バイパス手術は24例（57％）に行われた。PBSを行わずに手術を行った29例中治癒切除は12例（41％），バイパス手術は17例（59％）に行われた。そして，治癒切除を行った30例中22例（73％）に肝切除が行われた。

ここでPBSを行わなかったA群29例と行ったB群42例の周術期の治療成績を比較検討した。当然のことながら，手術前の血清総ビリルビン値はA群（13.0mg/dl）のほうがB群（5.6mg/dl）よりも有意に高かったが（$p=0.005$），胆管炎の既往，手術時間，術中出血量，治癒切除率などに関しては両群間に差はなかった。一方術後感染性合併症はA群8例に11件，B群22例に28件発生し，ともに両群間に有意差（$p<0.05$, $p=0.03$）を認めた。また，術中胆汁培養はA群3例（10％），B群27例（64％）で陽性となり，陽性率はB群のほうが有意に高率であった（$p=0.001$）。この陽性30例のうち17例が術後感染性合併症を併発した。また感染胆汁はPTBDよりもEBDのほうが高く（$p=0.03$），ステントの留置期間が28日未満（19例）と28日以上（18例）を比較すると留置期間が長くなると陽性率が有意に上昇することが判明した（$p=0.02$）（表111）。

また術中胆汁培養陽性の30例中術後感染性合併症を併発した17例のうちの10例（59％），創感染を併発した7例中6例が感染胆汁と類似の菌が増殖していることが判明した。一方，入院期間，術後入院期間，再手術率，手術死亡率をA，B群間で比較すると，16±7日 vs. 17±8日，14±7日 vs. 14±5日，12％ vs. 10％，14％ vs. 5％であり，両群間に有意差はなかった。そして，手術前に胆汁中細菌を同定しておけば，術後の感染性合併症の起因菌を予見できるので，早期に抗菌治療を行うことを強調した。

肝門部胆管癌に対するPBSは胆汁感染や術後感染性合併症の発生を上昇させ，とくにEBDは黄疸を軽減することはなく，とくに胆汁感染率を高める。

以上のような研究結果から，切除可能肝門部胆管癌に対してルーチンにPBSを行うことは推奨できないという結論に達した。

ところが，2000年代に入って世界中でPTBD＋PVEの利点が強調されてくるとBlumgartも黄疸肝の切除限界，残肝容積，残肝機能などを無視しつづけることはできなくなってきたようである。

そして，MSKCCのKennedyら[287]は1991年1月～

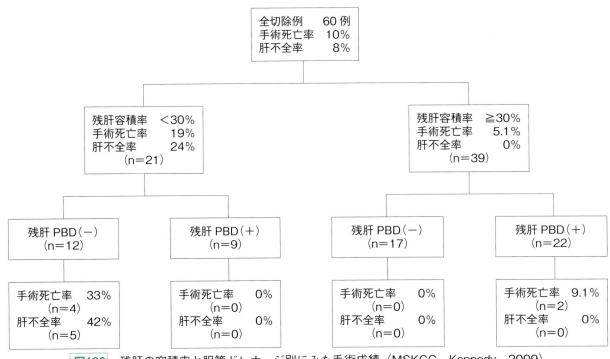

図136 残肝の容積率と胆管ドレナージ別にみた手術成績（MSKCC, Kennedy, 2009）
PBD：術前胆管ドレナージ

2007年10月に肝切除を行った106例の肝門部胆管癌のうちで，画像診断で肝の容積率診断ができた60例（57％）を対象として，拡大肝切除前に残肝へのPBDの意義について検討した。術後血清総ビリルビン値が術前値よりも5 mg/dl以上上昇した日が5日間以上継続した場合を肝切除後肝不全と定義した。60例中49例（82％）にPBDが行われたが，PVEが行われたのは1例のみであった。術前血清総ビリルビン値の平均値は3.9±5.6 mg/dlで，中央値は1.8 mg/dl（0.3〜22.7）であった。60例の肝切除術式は拡大右葉切除30例，右葉切除6例，拡大左葉切除5例，左葉切除19例であり，尾状葉切除は左側系切除（24例）にはルーチンに行い，拡大右葉切除30例中の5例を加えて合計29例（48％）に行われた。門脈合併切除は5例，膵頭十二指腸切除は1例に行われた。術後平均入院日数は14.3±9.8日間で，術後合併症は32例（53％）に，術後肝不全は5例（8％）に，手術死亡は6例（10％）に発生した。

残肝容積率の中央値は34.8％であり，30％未満21例，25％未満は12例であった。PBDを行った49例中PTBDが33例（67％），EBDが14例（29％），S3バイパス術1例，手術的ドレナージ1例であった。残肝容積率が30％未満の21例では全例にPBDが行われたが，残肝側減圧は49例中31例（63％）に行われたのみで，残りの18例（37％）には切除側のドレナージが行われていた。

残肝容積率と残肝PBD

残肝容積率が30％未満であった21例中9例は残肝にPBDが行われたが，12例には行われず，そのうち4例は術後肝不全から死亡し，5例は肝不全に陥ったが，その後回復しており，残肝のPBDが行われないと術後肝不全や死亡に強く関与すると思われた（$p=0.009$）。残肝PBDが行われた9例には術後肝不全も手術死亡もなかった。

一方，残肝容積率が30％以上の39例中22例に残肝PBDが行われていたが，そのうち2例が手術死亡した。その原因は門脈血栓症と術中低血圧症であった。残肝容積率が30％以上でPBDが行われなかった17例には術後肝不全も術後死亡もなかった（図136）。

MSKCCでは拡大肝切除術の前にルーチンにPBDやPVEを行っておらず，この研究ではどんな患者がPBDの恩恵を受けるかを明らかにすることであった。しかし，PBDそのものは予後規定因子とはならず，残肝容積率が30％未満の場合に限って残肝にPBDを行うべきであり，30％以上であればPBDが有益である証拠はなかった。PVEはたった1例にしか行われておらず，その臨床的意義は不明であった。しかし，肝不全や手術死亡に関与する因子を多変量解析すると，残肝へのPBDは規定因子とはならず（$p=0.08$），

残肝容積（$p=0.019$）と赤血球輸血（$p=0.008$）のみが規定因子であることが判明した。

MSKCCではBlumgartの治療方針に固執して，肝門部胆管癌手術に際してPBDもPVEも行わないと

思い出の手術⑫

＜不適切なPTBDによる合併症の治療に難渋した肝門部胆管癌＞

肝門部胆管癌の減黄目的で行ったPTBDによる処置が不適切であったために，黄疸がかえって上昇したり，胆管炎を繰り返した症例にねばり強い術前管理を行って手術治療に移行できた症例を紹介する。

患者は65歳，男性。既往歴に糖尿病と十二指腸潰瘍あり。健康診断で肝機能異常を指摘されて1997年7月14日に近医へ入院。血清総ビリルビン（T. B.）10.1mg/dl，超音波検査で肝内胆管拡張を認めたため，7月16日にB8（図12-1-a），8月4日にB3にPTBDを受けた（図12-1-b）。減黄効果は不十分で，1カ月後にB8のPTBDが逸脱したため，その後黄疸が増強して血清総ビリルビンは21.8mg/dlまで上昇したため，血漿交換が行われたが全身状態は改善せず，9月12日に名古屋大学病院第一外科へ紹介入院となった（図12-2）。入院時T. B. 19.9mg/dl。入院後直ちにB3から総胆管に入っているカテーテルから胆管造影を行うと，肝内胆管はまったく造影されず，下部胆管と胆嚢のみ造影された。適切な部位に側孔がないやや太めのPTBDカテーテルが左・右肝内胆管を閉塞させている状態であった（図12-3）。このカテーテルの先端をB2のほうへ入れ替えた後，B8に改めてPTBDを挿入した（図12-4a）。さらにB3の少し上流側からもう1本PTBDを行った。翌週，B8のPTBDの先端をB6aへ送り込み，新しいB3のカテーテルを細い2本のカテーテルに替えて，その先端をB4，B5へ送り込んで胆汁ドレナージを改善し，胆管炎の治療を行った（図12-4b）。4本のPTBDカテーテルから1日1,200～2,000mlの胆汁が排出されたので，経鼻胃管を通して，経腸栄養剤とともにこれを全量腸管内へ返還した。その後約1カ月間でT. B. は<2.0mg/dlとなったが，十二指腸潰瘍が再燃して出血を認めたので，ガスター®，タケプロン®を6週間にわたって使用した。結局入院後計13回にわたりPTBDカテーテルの挿入・交換を行って胆管炎の治療を行い，入

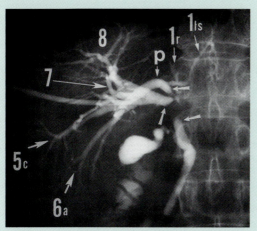

a：B8からのPTBD造影
左肝内胆管は造影されず，右前枝，後枝は分断されている
P：右後枝，1r：右尾状葉枝，1ls：左尾状葉上枝，5c：右前下外側枝，6a：右後下腹側枝，7：右後上枝，8：右前上枝

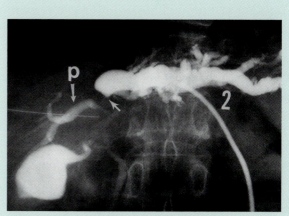

b：B3へのPTBDでB2が造影されている
P：右後枝，2：左外側後枝

図12-1

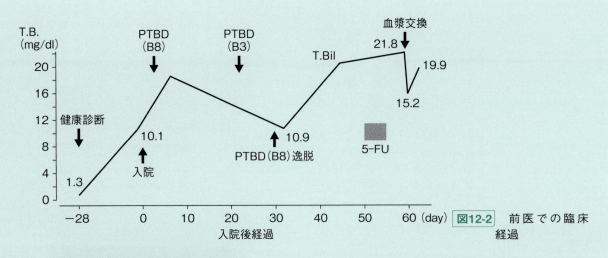

図12-2 前医での臨床経過

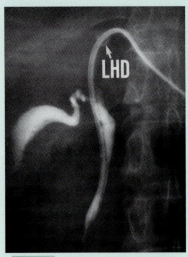

図12-3 B3からのPTBD造影
肝内胆管はまったく造影されず，下部胆管と胆嚢のみが造影されている。側孔のついていない太い胆管ドレナージチューブで肝門部胆管が閉塞されている

院後65日目の11月17日以降ほぼ解熱状態となった（図12-5）。ICGR15，Kはそれぞれ11月17日28.4％，0.084から12月22日22.8％，0.099に改善した。また，残肝（右葉）の胆汁中ビリルビン％排出量およびヘパプラスチンテストは術前90日間でそれぞれ70％，54％から92％，88％とかなり改善した。血管造影では右肝動脈にencasement，左門脈の造影不良を認めた（図12-6a，b）。門脈の造影不良の原因は前医でのB3へのPTBDカテーテルが左門脈臍部（UP）を損傷したことに起因していることがCTで確認されていた（図12-7）。なお，12月28日にT.B.は0.8mg/dlと正常化したので，1998年1月6日に肝左葉切除，尾状葉切除，肝外胆管

切除，幽門側胃切除，右肝動脈切除再建，拡大リンパ節郭清を行った。肝は胆汁うっ滞により暗褐色調で，左葉は萎縮していた。局所およびNo. 7，8a，8p，11，16a2，16b1リンパ節を郭清したところ，No. 8pリンパ節に転移を認めた。右胃動脈，左肝動脈，中肝動脈，尾状葉門脈枝を結紮・切除の後，左門脈を根部で切離，縫合閉鎖した。ここで右肝動脈が中肝動脈分岐部の末梢側で癌浸潤を受けていることが明らかとなったが，さらに末梢側の右前枝，後枝の分岐部までには10mm以上距離があった。十二指腸潰瘍出血防止目的で幽門側胃切除も併せて行った（図12-8）。

次に肝左葉と尾状葉を左側から右前方へ授動しながら，短肝静脈を1本ずつ結紮・切離した。この際，右肝動脈が捻れて肝右葉の阻血が認められたので，右肝動脈を中肝動脈分岐部の末梢側で切離した。末梢側断端は前・後枝分岐部の10mmほど上流となった。

次にCantlie線上に現れた阻血域に沿って肝切離を中肝静脈の左側に沿って進め，左肝静脈を中肝静脈との合流部で切離縫合閉鎖した。次に下大静脈の右縁に沿ってS7とS1の間を切離し，最後に右肝管の背面を右門脈から剥離してから，前・後枝を別々に切断すると，肝左葉，尾状葉が肝外胆管とともに一塊として摘出できた。右肝管の断端は後枝の本幹，前枝はB5とB8の合流部の上流で切離されていることが確認できた（図12-9a，b）。右肝動脈再建は2.5倍のルーペを使用して，固有肝動脈と右肝動脈の断端に縦切開を加えた後，6-0プロリン糸を用いた連続縫合で

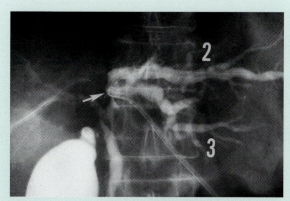
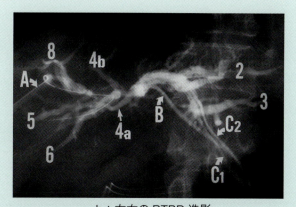

a：B3からの胆管造影
B3のドレナージチューブを側孔のついたチューブに入れ替えて，その先端をB2へ送り込んだ
矢印：B3のPTBD刺入点，2：左外側後枝，3：左外側前枝

b：左右のPTBD造影
A：B8からのPTBDチューブの先端をB6へ送り込んだ
B：B3からのPTBDチューブの先端をB2へ送り込んだ
C1：新たにB3の上流からPTBDチューブの先端をB4aへ送り込んだ
C2：新たにB3の上流からPTBDチューブの先端をB5へ送り込んだ
2：左外側後枝，3：左外側前枝，4a：左内側下枝，4b：左内側上枝，5：右前下枝，6：右後下枝，8：右前上枝

図12-4

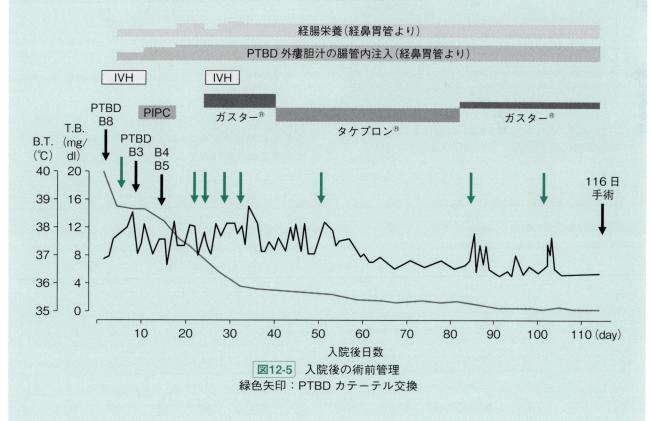

図12-5 入院後の術前管理
緑色矢印：PTBDカテーテル交換

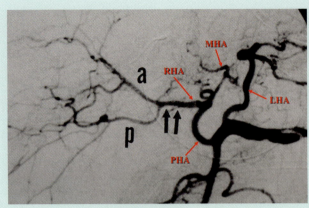
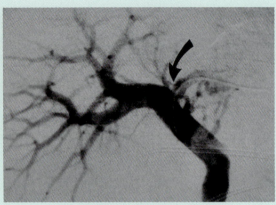

a：総肝動脈造影
右肝動脈に encasement を認める（矢印）
a：右前枝，b：右後枝，LHA：左肝動脈，MHA：中肝動脈，PHA：固有肝動脈，RHA：右肝動脈

b：総皮経肝門脈造影
左門脈が造影不良である（矢印）

図12-6

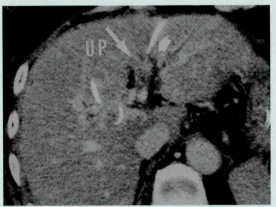

図12-7　前医での造影 CT
B3からのPTBD（太矢印）が左門脈臍部（UP）を損傷して左門脈系が造影不良になっている

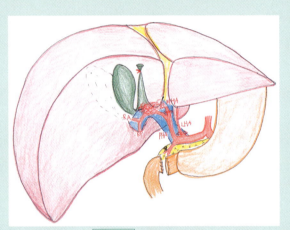

図12-8　術中所見
右肝動脈は中肝動脈分岐部と前・後枝分岐部の間で癌浸潤に取り囲まれている

斜め吻合を行った（図12-10a, b）。胆道，消化管再建は，Roux-en-Y式の空腸端を後結腸ルートで挙上して，右後枝と右前枝を別々に胆管空腸吻合を行った後，約30cm尾側空腸を前結腸ルートで挙上して胃空腸端側吻合を行った。再建した右後枝，B5，B8には経空腸的ドレナージチューブを挿入した。手術時間15時間15分，出血量2,875g。

術後敗血症，腹腔内膿瘍，創感染など多くの感染性合併症を併発したが，2月以降漸次改善し，5月12日（第126病日）（前医入院後第304病日）に軽快退院した。

切除標本の病理組織学的所見は中分化型管状腺癌，INFβ, ly2, vo, pn3, si, hinf 1b, ginf 0, pv 0, a 0, hm 0, dm 0, em 0, n（+）(No. 8p) であった。本症例は術後15カ月後の1999年3月24日に吻合部再発の診断でB5からPTBDの後，放射線治療（PTBDからの腔内照射5Gy×2と体外照射10Gyの計20Gy）を受けた。8月23日にPTBDを抜去。9月に敗血症によるショック状態で再入院したが，再度B5よりPTBDを行って軽快した。S6に肝転移を認め，11月12日に再度胆管炎，肝膿瘍で再入院。2000年1月に入って肝不全が進行し，1月16日（術後2年）に死亡した。

この症例は前医でのPTBDトラブルと思われる医原性合併症で当科紹介までに約2カ月を要したが，その間にPTBDカテーテル管理が不適切

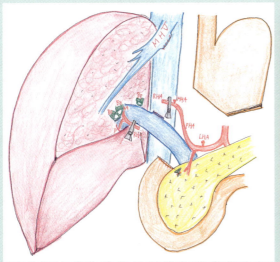
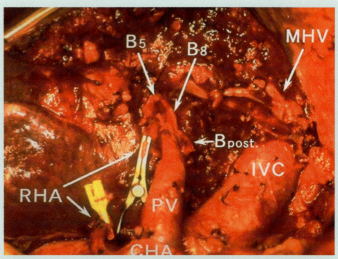

a：肝左葉・尾状葉・胆管切除，幽門側胃切除後，右肝動脈（RHA）が合併切除されている
LHA：左肝動脈，PHA：固有肝動脈，MHA：中肝動脈，MHV：中肝静脈，A：右肝動脈前枝，P：右肝動脈後枝，Bp：右肝管後枝，B5：右肝管前下枝，B8：右肝管前上枝

b：肝切除後術中所見
IVC：下大静脈，CHA：総肝動脈，PV：門脈，MHV：中肝静脈，RHA：右肝動脈断端，B5：右肝管前下枝，B8：右肝管前上枝，Bpost：右肝管後枝

図12-9

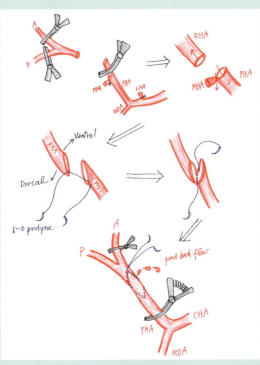
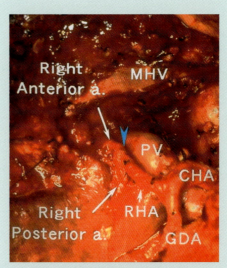

a：肝動脈再建術
　中肝動脈（MHA）分岐部を切除し，固有肝動脈（PHA）後壁および右肝動脈（RHA）前壁の断端を縦切開して吻合口を拡大し，両断端後壁中央に6-0プロリン糸の一点支持を置いて，頭側壁，尾側壁を連続縫合した．PHAとAのテストクランプでPからの逆流が良好であることを確認
　LHA：左肝動脈，GDA：胃十二指腸動脈，CHA：総肝動脈，A：右肝動脈前枝，P：右肝動脈後枝

b：肝動脈再建後の術中所見
　CHA：総肝動脈，GDA：胃十二指腸動脈，RHA：右肝動脈，PV：門脈，MHV：中肝動脈，青矢頭：肝動脈吻合部

図12-10

表12-1 難治性肝門部胆管癌の術前入院期間 1992年1月〜1998年4月，名古屋大学病院第一外科（n＝65）

入院期間（日）	患者数	
〜30	3	（5%）
31〜60	24	（37%）
61〜90	22	（34%）
91〜120	11	
121〜150	2　16	（25%）
151〜	3	

平均　73.4±33.6

表12-2 難治性肝門部胆管癌の術前長期入院の原因 －90日以上入院した患者16人－

長期入院の原因	患者数
不適切なPTBD	8
手術不能の診断	3
誤診	2
肝機能不良	2
血管造影のトラブル	1

であったことに気づかず，改善しない黄疸に対して血漿交換が行われたり，5-FUによる化学療法が行われたことは医療者側の反省点になろう（図12-2）。当科入院後も繰り返す胆管炎に対して新たにPTBDを追加したり，PTBDのカテーテル交換を何度も繰り返して胆管炎治療を行い，さらに胆管炎を契機に十二指腸潰瘍が再燃して出血するなど術前治療に116日間を要した。その間に十二指腸下行脚まで挿入した経鼻胃管からの外瘻胆汁の腸管内還元と経腸栄養を続けたことも全身管理上大切な治療法であった（図12-5）。

名古屋大学病院第一外科には1990年代に入って全国各地から超難治の肝門部胆管癌の紹介入院が多く，65例の切除例のうち，入院後1カ月以内に切除できたのはわずかに3例（5%）のみで，本症例のように入院後3カ月以上の術前治療を要した症例は16例（25%）に達した（表12-1）。この16例の術前治療が長期に及んだ理由の半分は不適なPTBDによる医原性合併症によるものであった。重症の胆汁性肝硬変に対してPTBDと門脈塞栓術，動脈塞栓術，PTBDからの胆管アブレーションなどありとあらゆる手段を使って根治術に到達できた症例が2例あった（表12-2）。

最近ではMDCTなどによる診断技術の進歩，PTBDや内視鏡的胆管ドレナージ技術の進歩などにより，本症例のような医原性合併症の頻度も減り，診断治療体制の進歩は著しい。診断の初期段階から内科系・外科系の胆道系専門医が協力すれば，本症例のような医原性合併症による重症例を作ることなく治療成績の向上を図ることができると思われる。

常に主張してきた。ところが前述したように，約82%の患者にPBDが行われており，驚いたことに，残肝にPBDが行われなかったのは49例中18例（37%）であり，さらに残肝容積が30%未満の21例ではすべてPBDが行われていたにもかかわらず，なんと12例（57%）には残肝にPBDが行われず，このうち4例（33%）が手術死亡し，5例（42%）が肝不全を併発したが回復した。この実状から推測すると，MSKCCではPBDを原則行わない方針であるが，多くの症例は紹介されて入院する前にすでに他院でPBDを受けていることになる。ところがPBDに不慣れなMSKCCでは不適切なPBDが57%にも達していることに気づかずに肝切除を行っており，これが手術死亡率を上げている原因であると推察される。

3. レビュー論文ではどうなのか？

以上述べたように閉塞性黄疸肝の肝切除というhigh risk手術の治療方針について，各施設から出るretrospective studyではなかなかコンセンサスの得られるような結論が出にくいのが現状である。そこで次に多施設共同研究やレビュー論文を紹介しよう。

まず最初に，Fargesらはフランスの9病院に加えて，ベルギー，イタリアの各1病院を加えた計11病院で，1997〜2008年の間に行われた366例の肝門部胆管癌に対する広範肝切除例を対象として，PBDの意

表112 肝門部胆管癌切除例の主な特徴（Farges の多施設共同研究，2013）

	患者数（%）			p
	全体	PBD 群	non PBD 群	
症例数	366	180	186	
胆管炎	25（6.8）	18（10.0）	7（3.8）	0.030
黄疸	259（70.8）	154（85.6）	105（56.5）	<0.001
Bismuth 分類				
Ⅰ	6（1.6）	4（2.2）	2（1.1）	0.442
Ⅱ	47（12.8）	23（12.8）	24（12.9）	1.000
Ⅲ	267（73.0）	137（76.1）	130（69.9）	0.196
Ⅳ	19（5.2）	10（5.6）	9（4.8）	0.816
不明	27（7.4）	6（3.3）	21（11.3）	0.004
術前血清総ビリルビン値（μmol/l）	63（19〜174）	48（20〜96）	128（20〜262）	<0.001
肝右葉切除	184（50.3）	101（56.1）	83（44.6）	0.033
手術時間（分）	360（285〜445）	385（300〜490）	330（270〜420）	0.001
手術死亡例	39（10.7）	17（9.4）	22（11.8）	0.497
術後合併症	251（68.6）	123（68.3）	128（68.8）	1.000

義について retrospective な研究を行った[288]。PBD の手技は PTBD 57.9%，ERBD 34.8%，PTBD＋ERBD 7.3%で，ドレナージカテーテルの本数は1本83例，2本46例，3本9例，4本4例，不明36例であった。PBD による合併症発生率は32.7%で，胆管炎25.4%，出血6.7%，急性膵炎4.0%，胆汁性腹膜炎1.7%であった。血清総ビリルビン値は入院時113（40〜274）μmol/l であったのが手術直前では48（20〜96）μmol/l に下がった。対象症例を術前胆管ドレナージを行った（PBD）180例と胆管ドレナージを行わなかった（no PBD）186例とに分けて，患者の主な特徴について表112に示した。胆管炎や黄疸は PBD 群に有意に多かった。胆管への進展度では両群ともに Bismuth Ⅲ型が多かった。手術前の血清総ビリルビン値は PBD 群48μmol/l，no PBD 群128μmol/l と両群間に有意差（$p<0.001$）を認めた。術前に50μmol/l 未満の症例は PBD 群51.1%，非 PBD 群38.1%で，両群間に有意差（$p=0.015$）を認めた。肝右葉切除例は PBD 群に多く，手術時間は PBD 群のほうが有意に長かった（$p=0.001$）。しかし，手術死亡率や術後合併症発生率には差はなかった。

ここで手術死亡に至った要因を多変量解析すると，全体では手術前の血清総ビリルビン値が50μmol/l 以上，右側肝切除がリスク要因として抽出された。さらに右側肝切除と左側肝切除で別々に要因を解析すると，右側肝切除例では PBD は手術死亡のリスクを下げたが，反対に手術前血清総ビリルビン値が50μmol/l より高かったり，胆管空腸吻合の吻合口が多いことがリスク要因として抽出された。反対に左側肝切除例では PBD はかえって手術死亡のリスクを上昇させる一方で，手術前の血清総ビリルビン値が50μmol/l 以上であってもリスク要因とはならなかった。

以上のように，多施設共同の retrospective study では PBD は肝門部胆管癌の手術後の合併症率や死亡率を下げることができなかった。しかし，この研究では手術死亡を術後90日以内と限定したり，Bismuth Ⅲ，Ⅳ型が多かったり，PBD の是非の決定方法に規定がなかったりと，通常の前向き試験のような統一したプロトコールが存在しなかったことが1つの問題点である。さらに，PBD が原因で死亡したり，PBD の合併症のために手術ができなかった症例が除外された。また，残存予定肝の容積が計算されなかったため，後の集計段階でデータの蓄積ができなかった。そのため，残存予定肝の容積率が30%未満であれば PBD の適応になるという Kennedy ら[287]の主張を試験することもできなかった。しかし，門脈塞栓術が通常 PBD に続いて行われるので，左側肝切除が行われるときに残存予定肝容積が小さいことはほとんどない。Fargesらはこの多施設共同研究の結果を振り返って，以上のような多くの問題点を指摘している。

この論文には commentary が1頁にわたって記載されている。著者はアムステルダム大学のアカデミック・メディカル・センター（AMC）の D. J. Gouma 教授である。膵頭部癌に対する PBD についての RCT を行って2010年の "N. Engl. J. Med." に興味ある論文を掲載しているのでコメンテーターに選ばれたのではないかと思われる[277]。

commentary を以下にまとめる。

肝門部胆管癌切除後の手術死亡率（10.7％），とくに右側肝切除例（14.7％）について確認されている。そして著者らはPBDは黄疸のある患者には，右側肝切除の場合には用いるべきであるが，左側肝切除の場合は用いるべきではないと述べている。この結論は正当化されたかもしれないが，この研究には避けられない重大な欠点がある。たとえば，患者が均一ではなく，PBDの成功率とか，胆管炎の評価法とか，PTBDかそれともEBDかの選別などに明確な基準がないこと，さらに無黄疸例（29.2％）が含まれていたことなどである。

　肝門部胆管癌に対するPBDに関して議論となっている基本的な問題点は，ドレナージ法，ドレナージカテーテル瘻孔沿いの腫瘍の播種，術前PVE，そして術後肝不全などである。

　閉塞性黄疸に対するPBDは動物実験では予後を改善するが，中等度の黄疸患者を対象としたRCTではPBDの欠点のほうが利点よりも大きかった。とくにPTBDの欠点は5％のリスクでドレーン瘻孔に腫瘍の播種が起こることであり，そのためにENBDへの興味が再燃してきた。肝左葉へのPBDは肝右葉の場合より容易であり，肝右葉のPBDは区域胆管枝の閉塞や胆管炎が持続したり，手技上の合併症を併発しやすい。肝左葉切除では十分な残肝（約40％以上）があり，またPBDをしないで肝左葉切除を行った結果が良好であるという事実があるにもかかわらず，上記のような理由によりこの研究では肝左葉切除前に肝右葉にPBDを行った際に負の影響が出たことを説明できるかもしれない。この論文は拡大肝右葉切除の前に肝左葉にPBDを行う賛成論である。術前のPVEは残存予定肝の容積の増大を助けるかもしれないが，不適切な胆管ドレナージを行うと肝膿瘍に至るかもしれない。このことはPVE後に肝左葉切除を行う前にはっきりとさせておかなければならない，とくに大切な部分である。

　以上のようなコメントのなかに気になるところがある。肝右葉のほうが肝左葉よりもPBDの合併症発生率が本当に高いのであろうか？　不適切なPBDとPVEで本当に肝膿瘍に至るのであろうか？　肝門部胆管癌に対するPBDを論じる際に膵頭部癌に対するPBDの議論を導入するのはいかがなものか？　肝左葉切除前にPVEは不要ではないのか？　など素直にこのコメントには同意できないところがある。

　最後に前述の下部胆管閉塞例に対するPBDに関してレビュー論文として紹介したIaconoの論文の後半部分について紹介したい。

　イタリアのベローナ大学のIaconoらは，膵頭十二指腸切除（PD）や肝切除の適応となった黄疸患者に対するPBDの利点と欠点などについて過去の多くの論文のレビューを行った[276]。前半にはPDの適応となる膨大部領域癌，後半には肝切除の適応になる上部胆管癌による閉塞性黄疸患者に対する最近の治療法についてMedlineを通して文献検索を行った。この論文の後半部分では，肝門部胆管癌に対するPBDの役割に関してはほんの少しのレベルⅠ，Ⅱの論文があるだけで，PBDの利点を明らかにすることはできなかった。ただし，共通していえることは急性胆管炎があったり，残存予定肝（FLR）が小さくてPVEを行う場合に限って全員がPBDに賛成している。

1） PBD賛成論文

　すべてretrospectiveな検討を行った論文のみが引用されている。PTBDは胆道感染，胆管炎の治療に有用であり，ドレナージカテーテルからの胆管造影は癌の側方進展の診断に有用である。ただざまざまな利点があるようであるが，PBDを行ったほうが術後合併症の発生率が高い報告例が多い[289〜295]（**表113**）。

2） PBD反対論文

　すべてretrospectiveな検討を行った論文ばかりで，レビュー論文も混在している。PBDに反対する理由は，PBDにより感染性合併症が増加するからである。またドレナージ手技の合併症も高く，多変量解析を行うとPBDが唯一の術後感染性合併症の危険因子であった。広範肝切除例を比較すると黄疸例には合併症も手術死亡も多いようであるので，FLRが30％未満であれば，FLRへのみPBDを行い，さらにPVEを追加して，FLRの肥大を確認してから手術することを勧めている[275)284)〜287)296]（**表114**）。

Ⅴ　PTBD vs. EBD

　肝門部胆管癌を中心とした悪性上部胆管閉塞に対してPBDを行ってから肝切除をしたほうが安全であると，大部分の日本の肝胆道外科医は信じている。しかし，欧米の少数の肝胆道外科医は，PBDを行わずに早く肝切除を行ったほうが合併症発生率が低いと主張している。それではPBDの手技としては，EBDとPTBDとでは手術治療を通してどちらが有利であるのかを検証したい。

　(1)　まず，オランダのアムステルダム大学AMC

表113 上部胆管閉塞に対する術前胆管ドレナージに賛成する論文

筆者（発表雑誌）	研究形式	術後合併症（%）	結論
Su, et al.[289]（1996, Ann. Surg.）	retrospective	PTBD 51.5 no PTBD 33.5	術前PTBDは肝門部胆管癌の高度黄疸例（>10mg/dl）には得策のように思える
Gerhards, et al.[290]（2001, Eur. J. Surg.）	retrospective	PTBD 67.5 no PTBD 42.9	PBDは広範肝切除の前に必須
Belghiti and Ogata[291]（2005, HPB）	retrospective	記載なし	PTBDは胆道感染には有効で，腫瘍の管内進展の評価に有益である。もしも門脈塞栓術を行う場合には肝肥大を促進する
Maguchi, et al.[292]（2007, JHBPS）	retrospective	記載なし	ENBDはPTBDより低侵襲的である。EBSは胆管炎を併発する 区域性胆管炎，長期のドレナージ，腫瘍の側方伸展の診断にはPTBDが有用である
Nimura[293]（2008, HPB）	review	記載なし	FLRのみのドレナージや区域性胆管炎の治療に有用である PTBDやENBDは胆管の局所解剖や腫瘍の進展度を診断するのに有用である
Kloek, et al.[294]（2010, J. Gastrointest. Surg.）	retrospective	EBS 48 PTBD 8 $p<0.05$	EBSは胆汁の内瘻化に有益であるが，感染率が高い PTBDはEBSより優れている
Ercolani, et al.[295]（2010, JHBPS）	retrospective	PBD 56.8 no PBD 28.5	PBDは術後合併症や手術死亡率を下げ，長期手術成績を向上させるために行うべきである。それでもやはり，PBDを行うと術後合併症率が上昇する

PBD：術前胆管ドレナージ，ENBD：内視鏡的経鼻胆管ドレナージ，EBS：内視鏡的胆管ステンティング，PTBD：経皮経肝胆管ドレナージ，FLR：残存予定肝

表114 上部胆管閉塞に術前胆管ドレナージをルーチンに行うことに反対する論文

筆者（発表雑誌）	研究形式	術後合併症（%）	結論
Hochwald, et al.[286]（1999, Arch. Surg.）	retrospective	PBD 52 no PBD 28	PBDを行うと術後感染性合併症が増加する
Sewnath, et al.[275]（2002, Ann. Surg.）	meta-analysis	PBD 30 no PBD 42	切除可能黄疸患者にPBDを行うことは，ドレナージ手技の合併症率が高く有益ではない
Laurent, et al.[284]（2008, HPB）	review and retrospective	黄疸群 50 対照群 15 $p=0.006$	PTBDはその利益よりも多くの特徴的な合併症を伴う
Ferrero, et al.[285]（2009, World J. Surg.）	retrospective	PBD 70 no PBD 63 $p=0.583$ 感染性合併症 PBD 40 no PBD 17 $p=0.044$	多変量解析を行うと，PBDは術後感染性合併症の単独危険因子となった（RR 4.411, 95%信頼区間：1.216-16.002, $p=0.024$） 血清総ビリルビン値が5mg/dlよりも低い患者の場合でも，感染性合併症のリスクはPBDをしない患者よりも高かった（47.6% vs. 16.6%, $p=0.017$）
Figueras, et al.[296]（2009, Cir. Esp.）	retrospective	記載なし	黄疸患者で血清アルブミンが3.0g/dl以上であればPBDなしでも広範肝切除は安全にできる
Kennedy, et al.[287]（2009, HPB）	retrospective	FLR<30%の場合 PBD 0 no PBD 33	FLR<30%の場合，FLRへのPBDは予後を改善する FLR≧30%の場合，FLRへのPBDは有益ではない

PBD：術前胆管ドレナージ，PTBD：経皮経肝胆管ドレナージ，FLR：残存予定肝

表115 肝門部胆管癌疑診例に対する PTBD と EBD の治療成績
(2001年1月～2008年7月, AMC, Kloek, 2010)

	PTBD (n=11)	EBD (n=90)	p
Bismuth 分類			0.837
Ⅰ, Ⅱ型	3 (27%)	22 (24%)	
Ⅲ, Ⅳ型	8 (73%)	68 (76%)	
初回成功例	11 (100%)	73 (81%)	0.203
ステント本数	1.4 (1～3)	1.7 (1～4)	0.134
ステント逸脱	2 (18%)	21 (23%)	0.701
感染性合併症	1 (9%)	43 (48%)	0.021
ドレナージ施行回数	1.4 (1～3)	2.8 (1～7)	0.001
手術までの留置期間 (週)	11 (3～21)	15 (4～29)	0.033

外科の Kloek らは，肝門部胆管癌が疑われた患者の PBD として行われる PTBD と EBD の手技および治療成績を比較することによって両者の優劣を明らかにすることを試みた[294]。2001年1月～2008年7月の間に AMC で肝門部胆管癌の疑いで開腹手術をした患者は115例であり，そのうち101例（88%）が PBD を受けた。PTBD が11例，EBD が90例で，各々の手技の初回成功率は PTBD 100%，EBD 81%（73/90）であった。EBD 不成功の17例中8例は再度 EBD を行い，他の9例は PTBD を行った。PBD 後の感染性合併症は PTBD 1例（9%）に比べて EBD は43例（48%）とかなり多く（$p=0.021$），そのためか PBD の回数も 1.4回 vs. 2.8回と EBD のほうが多かった（$p=0.001$）。ステントの逸脱やステントの本数には両群に差はなかったが，PBD から手術までの期間は PTBD が11週間であるのに反して，EBD は15週間と有意に長かった（$p=0.033$）（表115）。EBD には感染性合併症などの合併症頻度が高いために PTBD に切り換えなければならなかったのは30例（33%）あった。そのうち3例は EBD により残存予定肝へのドレナージができなかった症例であった。EBD と PTBD の両者を併用せざるを得なかった場合の感染性合併症は67%に達し，ステントの逸脱は16例に認められ，1例あたりのドレナージ施行回数は4.2回（2～7回）に達し，開腹手術までの期間は15週間（5～26週）に達した。

以上のような結果から，著者らは「PTBD のほうが感染性合併症が少なく，ドレナージ施行回数も少ないので EBD よりも優れている」との結論に達したが，このような研究は専門施設で RCT を行うことが大切であると述べている。欧州勢があくまで PTBD の優位性を主張しているのが興味深い。

(2) 北海道大学消化器外科Ⅱの Hirano らは肝門部胆管癌に対する術前内視鏡的胆管ドレナージの腫瘍学的にみた有用性について報告した[297]。2000年1月～2008年12月の9年間に北海道大学病院消化器外科Ⅱで治癒切除を行った156例の肝門部胆管癌のうち PBD を行わなかった15例を除いた141例を対象として，これらを PTBD を行った67例と EBD を行った74例に分けてその治療成績を比較検討した。

初回ドレナージに EBD を行った84例中10例には引き続いて PTBD を追加したので，これを両者の比較対象から除外した。PTBD は初期の頃に用いられ，2004年初めからは残存予定肝への内視鏡的経鼻胆管ドレナージ（ENBD）を第一選択として用いるようになった。切除例を胆管進展度により Bismuth 分類をすると，Ⅰ型20例（14%），Ⅱ型37例（26%），Ⅲa 型25例（18%），Ⅲb 型29例（21%），Ⅳ型30例（21%）であり，進行癌症例が多いことがわかる。切除法では，右側肝切除76例，左側肝切除44例，胆管切除21例，肝膵十二指腸切除（HPD）20例，門脈合併切除64例，肝動脈合併切除22例と拡大手術が多くを占めていることがわかる。

PBD を PTBD 群と EBD 群に分けて周術期の臨床所見の特徴を比較したものを表116に示す。両群の間には胆管進展度（Bismuth 分類）や肝切除法には差はなかったが，HPD は EBD 群に多く，肝動脈合併切除再建は PTBD 群に多かった。術中赤血球輸血や R0切除は PTBD 群のほうに多かった。リンパ節転移の頻度には差はなかったが，T 分類，病期分類では PTBD 群のほうに進行例が多かった。手術後合併症発生率や在院死亡率に関しては両群間に差はなかったが，術後50%生存期間は PTBD 群31.4カ月間，EBD 群59.4カ月間であり，両群の3年，5年生存率は45.5%，34.4%；65.7%，51.1%と EBD 群のほうが PTBD 群よりも有意に高かった（$p=0.004$）（図

表116 胆管ドレナージ法別にみた周術期の臨床病理所見の比較（2000年1月～2008年12月，北海道大学病院，Hirano，2014）

	計 (n=141)	PTBD (n=67)	EBD (n=74)	p
Bismuth分類（I/II/IIIa/IIIb/IV）	20/37/25/29/30	5/16/13/13/20	15/21/12/16/10	0.78
術前胆管炎	23	14	9	0.16
門脈塞栓術	70	38	32	0.67
右側肝切除/左側肝切除/胆管切除	76/44/21	36/22/9	40/22/12	0.86
HPD	20	4	16	0.04
肝動脈切除・再建	22	15	7	0.03
門脈切除・再建	64	30	34	0.89
術中赤血球輸血	28	21	7	0.001
術後合併症	64	33	31	0.84
在院死亡	5	3	2	0.67
R0切除	122	62	60	0.05
UICC-T（1/2a/2b/3/4）	11/55/23/31/21	5/18/11/20/13	6/37/12/11/8	0.02
UICC-N（0/1）	96/45	42/25	54/20	0.19
UICC-病期（I/II/IIIA/IIIB/IVA/IVB）	10/51/21/33/20/6	4/17/12/17/13/4	6/34/9/16/7/2	0.01

HPD：肝膵十二指腸切除

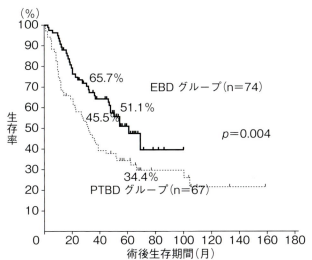

図137 術前胆管ドレナージ後の生存期間（北海道大学病院，Hirano，2014）
50％生存期間はEBD群59.4カ月間，PTBD群31.4カ月間で，全生存期間はEBD群のほうが有意に長い

子であることが判明した．

以上のような検討結果から，Hiranoらは次のような結論に至った．この後向き研究には限界があるが，EBDの腫瘍学的有用性はほぼ決定的である．肝門部胆管癌に対するPBDとしては第一選択としてEBDを推奨すべきである．

この論文では前述したようにPTBDとEBDが用いられた時期が異なるし，両群の間の症例の進行度にも差があるなどの問題点も含まれており，後向き研究の困難性が明らかになっている．このような背景があったためか，この論文には興味あるcommentaryが掲載されている．統計学的な専門的見地からこの研究法を検討してみると，この研究の価値がいかばかりのものなのか，あるいはこの論文の結論は真に主張できることなのかの再考を求めている．

137）．

次に全生存期間に影響を及ぼす臨床病理学的諸因子について多変量解析を行うと，69歳以上の年齢，PTBD，R0切除，T4，N1などが危険因子であることが判明した．経過観察中に71例（50.4％）に癌再発を認めたが，腹膜再発はPTBD群は17例（25.4％）とEBD群の3例（4.1％）よりも有意に高率に認められた（p=0.0003）．またこの17例中5例はPTBD瘻孔に再発を認めた．単変量解析ではPTBD以外に高年齢，T3またはT4，N1などが腹膜再発に関与していたが，多変量解析を行うとPTBDのみが危険因

コメント

Hirano論文に対しては，同論文に続いてShikata[1]がcommentaryとしてretrospective studyの欠点を次のように指摘している．

「治療法が進歩してきた9年間に行われた"old PTBD vs. new EBD"を比較している」，「著者らは既知の因子のみ調整しており，未知の因子への配慮がないので結論の正当性には疑いがある」，「多変量解析に用いた出血量，T因子，N因子，臨床病期などは独立した因子ではなくて，強い相関のある因子であるので，多種共線性があり，このよ

> うな解析法を用いるのは問題であり，その結果の信頼性は低い」，「この研究はRCTで行うべきである」。
> ① Shikata, S.: Advisory comment to oncological benefit of preoperative endoscopic biliary drainage in patients with hilar cholangiocarcinoma. J. Hepatobiliary Pancreat. Sci., 21: 541, 2014.

（3）最近PTBDとEBDの両手技の優劣を比較するためにAMCとMSKCCとの共同研究の結果が報告された[298]。2001〜2013年の間に切除可能肝門部胆管癌に対してEBDを行った後にPTBDが必要となった患者の実態を明らかにすることによって，両手技の優劣に決着をつけようとする研究であった。EBDのステント留置が不成功，減黄不良，胆管炎の併発，残存予定肝のドレナージ不良などの理由でPTBDを追加しなければならなかったのは，両センターで合わせて288例中108例（38％）に認められた。PTBDへの変換を余儀なくした独立危険因子には，① Bismuth Ⅲaまたは Ⅳ型のような高位の胆管閉塞，② PBD前の血清総ビリルビン値が150μmol/l以上の高ビリルビン血症などが抽出された。危険度の予測モデルから患者を次の3つのサブ・グループに振り分けることができた〔低リスク（7％，95％CI 0〜42），中リスク（40％，95％CI 22〜57），高リスク（62％，95％CI 45〜79）〕。高リスクグループには血清総ビリルビン値が150μmol/l以上で，Bismuth Ⅲ，Ⅳの患者など左肝管が屈曲した典型的なPBD必須の患者が含まれていた。結論としては，切除可能な肝門部胆管癌患者のうち不適切なEBDのためにPTBDを追加しなければならなくなった高リスクグループの患者は62％にも及んだ。このような患者はEBDではなく，当初からPTBDを行ったほうがよさそうであると述べた。

最近肝門部胆管癌の外科治療では，日本が世界をリードしていることは欧米諸国の肝胆道外科医の知るところとなっているが，とくに日本の施設からは過去のPTBD一辺倒からEBD（ENBD）に大きく方向転換をしていることが報告されていることに対して，AMCとMSKCCが協力して日本に対して異論を唱えようとしている姿勢をうかがうことができ，興味深い。AMCとMSKCCからはこの他にも日本を意識した論文が発表されているので後述する。

Ⅵ　PTBD瘻孔への播種性転移

PTBD vs. EBDの議論をすると必ず出てくるのが手術後にPTBD瘻孔に癌の播種性転移が起こることであり，PTBDの大きなデメリットであると論じられている。膵胆道癌に対する穿刺細胞診[299]やPTBD瘻孔に癌再発をきたした報告[300]〜[302]は1980年前後からしだいに増えてきた。

（1）EBDがよく行われているヨーロッパのなかでもとくに積極的なアムステルダム大学AMC外科のten Hoopen-NeumannらはKlatskin腫瘍の切除後の播種性転移の発生と術前の内視鏡的胆管ステンティング（EBS）との関連について報告した。52例の切除例を術前にEBSを行ったA群41例と行わなかったB群11例に分けると，A群では8例（19.5％）に手術後1年以内に播種性転移を腹腔ドレーン跡や開腹創瘢痕に認めたが，B群では1例も認めなった。次に播種性転移を認めた8例と認めなかった44例の術後50％生存期間を比較すると，前者は9.4カ月間で後者は21.5カ月間であり，両者の間に有意差（$p=0.043$）を認めた。次に胆汁内の癌細胞が播種性転移に関連するかどうかを検討するために，22例の術中胆汁細胞診を行った。播種性転移を認めた8例中6例に胆汁細胞診を行い，class Ⅴは4例（66.7％）であった。播種性転移のなかった16例では胆汁細胞診のclass Ⅴは12例（75％）であり，両者の間に有意差はなかった（$p=0.60$）。

以上のような結果から，Klatskin腫瘍の手術前のEBSは手術後播種性転移再発をするリスクが高いが，EBSが播種性転移再発の真の危険因子であるかどうかを判断するには前向き試験で行う必要があると述べた[303]。

肝門部胆管癌切除前にEBDを行うと，腹腔ドレーン跡や開腹手術創瘢痕に播種性転移を約20％に認めたという衝撃的な報告である。これはPTBD後の瘻孔再発よりも頻度が高く，さらに術中胆汁細胞診でのclass Ⅴの結果と手術後播種性転移の発生との間に関連がなかったという興味ある報告である。

（2）今世紀に入ると，PTBD瘻孔再発の議論はとくに日，韓，蘭の間で激しく争われるようになった。新潟大学のSakataら[304]は1988年1月〜2002年12月の間に治癒切除を行った84例の肝外胆管癌のうち術前PTBDを67例に行った。67例の治癒切除後3例にPTBD瘻孔の皮下に播種性転移再発が認められた。

PTBDから再発までの期間は7カ月間，14カ月間，20カ月間であった。各々に対症療法，放射線療法，腹壁切除が行われ，その後の生存期間は3カ月間，20カ月間，9カ月間であった。
　この3例を含めて文献上で集積したPTBD瘻孔の播種性転移症例10例では，PTBDから転移発見までの期間の中央値は14カ月間（3～45カ月間）であった。瘻孔再発が単独であったA群が6例で，瘻孔以外の他部位にも再発巣を認めたB群が4例であった。転帰の確認できたA群5例とB群4例を比較すると，A群では再発巣を切除せず化学療法・放射線療法を行った1例が4カ月後に死亡したが，他の4例は瘻孔を含めた肝切除後14カ月間，24カ月間，65カ月間，100カ月間無再発生存中であり，1年生存率は80%であった。B群の4例は再切除の2例を含めて全例再治療後3，9，20，21カ月後に死亡した。9カ月後生存率は25%であった。
　以上のような経験から，Sakataらは以下のような結論を述べた。
　PTBDのカテーテルの瘻孔再発は決してまれな再発ではない。一般的には予後不良であるが，瘻孔再発のみの患者であれば肝切除を行って瘻孔全体を切除すれば，長期生存も可能である。
　(3)　名古屋大学病院のTakahashiらは1977年1月～2007年12月の31年間に切除した579例の肝外胆管癌のうち手術死亡の32例，PBDを行わなかった56例，EBDを行った46例を除き，術前にPTBDを行った肝門部胆管癌339例，下部胆管癌106例の計445例のうち，PTBD瘻孔に胆管癌の播種性転移をきたした23例を対象として，その発生頻度，危険因子，治療などについて検討した[305]。
　PTBDは患者1人あたり1～5本以上にわたり，445人の患者に計785本，患者1人あたり平均1.8本挿入された。PTBDの留置期間は平均47.6±30.9日間（5～376日間）であった。PTBD瘻孔再発は23例（5.2%）に発生したが，単発病変21例，2病変2例で，計25病変を認めた。これはカテーテル1本あたり3.2%の発生率となる。また23例中4例は主病巣切除時に同時切除を行った同時再発例であり，他の19例は異時性再発である。PTBDから再発巣発見までの期間は平均14.4±13.8カ月間（0～43.2カ月間）で，1年以内12例，1.5年以内17例であった。同時再発例のPTBD留置期間は長く，各々70日間，77日間，99日間，110日間であった。19例の異時性再発例の発見法は腫瘍触知5例，CTによる腹壁や胸壁の腫瘍13例，肝内胆管拡張1例であった。

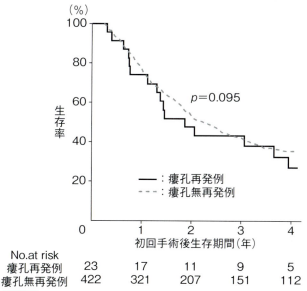

図138　PTBD瘻孔再発の有無による胆管癌切除後の生存曲線（名古屋大学病院，Takahashi，2010）両群間に有意差はない（$p=0.095$）

　瘻孔再発の独立した危険因子に関する多変量解析では，60日間以上のPTBD留置，複数PTBD，肉眼的乳頭型腫瘍の3因子が抽出された。19例の再治療法として，腹壁，胸壁腫瘍の再切除を15例（肝合併切除5例），放射線治療を2例に行い，残りの2例には治療を行わなかった。
　23例の瘻孔再発例と422例の瘻孔無再発例の原発巣切除後の転帰を比較すると，前者には5年生存例を2例認め，50%生存期間と4年生存率はそれぞれ22.8カ月間，27.3カ月間；27%，35.7%であり，両者の間に有意差を認めなった（$p=0.095$）（図138）。また前者の23例のうち，1年以内に再発した12例と1年以降に再発した11例の再発後の50%生存期間は各々8カ月間，20.8カ月間であり，早期再発例の予後は有意に不良であった（$p=0.028$）。一方，再切除を行った19例と再切除を行わなかった4例の再発後の50%生存期間は各々9.6カ月間，9.3カ月間であり両者の間に有意差はなかった。
　以上のような治療成績の結果から，以下のようにまとめられた。
(1)　PTBD瘻孔再発症例の予後は不良で，原発巣切除後の4年生存率は27%である。
(2)　最良の予防法としてはPTBDよりもEBDを行う。

コメント
　結論には「瘻孔再発症例の予後は不良である」と著者の主張が簡潔に述べられているが，図138にあ

るように瘻孔再発の有無で原発巣切除後の生存率には差はなく，50％生存期間は各々22.8カ月間，27.3カ月間であった（$p=0.095$）。

世界一の high volume center から発表された Takahashi 論文が世界に与えたインパクトはきわめて大きく，韓・中・蘭・米諸国からいっせいに反論が巻き起こった。

（4）韓国ソウルのアーサン医療センターの Hwang らは肝門部胆管癌切除後の PTBD 瘻孔再発についての再検討を行った[306]。1999年1月〜2008年12月の10年間にソウルのアーサン医療センターで肝胆管切除で治癒切除を行った肝門部胆管癌は306例で，PBD を行った293例（95.8％）中，PTBD のみが171例（55.9％），内視鏡的ドレナージ（EBD）のみが62例（20.3％）で，EBD 後に PTBD を追加したのは60例（19.6％）であった。PTBD を行った計231例（75.5％）のうち，ドレナージカテーテルが1本の症例が160例（69.3％），2本62例（26.8％），3本9例（3.9％）で，患者1人あたり平均1.3本の PTBD カテーテルが挿入された。術前 PTBD の留置期間の平均は27.8 ± 14.7日間であり，中央値は23日間（7〜95日間）であった。なお，231例中163例（70.6％）は30日以内に手術が行われた。切除術式はさまざまな肝切除が225例（97.4％）で，肝膵十二指腸切除（HPD）が6例（2.6％），血管合併切除が40例（17.3％）に行われた。手術死亡の5例（2.2％）を含んだ全5年生存率は R0 で47.2％，R1/R2 では7.6％であった。

術前に PTBD を行った231例中4例（1.7％）に PTBD 瘻孔再発が術後4，9，18，34カ月後（中央値13.5カ月後）に発見されたが，そのうち3例は腹壁または胸壁の皮下腫瘤を触知，1例は CT で側腹壁下の腫瘤が発見された。これらのうち3例はその後に腹腔内の局所再発を認めたが，他の1例は腹腔内の再発を認めなかった。前者3例中2例には化学療法を行い，後者の1例には放射線療法を行ったが，その後に胸膜再発をきたした。これら4例の瘻孔再発後の生存期間は4，5，15，18カ月間（中央値10カ月間）であった。初回手術後の全生存期間は8，14，36，49カ月間でその中央値は25カ月間であった（A群）。一方 R0 切除（167例，B群），R1/R2 切除（60例，C群）の中央値はそれぞれ37カ月間，16カ月間であり，これらを比較すると A，B 群間（$p=0.159$）B，C 群間（$p=0.631$）には有意差は認められなかった。また PTBD 瘻孔再発の危険因子を検索するための単変量解析では，瘻孔再発の頻度が1.7％と非常に低いために，危険因子となるものを何も抽出することはできなかった。この1.7％という瘻孔再発率は多くの文献で報告されている4.4〜5.6％の異時性再発率に比べてかなり低い（$p=0.021〜0.079$）。いったん瘻孔再発をした症例は腹腔内再発も伴って数カ月以内に死亡する場合が多いので，AMC では PTBD 瘻孔再発防止のために手術の際に瘻孔切除を行ったり，切除できない瘻孔にはアルゴン・ビーム照射やエタノール注入などの局所療法を行っている。

名古屋大学の Takahashi 論文では PTBD のカテーテルの本数が多く，留置期間も長いのが瘻孔再発率を上げているのではないかと思われるので，AMC では1本の PTBD でその留置期間を短くすることで瘻孔再発防止に努めている。PTBD 瘻孔のみに再発したのは1例のみであり，この症例のみに限れば PTBD を避けていれば長期生存した可能性はある。そしてこの論文は「PTBD を避けたほうがよいという理由は何もみつからなかった」という結論に達した。名古屋大学の Takahashi 論文をかなり意識して反証をあげた興味深い論文である。

（5）国立ソウル大学病院外科の Kang らもこれに続いた。1991年1月〜2011年7月の間に441例の肝門部胆管癌のうち337例（76.4％）を切除したが，PBD を行ったのは270例（61.2％）であった。PTBD 後に切除したのは232例（52.6％）であり，そのうち治癒切除は164例（70.7％）であった。切除術式は肝胆管切除157例（67.7％），胆管切除68例（29.3％），膵頭十二指腸切除7例（3.0％）であった。術後瘻孔再発は6例（2.6％）に発生したが，PBD の期間の中央値は30日間（17〜51日間）であった。再発例の初回切除術式は胆管切除5例（83.3％）（治癒切除3例，姑息切除2例），拡大肝右葉切除1例（16.7％）であり，病期はすべて pT2N0 であった。全例皮下の結節として発見されたが，再発までの期間の中央値は10.9カ月間（4.1〜21.5カ月間）であった。再発例の再治療として3例には化学療法後に腹壁切除を行ったが，他の1例は化学療法のみ，2例は経過観察とした。再切除後の50％生存期間は3.9カ月間（2.8〜8.4カ月間）であった。PTBD 後切除232例の50％生存期間は19.5カ月間であったが，これを瘻孔無再発例226例と瘻孔再発例6例に分けると前者は23.0カ月間，後者は17.5カ月間であり，両者の間に有意差はなかった（$p=0.089$）。以上のような結果から，Kang らは PTBD 瘻孔再発例の治療は化学療法を加えた局所切除のようなあまり積極的ではない治療で十分であると述べた[307]。

表117 臨床像の特徴(1991～2012年, AMC/MSKCC, Wiggers, 2015)

項目（変量）	PTBD（%） (n=88)	EBDのみ（%） (n=157)	p	傾向スコア調整
男性	53（60.2）	100（63.7）	0.59	0.94
年齢（中央値）	61	65	0.01	0.99
総ビリルビン値（中央値, μmol/l）	135	39	0.02	0.92
胆管進展度（Bismuth分類）			0.001	0.95
Ⅰ型	8（9.1）	41（26.1）		
Ⅱ型	11（12.5）	23（14.6）		
Ⅲa型	30（34.1）	44（28.0）		
Ⅲb型	18（20.5）	28（17.8）		
Ⅳ型	19（21.6）	16（10.2）		
左肝管または右肝管	2（2.3）	5（3.2）		
Blumgart Tステージ	87	141	0.004	0.96
1	38（43.7）	86（61.0）		
2	28（32.2）	40（28.4）		
3	21（24.1）	15（10.6）		
術前胆管炎	25（28.4）	13（8.3）	<0.001	0.89
拡大肝切除	43（48.9）	44（28.0）	0.001	0.99
治療施設			0.008	0.98
MSKCC	56（43.8）	72（56.3）		
AMC	32（27.4）	85（72.6）		

瘻孔再発に対し積極的に再切除をしている名古屋大学病院をかなり意識した論調のようである。

（6）PTBD瘻孔再発などの播種性再発が単独のものかどうか，他の再発を伴っているのかどうか，または他の再発病変から発生してきたものなのかは明確にはされていない。さらに上記の報告例ではPTBDが全生存率（OS）に与える影響については評価していない。そのような背景があるなかで，最初に発生した播種性転移がOSに与える影響を明らかにする研究を，アムステルダム大学AMCのWiggersらが行った。AMCとニューヨークのMSKCCの両施設で，1991～2012年の間にPBDを行ってから切除した278例の肝門部胆管癌のうち，術後90日以内に手術死亡をした33例（11.9%）を除いた245例を対象として，PTBDまたはEBDが予後に及ぼす影響を明らかにするために両者のOSと最初に播種性再発をした頻度を比較する研究をした[308]。

1）全生存率（OS）

245例中PTBDは88例（EBD後にPTBDを追加した54例を含む），EBDのみを行ったのは157例であった。PTBDが行われたのはAMCでは117例中32例（27.4%），MSKCCでは128例中56例（43.8%）であり，一方EBDはAMCで85例（72.6%），MSKCCで72例（56.3%）行われており，AMCではEBDが多く，PTBDはMSKCCで多く用いられる傾向にあった（p=0.008）。PTBDから手術までの期間の中央値は38日間（3～262日間）であり，17例（19.3%）は60日間以上であった。

この研究では治療成績を検討するための統計学的手法としてPropensity score（PS）adjustment（傾向スコア調整法）を採用した。

臨床上の検討項目を**表117**に示したが，ほとんどすべての項目で両群間に差があり，かなりのバイアスがあることがわかった。両群の患者の平均±標準偏差のPSはPTBD群0.53±0.24，EBDのみ群0.27±0.19であった。両群の肝切除術式と病理組織所見については**表118**に示すが，PTBD群のほうが進行癌が多いために拡大手術が多いように思われる。

245例全体の全生存期間の中央値は38カ月間（95%CI 32～44）であり，5年生存率は32%であった。未調整のOSはPTBD群36カ月間，EBD群41カ月間であり，両群間に有意差はなかった（p=0.25）（**図139**）。さらにPTBD群の中を層別化して，PTBDのみの群とEBDの後にPTBDを行った群とを比較すると両群間に有意差はなかった（p=0.44）（**図140**）。ここでPSを用いて調整してPTBD群とEBD群のOSを比較したが，両群の生存曲線は近似していた（調整HR 1.05, 95%CI 0.74～1.49, p=0.80）（**図141**）。

表118 肝切除術式と病理組織所見（1991〜2012年，AMC/MSKCC，Wiggers，2015）

項目（変量）	PTBD（%） (n=88)	EBDのみ（%） (n=157)	p
肝外胆管切除のみ	10（11.4）	38（24.2）	0.003
肝切除術式			
S4/5楔状切除	3（3.4）	17（10.8）	
中央肝切除	2（2.3）	0（0）	
肝左葉切除	22（25.0）	34（21.7）	
拡大肝左葉切除	8（9.1）	12（7.6）	
肝右葉切除	5（5.7）	17（10.8）	
拡大肝右葉切除	38（43.2）	39（24.8）	
尾状葉合併切除*	46（61.3）	63（61.8）	0.08
T3またはT4	34（38.6）	31（19.7）	0.002
R1切除	21（23.9）	49（31.2）	0.24
摘出リンパ節			
全摘出数〔分布〕	3（1〜22）	4（1〜20）	0.15
N1	30（34.1）	35（22.3）	0.05
平均転移率〔+/−〕	0.14（1/7）	0.09（1/11）	0.03

＊ 中央肝切除および肝葉切除における割合

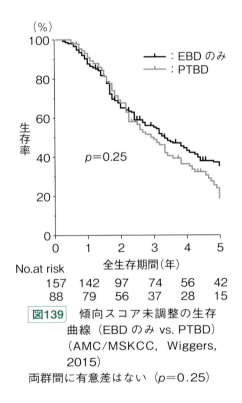

図139 傾向スコア未調整の生存曲線（EBDのみ vs. PTBD）（AMC/MSKCC, Wiggers, 2015）
両群間に有意差はない（p=0.25）

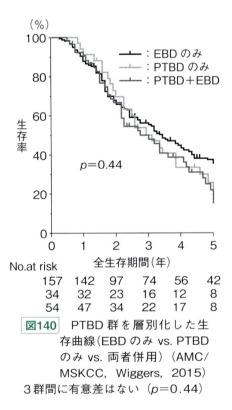

図140 PTBD群を層別化した生存曲線（EBDのみ vs. PTBDのみ vs. 両者併用）（AMC/MSKCC, Wiggers, 2015）
3群間に有意差はない（p=0.44）

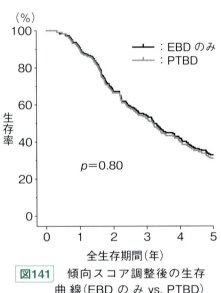

図141 傾向スコア調整後の生存曲線（EBDのみ vs. PTBD）（AMC/MSKCC, Wiggers, 2015）
両群間に有意差はない（p=0.80）

2) 初回再発時の播種性転移

再発の病態が確認できたのはPTBD群87例，EBDのみ群147例であり，そのうち初回再発時に播種性転移を認めたのは，それぞれ3例（3.4%）（95%CI 0〜7.3），4例（2.7%）（95%CI 0〜5.3），（p=0.71）であり，この7例中3例は腹腔内に局所再発も確認された．7例の初回再発時の播種性転移はすべて開腹手術創の瘢痕部に認められ，PTBD瘻孔部への播種性転移は1例も認められなかった．手術から播種性転移診断までの期間は8，13，14，17，20，21，66カ月間（中央値17カ月間）であり，これら7例のOSは13，30，20，21，21，27，142カ月（中央値21カ月）であった．両施設での播種性転移の発生頻度は，MSKCC 5/128（3.9%）（95%CI 0.5〜0.73），AMC 2/106（1.9%）（95%CI 0〜4.5）であり，両施設間に有意差は認められなかった（p=0.46）．

3）初回再発時の腹膜播種転移

再発の病態を確認できた234例中初回再発時に発見された腹膜播種転移は32例（13.7%）（95%CI 9.2〜18.1）であり，PTBD群は87例中11例（12.6%），EBDのみ群は147例中21例（14.3%）であり，両群の腹膜播種転移再発頻度に差はなかった（p＝0.85）。前述の7例の初回再発時に開腹手術創瘢痕部に播種性転移を認めた7例中，腹膜播種転移の併存が認められたのは1例のみであった。

4）まとめ

この論文では2施設で行われたPBD後の肝門部胆管癌切除例を対象としてPTBDおよびEBDがOSに与える影響についてPSを用いて検討したが，Takahashi論文[305]と異なり，PTBD瘻孔再発は1例もなく，すべて異時性再発のみで同時性再発は1例も認められなかった。またPTBDを用いても，EBDを用いても治癒切除後のOSには差はなかった。またHirano論文[297]に対するコメントとして，PTBD後とEBD後ではOSの中央値が31カ月間，59カ月間と差があるが，その原因はPTBD後に腹膜播種再発が増加するからであると述べている。しかし，PTBD群のほうにはBismuth IV型が多く（30% vs. 14%），周術期輸血量が多く（31% vs. 9%），肝動脈合併切除例も多い（22% vs. 9%）など進行癌症例が多かった。多変量解析が行われていたが，この研究での統計学的手法には多くの交絡因子による偽陽性のリスクがあったり，さらにselection biasなどを特定するなどの統計学的な手法が不十分であると批評している。

以上のような検討結果から，Wiggersらは以下のような結論に達した。

（1）PTBDは肝門部胆管癌の術前治療法として安全に使用できる。

（2）PTBDはEBDに比べて播種性転移を増加させることはなく，予後に影響を及ぼすことはない。

（3）PTBD瘻孔再発はきわめてまれであり，OSには影響を与えない。

（4）PTBDの瘻孔再発を気にして，PTBDの使用を避けるべきではない。

まさに日本を代表する名古屋大学のTakahashi論文[305]や北海道大学のHirano論文[297]をターゲットにして，蘭，米が共同で反論を繰り返している様子がよくわかる。

この論文発表と並行して，AMCでは肝門部胆管癌の切除可能例に対するPBDとしてPTBDかEBDかの問題に結論を下すためにRCTを開始した[309]。その結論が明らかにされることが待ち遠しい。もっと早く日本の肝胆道医が行うべきではなかったのかと思うと残念でならない。

（7）PSを用いた新しい統計学的手法で欧米グループが日本に反撃態勢を示したようであるが，日本側もこのまま引き下がってはいない。名古屋大学病院のKomayaらは，2001〜2010年の間に名古屋大学病院および関連の29病院で切除された529例の下部胆管癌のうち，膵頭十二指腸切除（PD）を行った441例を抽出し，そのなかからPBDを行わなかった41例，外科的BDを行った3例，遠隔転移のあった7例，手術死亡をした14例（3.2%）を除いた376例を対象として，そのなかでPTBD 189例（50.3%）とEBD 187例（49.7%）の治療成績の比較を行った[310]。EBDのなかにはENBD 60例，EBS 107例，ENBD＋EBS 20例が含まれ，PTBDのなかにはEBDにPTBDを加えた21例が含まれた。376例全体の3年，5年，10年OSは，各々52.9%，41.3%，26.9%であり，50%生存期間は3.4年間であった。PTBD群とEBD群の手術後5年生存率は各々34.2%，48.8%であり，両群間に有意差を認めた（p＝0.003）。そして多変量解析による予後規定因子としてPBDの方法，神経浸潤，膵浸潤，リンパ節転移，切除断端陽性が抽出された。次に癌再発はPTBD群189例中123例（65.1%），EBD群187例中95例（50.8%）に認め，両群間に有意差（p＝0.005）を認めた。このなかで播種性転移はPTBD群では腹膜播種25例，右胸膜播種6例，PTBD瘻孔播種7例の合計38例（20.1%）に認め，EBD群では腹膜播種のみが13例（7.0%）に認められ，PTBD群のほうが播種性転移の頻度が有意（p＜0.001）に高かった。累積5年播種性転移率はPTBD群のほうがEBD群よりも有意に高かった（27.7% vs. 9.5%，p＜0.001）。ところが，他の部位への再発は肝91例，局所60例，リンパ節28例，肺13例，他臓器4例にみられ，これらはPTBD群では85例（45.0%），EBD群では82例（43.9%）で，両群間に有意差はなかった（p＝0.827）。多変量解析による播種性転移の規定因子としてPTBD（p＝0.001）のみが抽出された。

ここで，先に述べたAMCのWiggersらが肝門部胆管癌に対するPTBDとEBDが予後に及ぼす影響についてPSを用いて検討した[308]のと同様に，この研究でもPSを用いて調整してPTBD群もEBD群もともに82例で，全5年生存率，累積5年播種性再発率を比較したところ，全5年生存率はEBDのほうが有意に高く（34.7% vs. 52.5%，p＝0.017）（図142），累積5年播種性再発率はPTBDのほうが有意に高

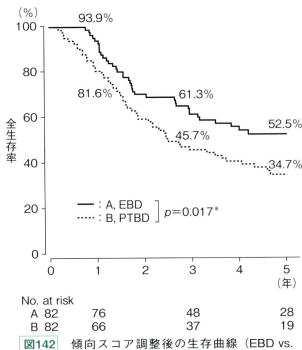

図142 傾向スコア調整後の生存曲線（EBD vs. PTBD）（名古屋大学病院，Komaya，2016）
PTBD群はEBD群に比べて全生存率が有意に低い（$p=0.017$）

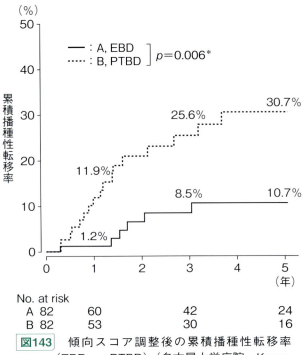

図143 傾向スコア調整後の累積播種性転移率（EBD vs. PTBD）（名古屋大学病院，Komaya，2016）
PTBD群はEBD群に比べて累積播種性転移率が有意に高い（$p<0.006$）

かった（30.7% vs. 10.7%，$p=0.006$）（図143）。しかし，他部位への累積5年再発率には（48.3% vs. 44.8%，$p=0.579$）有意差はなかった。

以上のような結果から，KomayaらはEBDに比べてPTBDは播種性転移の頻度が高くなり，術後生存期間も短縮されるので，PBDに際しては配慮すべきであると結論で述べた。

AMCとMSKCCが肝門部胆管癌を対象とし，名古屋大学グループが下部胆管癌を対象としたところは異なるが，ともにPSを用いてEBDとPTBDの治療成績を比較したところ，まったく正反対の結論に達した。PBDに関する東西の激論は過熱状態となってきたといえる。

VII ENBD：日本からの新たな提言

前述したように，PTBD対EBDの論争に決着をつけるのは難しそうである。EBDは成功率が低く，感染性合併症発生率が高く，一度ステンティングをすると肝内区域胆管枝の区域解剖や癌の進展度を診断することが不可能になるなど不利な点が指摘されてきた。一方PTBDは成功率は高いが，瘻孔再発のリスクが高く推奨できないという意見と，いやそうではないという意見が混在している。ここで登場したのがENBDである。EBD（EBS）の最大の欠点である胆管炎のリスクを完全胆汁外瘻にすることにより抑えるという役目と，PTBDによる瘻孔再発のリスクも同時になくしてしまうメリットを兼ね備えているというのがENBDが利用されるようになった理由である。肝門部胆管癌に対するENBDは日本からの報告以外あまり見当たらないが，その利点，問題点などについても紹介したい。

(1) 手稲渓仁会病院のMaguchiらは各種PBDの長所，短所を述べたうえで，1997年4月〜2005年12月に切除された27例の肝門部胆管癌のうちPBDを行った25例の治療成績について報告した[292]。

2001年12月まではPTBDとENBDを各々9例，3例に行い，2002年以降はENBDと内視鏡的胆管ステンティング（EBS）に切り換えPTBDは行わなかった。全体の25例を初回のドレナージ法として1本のPTBD，複数本のPTBD，ENBD，EBSに分けると各々6例，3例，12例，4例であり，それらのうち経過上追加ドレナージが必要でなかったのは各々3例，3例，3例，0例の9例（36%）であった。経過観察中にドレナージ不良であったり，胆管炎を併発した場合には病態によりさまざまな追加ドレナージが行われたが，ENBDの12例中7例にはPTBD，2例にはEBSを

表119 胆管ドレナージ後の経過（1997年4月～2005年12月，手稲渓仁会病院，Maguchi, 2007）

初回ドレナージ法	患者数	追加ドレナージ不要	追加ドレナージ					計
			PTBD 1本	PTBD 複数本	ENBD	EBS	
PTBD 1本	6	3		3			10
PTBD 複数本	3	3					8
ENBD	12	3	6	1		2	5
EBS	4	0	1	1	2		2
計	25	9	7	5	2	2	25

表120 肝門部胆管癌に対する内視鏡的経鼻胆管ドレナージの成績
（1997年1月～2007年10月，信州大学病院，Arakura, 2009）

Bismuth 型	症例数	初回成功例（%）	追加胆管ドレナージとその原因（%）		
			減黄不良	区域性胆管炎	減黄不良＋区域性胆管炎
Ⅰ	5	5 (100)	0	0	0
Ⅱ	21	20 (94)	1 (5)	0	0
Ⅲa	23	16 (70)	7 (30)	0	0
Ⅲb	5	4 (80)	0	1 (20)	0
Ⅳ	8	1 (13)	6 (75)	0	1 (13)
計	62	46 (74)	14 (23)	1 (2)	1 (2)

追加した。最終的にPTBDを行ったのは25例中18例（45％）であった（**表119**）。

上記のような治療経験から，以下のような結論に達した。

(1) ENBDを第一選択に選び，カテーテルを残存予定肝内胆管に留置する。

(2) ENBDからの胆管造影が不鮮明であったり，胆管炎を併発したり，PBDが長期にわたる場合にはPTBDに変更すべきである。

(2) 信州大学消化器内科のArakuraらは1997年1月～2007年10月に切除された62例の肝門部胆管癌に対してPBDを行った成績について報告した[311]。

PBDは第一選択としてENBDを採用した。Bismuth分類によるENBDの初回の成功率は，Ⅰ型5/5（100％），Ⅱ型20/21（95％），Ⅲa型16/23（70％），Ⅲb型4/5（80％），Ⅳ型1/8（13％）であった。減黄効果が不十分であったり（14例），区域性胆管炎を発症したためにPBDを16例（26％）に追加した（**表120**）。8例（50％）にはEBDを行い，7例（44％）にはPTBD，1例にはEBDとPTBDを併用した。結局62例中54例（87％）にはPTBDを用いずに内視鏡的に胆管ドレナージに成功した。

ENBDの手技上の合併症は8例（13％）に発生した。急性膵炎が1例（2％），区域性胆管炎が2例（3％），ドレナージチューブの閉塞による胆管炎が7例（11％）に発生したが，胆管炎はENBDやPTBDを追加したり，ドレナージカテーテルを交換することによりすべて治療に成功した。

以上のように，主にENBDを用いて比較的安全にPBDを行うことができたので，以下のような結論に達した。

BismuthⅠ～Ⅲ型の肝門部胆管癌には残存予定肝に1本のENBDを入れることを第一選択とし，Ⅳ型にはENBDとPTBDを併用して治療することができる。

(3) 北海道大学のKawakamiらは1999年9月～2009年12月に肝門部胆管癌と診断してPBDを行った連続128例を対象として，ENBD（60例）とEBD（20例）とPTBD（48例）の手技の成績を比較検討した[312]。対象となった症例の癌の胆管進展度（Bismuth分類），胆道減圧領域（片側か両側か），胆道減圧期間には3群の間に差はなかった。しかし，手技に伴う合併症の発生頻度を比較するとEBDはPTBDに比べて有意に高く（$p<0.05$），とくにドレナージチューブの閉塞に伴う胆管炎の頻度は3群のなかでもっとも高かった（$p<0.0001$）。一方PTBDはENBDに比べて門脈損傷や癌の播種などの大きな合併症のリスクが有意に高かった（$p<0.01$）。合併症や減黄不良などの原因により手技を他の方法に変換しなければならなかった割合はEBDのほうがPTBDに比べて有意に高かった（$p<0.05$）。しかし，これらの3種類のPBDを行った後の外科手術後合併症の発生頻度には

表121 胆管ドレナージ手技の成績比較（1999年9月〜2009年12月，北海道大学病院，Kawakami，2011）

	ENBD (n=60)	EBD (n=20)	PTBD (n=48)	p
Bismuth 分類				
Ⅰ/Ⅱ/Ⅲa/Ⅲb/Ⅳ	12/16/12/8/12	3/6/4/3/4	4/12/8/8/16	N.S.
胆道減圧領域（片側/両側）	57/3	15/5	35/13	N.S.
胆道減圧期間（日）	11.5（1〜134）	11.9（1〜28）	11.0（1〜154）	N.S.
全合併症	23（38.3%）	13（65.0%）*	15（31.3%）*	<0.05
小合併症				
胆管炎/チューブ閉塞	6（10.0%）	12（60.0%）**	1（2.1%）	<0.0001
チューブ逸脱	9（15.0%）	1（5.0%）	7（14.6%）	N.S.
対側区域性胆管炎	6（10.0%）	1（5.0%）	4（8.3%）	N.S.
ERCP 後膵炎	2（3.3%）	1（5.0%）	―	
大合併症	1（1.7%）*		7（14.6%）*	<0.01
後腹膜穿孔	1（1.7%）			
門脈損傷			4（8.3%）	
癌播種			3（6.3%）	
手技の変換	13（21.7%）	19（95.0%）*	2（4.2%）*	<0.05
ENBD	―	18	1	
EBS	7	―	1	
PTBD	6	1	―	
外科手術後合併症	6（10.0%）	1（5.0%）	9（18.8%）	N.S.

＊ 両者間で有意差あり，＊＊ 三者のなかでもっとも頻度が高い

差はなかった（表121）。

　以上のような結果から著者らは肝門部胆管癌の手術前のPBDの手技としてはENBDがもっとも適切であると述べた．この報告は前述のHirano論文[297]に似た時期の研究対象を取り上げているが，PBDの手技を3群に分けてわかりやすく検討して，各手技の優劣をより明らかにしたところに意義がある．しかし，Hirano論文[297]がretrospectiveの欠点を指摘されたように[308]，この論文にもstudy designの限界が感じられる．

（4）名古屋大学病院消化器内科のKawashimaらは，名古屋大学病院で2007年1月〜2010年12月に，肝門部胆管癌が疑われた164例を対象として，ENBDの有効性について検討した[313]．胆管病変のBismuth分類ではⅠ型13例（7.9%），Ⅱ型23例（14.0%），Ⅲa型35例（21.3%），Ⅲb型21例（12.8%），Ⅳ型72例（43.9%）とⅢ・Ⅳ型が128例（78.0%）と多くを占めた．164例中92例（56.1%）は過去に各種のPBDを受けており，72例（43.9%）のみがPBDが行われていない初診例であった．164例中153例（93.3%）にENBDが成功した．また164例中血清総ビリルビン値（TB）が2.0mg/dl以上の65例と2.0mg/dl未満の99例とに分けると成功率は65例中60例（92.3%），99例中93例（93.9%）であり，前者の60例中50例（83.3%）のTBは2.0mg/dl未満に下がった．これらの症例をBismuth分類をもとにして成功率を表すと，Ⅰ型6/6（100%），Ⅱ型7/9（77.8%），Ⅲa型7/9（77.8%），Ⅲb型3/3（100%），Ⅳ型27/33（81.8%）であり，ENBDの困難例と思われるⅢ・Ⅳ型でも37/45（82.2%）と高い成功率であった．減黄が不十分であった10例中6例にはPTBDを追加し，4例にはENBDを追加した．またENBDが成功した153例中カテーテルが1本のものが146例（95.4%），2本用いたものが7例（4.6%）であった．ENBDのカテーテルの留置部位別にみると肝右葉14/15（93.3%），肝左葉71/72（98.6%），左外側区域20/22（90.9%），右後区域48/55（87.3%）であった．ENBDの留置期間の中央値は27.0日間（2〜96日間）であった．

　合併症としてENBD後，胆管炎が163例中47例（28.8%）に発生したが，その危険因子は多変量解析によると内視鏡的乳頭切開術（EST）であった（95%CI 1.30〜5.46，$p=0.008$）．そして24例にはドレナージを追加したり，ENBDカテーテルの交換をした．またENBD後，膵炎が164例中33例（20.1%）に発生し，その危険因子は内視鏡的逆行性膵管造影（ERP）（95%CI 2.44〜31.1，$p<0.001$），内視鏡的胆管ステンティングやENBDが未施行の場合（95%CI 3.03〜29.2，$p<0.001$）が抽出された．

結局は，1回のENBDのみの有効例は164例中113例（68.9％）で，ドレナージ不良であったり，胆管炎を併発したためにPTBDを追加したのは21例（12.8％）であった。

上記のようなENBDを主体とした治療成績から，以下のような結論が導き出された。

残存予定肝への片側ENBDは成功率は高く有効であり，BismuthⅢ・Ⅳ型の患者に対しても適用できる。またENBDの合併症を回避するためには，ESTやERPを行わないほうがよい。

Kawashimaらの発表論文にはAMCのWiggersらが"Ann. Surg."のLetter to the Editor欄に質問をした要旨は以下のとおりである[314]。

(1) ENBDの成功率が高いのは素晴らしいが，164例中には以前にPBDがすでに成功している52例が含まれている。どうして改めてENBDをする必要があったのか。

65例中11例（17％）がENBDで減黄不良のためPTBDが行われ，60例中20例（33％）がENBD後胆管炎を発症している。これは過去の発表データの範囲内（28～60％）ではないか？

(2) PTBD瘻孔再発についてTakahashiは5.2％と述べているが，韓国のHwangらは1.7％と低く，PTBDを避けるべきではないと主張している。ten Hoppen-Neumannらが報告したわれわれの経験ではEBS後に播種再発をしたので，その後低線量の術前放射線照射（3×3.5Gy×3日間）を行ったところ，術後の播種再発を抑えることができた[315]。

(3) ENBDの留置期間は平均27日間（2～96日間）であり，患者はENBDの他に経鼻胃管なども留置し，きわめて不快なのではないか？ この点も手技の良否を比較する項目に入れるべきではないか。

(4) retrospective studyではエビデンスを明らかにすることはできない。

これに対してKawashimaらは丁寧に答えている。

(1) われわれのENBDの成功率は72例中67例（93.1％），92例中86例（93.5％）と高い。ENBDは黄疸の有無にかかわらず，肝内胆管拡張のある患者には第一選択に行っている。

ENBD後胆管炎の主因はESTであった。BismuthⅢ・Ⅳ型では7例（23.3％）に発生しているが，他の報告例よりも低い。

(2) 播種性転移が5.2％と高い原因の1つに，PTBDが複数本入っている患者が46％（205/445）と多く，これらの患者のリスクは7.8％にまで上昇している。

(3) ENBDの留置は不快であるかもしれないが，これを抜去した患者はたったの1例である。患者にENBDの有用性について十分に説明することが大切である。

(4) ENBDはすでに最良の方法であると報告されているので，これを改めてRCTを行うのは倫理面の問題がある。EBSやPTBDの技術が改良されてリスクが減れば，RCTができるかもしれない。

このように，日本式のENBDに対してAMCからは強い関心を示し，この東西論争は今後も続くことが予想される。

Ⅷ 小 括

胆道癌に対するPBDの議論を国際的な立場で観察すると，日本を中心とした東洋のグループはPTBDをルーチンに行って拡大肝切除を行う立場をとってきたが，最近ではFLRにのみENBDを行ってからPVEを行う傾向になった。一方，欧米諸国では相変わらずEBSが行われることが多く，ENBDは外見上嫌われる場合が多い。

全体を通して，PDの前のPBD不要論，日本を意識した肝切除前のPBDの反対論が西欧諸国で強いように感じられる。RCTで決着をつけるしかないかもしれない。

肝門部胆管癌を中心とした上部胆管閉塞に対しては大部分の症例に肝切除が行われるようになったが，黄疸のある患者にPBDを行わずに肝切除を行う肝胆道外科医はいまだ少数派であり，日本にはいない。肝切除前のPBDの是非，PBDの手技（PTBDかEBDかENBDか）に関する議論はまだコンセンサスの得られるところには達していない。

RCTがオランダで始まってしまった。一歩先を越されてしまったが，世界でもっとも高度で正確な手術を行っている日本の肝胆道外科医が行わなければならない重大な課題であろう。

第14章

肝門部胆管癌手術の最近の東西比較

I はじめに

最近の肝門部胆管癌の外科治療の実態について，欧米各国と日本から報告された外科治療成績について紹介しながら，各国の医療の違いについて比較検討してみたい。

II 欧米の現状

欧米では多施設から外科治療成績のデータを集積して，その時代の外科医療の実態を明らかにした論文が発表されているので紹介したい。

1. フランスの実態

2011年に Regimbeau らは，フランスにおける肝門部胆管癌の外科治療の多施設共同研究の結果を報告した[316]。2008年1月～12月の1年間にフランスの代表的な8施設で手術を行った肝門部胆管癌を対象として，とくに周術期管理，切除率，手術術式，術後合併症，手術死亡などに焦点をしぼってデータを前向きに収集した。登録された56例中47例（84％）に閉塞性黄疸を認め，38例（81％）に胆管ドレナージが行われた。内訳はPTBDが23例（61％），内視鏡的ドレナージが15例（39％）であった。門脈塞栓術は18例（32％）に行われた。Bismuth 分類ではⅠ型6例（11％），Ⅱ型8例（14％），Ⅲa型19例（34％），Ⅲb型18例（32％），Ⅳ型5例（9％）で，42例（75％）がⅢ・Ⅳ型であった。またそれらの切除率はそれぞれ17％，62％，79％，89％，60％で，合計39例（70％）に根治切除が行われた（**表122**）。R0切除は30例（77％）に行われ，R1は8例（21％），R2は1例（3％）であった。切除術式は拡大右葉切除22例，左葉切除16例，前区域切除1例で，尾状葉切除は30例（77％）に行われた。

39例中13例（33％）に門脈合併切除が行われ，1例に膵頭十二指腸切除も加えられた。リンパ節転移は11例（28％）に認められた。17例（30％）は非切除に終わった。32例（82％）では術前に癌を証明できなかった。術後合併症は28例（72％）に発生した。その半数は胆汁瘻（14例），敗血症（14例）で，肝不全は7例（25％）に認められた。再手術を7例（25％）に行い，経皮的ドレナージを15例（54％）に行った。手術後死亡は3例（7.7％）に認められたが，その原因は門脈合併切除を伴う拡大右葉切除後の肝不全，門脈合併切除を伴う拡大左葉切除後の敗血症に続く多臓器不全，膵頭十二指腸切除を伴う拡大右葉切除後の膵液瘻であった。平均在院日数は20±13日間であった。

以上のような集計結果から2008年当時のフランスにおける肝門部胆管癌に対する外科治療の現状は根治手術で高率にR0切除ができたが，周術期管理を行っても術後合併症発生率も死亡率も高かったと結論で述べた。

この論文はフランス外科学会の肝門部胆管癌研究グループが主導して，8施設で手術された症例を前向きに1年間登録集計した56例が対象となり，論文の著者10人もこの8施設の外科医である。ところが，論文の最後の謝辞の中に症例を提供した医師と施設名が記述されている。フランス国内の6施設の医師10名の他，ベルギー1施設2名，ローマの1施設1名の計8施設の外科医が13名症例登録に協力しているので合計すると16施設の23名の医師による共同研究であるといえる。1年間の1施設あたりの症例数と切除例数は8施設であったとしてもそれぞれ7例と4.9例，16施設だとするとそれぞれ3.5例と2.4例ということになる。すべてが大学病院を中心とした専門病院の実態であると理解すべきである。登録された56例中42例（75％）が Bismuth Ⅲ型またはⅣ型であり，47例の黄疸例中38例（81％）に術前に胆管ドレナージを行い，拡大右葉切除22例中15例（68％）に右葉または右3区域門脈塞栓術を行うなど積極的に日本式の戦略を駆使していることがうかがえる。それにしても

表122 フランスでの肝門部胆管癌外科治療
（2008年1月～12月までの56例，Regimbeau，2011）

胆管への進展度 （Bismuth 分類）	症例数（%）	切除率
I	6（11%）	17%
II	8（14%）	62%
IIIa	19（34%）	79%
IIIb	18（32%）	89%
IV	5（9%）	60%

16施設からの集計

1施設ごとの症例数がまだ少ないことがフランスの現状であろう。

2. イタリアの実態

イタリアからは1992年1月1日～2007年12月31日の16年間に全国の17施設で切除された440例の肝門部胆管癌を対象とした共同研究の結果が発表された[317]。440例中閉塞性黄疸は304例（69.1%）に認め，294例（66.8%）に術前胆管ドレナージが行われた。PTBD 161例（54.8%），内視鏡的ドレナージ（EBD）95例，PTBD＋EBD 18例（6.1%），その他20例（6.8%）であった。門脈塞栓術（PVE）は肝右葉切除または拡大肝右葉切除を行った172例中37例（21.5%）に行われ，手術までの期間は平均47日間（30～90日）であった。胆管への進展度はBismuth分類によるI型36例，II型80例，III型304例，IV型20例で約70%がIII型であった（表123）。切除術式では肝門部胆管切除64例（14.5%），肝・胆管切除376例（85.5%）で，右側肝切除は172例（45.7%），左側肝切除182例（48.4%），中央肝切除22例（5.9%）であった（表124）。肝・胆管切除症例数は年々増加傾向にあり，2000年頃からとくに多くなり，最終の2年間（2006～2007年）では全体の肝切除例の32.2%にあたる121例が行われた。尾状葉切除は376例の肝切除例中293例（77.9%）に施行され，肝十二指腸間膜のリンパ節郭清は423例（96.1%）に行われたが，大動脈周囲リンパ節郭清は125例（28.4%）に行われた。血管合併切除は肝・胆管切除の行われた376例中42例（11.2%）に行われたが，門脈切除は35例（83.3%），肝動脈切除は5例（11.9%），門脈・肝動脈同時切除は2例（4.8%）であった。R0切除は340例（77.3%）に行われたが，これは肝・胆管切除例では376例中298例（79.3%），肝門部胆管切除例では64例中42例（65.6%）であり，肝・

表123 イタリアの肝門部胆管癌切除440例の特徴
（Nuzzo，2012）

胆管への進展度 （Bismuth 分類）	症例数（%）
I型	36（8.2）
II型	80（18.2）
III型	304（69.1）
IIIa型	115（37.8）
IIIb型	126（41.4）
不明	63（20.7）
IV型	20（4.5）
計	440

17施設からの集計

表124 イタリアの肝門部胆管癌440例の切除術式
（Nuzzo，2012）

切除術式	症例数（%）
肝門部胆管切除	64（14.5）
肝・胆管切除	376（85.5）
右側肝切除	172（45.7）
肝右葉切除	25（6.6）
＋S1	44（11.7）
＋S4	10（2.7）
＋S4，S1	93（24.7）
左側肝切除	182（48.4）
肝左葉切除	28（7.4）
＋S1	151（40.2）
＋S5・8	1（0.3）
＋S1，S5・8	2（0.5）
中央肝切除	22（5.9）
中央2区域切除	19（5.1）
＋S1	3（0.8）

胆管切除を行えば有意に（$p=0.01$）R0切除率が上がることを示している。R1切除は100例（22.7%）に行われた。リンパ節転移は440例中17例（3.9%）は不明であり，N0は423例中280例（66.2%），N1は143例（33.8%）に認められた。

術後合併症は402例中191例（47.5%）に発生したが，これを肝・胆管切除例と胆管切除例とに分けると前者で338例中161例（47.6%），後者では64例中30例（46.9%）で両者の間に差はなかった。手術死亡は38例（8.6%）に認められたが，これはすべて肝・胆管切除後に発生しており，死亡率は376例中38例（10.1%）となる。一方，肝・胆管切除に血管合併切除を加えた場合の手術死亡率は42例中8例（19.0%）であり，肝・胆管切除のみの場合の334例中30例（9.0%）に比べて有意に（$p=0.04$）高かった。また黄疸患者のうち84.3%は術前に胆管ドレナージ

表125　イタリアの病院の規模による手術成績の比較（Nuzzo, 2012）

	患者数（％）		p
	high volume center*	low volume center	
肝門部胆管切除	29/317（9.2）	35/123（28.5）	<0.001
尾状葉切除	244/288（84.7）	49/88（55.7）	<0.001
血管合併切除	33/288（11.5）	9/88（10.2）	0.94
輸血	158/288（54.8）	36/88（40.9）	0.02
術後合併症	129/288（44.8）	32/88（36.4）	0.29
手術死亡	33/288（11.5）	5/88（5.7）	0.24
Bismuth分類Ⅲ/Ⅳ型	250/288（86.8）	67/88（76.1）	0.04
ステージⅢ/Ⅳ	75/288（26.0）	6/88（6.8）	<0.01

＊調査期間中40例以上の切除施設

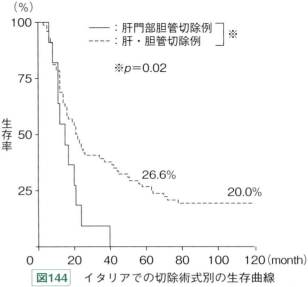

図144　イタリアでの切除術式別の生存曲線
（1992～1999年の切除後全生存率，Nuzzo, 2012）
肝・胆管切除例は肝門部胆管切除例よりも有意に良好である

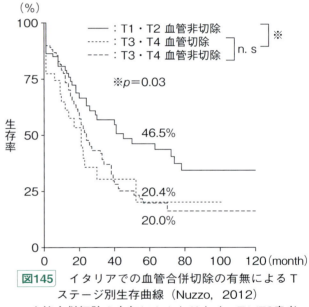

図145　イタリアでの血管合併切除の有無によるTステージ別生存曲線（Nuzzo, 2012）
血管合併切除の有無にかかわりなく，T1/T2患者の全5年生存率は，T3/T4患者よりも有意に高い

（PBD）を受けており，右葉または拡大肝右葉切除を行った患者ではPBDを行わないとPBDを行った患者よりも死亡率が高かった（14.3％ vs. 10.7％）が，両者の間に有意差はなかった（$p=0.41$）。手術成績が病院の規模により異なるかどうかの検証も行われた。調査期間中に40例以上の手術例のあったhigh volume centerとそれ以下のlow volume centerを比較すると，肝門部胆管切除はlow volume centerに多く，尾状葉切除，輸血，BismuthⅢ/Ⅳ型，ステージⅢ/Ⅳはhigh volume centerに多く，術後合併症や手術死亡率には差はなかった（表125）。全体の術後の50％生存期間は25カ月間であり，5年，10年生存率は25.5％，19.9％であった。これを肝・胆管切除例と肝門部胆管切除例とで比較すると，前者は26.6％，20.0％であるのに対して，後者は全例40カ月以内に死亡しておりともに0％，0％であり，両者の間に有意差（$p=0.02$）を認めた（図144）。一方，R0肝・胆管切除例の5年生存率はhigh volume centerでは35.2％でlow volume centerでは35.8％であり，両者の間に有意差はなかった（$p=0.50$）。これはhigh volume centerのほうに有意に進行したステージⅢやⅣ症例（$p<0.001$），BismuthⅢ型やⅣ型（$p=0.04$）が多いことを考えると，high volume centerでは進行した治療困難例に積極的に根治手術を行って治療成績の向上に努めているといえる。次に血管合併切除の有無とTステージを組み合わせて手術死亡例を除いた生存率を比較してみると，血管切除を伴わないT1/T2症例の5年生存率（46.5％）は血管切除の有無にかかわりなくT3/T4症例の5年生存率（20.0％，20.4％）よりも有意に（$p=0.03$）高かった（図145）。多変量解析を行うと，全生存率も無病生存率もR1切除，リンパ節転移，T3/T4が予後不良の規定因子であることが判明した。

以上を要約すると，イタリアでは1992年以来16年間に肝門部胆管癌に対する外科治療は年々積極的となり，肝切除，尾状葉切除，血管合併切除，進行癌症例の切除が増加したということになる。その一方で，輸血をする割合は81.0％から53.2％へ，手術死亡率は13.6％から10.8％へ減少し，50％生存期間は16カ月間から30カ月間へと有意に（$p=0.05$）延長した。そして結論では以下のように述べた。

（1）イタリアでは年々進行癌症例に対しても積極的

表126 米国での胆管癌治療の実態(1998〜2009年, Anderson, 2012)

治療法	患者数(%)		
	総数	high volume center	教育病院
胆管ステント	8,111 (24.8)	2,474 (30.5)	4,747 (58.5)
胆管バイパス	191 (0.6)	46 (24.1)	105 (55.0)
胆管切除	474 (1.5)	247 (52.1)	383 (80.8)
膵頭十二指腸切除	842 (2.6)	415 (49.3)	651 (77.3)
肝切除	507 (1.6)	333 (65.7)	445 (87.8)
肝・胆管切除	225 (0.7)	169 (75.1)	207 (92.0)
肝移植	57 (0.2)	50 (87.7)	55 (96.5)
非治療	22,259 (68.1)	6,212 (28.0)	11,845 (53.2)
合計	32,666 (100)	9,946 (30.4)	18,438 (56.4)

表127 欧米での肝門部胆管癌の切除術式(1984年1月〜2010年12月, de Jong, 2012)

切除術式 (n=305)		肝切除術式	
胆管切除	81 (26.6%)	半切除未満	15 (4.9%)
肝・胆管切除	173 (56.7%)	右葉切除	59 (19.3%)
肝・胆管・門脈切除	51 (16.7%)	左葉切除	82 (26.9%)
		拡大右葉切除	55 (18.0%)
		拡大左葉切除	13 (4.3%)

な手術が行われるようになってきたが，手術のリスクは下がり，生存期間は延長した。

（2）黄疸のある患者に肝右葉切除または拡大肝右葉切除を行う場合は，術前に胆管ドレナージを行ったほうが安全である。

3. 米国の実態

現在米国でもっとも積極的な肝胆道外科医とみなされている Hemming がフロリダ大学からカリフォルニア大学サンディエゴ校（UCSD）に移ってから，UCSD外科の Anderson が2012年3月9日にアメリカ肝胆膵学会で発表した論文が現在の米国における胆管癌の外科治療の実態を如実に述べているものとして興味深い[318]。The United State Nationwide Inpatient Sample（NIS）database（全米入院患者データベース）に1998〜2009年に登録された胆管癌患者は，2008年時点で42州の1,056病院で32,666人であったが，そのうちで32,561人を確認できた。これらを high volume center と low volume center，教育病院と非教育病院に分類して治療の実態を調査したところ，high volume center へは9,946人（30.5%），教育病院へは18,438人（56.6%）が受診していた（**表126**）。そして明らかとなった傾向としては，外科治療を受けた患者は36%から30%へと減少し，肝切除や肝・胆管切除を受けた患者は増加していない。外科手術を受ける胆管癌患者の数は high volume の教育病院でも減少している。その原因は不明であるが，ERCPが普及したために姑息的外科治療の要請が減少するばかりでなく，多くの外科医が複雑な胆道外科手術に疎遠になってきたのかもしれない。上部胆管癌では標準的治療法として肝・胆管切除が適切であるということがはっきりとわかってきたにもかかわらず，単に胆管切除と肝管空腸吻合のみをする手術が頻回に行われているのが現状である。結論としては，胆管癌と診断された場合，長期生存をするためには high volume の教育病院やがんセンターで，高度な手術手技と経験が必要な外科的切除が行われるべきであると述べている。米国の民間保険会社によって縛られ，市場原理に逆らえない厳しい医療制度の下で行われている胆管癌に対する米国式外科治療の現状が目に浮かぶようである。

4. 欧米における門脈合併切除を伴う肝切除

門脈合併切除を伴う肝切除は，日本が欧米をリードしてきたが，遅ればせながら本術式を行うようになってきた欧米諸国の現状について紹介したい。

ジョンス・ホプキンス大学病院の de Jong らは欧米の7施設（米国4，ポルトガル1，イタリア1，スイス1）の加わった多施設共同研究を計画し，1984年1月〜2010年12月に切除された305例の肝門部胆管癌症例を対象として，門脈合併切除が予後に与える影響について研究した[319]。

切除術式別にみると胆管切除のみ81例（26.6%），肝・胆管切除173例（56.7%），門脈切除を伴う肝・胆管切除51例（16.7%）であり，224例の肝切除術式は，中央切除などの半切除未満のもの15例（4.9%），右葉切除59例（19.3%），左葉切除82例（26.9%），拡大右葉切除55例（18.0%），拡大左葉切除13例（4.3%）であった（**表127**）。手術前に胆管ドレナージが219例（71.8%）に行われたが，内視鏡的ドレナージが115例（37.7%），経皮経肝ドレナージが104例（34.1%）であった。門脈塞栓術が行われたのは24例（7.9%）のみであった。

術前の癌の進展度を Bismuth 分類でみると，Ⅰ型

表128 欧米での肝門部胆管癌手術 胆管切除例と肝・胆管切除例の比較（1984年1月〜2010年12月，de Jong，2012）

	患者数（%）		
	胆管切除 （n=81）	肝・胆管切除 （n=224）	p
Bismuth 分類			
Ⅰ	43（53.1）	27（12.1）	<0.001
Ⅱ	24（29.6）	42（18.8）	
Ⅲ	5（6.2）	115（51.3）	
Ⅳ	1（1.2）	13（5.8）	
不明	8（9.9）	27（12.1）	
リンパ節郭清	63（77.8）	200（89.3）	0.02
平均摘出個数	2（1〜17）	4（1〜22）	<0.001
リンパ節転移	23（28.4）	116（51.8）	<0.001
平均転移個数	1（1〜4）	1（1〜12）	0.001
治癒度			
R0	48（59.3）	149（66.5）	0.002
R1	20（24.7）	61（27.2）	
R2	10（12.3）	5（2.2）	
不明	3（3.7）	9（4.0）	
AJCC T分類			
T1/T2	55（67.9）	87（38.8）	<0.001
T3/T4	24（29.6）	131（58.5）	
不明	2（2.5）	6（2.7）	
手術死亡			
30日以内	1（1.2）	15（6.7）	0.8
90日以内	1（1.2）	35（15.6）	0.001

表129 欧米での肝門部胆管癌手術 門脈合併切除の有無別の肝・胆管切除（1984年1月〜2010年12月，de Jong，2012）

	患者数（%）		
	肝・胆管切除 （n=173）	肝・胆管・門脈切除 （n=51）	p
Bismuth 分類			
Ⅰ	24（13.9）	3（5.9）	0.03
Ⅱ	31（17.9）	11（21.6）	
Ⅲ	81（46.8）	34（66.7）	
Ⅳ	12（6.9）	1（2.0）	
不明	25（14.5）	2（3.9）	
肝切除術式			
右側切除	80（46.2）	34（66.7）	0.04
左側切除	80（46.2）	15（29.4）	
半切除未満	13（7.5）	2（3.9）	
リンパ節郭清	153（88.4）	47（92.2）	0.45
平均摘出個数	4（1〜20）	6（1〜22）	0.03
AJCC T分類			
T1/T2	74（42.8）	13（25.5）	0.02
T3/T4	93（53.8）	38（74.5）	
不明	6（3.5）	0（0）	
手術死亡			
30日以内	9（5.2）	6（11.8）	0.11
90日以内	26（15.0）	9（17.6）	0.65

70例（23.0％），Ⅱ型66例（21.6％），Ⅲ型120例（39.3％），Ⅳ型14例（4.6％），不明35例（11.5％）であった．リンパ節郭清は263例（86.2％）に行われ，平均リンパ節摘出数は3個（1〜22個）であり，リンパ節転移は139例（45.6％）に認められたが，平均転移個数は1個（1〜12個）であった．手術の治癒度はR0 197例（64.6％），R1 81例（26.6％），R2 15例（4.9％），不明12例（3.9％）であった．手術死亡例は術後30日以内16例（5.2％），90日以内36例（11.8％）であった．これらの手術成績を胆管切除例と肝・胆管切除例とで比較すると，Bismuth 分類では，Ⅰ・Ⅱ型は胆管切除例に多く，Ⅲ・Ⅳ型は肝・胆管切除例に有意に多かった．リンパ節郭清は肝・胆管切除例のほうに多く行われており，摘出リンパ節数，リンパ節転移例，転移リンパ節個数も肝・胆管切除例のほうに有意に多かった．治癒切除の確率も肝・胆管切除例のほうに有意に高かった．次に AJCC の T 分類で比較すると，T1/T2は胆管切除例に多く，T3/T4は肝・胆管切除例のほうが有意に多かった．術後90日以内の手術死亡は肝・胆管切除例のほうに有意に多く認められた

（表128）．次に肝・胆管切除例のなかで門脈切除の有無で手術成績がどのように変わるかを検討したところ，Bismuth 分類ではⅢ型になると門脈合併切除の頻度が高くなり，門脈合併切除は右側肝切除例のほうに多く認められた．リンパ節摘出個数も，AJCC の T3/T4の頻度も門脈合併切除例のほうに多く認められた．一方，門脈を合併切除することにより手術死亡率が有意に増大することはなかった（表129）．次に切除例全体の1，3，5年生存率はそれぞれ66.8％，33.1％，20.2％であったが，これをリンパ節転移の有無（N0 vs. N1）および治癒度（R0 vs. R1, 2）で生存曲線を比較すると，当然のことながらN0はN1よりも有意に（$p=0.03$）良好であり，R0もR1，2に対して有意に（$p<0.01$）良好な生存曲線を示した．一方，切除術式別の生存曲線を比較すると，胆管切除例の長期予後はやや不良であり，肝・胆管切除例の生存曲線は門脈合併切除の有無により有意差は認められなかった（$p=0.76$）（図146）．明らかに門脈本幹に癌浸潤を認めたために門脈合併切除を行った32例の5年生存率（28.2％）と"no-touch"テクニックで

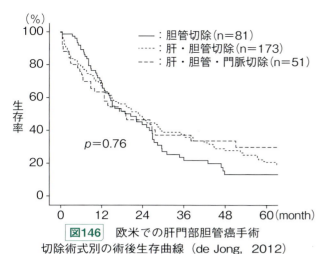

図146　欧米での肝門部胆管癌手術
切除術式別の術後生存曲線（de Jong, 2012）
胆管切除例の長期予後はやや不良であるが，肝・胆管切除例では門脈合併切除の有無により生存率に差は認められない

門脈切除を行った症例の5年生存率（33.2%）との間に差は認められなかった。予後規定因子を検索すると，多変量解析では治癒度とリンパ節転移が予後規定因子であることが判明した。

以上の結果をもとに，次のように述べている。

(1) 肝門部胆管癌に対する肝・胆管切除例のうちの約15%に門脈合併切除が行われていた。

(2) 肝・胆管切除は門脈合併切除の有無にかかわらず胆管切除例に比べて，腫瘍が大きく進行した症例に行われていた。それにもかかわらず，肝・胆管切除例はR0切除の確率が高く，さらに門脈切除を行っても手術死亡率は上昇することはなく，門脈非切除例と比べて術後生存曲線に差はなかった。このような所見から，結論としては肝門部胆管癌に対する標準治療法として肝・胆管切除が考慮されるべきであり，腫瘍の完全切除が必要なときには門脈合併切除を行うべきである。

III　世界最大の名古屋大学病院の手術成績のレビュー

肝門部胆管癌に対する外科手術治療は今世紀に入ってからはとくに日本の手術治療は年々積極的となり，その手術成績も欧米を上回ることが明らかとなってきたが，今や世界最大のhigh volume centerになった名古屋大学病院での過去34年間の手術成績のレビューをNaginoらが報告した[320]。

名古屋大学病院腫瘍外科（旧第一外科）で1977年4月〜2010年12月に754例の肝門部胆管癌の治療を行ったが，そのうち574例（76.1%）を切除した（図147）。切除例のうち414例（72.1%）は閉塞性黄疸を呈していた。この他，無黄疸ではあるが肝内胆管拡張のある69例を加えた483例にPBDを行った。その手技はPTBD 378例，EBD 94例，PTBD＋EBD 11例であった。PVEは残存予定肝容積が40%未満の症例259例（45.1%）に行ったが，右葉塞栓145例，右3区域塞栓19例，左3区域塞栓94例であった。局所リンパ節郭清はNo. 12h, 12b, 12c, 12p, 13a, 8a, 8pを摘出し，2000年頃までは大動脈周囲リンパ節郭清を行った。

574例中555例（96.7%）に尾状葉を含んだ肝切除を行ったが，胆管切除は19例（3.3%）にのみ行われた。合併切除として膵頭十二指腸切除74例（12.9%），門脈切除再建206例（35.9%），肝動脈切除再建76例（13.2%）に行った。これらの手術症例を前期（1977〜2000年）の前半・後半，後期（2001〜2010年）の前半・後半に分けて検討すると，年代とともに胆管切除や肝中央（2区域，右前区域，左内側区域）切除が減少し，左3区域切除が増加した。門脈切除・再建の頻度は変わらなかったが，肝動脈切除再建の頻度が上昇した。手術時間，出血量，輸血の頻度が減少した。そして，術後合併症，手術死亡，再開腹，術後入院期間もそれぞれ減少した。手術後在院死亡例は27人（4.7%）に達したが，このうち30日以内死亡は12人，90日以内12人，90日以上は3人であった（表130）。切除症例の臨床病理学的所見では，Bismuth IV型，pT4，PステージIVAの頻度が増加し，大動脈周囲リンパ節転移（pM1）やPステージIVB症例が減少した（表131）。術後5年，10年生存率は前期23.1% 14.3%，後期38.1% 21.4%で，両者の間に有意差を認めた（図148）。実際5年生存例は117人に達した。ステージと治癒度で生存曲線を比較すると，pM0，R0，pN0症例に限定すると前期（164例），後期（64例）の1, 3, 5年生存率は各々81.0%，57.0%，42.5%および92.6%，75.6%，67.1%で両者の間に有意差（$p<0.001$）を認めた。一方，pM0，R0，pN1症例では77.6%，36.6%，14.6%および80.5%，34.7%，22.1%となり，両者の間に有意差は認められなかった（$p=0.647$）（図149）。予後規定因子の多変量解析を行うと，輸血，治癒度（R1/2）とリンパ節転移の3因子が抽出され，リンパ節転移がもっとも強い予後規定因子であることが判明した。

ここで34年間の手術成績を振り返ると，以下の3点にまとめることができた。

(1) 時代の変遷とともに診断技術や手術手技が進歩

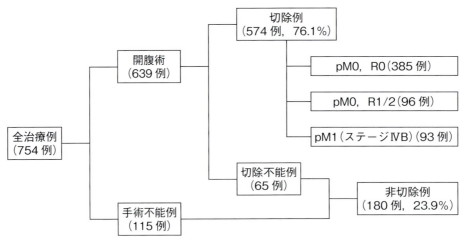

図147 肝門部胆管癌治療例の概要（名古屋大学病院，Nagino，2013）
切除率がかなり高い

表130 各期間ごとの手術成績（名古屋大学病院，Nagino，2013）

	全体（%）	期間（%）				p
		前期		後期		
		1977～1990年	1991～2000年	2001～2005年	2006～2010年	
切除症例数	574	72	116	168	218	0.406
切除率	574/754（76.1）	72/93（77.4）	116/148（78.4）	168/216（77.8）	218/297（73.4）	
肝切除術式						<0.001
右3区域切除	43（7.5）	5（6.9）	11（9.5）	4（2.4）	23（10.6）	
右葉切除	177（30.8）	17（23.6）	40（34.5）	53（31.5）	67（30.7）	
左3区域切除	110（19.2）	4（5.6）	12（10.3）	29（17.3）	65（29.8）	
左葉切除	187（32.6）	27（37.5）	35（30.2）	68（40.5）	57（26.1）	
中央切除	38（6.6）	13（18.1）	10（8.6）	11（6.5）	4（1.8）	
胆管切除	19（3.3）	6（8.3）	8（6.9）	3（1.8）	2（0.9）	
合併切除						
膵頭十二指腸切除	74（12.9）	9（12.5）	13（11.2）	20（11.9）	32（14.7）	0.553
門脈	206（35.9）	23（31.9）	36（31.0）	58（34.5）	89（40.8）	0.116
側壁切除	36	15	6	10	5	
環状切除	170	8	30	48	84	
肝動脈	76（13.2）	0	5（4.3）	25（14.9）	46（21.1）	<0.001
手術時間（分）	668±134	664±162	787±170	675±145	605±134	<0.001
出血量（ml）*	2,491±2,156	4,414±2,791	3,773±3,024	1,898±1,268	1,768±1,130	<0.001
輸血（赤血球，血漿）	271（47.2）	68（94.4）	93（80.2）	46（27.4）	64（29.4）	<0.001
術後合併症	329（57.3）	55（76.4）	93（80.2）	87（51.8）	94（43.1）	<0.001
再開腹術	32（5.6）	5（6.9）	12（10.3）	9（5.4）	6（2.8）	0.012
術後入院期間（日）	42.9±28.8	48.0±22.1	52.1±35.3	42.9±29.5	37.1±24.8	<0.001
手術死亡	27（4.7）	8（11.1）	11（9.5）	5（3.0）	3（1.4）	<0.001

＊ 19例の胆管切除例を除く

し，進行癌症例の手術適応が拡大した。

（2）周術期患者管理法の進歩とともに，術後合併症や手術死亡率が減少した。

（3）術後生存期間が延長した。

ここで2000年以降に発表された世界の先進的な施設での手術成績を文献上で検索すると，100例以上の切除例の報告は国立がんセンター（102例），ジョンス・ホプキンス大学病院（173例），千葉大学病院（161例），アーサン医療センター（302例），名古屋大学病院（574例）であり，年間10例以上のhigh volume centerは北海道大学病院（10.0例），国立がんセンター（20.4例），アーサン医療センター（37.8例），名古屋大学病院（全体で16.9例，最近5年で43.6例）であった。門脈合併切除を30％以上の症例に施行しているのはフロリダ大学（43％），Leeds（39％），名古屋大学病院（31～41％）のみで，肝動脈合併切除再

表131 肝門部胆管癌切除例の臨床病理所見：前期と後期の比較（名古屋大学病院, Nagino, 2013）

	全体（%）	期間（%） 1977〜2000年	2001〜2010年	p
切除症例数	574	188	386	
Bismuth 型				0.283
Ⅰ/Ⅱ	88（15.3）	33（17.6）	55（14.2）	
Ⅲ	225（39.2）	78（41.5）	147（38.1）	
Ⅳ	261（45.5）	77（41.0）	184（47.7）	
T, N, M 分類				
pT				<0.001
1	28（4.9）	12（6.4）	16（4.1）	
2a/2b	182（31.7）	60（31.9）	122（31.6）	
3	64（11.1）	36（19.1）	28（7.3）	
4	300（52.3）	80（42.6）	220（57.0）	
pN				0.653
0	297（51.7）	95（50.5）	202（52.3）	
1	277（48.3）	93（49.5）	184（47.7）	
pM				0.039
0	481（83.8）	149（79.3）	332（86.0）	
1	93（16.2）	39（20.7）	54（14.0）	
P and/or H	40（7.0）	14（7.4）	26（6.7）	
DLN	53（9.2）	25（13.3）	28（7.3）	
P ステージ				<0.001
Ⅰ	27（4.7）	11（5.9）	16（4.1）	
Ⅱ	121（21.1）	42（22.3）	79（20.5）	
ⅢA/ⅢB	96（16.7）	42（22.3）	54（14.0）	
ⅣA	237（41.3）	54（28.7）	183（47.4）	
ⅣB	93（16.2）	39（20.7）	54（14.0）	
治癒度				0.428
R0*	439（76.5）	140（74.5）	299（77.5）	
R1/2	135（23.5）	48（25.5）	87（22.5）	

DLN：遠隔リンパ節転移, P：腹膜播種, H：肝転移, ＊切除断端の上皮内癌（＋）を含む

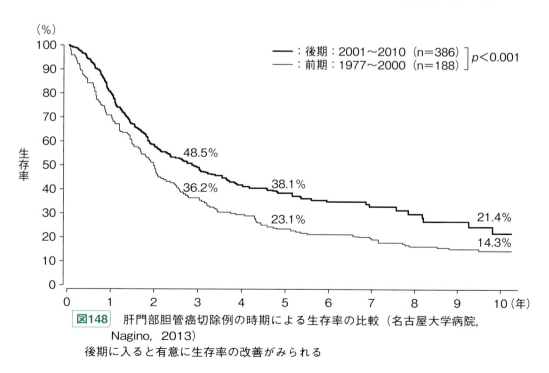

図148 肝門部胆管癌切除例の時期による生存率の比較（名古屋大学病院, Nagino, 2013）
後期に入ると有意に生存率の改善がみられる

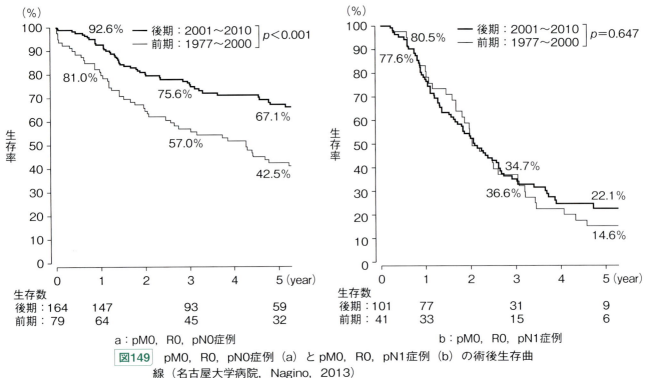

図149 pM0, R0, pN0症例（a）とpM0, R0, pN1症例（b）の術後生存曲線（名古屋大学病院, Nagino, 2013）
pN0であれば有意に生存率が向上したが，リンパ転移がある場合には生存率の改善はみられない

建を10％以上の症例で行ったのは北海道大学病院（20％），Leeds（10％），名古屋大学病院（3～21％）であった。肝膵十二指腸切除を10％以上の症例で行ったのは東京大学病院（16％），信州大学病院（16％），北海道大学病院（18％），名古屋大学病院（12～15％）の日本の施設のみであった。Bismuth IV型の切除例が10％以上含まれているのは上記4施設とアーサン医療センターのみであった。手術死亡率は0～11.9％で5％以下の施設も認められた。米国で伝統のあるジョンス・ホプキンス大学病院のDeOliveiraは切除例は173例と多いが，肝切除率20％と最低で，血管合併切除0，Bismuth IV型なし，R0切除率も19％と最低であり，日欧の外科治療の実態に大きな違いがあることをうかがい知ることができる（表132）。

IV 小 括

肝門部胆管癌の外科治療は1980年代から先進的な施設で肝切除が行われるようになり，手術症例が増えるとともに手術成績もしだいに改善されて，1990年代に入るとこれが全世界へと広がり，ある程度外科治療法が確率されて並遍的な広がりをみせた。各国の現状を調査した多施設共同研究あるいは，1施設の長年にわたる外科治療の変遷をレビューした最近の世界の現状を紹介した。

どうみても日本が世界のトップを走っていることは間違いないが，ほんの一部の施設を除いた米国の遅れが目立つといっても過言ではない。外科臨床の背景にある各国固有の医療制度の違いをも考慮に入れて，各国の外科治療成績を評価することも忘れてはならない。

第14章 肝門部胆管癌手術の最近の東西比較

表132 肝門部胆管癌切除報告例の集計（単独施設, 2000年以降の報告例）

報告者	期間	切除症例数	年間切除数	手術法 (%) Hx	PV	HA	PD	Bismuth IV型 (%)	pN1 転移率 (%)	R0切除 (%)	手術死亡率 (%)	5年生存率 (%) 全症例	R0
Jarnagin	1991〜2000	80	8.0	78	11	0	3	—	24	78	10.0	27	—
Capussotti	1988〜2001	36	2.6	89	14	3	0	0	39	89	2.8	27	29
Kawarada	1976〜2000	87	3.5	75	8	0	3	—	—	64	2.3‡	26	—
Seyama	1989〜2001	58	4.5	100	16	0	16	28	52	64	0.0	40	46
Kawasaki	1990〜2001	79	6.6	96	6	3	16	47	44	68	1.3	—	40
Kondo	1999〜2002	40	10.0	78	20	20	18	15	38	95	0.0	—	—
Ijitsma	1986〜2001	42	2.6	100	17	9	0	—	38	64	11.9	22	—
Hemming	1997〜2004	53	6.6	98	43	6	8	5	21	80	9.4	35	45
Sano	2000〜2004	102	20.4	100	22	5	7	—	—	61	0.0	44	—
DeOliveira	1973〜2004	173	5.4	20	0	0	0	—	28?	19	5.4	10	30
Miyazaki	1981〜2004	161	6.7	88	25	6	4	—	48	63	6.8	—	36
Lee	2001〜2008	302	37.8	89	13	2	2	17	24	71	1.7	33	47
van Gulik	1988〜2003	99	6.2	38	18	0	0	—	—	31	10.0	20, *33†	—
Young	1994〜2008	83	5.5	93	39	10	2	—	57	46	7.2	20	33
Saxena	1992〜2009	42	2.3	100	26	0	0	2	29	64	2.4	24	—
Cannon	1992〜2010	59	3.1	83	—	—	—	—	15	63	5.1‡	<20	—
名古屋大学病院	1977〜2000	188	7.8	93	31	3	12	41	50	75	10.1	23	30
	2001〜2005	168	33.6	98	35	15	12	48	48	78	3.0	38	45
	2006〜2010	218	43.6	99	41	21	15				1.4		

Hx：肝切除, PV：門脈切除, HA：肝動脈切除, PD：膵頭十二指腸切除
* 1988〜1998, † 1999〜2003, ‡ 30日以内死亡

第15章 胆道癌に対する新たなチャレンジ

I はじめに

　究極の拡大根治手術ともいうべき血管合併切除を伴う肝切除や，肝膵十二指腸切除（HPD）などは，日本で発展して世界に広がってきた手術であり，胆道癌に対する手術療法はとうとう行き着くところまで来たという実感がある。ところが旧来の手術適応に関して未解決の部分を含んだ特殊な条件下の胆道癌患者や，再発胆道癌患者に対しても"外科的切除が癌を治癒させる唯一の道である"との外科の本道に基づいて徹底的に戦略を練り，新たなチャレンジに余念がないところを紹介したい。

II 胆道癌再発例に対する外科的チャレンジの足跡

　再発癌に対する積極的な外科治療の典型例は，大腸癌の肝・肺転移に対する肝切除・肺切除である。胆道癌の非切除例や再発例に対してはadjuvant療法あるいはneoadjuvant療法を用いた手術の報告も散見されるようになってきた[321]。ここではまず，胆道癌の再発例に対して，再発巣切除を試みた手術報告例について紹介したい。

　(1) 古くは名古屋大学病院の近藤らは，1979年1月～1987年8月にR0またはR1切除を行った107例の胆道癌のうち，手術死亡の9例（8.4％）を除いた98例中42例（43％）に再発を認め，そのうち9例（21％）に再発巣切除を行った。胆嚢癌の6例に8回の再発巣切除，胆管癌の3例に7回の再発巣切除を行った。初回手術は，胆嚢摘出術から最大の手術として肝右3区域切除＋膵頭十二指腸切除など多岐にわたり，再発の原因も局所再発の他，胸壁や腹壁への播種性転移や遠隔転移などさまざまであった。再発巣の切除術式も胸壁・腹壁切除＋肝部分切除から拡大肝右葉切除＋門脈切除など多岐にわたった。すべて1年以上生存し，5年生存例もみられた（表133）。以上のような結果から，再発巣切除により延命効果が得られ，長期生存も期待できるので，とくにPTBD瘻孔などへの播種性転移には早期発見と早期手術が必要であると述べた[322]。

　(2) さらに近藤らは，1979～1995年8月に切除した99例の肝門部胆管癌のうち，耐術した91例中50例に再発を認め，そのうち8例に再発巣切除を行った。初回手術はさまざまな肝切除が行われ，初回手術から再発までの期間は半年～4年1カ月にわたっており，再発部位はPTBD瘻孔や腹壁，肝，胆管空腸吻合部などであり，再発巣の切除術式は胸壁・腹壁切除から肝葉切除など多岐にわたった。2年以上の生存例を認める一方，広範切除のために敗血症による手術死亡を2例認めた（表134）。以上のような結果から，患者の状態や手術侵襲などを考慮した慎重な判断が望まれるが，耐術できればQOLの改善が期待できるので，治療効果の不明瞭な放射線療法や化学療法などに優先して，切除療法の適応を考慮すべきであると述べた[323]。

　(3) 国立東静病院外科の村瀬らは，初回切除後5年以上経過してから再発した3例の胆嚢癌と，1例の胆管癌に再切除を行った。胆嚢癌の初回手術は拡大胆嚢摘出術2例，単純胆嚢摘出術1例で，再発時はともに黄疸で発症した。胆管癌は上中部胆管切除，左右肝管空腸吻合術後に胆管炎で発症した。初回手術から再発までの期間は5年1カ月～6年7カ月で，再発の原因は胆嚢癌ではリンパ節転移，胆嚢管断端癌遺残，神経浸潤で，胆管癌では肝側胆管断端癌遺残であった。再手術として胆嚢癌には3例ともに膵頭十二指腸切除を行い，2例に門脈合併切除，1例に下大静脈合併切除を併せて行った。胆管癌には拡大肝右葉切除，左肝管空腸吻合を行った。再手術後の転帰は，1例に肝転移を認めているものの，再手術後1年4カ月～6年8カ月の期間全例生存中であり，再発癌に対する外科的再切除の意義が大きいことを強調した[324]。

　(4) 英文誌にも日本の積極的な肝胆道外科医が再発胆管癌に対して積極的な再切除を行った症例報告をし

表133 胆道癌再発巣切除例（名古屋大学病院，近藤ら，1988）

	年齢/性 病名	初発巣切除術式	再発時期・部位	再発巣切除術式	初再発巣切除後転帰
①	55歳，女性 胆嚢癌	胆嚢摘出術	1）4年後 腹壁，肝門部 2）4年8カ月後 右内胸リンパ節	拡大肝右葉・尾状葉切除 胆管・門脈・十二指腸・腹壁切除 胸骨縦切開リンパ節郭清	4カ月後，肺転移死 （初再発巣切除後5年4カ月）
②	64歳，女性 胆嚢癌	肝右3区域・尾状葉切除＋PD	3年2カ月後 右扁桃・頸部リンパ節	右中咽頭切除・頸部郭清 大胸筋皮弁による咽頭再建	6カ月，生，再発なし （5年7カ月後全身衰弱死）*
③	77歳，女性 胆嚢癌	拡大肝右葉・尾状葉切除＋PD	8カ月後 腹壁	腹壁・肝部分切除	1年3カ月，生，再発なし
④	62歳，女性 胆嚢癌	拡大肝右葉・尾状葉胆管切除	5カ月後 腹壁	腹壁・肝部分切除	7カ月後，腹腔内再発死
⑤	61歳，男性 胆嚢癌	肝中央2区域・十二指腸・結腸切除	4カ月後 腹膜	腹膜播種切除（4個）	3年3カ月，生，再発なし （22年後認知症で経過観察不可・再発なし）*
⑥	67歳，女性 胆嚢癌	肝床切除 胆管切除	1）4カ月後 胸壁 PTCCD 瘻孔部 2）1年2カ月後 同部	胸壁・肋骨・横隔膜 肝部分切除 胸壁・肋骨・空腸 肝部分切除	初再発切除後 1年4カ月，生，再発なし 2カ月後，生，再発なし
⑦	57歳，女性 肝門部胆管癌	肝左3区域・尾状葉・胆管切除	2年4カ月後 腹壁 PTBD 瘻孔部	腹壁切除	1カ月後，肝不全死
⑧	49歳，男性 肝門部胆管癌	肝 S4a 部分・尾状葉切除 胆管切除	1）6カ月後 腹壁皮下 2）1年1カ月後 腹壁皮下 3）1年2カ月後 腹腔内・腹壁 4）1年4カ月後 胸壁皮下 5）1年6カ月後 右下腹壁・腸骨リンパ節	皮下腫瘤切除 皮下腫瘤切除 右半結腸・十二指腸 空腸脚切除・腹壁切除 皮下腫瘤切除 右下腹壁広範囲切除・大腿広筋膜 による再建・腸骨リンパ節郭清	6カ月後，再発死（腹膜・肝） （初再発巣切除後1年6カ月）
⑨	64歳，女性 下部胆管癌	PD	9カ月後 肝	肝外側区域切除 腹壁切除	1年11カ月後，再発死 （肝・リンパ節）

* その後の経過観察の結果

表134 肝門部胆管癌再発巣切除例（名古屋大学病院，近藤ら，1995）

	年齢/性	原発巣切除術式	再発時期・部位	再発巣切除術式	再発巣切除後転帰
①	71歳，男性	肝 S1切除	3年1カ月 胸壁 PTBD 瘻孔部	胸壁・横隔膜・肝部分切除	1年8カ月後，再発死（肝）
②	57歳，女性	表1の⑦と同一症例			
③	49歳，男性	表1の⑧と同一症例			
④	42歳，男性	肝左葉・尾状葉切除	1）1年3カ月，腹壁 2）1年8カ月，腹壁	腹壁切除 腹壁切除	2年1カ月，生，再発あり
⑤	57歳，女性	肝尾状葉切除	4年1カ月，肝	肝左葉切除	1年6カ月，生，再発なし
⑥	46歳，男性	肝左内側区域・尾状葉切除	2年4カ月，肝	肝右葉切除	1年後，再発死（腹膜）
⑦	59歳，男性	肝拡大右葉・尾状葉・門脈・十二指腸切除	1年5カ月 十二指腸切除部	胃・十二指腸・結腸・空腸脚・肝部切除	手術死亡（15日，敗血症）
⑧	41歳，女性	肝拡大左葉・尾状葉切除	1年2カ月 胆管空腸吻合部	肝右前区域・胆管・空腸吻合部切除	手術死亡（14日，敗血症）

表135　再発胆管癌に対する再切除成功例（英文誌報告例）

	報告者	年齢/性	主病巣	第1回目手術術式	経過	再発部位	第2回目手術術式	転帰
①	Todoroki ら[325]	67歳，女性	肝門部	肝左外側区域切除 肝門部胆管切除	13年3カ月間	残肝（S4，5，8）	肝中央2区域切除＋PORT	3年5カ月，生
②	Todoroki ら[325]	65歳，女性	肝門部	肝S4部分切除 肝門部胆管切除＋IORT＋PORT	19カ月間	膵体部背側・腸間膜根部	幽門側胃切除＋IORT＋PORT	4年8カ月，生
③	Yoon ら[326]	50歳，女性	総胆管	胆管切除	66カ月間	断端（肝内・総胆管）	肝膵十二指腸切除	3年10カ月，生
④	Yoon ら[326]	29歳，女性	肝門部	肝右葉切除 胆管切除	28カ月間	下部胆管断端	胆管切除	9カ月，生
⑤	Nakanishi ら[327]	67歳，女性	総胆管	総胆管切除	12年間	下部胆管断端	膵頭十二指腸切除	1年，肝転移再発死
⑥	Sasaki ら[328]	45歳，男性	中部胆管	膵頭十二指腸切除	9年間	上部胆管空腸吻合部	肝右葉・尾状葉切除・吻合部切除	2年6カ月，リンパ節再発死
⑦	Machimoto ら[329]	74歳，女性	肝門部	肝左葉・尾状葉切除	12年間	前腹壁	腹壁切除・回盲部切除	11カ月，生
⑧	Ota ら[330]	61歳，女性	肝門部	肝右葉・尾状葉切除 pT4, pN2（12c, 12p），M0 stage IVb	10年間	右第11肋骨	第11肋骨・肋間筋切除	18カ月，生
⑨	Natsume ら[331]	73歳，男性	中部胆管	胆管切除 総胆管十二指腸吻合	10年間	総肝管・十二指腸吻合部	肝右葉・尾状葉・膵頭十二指腸切除	40カ月，生

IORT：術中放射線治療，PORT：術後放射線治療

てきたので，それらの貴重な症例を表135に示した。長期間経過観察後に再発巣を発見し，再切除の可能性を精査したうえで根治切除を行ったものであり，ほぼ良好な転帰を示した。報告者らはやはり，再発癌であっても諦めずに再切除の可能性を追求すべきであることを主張している[325)~331)]。

III　再発胆道癌の再切除は有効か？

　再発胆道癌に対して再切除を試みるという外科的チャレンジは，主に日本の肝胆道外科医によって行われてきたが，症例報告がされたものはおおむね経過が良好なものとか，再発までの期間が長かったものが目立った。しかし，症例報告が行われなかったもののなかには，予後不良のものも含まれているかもしれないと疑ってみる必要がある。ここで，再発胆道癌に対する再切除の意義について検討したい。

　(1)　名古屋大学病院のTakahashiらは，胆道癌の再発例に対する積極的な外科手術の治療成績について報告した[332)]。1991年1月〜2010年12月の20年間に名古屋大学腫瘍外科で切除した胆道癌は914例であり，そのうち手術死亡の42例（4.6％）と重複癌の7例を除いた865例中597例（69.0％）に再発を認めた。このうち，65例に再発病巣の再切除を行い，この他に他院で初回手術を行い，再発してから紹介されて再切除を行った9例を加えると再発例は606例となった。

胆囊癌135例，胆管癌471例である。そのうち再発巣の切除を74例（12.2％）に行った。初回手術から再発までの期間は，74例の再切除例では1.4年間で，532例の非再切除例の0.8年間に比べて有意に長かった（$p<0.001$）。初回手術から再発巣手術までの期間は0.2〜9.8年に及び，その中央値は1.4年間であった。原発病巣ごとの再発率，再切除率などを表136に示した。74例の再発例に対して，63例には1回，8例には2回，2例には3回，1例には4回，合計89回の再切除術を行った。再切除の方法を再発様式ごとに表137にまとめた。局所再発例に対して肝右葉切除が行われた症例が多い。再切除例のうち1例（1.4％）が179病日に多臓器不全で死亡した。再発巣を切除した74例と切除しなかった532例のその後の3年，5年生存率は各々37％，14％；3％，0.3％であり，両者の間に有意差（$p<0.001$）を認めた（図150）。しかし，再切除例のうち胆管癌54例と胆囊癌20例の再切除後3年，5年生存率は各々38％，18％；35％，6％であり，両者の間に有意差はなかった（$p=0.939$）。

　一方，初回手術後無病期間が2年以上の群と2年未満の群に分けると，再切除術後3年，5年生存率は57％，23％；28％，11％であり，両群間に有意差（$p=0.029$）があり，初回手術後無病期間が長いと生存率が高くなることが判明した（図151a）。次に，再発の部位別に再切除後の3年，5年生存率を比較すると，局所再発54％，18％；肝・肺転移37％，9％；その他57％，24％で，この三者の間には有意差はな

表136 胆道癌の再発と再切除例（名古屋大学病院, Takahashi, 2015）

原発腫瘍	切除例	再発例（%）	再切除例（%）	初回切除から再切除までの期間
肝内胆管癌	70	47 (67.1)	7 (14.9)	2.5年
肝門部胆管癌	483	344 (71.2)	34 (9.9)	1.2年
下部胆管癌	136	80 (58.8)	13 (16.3)	1.6年
胆嚢癌	185	135 (73.0)	20 (14.8)	1.1年
計	874	606 (69.3)	74 (12.2)	1.4年（中央値）

表137 再発様式と再切除術（名古屋大学病院, Takahashi, 2015）

再発様式	再切除術式（合併切除）		
局所（n=13）			
肝右葉切除＋PD	2	(HA+PV	1)
肝右葉切除＋胆管切除	6	PV	4
		HA	1
		胃	1
		D	2
		J	1
		C	1
尾状葉切除＋胆管切除	1	IVC, 心嚢, 横隔膜	1
PD	1		
PS	1		
Met	2		
胸壁/腹壁（n=22）			
胸壁/腹壁切除	22	(肝部分切除	3)
肝転移（n=16）			
肝部分切除	16		
肺転移（n=11）			
葉切除	3		
部分切除	8		
リンパ節転移（n=6）			
大動脈周囲郭清	5		
右頸部郭清	1		
腹膜（n=4）			
左腎・尿管切除	1		
Hartmann手術	1		
PS＋Met	1		
Met	1		
その他（n=2）			
脾摘出術	1		
右副腎摘出術	1		

PD：膵頭十二指腸切除術，PS：尾側膵切除，HA：肝動脈切除，PV：門脈切除，D：十二指腸切除，J：空腸切除，C：結腸切除，IVC：下大静脈切除，Met：転移巣切除

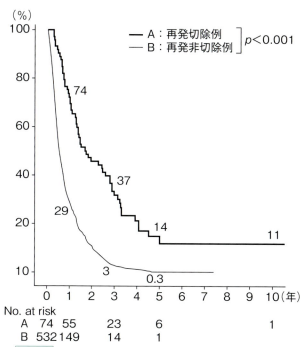

図150 再発後の生存曲線（名古屋大学病院, Takahashi, 2015）
再発巣を切除したほうが生存率が高い

かった。しかし，胸壁・腹壁再発では14%，0%であり，前三者との間に有意差（$p \leq 0.001$）を認めた（図151b）。次に，初回手術時の原発巣のリンパ節転移の有無で，再切除後の3年，5年生存率を比較すると，各々15%，4%；54%，22%であり，両群間に有意差（$p=0.002$）を認めた（図151c）。以上のような結果から，初回手術後無病期間が2年以上の症例，原発巣にリンパ節転移がなかった症例の予後は良好であった。しかし，胸壁や腹壁への転移例は他の再発様式に比べて予後は不良であった。そこで，再発巣切除後の独立した予後規定因子の多変量解析を行うと，原発巣のリンパ節転移と初回再発部位（様式）の2つが抽出された。

以上のような検討結果から，結論として「化学療法は効果があまりないので，再発巣は積極的に切除すべきである」と述べた。

（2）北海道大学病院消化器外科ⅡのNojiらも，再発胆道癌に対する積極的な外科治療の良好な成績につ

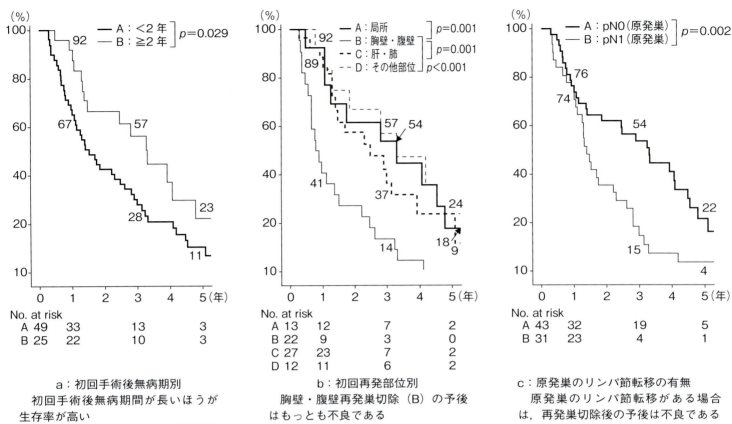

a：初回手術後無病期別
初回手術後無病期間が長いほうが生存率が高い

b：初回再発部位別
胸壁・腹壁再発巣切除（B）の予後はもっとも不良である

c：原発巣のリンパ節転移の有無
原発巣のリンパ節転移がある場合は，再発巣切除後の予後は不良である

図151 再発切除後の生存曲線（名古屋大学病院，Takahashi，2015）

表138 再発切除例の切除術式（27例に30回の手術）（北海道大学病院，Noji，2015）

切除術式	症例数（n=30）
広範肝切除	7
非解剖学的肝切除	11
膵頭十二指腸切除	2
肺切除	3
腫瘍切除	2
胸壁切除	1
胸壁＋非解剖学的肝切除	2
非解剖学的肝切除＋IVC＋J＋C＋Diaph	1
大動脈周囲リンパ節郭清＋副腎摘出	1

IVC：下大静脈切除，J：空腸切除，C：結腸切除，Diaph：横隔膜切除

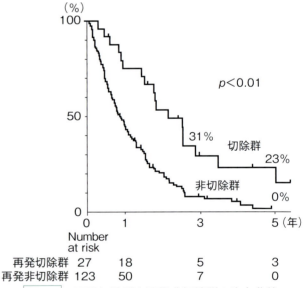

図152 再発切除群と再発非切除群の生存曲線（北海道大学病院，Noji，2015）
両群間に有意差を認める（$p<0.01$）

いて報告した[333]。2000年2月～2014年1月の間に，150例の再発胆道癌のうち27例（肝外胆管癌18例，胆嚢癌9例）に再発巣の切除（再発切除群-A群）を行い，残りの123例には化学療法など非手術的治療（再発非切除群-B群）を行った。A群の再発部位は肝転移10例，局所またはPTBD瘻孔8例，胆管断端6例，肺転移2例，リンパ節転移1例であった。再発病巣の切除の可能性について再評価を行い，広範肝切除（7例），非解剖学的肝切除（11例），膵頭十二指腸切除（2例）などさまざまな根治切除を27例に計30回行った（**表138**）。手術後の合併症としてClavien-Dindo分類のⅢaを2例に認めたが，手術死亡はなかった。再治療後の無病期間はA群25.1カ月間（10.3～112.6カ月間），B群13.0カ月間（1.8～124.2カ月間）で両群間

に有意差（$p<0.01$）を認めた。また両群の50％生存期間はA群21.6カ月間，B群9.5カ月間であり，A群の3年・5年生存率は31％，23％で，B群には5年生存例は認めず，両群間に有意差（$p<0.01$）を認めた（図152）。一方，A群の中で肝外胆管癌と胆嚢癌の3年，5年生存率は各々25％，12％；43％，43％であり，両者の間に有意差はなかった（$p=0.37$）。また，再発部位のうち，局所またはPTBD瘻孔8例，肝転

思い出の手術⑬

＜異時性胆管癌（左外側区域切除後の肝門部胆管癌）手術＞

　胆道癌の再切除はまれに遭遇する難手術であるが，そのなかでも，かなり困難が予想される異時性胆管癌（肝内胆管癌切除後の肝門部胆管癌）の手術経験について紹介したい。

　患者は65歳，男性。2002年9月26日に近医でS_3の左肝内胆管癌にて肝左外側区域切除，胆嚢摘出術を受けた。組織型は高分化型管状腺癌，T1 N0 M0でステージ1であった。2005年2月9日のMRで肝門部再発が疑われ，5月25日のCTで肝内胆管の拡張と右肝管前・後区域枝合流部付近の再発が疑われ，7月1日に名古屋大学病院第一外科に紹介され入院した。直ちにPTBDを行った。B8a（右前上腹側枝）から入れたカテーテルを総胆管に誘導し，次にB6（右後下枝），続いて7月6日にB7（右後上枝），最後に7月11日にB4（左内側枝）に選択的胆管ドレナージを行った。胆管像では右前・後区域枝は各々上・下枝の合流部を越えて上流まで狭窄が著明であるが，左肝管は左右合流部で閉塞しているものの上流側は左外側区域切除が行われた部位まで拡張し，左内側枝には異常は認められなかった（図13-1）。CTでは門脈の前面に接した腫瘍が横走する右肝動脈を巻き込み（図13-2①），中肝動脈（A4）起始部も腫瘍の中から分岐することが疑われた（図13-2②）。CT血管造影では左門脈にわずかに狭小像を認め，右肝動脈（RHA）は右門脈起始部付近で狭窄し，そのあたりからA4が分岐していた（図13-3）。

　以上の所見から肝右葉切除の適応と判断した。予定残肝となる左内側区域（S4）の容積は

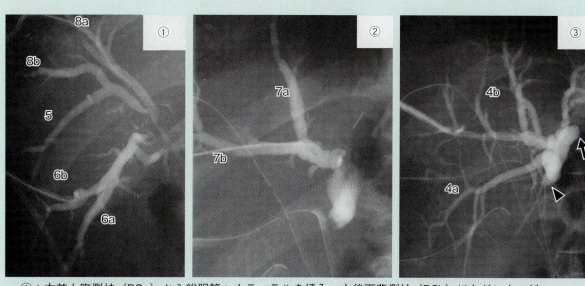

①：右前上腹側枝（B8a）から総胆管へカテーテルを挿入。右後下背側枝（B6b）にもドレナージ
　　8b：前上外側枝，5：前下枝，6a：後下腹側枝
②：右後上背側枝（B7b）の造影で左肝管が一部造影され，左右肝管合流部で閉塞している
　　7a：後上腹側枝
③：左肝管に合流する左内側上枝（B4b）の造影で左肝管が左右肝管合流部で閉塞している（矢頭）
　　4a：左内側下枝，矢印：左外側区域枝断端

図13-1 PTBD造影

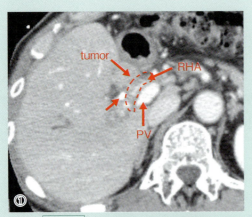
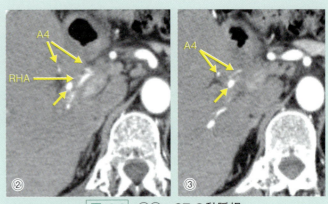

図13-2 ①：CTの動脈後期相
門脈（PV）の腹側を横走する右肝動脈（RHA）は低吸収域を示す腫瘍（tumor）に取り囲まれている
矢印：PTBDカテーテル

図13-2 ②③：CTの動脈相
右肝動脈（RHA）から分岐する中肝動脈（A4）の根部は腫瘍に取り囲まれている
矢印：PTBDカテーテル

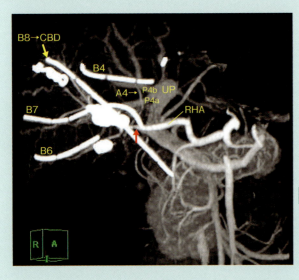

図13-3 CT血管造影
右肝動脈（RHA）から分岐する中肝動脈（A4）根部付近に狭窄（矢印）を認める
UP：門脈臍部，P4a：左門脈内側下枝，P4b：左門脈内側上枝

218.0mlで全肝の19.1%であったため，7月19日に右門脈塞栓術を行った。22日後の8月10日のCTではS4の容積は279.2ml（30.3%）に増大しており，ICGR15は11.5%，ICGKは0.145であり，残肝のK値は0.044となった。一方，肝右葉およびS4からの胆汁中ビリルビン排泄量（%）は各々610mg/日（30.3%），1,400mg/日（69.7%）であった。以上の結果から残肝（S4）の容積比は30.3%，ICGK値は0.044であるが，ビリルビン排泄量から機能的には約70%が温存できると判断した。

そして8月28日に手術を行った。肝周囲の癒着は著明で剥離に難渋したが，門脈（PV），左門脈（LPV），RHA，総胆管（CBD），A4にテープをかけることができた（図13-4）。CBDを膵上縁で結紮・切離した後，肝右葉を授動して短肝静脈をすべて切離した。門脈分岐部は線維性癒着があったが，右門脈を切開して血栓を除去し，RPV根部を縫合閉鎖した。次にRHAを遮断するとCantlie線上に虚血域を認めたので，ここに沿って肝を離断した。肝門部でUP，A4に加えてB4を同定できたので，RHAからA4にかけての癌浸潤部を合併切除，次にB4を切除して肝右葉，尾状葉，肝外胆管を一塊として摘出した。B4の背面に左肝管外側枝（B2+3）を認めた。門脈分岐部の右門脈縫合閉鎖部が瘢痕状であったので分岐部を合併切除して端々吻合した（図13-5）。RHAの合併切除後の再建のために，患者の左橈

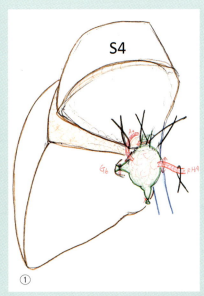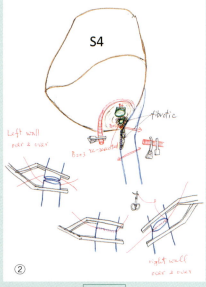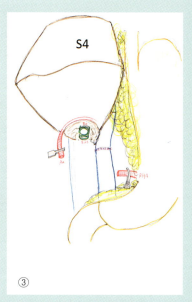

図13-4
①：主要脈管の同定と Cantile 線上での肝切離
②：肝動脈，門脈分岐部の合併切除
③：B4 と B2＋3 の胆管形成
A4：中肝動脈，RHA：右肝動脈，B4：左肝管内側枝，G6：右後下区域 Glisson，B2＋3：左肝管外側枝

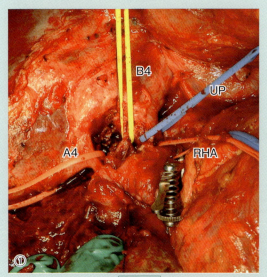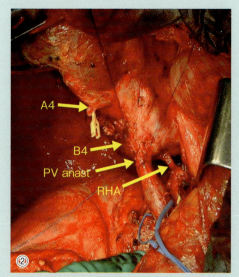

図13-5　肝門部の主要脈管の同定と肝切除後の局所
①：主要脈管を同定してテーピング
②：肝右葉，尾状葉，胆管，肝動脈，門脈切除後門脈血行再建
A4：中肝動脈，B4：左肝管内側枝，RHA：右肝動脈，UP：門脈臍部，PV anast：門脈端々吻合部

胃動脈を約 4 cm 切除して，これを A4 再建のグラフトとして顕微鏡下に動脈血行再建術を行った（図13-6）。B4 と B2＋3 を一穴として Roux-Y 空腸脚と端側吻合を行った。術後は横隔膜下膿瘍，胆管空腸吻合部縫合不全による腹腔内膿瘍，肝膿瘍を併発したが穿刺ドレナージで改善し，11月14日（第77病日）に退院した。

切除標本の病理組織所見は高分化型管状腺癌で，ly0，v0，pn2，ss，pHinf 1a，pPV0，pA0，pN0，pHM0，pDM0，pEM0 で異時性

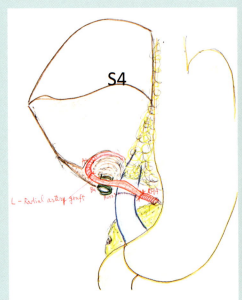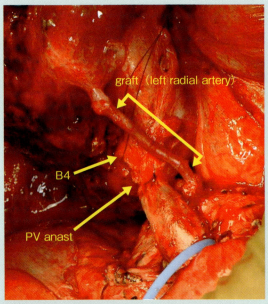

図13-6 右・中肝動脈合併切除再建術
右・中肝動脈合併切除後に，左橈骨動脈をグラフト（left radical artery graft）として顕微鏡下に端々吻合を行った
A4：中肝動脈，RHA：右肝動脈，B4：左肝管内側枝，B2＋3：左肝管外側枝，PV anast：門脈端々吻合部

の肝門部胆管癌と診断した。退院後2年半は外来通院中に異常はなかったが，2008年5月12日のCTで局所再発が疑われて放射線治療（50Gy/25回）を行った。2009年6月8日，黄疸のため入院し，CTで肝門部の局所再発を確認してB4bよりPTBD施行。9月19日軽快退院。2010年3月7日CTにて局所再発による幽門狭窄と診断し3月9日胃空腸吻合術施行するも，術後胃内出血から肝機能不全となり手術後4年7カ月目の3月11日に死亡した。

こんな症例がもしBlumgartのところへ紹介されたら彼はどうするだろうかと考えてみた。PTCも胆管ドレナージもPVEもなしで手術計画を立てるだろうか？　たぶんinopの判断をするだろうと推測した。

移10例，胆管断端6例の3群の再手術後3年，5年生存率は，各々50％，50％；33％，17％；0％，0％であり，3群間に有意差は認められなかった（$p=0.37$）。

以上のような結果から，著者らは再発胆道癌に対する再切除は，症例を選べば長期生存も得られるので，再発例であっても安易に非手術療法を行うことなく，再切除について積極的に検討すべきであると述べた。

Ⅳ 肝門部胆管狭窄にメタリックステントが入った症例に対する積極的な外科手術治療

Interventional radiology（IVR）およびinterventional endoscopy（IVE）の技術が年々進歩し，従来は外科的手術しか方法がなかった病態の治療が，IVRやIVEによって非手術的に治療が可能となってきた。ただし，技術の進歩とともにその適応基準が微妙に変化して，手術療法の機会を失った症例に遭遇すること

表139 SEMSを留置した肝門部胆管癌に対する根治手術成績（ロンドン大学病院外科，Lytrasら，2011）

患者	病名	SEMS 留置期間	SEMS 部位（上流端）	手術術式 再建胆管数	転帰
58歳, 男性	肝門部胆管癌 Ⅲb型	2.5カ月間 胆管炎（−）	右後枝 左外側枝	右3区域切除 門脈切除・再建 T3N0Mx, R0 1. LHD（1穴）	腹腔内膿瘍 創感染 13カ月後 再発死
73歳, 男性	肝門部胆管癌 Ⅳ型	5カ月間 胆管炎40日後	右枝 左外側枝	右3区域切除 門脈・肝動脈切除・再建 T3N1Mx, R0 1. LHD（3穴）	門脈・肝動脈 血栓症, MOF 9日目に死亡
65歳, 男性	肝門部胆管癌 Ⅳ型	5カ月間 胆管炎3カ月後	右枝	拡大左葉切除 門脈切除・再建 T2N1Mx, R0 3. RHD（7穴）	術後合併症（−） 21カ月後 無再発

LHD：左肝管，RHD：右肝管

が時にはある。ここではまず，肝門部胆管狭窄に対するメタリックステント（MS）の適応について再考すべき問題について述べる。

胆管狭窄に対する長期的な内胆汁瘻造設を目的として，MSが用いられることが多くなっている。ところが，MSの開存期間にも限度があり，胆管炎や黄疸を呈して再治療が必要になることが多い。とくに肝門部胆管狭窄症例では，IVR技術は高度化する一方で再治療の頻度も高くなるのが現状である。一方では，MSを留置すると周辺組織へ炎症が波及して門脈周囲炎，門脈血栓症などの合併症が発生することもある。

ここでは，肝門部胆管へのMS留置症例に対して積極的に肝胆管切除を行った報告を紹介する。

(1) パリ郊外にあるボジョン病院のVibertらが，MSの入った肝門部胆管狭窄5症例に対して，積極的に肝胆管切除を行ったおそらく，世界で初めてのまとまった報告をした[334]。1999年2月〜2003年12月の間に，98例の肝門部胆管狭窄（良性55例，悪性43例）が紹介され，そのうち5例（5％）はMSが挿入されていた。2例は胆嚢摘出術後の胆管損傷例で，他の3例は悪性を疑われた症例であった。病変を再評価して，肝門部胆管癌と同様の手術を行ってMSを摘出することを試みた。切除術式は肝左3区域切除，肝左葉切除，肝右葉切除を各1例，肝右3区域切除を2例に行った。門脈との炎症性癒着が高度で，1例に門脈の合併切除・再建を行った。手術時間は8±1.7時間，平均出血量1l（0.8〜1.7l），術後入院日数は27日間（12〜44日間）であった。術後合併症として胆汁瘻2例，敗血症1例の他，下流側胆管断端からの胆汁瘻に起因した腹膜炎に対する緊急手術を1例に行った。切除標本の病理組織学的検査では5例はすべて良性胆管狭窄であったが，二次的な硬化性胆管炎や門脈の線維化が著明であった。

初回のMSの開存期間は26±8カ月間であり，2例に再度EBDを試みたが1例は失敗し，1例の再開存期間は6カ月以内であった。MSによる胆管炎や黄疸を解除するためには，肝切除によりMSの上流端の肝内胆管を切除再建する手術術式をVibertらは推奨しているが，MSに起因する局所の炎症が高度で手術は困難を極めるので，肝胆道外科に習熟した技術が必要とされる。ただし，切除の可能性が不明確な肝門部胆管癌はMSを挿入しないで専門病院へ紹介することを推奨している。

(2) ロンドン大学病院外科のLytrasらは，肝門部胆管狭窄部にself-expandable metallic stent（SEMS；自己拡張型金属ステント）が留置された患者に，外科的根治手術を行った臨床経験について報告した。

2007年9月〜2009年9月の間に，手術不能の胆管癌を81例経験し，そのうち17例にSEMS留置を行った。そのうちの3例に，病変の再評価を行った後に根治手術を行った。3例ともに肝内胆管の2次分岐以上にまで癌が進展し，門脈浸潤も認められた。3例中2例はSEMS留置40日後，3カ月後に胆管炎を併発し，内視鏡的処置（異物除去，プラスチックステント挿入）やPTBDを追加するなどで対応した。根治手術として肝右3区域切除2例，拡大肝左葉切除を1例に行ったが，SEMSによる炎症反応のために門脈周囲の線維化が著明であり，3例ともに門脈合併切除を行った。

1例には肝動脈の切除再建も併せて行った。平均手術時間は8.58時間（6.1〜12時間）。平均輸血量は2.7単位（0〜6単位）。平均術後在院日数は19日間（9〜27日間）であった。1例は術後腹腔内膿瘍や創感染を併発し，13カ月後に再発死亡した。もう1例は肝右3区域切除後に門脈および肝動脈の血栓症を併発し，多臓器不全に至り，第9病日に死亡した。術後合併症のなかった1例はリンパ節転移を認めたものの，21カ月後の現在無再発生存中である（**表139**）。

以上のような臨床経験をもとに，Lytrasらは以下のような意見を述べている。

一度は手術不能であると診断されてSEMSを留置された患者であっても，肝胆膵の専門病院で再評価を行うと切除できる場合がある。外科的切除が唯一治癒をもたらす治療法であるので，SEMS留置の適応を検討する前に，早く専門病院へ紹介して評価を受けるべきである。SEMSの入った患者の手術は大変困難であり，リスクも高いので，この手術は肝胆膵の専門病院で行うべきである[335]。

（3）名古屋大学病院のFukamiらは，手術不能の診断が下されてSEMSを挿入された悪性肝門部胆管狭窄症例に対して，病変の再評価を行って積極的に外科的切除を行った。1997年1月〜2011年12月の14年間にSEMSが挿入された胆道癌を10例紹介された。SEMSの挿入法はEBD 6例，PTBD 4例であり，癌の胆管進展度を表すBismuth分類ではⅠ型2例，Ⅱ型2例，Ⅲ型3例，Ⅳ型3例であった。7例はSEMSの効果は良好であったが，2例は黄疸が漸次増強し，1例は難治性の胆管炎が遷延した。病変の再評価により，3例は門脈本幹と肝動脈への浸潤が高度で，他の1例は全身状態および肝機能が不良のため手術不能と判断した。残りの6例中2例は胆管ドレナージが良好であったが，他の4例では，黄疸が遷延したり胆管炎が難治性であったり，胆管拡張が改善されないためにEBD（2例）またはPTBD（2例）を追加して手術を行った。SEMSの留置期間は1〜4カ月で，術前に化学療法が2例，放射線治療が1例に行われていた。肝右葉切除を行った5例には，手術の2〜3週間前に右門脈塞栓術を行った。

手術を行った6例では，SEMSのために門脈や肝動脈周囲の炎症性癒着が高度であり，肝右葉切除を行った5例中3例で門脈合併切除・再建を行い，2例に膵頭十二指腸切除を加えた（**図153**）。手術時間は540〜844分間で，出血量は1,220〜10,349gであった。術後の病理組織検査の結果，主病巣は肝門胆管癌5例，胆嚢管癌1例であり，R0切除が5例，R2切除が1例であった。また，pT2 3例，pT4 3例でリンパ節転移を5例に認めた。全例耐術し，術後在院日数は20〜63日間であった。退院後3例が10〜16カ月後に再発死亡し，他の3例は13〜176カ月後無再発生存中である（**表140**）[336]。

SEMSは長期間留置すると胆管壁内に埋没されてしまうので，留置後2〜3カ月以内であれば抜去可能であるが，炎症のために手術手技は困難を極める。このような所見に注意を払い，手術は肝胆道外科の専門施設で行うべきであるとFukamiらは主張している。

Ⅴ　二の足を踏む手術適応の判断

1. 二期的HPD；再発か異時性多発癌か？

中・下部胆管癌切除後の右肝管癌に対して，二期的に肝膵十二指腸切除（HPD）を行った症例を，国立がんセンター中央病院のHibiらが報告した[337]。患者は65歳，女性。2002年1月に中・下部胆管癌に対して幽門輪温存膵頭十二指腸切除（PPPD）が行われた。切除標本では総胆管に小さな乳頭状腫瘍を認め，その周囲の表層拡大進展部を含めると大きさは60mmであった。深達度は線維筋層にとどまり，上流側胆管断端（左右肝管）まで11mm距離があったが，右肝管断端の上皮内に mild dysplasia を認めた。T1N0M0でstageⅠであった。経過観察中の2005年1月にCA19-9が61U/mlと上昇し，CTで右肝管空腸吻合部の上流の右肝管内に2cm大の腫瘤が発見された。拡大肝右葉切除，尾状葉切除，左右肝管空腸吻合部切除，左肝管空腸吻合を行った（**図154**）。手術時間14時間，出血量2,850gであった。術後経過良好で第15病日に退院し，8カ月後，再発の徴候なく健在である。切除標本では右肝管に25×12mm大の腫瘍があり，病理組織学的検査では中〜高分化型腺癌で，粘膜内に限局していたが，表層拡大進展をする部分が右肝管空腸吻合部を越えて，空腸の粘膜下層に浸潤する所見もみられた。n0，v0，ly0，pn0であり，初回手術と再手術で得られた腫瘍の病理組織学的特徴は同一であった。

Hibiらは，この症例を異時性の多発癌に対して二期的にHPDを行ったと述べているが，はたしてこれが異時性の多発癌かどうか検討してみる必要がある。前章でも紹介したように，表層拡大型胆管癌の上皮内進展の部分を明らかに癌と診断すべきか，severe

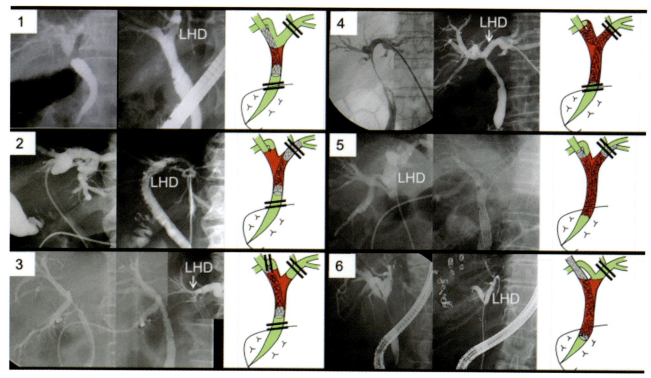

図153 SEMS挿入前後の胆管像，癌進展範囲と切除術式（名古屋大学病院，Fukami，2013）
〔文献336）より引用・改変〕
赤い部分は肝門部胆管癌の進展範囲。二重線は胆管切離線。LHD：左肝管

表140 SEMSの入った悪性肝門部胆管閉塞例に対する肝切除手術成績（名古屋大学病院腫瘍外科，Fukami，2013）

症例	年齢/性	Bismuth 分類	SEMSの方法			抗癌治療	手術				術後* 合併症	術後 在院日数 (日)	pTNM**	R	転帰，経過 (月)
			本数	アプローチ	留置期間 (月)		肝切除術式	時間 (分)	出血量 (g)						
1	47/男	I	1	内視鏡的，片側	3	放射線	RHx＋S1	760	2,326		IIIa	63	T2N0M0	R0	生，無再発 (176)
2	60/男	IIIa	1	経皮経肝的，片側	2	なし	RHx＋S1	590	1,335		I	30	T2N0M0	R0	死亡，局所再発 (16)
3	75/男	IIIa	1	内視鏡的，片側	2	なし	中央2区域＋S1	540	1,220		IIIa	39	T2N0M0	R0	死亡，肝転移 (16)
4	79/男	IIIa	3	経皮経肝的，両側	4	GEM	RHx＋S1＋PV	844	10,349		IIIa	20	T4N1M0	R2	死亡，腹膜播種 (10)
5	72/男	II	2	内視鏡的，両側	2	なし	RHx＋S1＋PV＋PD	684	4,515		II	28	T4N1M0	R0	生，無再発 (17)
6	60/女	II	1	内視鏡的，片側	1	GEM	RHx＋S1＋PV＋PD	785	2,138		II	32	T4N1M0	R0	生，無再発 (13)

GEM：ゲムシタビン，RHx：肝右葉切除，S1：尾状葉切除，PV：門脈切除・再建，PD：膵頭十二指腸切除
* Dindo-Clavien分類，** TNM分類（UICC第7版）

dysplasiaか，mild dysplasiaか病理学者にとっても診断困難なことが多い。本症例の場合，初回手術時の標本の右肝管切除断端は，表層拡大進展を伴う主病巣の上流端から11mm離れて切除されており，切除断端癌陰性の最終診断となっているが，右肝管断端の上皮内にmild dysplasiaを認めている。結果的には同一部位に3年後に組織型が同一の胆管癌が発生し，右肝管内には初回と同様の粘膜内にとどまった乳頭状の腫瘍が管腔内を占居していたが，表層進展部の先端が胆管空腸吻合部を越えて，空腸粘膜下層にまで浸潤していた所見から考えると，異時性多発癌と考えるよりも前回手術時の胆管断端再発と考えたほうがよいかもしれない。

二期的にRt-HPDを行ったのは，表135で紹介した北海道大学のSasakiら[328]のPD後の上部胆管空腸吻合部再発に対する肝右葉切除，国立ソウル大学病院の

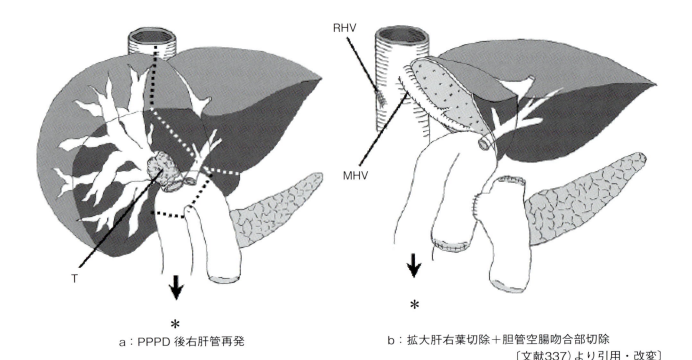

a：PPPD 後右肝管再発　　b：拡大肝右葉切除＋胆管空腸吻合部切除

〔文献337）より引用・改変〕

図154　幽門輪温存膵頭十二指腸切除（PPPD）後の肝右葉切除
T：再発腫瘍，RHV：右肝静脈，MHV：中肝静脈，＊：Roux-Y 空腸脚

Yoon ら[326)]の胆管切除後の上部・下部胆管断端再発に対する Rt-HPD，さらにこの症例に加えて同施設から Jang ら[338)]が，肝右葉・胆管切除後の下部胆管断端再発に対する PPPD の報告をしている。これらの症例に共通した所見は主病巣が乳頭状の胆管癌で再発までの期間が長く，再切除後も長期生存するということである。Rt-HPDという過大侵襲となる手術であるが，二期的であれ，高度の癒着などのために手術は困難を極めることが予想される。しかし，根治切除ができれば予後は比較的良好であるので，積極的に再切除の方針を立てるべきであると思われる。

2. HPD が必要であるが，動脈の解剖に問題のある症例

腹腔動脈幹閉塞（CAO）のある患者に対する膵頭十二指腸切除（PD）に関するさまざまな手術法については過去に報告がある。広範に進展した肝外胆管癌に対して Rt-HPD が必要な症例ではあるが，CAO が併存しているために動脈血行再建を伴う Rt-HPD に成功した症例を紹介する[339)]。患者は76歳，男性で，肝機能異常の精査目的で近医に入院し，中・下部胆管癌の診断を受けて名古屋大学病院腫瘍外科へ紹介された。ERCP では中部胆管に隆起性病変を認め，上流胆管に壁不整の所見があったため，経乳頭的鉗子生検を行うと右肝管は癌陽性で左肝管は陰性であった（図155）。MDCT と3D 血管造影では15mm の長さの

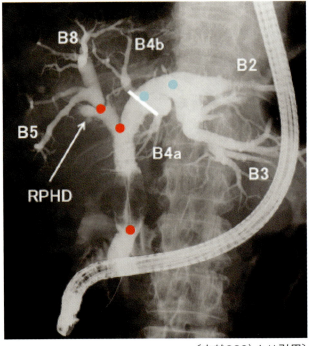

〔文献339）より引用〕

図155　ERCP

ERCP にて中部胆管の隆起性病変と，その上流側胆管に壁不整像を認め，経乳頭的鉗子生検で主病巣以外に右肝管で癌陽性（赤丸），左肝管で陰性（青丸）の所見が得られた

RPHD：右後枝，B3：左外側前枝，B2：左外側後枝，B4a：左内側下枝，B4b：左内側上枝，B5：右前下枝，B8：右前上枝

第15章 胆道癌に対する新たなチャレンジ

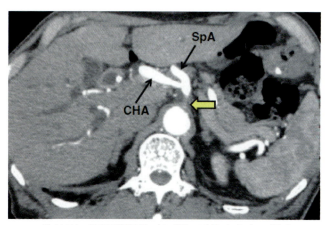

a：体軸面：腹腔動脈幹（矢印）が長く完全に閉塞している
CHA：総肝動脈，SpA：脾動脈

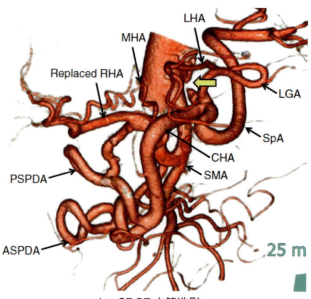

b：3DCT血管造影
腹腔動脈（矢印）は完全に閉塞し，上腸間膜動脈（SMA）から偏位した右肝動脈（replaced RHA）が分岐し，前上および後上膵十二指腸動脈（ASPDA，PSPDA）が拡張して，この膵頭アーケードを経由して総肝動脈（CHA），脾動脈（SpA），中肝動脈（MHA），左胃動脈（LGA），左肝動脈（LHA）への血流支配が明らかとなった

〔文献339）より引用〕

図156　MDCT

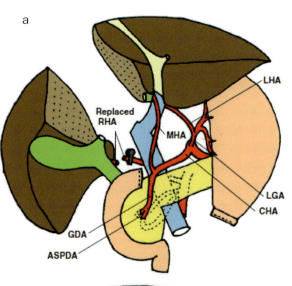

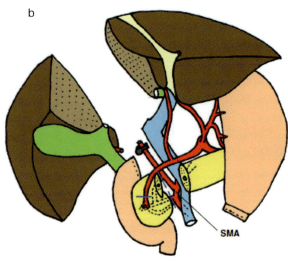

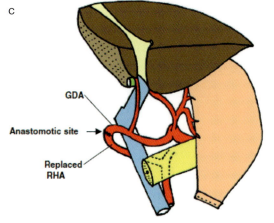

〔文献339）より引用〕

図157　Rt-HPDの手術術式とその手順

a：局所リンパ節郭清を行った後，十二指腸を幽門輪の肛側で離断し，偏位した右肝動脈（replaced RHA），右門脈を結紮・切離してから，肝をCantlie線で離断し，左肝管を門脈臍部の右側で切離した
GDA：胃十二指腸動脈，ASPDA：前上膵十二指腸動脈，MHA：中肝動脈，CHA：総肝動脈，LGA：左胃動脈，LHA：左肝動脈

b：膵頭部を門脈前面で離断し，次に胃十二指腸動脈，上腸間膜動脈（SMA）から分岐する膵頭アーケードの側副血行路を結紮・切離して，肝右葉・膵・十二指腸を一塊として摘出した

c：偏位した右肝動脈（replaced RHA）と胃十二指腸動脈（GDA）の端々吻合を顕微鏡下に行った

CAOが認められ，上腸間膜動脈（SMA）から右肝動脈（RHA）が分岐し，拡張した膵頭アーケードを経由して，総肝動脈（CHA），脾動脈（SpA），中肝動脈（MHA），左胃動脈（LGA），左肝動脈（LHA）への血流分布が明らかとなった（図156）。この所見をもとにして動脈再建を伴うRt-HPDを予定して，その3週間前に右門脈塞栓術を行った。手術ではまず最初に左肝，胃，脾への血行温存を図りながら，局所リンパ節郭清を行いつつ，幽門輪肛側で十二指腸を離断し，次にSMAから分岐する偏位したRHA，右門脈の順に結紮・切離をしてからCantlie線で肝を離断し，左肝管は門脈臍部の右方で切離した（図157a）。次に，膵頭部を授動してから膵頭部を門脈の前面で離断し，胃十二指腸動脈（GDA）および拡張した膵頭アーケードの血管を結紮・切離して，肝右葉・膵・十二指腸・胆管を一塊として摘出した（図157b）。次に，直径3mmの偏位したRHAと直径2mmのGDAとの端々吻合を，10-0プロリン糸を用いて顕微鏡下に行った（図157c）。動脈の阻血時間は41分で，手術時間712分，出血量は2,632gであった。切除標本の病理組織学的検査では，高分化型腺癌で主病巣から右肝管に広範に進展していたが，左肝管断端に癌を認めず（R0），pT1p，N0M0でstageⅠであった。術後経過は良好で合併症もなく，第36病日に退院した。その後，64カ月間無再発生存中である。この症例は，CAOのために動脈血行再建を伴うHPDを行った世界で初めての記念すべき成功例である。

3. 術前胆汁ドレナージでMRSA感染を認めたら手術をどうするか？

閉塞性黄疸に対して術前胆管ドレナージ（PBD）を行うか否かの論争に関しては，PBDを行うと胆道感染を発症することが多く，これが術後の重篤な感染性合併症を併発して肝不全を発症し，時には手術死亡に至ることがあるので，PBDをすべきではないと主張する肝胆道外科グループが欧米にはいる。

一方，メチシリン耐性黄色ブドウ球菌（MRSA）は，感染性合併症のなかでもとくに治療困難である。とくに閉塞性黄疸を呈した胆道癌患者に胆道再建を伴う肝切除術を予定した際に，ドレナージ胆汁にMRSA感染が認められた場合，その術前治療，術中管理，胆管の切除再建の操作，術後胆汁ドレナージを含めた術後管理法などに関して，一定の見解が得られていないのが現状である。MRSAの胆道感染のある患者に対する胆道再建を伴う肝胆道切除の実態とその手術成績について，名古屋大学病院腫瘍外科のTakaraらが報告した[340]。

2001年1月～2009年7月の間に，外胆汁瘻造設後に胆道再建を伴う肝胆道切除を行った350症例のうち14例の手術前にドレナージ胆汁にMRSA感染を認めた。14例中13例（92.9％）は，名古屋大学病院へ紹介される前に前医でPBDが行われ，そのうち4例は名古屋大学病院入院時のドレナージ胆汁にMRSA感染が認められた。また，350例中246例（70.3％）にはMRSA以外の細菌感染が同定され，残りの90例（25.7％）には胆汁感染は認められなかった。なお，前医でPBDがすでに行われていたのは258例（73.7％）であり，内視鏡的逆行性胆管ドレナージ（ERBD）が行われていた患者は胆道感染の頻度が高いので，すべて入院後にERBDをENBDに変更した。最終的にはPBDの方法はPTBD 280例，ENBD 70例となった。対象疾患は胆管癌284例，胆嚢癌35例，その他の癌17例，良性疾患14例であり，これらを胆汁培養でMRSA陽性群，MRSA以外の細菌陽性群，陰性群の3群に分けて検討した。周術期管理の基本として，外瘻胆汁は経口摂取をするか経鼻十二指腸チューブを通して注入して腸管内還元をした。また，術前・術後を通してシンバイオティクスを用い，術後第1病日より経空腸栄養を開始した[341]～[343]。抗菌薬の選択に関しては，胆汁培養が陰性の場合は第1または第2世代の抗菌薬を使用し，胆汁培養が陽性に出た場合は，感受性のあるものを選択して使用した。MRSA陽性の患者には手術2時間前と手術開始6～7時間後にバンコマイシン（VCM）を使用した。予防的抗菌薬投与はすべての患者に手術後7日間使用した。

MRSA感染の頻度は前医でPBDを行った患者に高く，PTBDとENBDとの間には差はなかった。また，術前胆管炎の頻度はMRSA感染例のほうが高かった。肝切除術式は左側肝切除172例（49.1％），右側肝切除164例（46.9％），中央肝切除14例（4.0％）であり，門脈や肝動脈の血管合併切除は154例（44.0％），HPDは71例（20.3％）に行われた。3群間で手術術式の割合には差はなく，手術時間，術中出血量も3群間に差はなかった（表141）。胆汁培養でMRSA陽性の14例のうち，6例（43％）が術後に手術部の感染症を併発した。5例が創感染，2例が腹腔内膿瘍であり，前者では4例，後者では1例に膿からMRSAが検出された。また，14例中2例（14％）が術後に菌血症を発症し，そのうち1例では血液培養でMRSAが陽性であった。術前MRSA陰性者のうちMRSA腸炎が3例，肺炎が4例発症した。術前MRSA感染陽性群は，陰性群に比べて有意に創感染の頻度が高

表141 肝胆道切除前に胆汁培養を行った対象患者の特徴（名古屋大学病院，Takara，2011）

	胆汁培養			p
	陽性		陰性（n=90）	
	MRSA(+)(n=14)	MRSA(−)(n=246)		
疾患名				0.59
胆管癌	14	200	70	
胆囊癌	0	23	12	
他の癌	0	13	4	
良性疾患	0	10	4	
胆管ドレナージ				
前医/当院	13/1*	191/55+	54/36*+	<0.01
PTBD/ENBD	13/1	200/46	67/23	0.31
術前胆管炎	6（42.9%）*	48（19.5%）+	7（7.8%）*+	<0.01
手術				0.11
肝切除法				
左側肝切除	11	111	50	
右側肝切除	2	126	36	
中央肝切除	1	9	4	
門脈/肝動脈切除	6	110	38	0.94
HPD	1	52	18	0.65
手術時間（min）	671±158	663±165	637±142	0.26
出血量（ml）	1,860±787	2,425±3,505	1,746±1,022	0.06

* $p<0.05$ [MRSA（+）vs.（−）], + $p<0.01$ [MRSA 以外（+）vs.（−）]

表142 肝胆道切除後感染性合併症（名古屋大学病院，Takara，2011）

	術前胆汁培養			p
	陽性		陰性（n=90）	
	MRSA（+）(n=14)	MRSA（−）(n=246)		
手術部感染症				
全例	6（43%）	75（30%）	19（21%）	0.19
創感染	5（36%）*	42（17%）	8（9%）*	0.06
腹腔内膿瘍	2（14%）	55（22%）	12（13%）	0.24
菌血症	2（14%）	21（9%）	2（2%）	0.18
MRSA 腸炎	0	2（1%）	1（1%）	0.91
肺炎	0	4（2%）	0	0.56
手術死亡	0	10（4%）	3（3%）	0.99
術後在院日数（日）	34±14	42±27	38±26	0.23
（中央値，範囲）	[32, 15〜61]	[30, 14〜222]	[33, 12〜218]	

* $p=0.02$ [MRSA（+）vs.（−）]

かったが，他の合併症に関しては3群間に差はなかった。手術死亡は350例中13例（3.7%）に発生したが，その原因は肝不全11例，敗血症性ショック1例，腹腔内出血1例であった。ただし，術前にMRSAが陽性であった14例のなかには手術死亡はなかった（表142）。結局350例中28例（8.0%）に術後MRSA感染が発症した。ここで術後MRSA感染を発症する独立した危険因子を多変量解析をしたところ，術前のMRSA感染と膵空腸吻合部の縫合不全が抽出された。

以上のような結果から，TakaraらはMRSA感染が陽性であっても，VCMを含んだ適正な抗菌薬の予防的投与を含めて集学的な感染症対策をすれば，難しい肝胆管切除といえども許容範囲内の合併症発生率，手術死亡率で行うことができると結論で述べた。

思い出の手術⑭

<エホバの証人に対する肝門部胆管癌手術>

エホバの証人の信者は「血を避けなさい」と述べている聖書の命令に基づき，医療行為のなかの輸血という選択肢だけを除外してほしいと望んでいる（聖書，使徒15：28，29）。

さて，ここで私が体験したエホバの証人の信者の肝門部胆管癌患者の症例を紹介したい。患者は62歳，女性。2006年10月29日，健康診断で肝機能異常を指摘されて大阪府内の某病院を受診して，肝内胆管拡張を指摘されて11月15日入院。MRCPでは肝門部で左枝，右前枝，右後枝が分断され，肝内胆管の拡張がみられた（図14-1）。11月29日にERCPを行ってENBDチューブを左外側後枝（B2）に挿入した。左肝管への癌浸潤は内側区域枝（B4）の合流部の下流まであった（図14-2）。12月7日にENBDチューブが逸脱したのでERBDに変更された。12月8日に大阪の某大学病院を受診したが，無輸血での手術は不可能と判断された。そこで12月18日に名古屋大学病院外科を紹介された。血清総ビリルビン値が10.4mg/dlと高値であったため，減黄と精査目的で即入院となった。直ちにMDCTを行うと門脈分岐部の腹側に腫瘍を認め，右肝動脈（RHA）が巻き込まれていた（図14-3）。3DCT血管造影では，RHAにencasementを認め，左肝動脈（LHA）は左胃動脈（LGA）から分岐していた。また，総肝動脈（CHA）は門脈の背面を横切って，その右側から脾動脈（SA）が反転して門脈の前面を左方へ横切って走行していた（図14-4）。肝右葉切除，尾状葉切除，胆管切除の適応と考え，12月28日に右門脈塞栓術を行った。2007年1月に入り，麻酔科との術前検討会を行ったところ，直前約30例の肝右葉切除例のなかで自己血貯血の輸血が必要となった症例が1例あったため，輸血の可能性が0ではないとの理由で，エホバの証人の信者の麻酔は引き受けないとの結論に達した。

1月17日に近隣の東海病院へ転院していただき，元名古屋大学腫瘍外科のチームメイトで他大学へ移って麻酔科に転属したY先生に依頼して麻酔を担当していただいた。アルブミンなどの微小分画製剤や，エリスロポエチン製剤の使用，希釈式自己血輸血，回収式自己血輸血の許可も得られた。2007年1月23日に手術施行。麻酔導入後，まず希釈式自己血輸血用の閉鎖回路を設けて，自

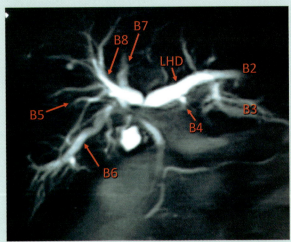

図14-1 MRCPで肝門部胆管は左枝，右前枝，右後枝に分断されている
LHD（左枝），B2：左外側後枝，B3：左外側前枝，B4：左内側枝，B5：右前下枝，B6：右後下枝，B7：右後上枝，B8：右前上枝

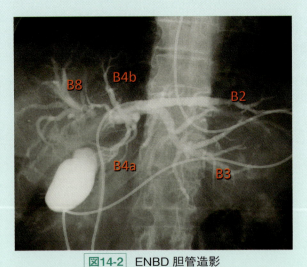

図14-2 ENBD胆管造影
ENBDチューブは左外側後枝（B2）に入っている。左側への癌浸潤は外側前枝（B3）と，内側枝（B4）の共通幹とB2との合流部の直下までであると診断した
B4a：左内側下枝，B4b：左内側上枝

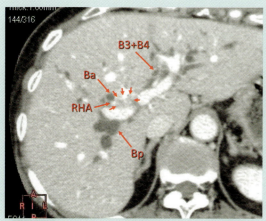

図14-3　MDCTの体軸断で，腫瘍（矢印）は門脈分岐部の腹側にあり，右肝動脈（RHA）に浸潤を認める
Ba：右前枝，Bp：右後枝，B3＋B4：左外側前枝＋内側枝

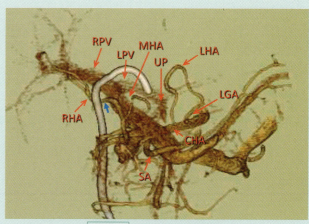

図14-4　3DCT血管造影
右肝動脈（RHA）にencasement（青矢印）を認める。総肝動脈（CHA）は門脈の背面を右へ走行し，脾動脈（SA）は門脈の右側から反転して門脈の前面を通って左方へ走行している。左肝動脈（LHA）は左胃動脈（LGA）から分岐している
　MHA：中肝動脈，RPV：右門脈，LPV：左門脈，UP：門脈臍部

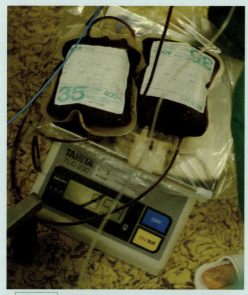

図14-5　術中希釈式自己血輸血用に400ml用採血パックに2本（計954g）採取した

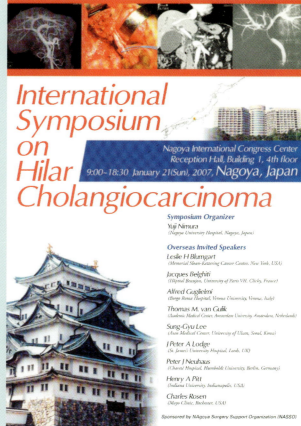

図14-6　2007年1月21日に，名古屋で開催された肝門部胆管癌の国際シンポジウム
私の名古屋大学退職記念に世界中から有名な肝胆外科教授が参加してくれた

己血400mlを2単位（954g）脱血した（図14-5）。2日前に，私の名古屋大学退職記念に名古屋で開催したInternational Symposium on Hilar Cholangiocarcinoma（図14-6）に出席したアムステルダム大学のアカデミック・メディカル・センターのT. van Gulik教授（第9，11～13章に

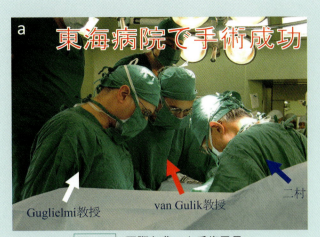

図14-7 国際色豊かな手術風景
術者：二村，第1助手：van Gulik教授（赤矢印），第2助手：Guglielmi教授（白矢印）

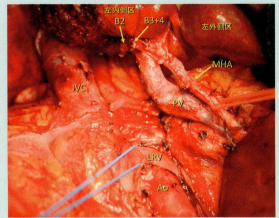

図14-8 肝切除術中所見
左肝管断端に外側後枝（B2）と外側前枝＋内側枝（B3＋4）の開口部を認め，肝管形成を行った．大動脈周囲リンパ節郭清も行った
MHA：中肝動脈，PV：門脈，LRV：左腎静脈，IVC：下大静脈，Ao：大動脈

登場）とイタリアのベローナ大学のA. Guglielmi教授（第12，13章に登場）の2人に各々第1助手，第2助手に入ってもらった（図14-7）．予定どおり肝右葉切除，尾状葉切除，肝外胆管切除を行い，左肝管は外側前枝＋左内側枝（B3＋4）と，左外側後枝（B2）の合流部の上流で切離した（図14-8）．手術時間7時間32分，無輸血で無事に手術を完了することができた．出血量は術中にセルセーバーに回収された200ml弱の血液を含めて688mlであったので，希釈式自己血輸血の2単位はゆっくりと返納した．術中管理上，まったく問題なく，手術終了後直ちに抜管もできた．

切除標本の病理組織学的検査では，中分化型腺癌でly 1，v 0，n 0，pn 2，pHinf1a胆管切除断端癌陰性でR0切除ができた．大動脈周囲リンパ節郭清も行ったため，術後腹腔内ドレーンから1日1,000ml以上の排液があり，一度右胸水穿刺排液も行ったが他に合併症はなく，術後血清総ビリルビンの最高値は2.6mg/dlで，第32病日に退院し，紹介医へ転医した．その後，乳癌手術も無事乗り越えた．2011年に腹腔内に局所再発を認めて化学療法を受けたが，11月14日（術後4年10カ月）に死亡した．

エホバの証人の手術をもっとも多く行い，「メスよ輝け」や「孤高のメス」で有名な作家でもある大鐘稔彦先生は70例余のさまざまな手術を経験されているので参考にされたい[①]．

① 大鐘稔彦：無輸血手術；エホバの証人の生と死，さいろ社，神戸，1998．

4. 肝門部胆管癌の手術を80歳代の患者でも行うか？

高齢者の手術を行うと術後に日常生活の活動性が低下したり，QOLが悪化するなどのために手術を躊躇することがあるが，高齢化社会のなかで手術成績向上のためにさまざまな取り組みがある[344]．原発性肝癌や大腸癌の肝転移に対する肝切除の手術成績を，高齢者と非高齢者との間で比較した研究は多く，そのほとんどが70歳代と70歳未満との間で比較されている．ただ，Shirabeらはこれを80歳代と80歳未満との間で比較した[345]．いずれにしても患者の全身状態を精査し，慎重に適応を選べば高齢者に対しても非高齢者と同等の安全な手術ができると述べている．一方，肝門

表143 80歳代の肝門部胆管癌患者の術前状態（名古屋大学病院，Takahashi，2013）

	80歳代（％）(n=21)	80歳未満（％）(n=410)	p
併存疾患あり	21（95）	224（55）	＜0.001
クリアチニン・クリアランス 24時間（l/日）	98.4±33.6	126.3±44.0	0.012
プロトロンビン時間（％）	93.0±11.8	106.3±79.9	0.045
アルブミン（g/dl）	3.4±0.5	3.6±0.5	0.375
総ビリルビン	0.8±0.4	0.9±0.5	0.187
術前胆管ドレナージ	18（86）	362（88）	0.726
門脈塞栓術	10（48）	229（56）	0.505
自己血貯血	13（62）	302（74）	0.311

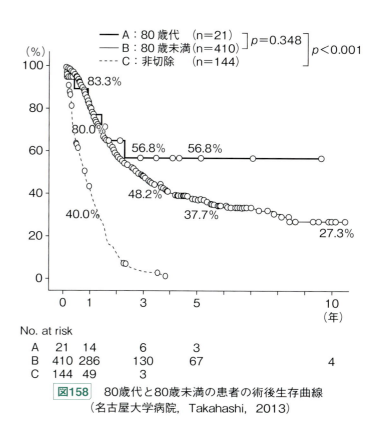

図158 80歳代と80歳未満の患者の術後生存曲線（名古屋大学病院，Takahashi，2013）

部胆管癌の手術では胆道再建を伴うので通常の肝切除よりは手術は煩雑となり，かつ閉塞性黄疸を伴うので，周術期の合併症管理に難渋することもある．そのため，手術適応に関してはさらに慎重にならざるを得ないので，高齢者の肝門部胆管癌の手術成績に関する論文はまれである[346]．ところが，名古屋大学病院腫瘍外科の小林らの報告では，82歳女性の肝門部胆管癌（Bismuth Ⅲa型）に対して肝右葉切除，尾状葉切除，肝外胆管切除を行ったところ，総胆管の十二指腸側断端が浸潤癌で陽性となったので，2cmの追加切除を行ったが，なお上皮内に異型細胞を認めたためPDを追加した．結局HPDとなったが，手術時間604分，出血量1,098gで無輸血であった．術後膵液漏を認めたが保存的に改善し，術後第46病日に退院した．主腫瘍は高分化型腺癌，INFr，ly 0，v 0，pn 2，T2N0M0，stage Ⅱで，術後補助化学療法は行わなかった．論文投稿時，術後5年6カ月で，PS 0，無再発通院中であった[347]．

さらに，同教室のTakahashiらは，80歳代の肝門部胆管癌に対するまとまった手術成績を報告した[348]．2001年1月～2011年9月の間に575例の肝門部胆管癌の治療を行い，431例（75％）に根治切除を行った．そのうち80歳代の患者は21人（4.9％）で，80歳未満は410人（95.1％）であった．80歳代の高齢者には高血圧症10例，糖尿病4例など併存疾患が20例（95.2％）に認められ，その頻度は80歳未満に比べて有意に高かった（$p<0.001$）．PBDは18例（86％），門脈塞栓術は10例（48％），自己血貯血は13例（62％）に行われた（表143）．手術成績を80歳代（A群）と80歳未満（B群）に分けて検討した．肝胆管切除は各々19例（90％），407例（99％）とB群に有意に多かったが（$p<0.021$），膵頭十二指腸切除や血管合併切除の頻度には差はなかった．手術時間はA群のほうが有意に短かったが（$p=0.016$），出血量や術中輸血量には差はなかった．術後全合併症，Dindo-Clavien Ⅲa以上の合併症発生率は各々A群57％，43％，B群46％，27％であり両群間に差はなかった．また，再開腹率，手術死亡率は各々10％，5％；3％，2％で両群間に差はなかった．また，術後在院日数にも差はなかった（表144）．また，術後3年・5年生存率は各々56.8％，56.8％；48.2％，37.7％であり，両群間に差はなかった（$p=0.348$）．しかし，同期間の144例の非切除例の1年生存率は40％であり，A群に比べて有意に不良であった（$p<0.001$）（図158）．

以上のような研究結果から，Takahashiらは80歳代の肝門部胆管癌といえども，注意深く患者の選択をすれば手術は安全にでき，予後も比較的良好であるので，外科的切除の適応から外すべきではないと主張した．

表144 80歳代の肝門部胆管癌の手術術式と手術成績（名古屋大学病院, Takahashi, 2013）

	80歳代（%）(n=21)	80歳未満（%）(n=410)	p
肝切除	19 (90)	407 (99)	0.021
右葉切除	7 (33)	126 (31)	
右3区域切除	0	31 (8)	
左葉切除	8 (38)	129 (31)	
左3区域切除	4 (19)	106 (26)	
その他	0	15 (4)	
胆管切除	2 (10)	3 (1)	
合併切除			
PD	1 (5)	58 (14)	0.335
門脈のみ	2 (10)	102 (25)	0.124
肝動脈のみ	2 (10)	18 (4)	0.254
門脈＋肝動脈	1 (5)	60 (15)	0.335
手術時間（min）	553±132	630±142	0.016
出血量（ml）	1,409±755	1,819±1,199	0.062
術中輸血	8 (38)	107 (26)	0.217
全合併症	12 (57)	188 (46)	0.372
DC分類Ⅲ以上	9 (43)	109 (27)	0.130
腹腔内膿瘍	8 (38)	71 (17)	0.036
創感染	2 (10)	49 (12)	1.000
肝不全	2 (10)	21 (5)	0.130
再手術	2 (10)	13 (3)	0.162
手術死亡	1 (5)	7 (2)	0.332
術後在院期間（day）	47±42	39±27	0.523

PD：膵頭十二指腸切除，DC：Dindo-Clavien

Ⅵ 小括

　胆道癌に対する手術適応は，日本の積極的な肝胆道外科医によって一歩一歩拡大されてきた。再発胆道癌に対して再切除が有効かどうかの研究は，今後も続けて行う必要がある。その過程で，再切除の適応を明らかにすることができる可能性がある。一方，過去にはなかった新しい手術適応症例に対する外科的チャレンジの成功例を蓄積していけば，近い将来，新しい外科の分野が開かれていくものと思われる。常に腕を磨き，チーム力を高めて諦めずに外科的治療のチャンスをうかがう気持ちを忘れてはならないということを，読者の皆様にお伝えしたい。

第16章

胆道癌に対する日本発の究極の拡大手術；HPDの歴史と変遷

I はじめに

1970年代以降，日本の肝胆道外科医が国際舞台での活躍を始め，これが1990年代に入ると，日本式の積極的な肝胆道外科手術が世界を圧倒するような勢いで急速に発展した。

胆道癌に対する究極の拡大手術である肝膵十二指腸切除術（HPD）は主に日本国内の先端医療施設の間で広まったが，かなりリスクの高い手術であるため，欧米への広がりはかなり遅れた。2000年代に入るといくつかの北米の施設で手術成績が報告されたが，UCSDのHemmingら[349]の報告以外は症例数も少なく危険な手術であるとの印象を拭い去ることはできなかった。ここでは，HPDの歴史と手術成績の変遷について述べる。

II HPDの誕生と発展

1. 最初のHPDから1990年代にかけて

HPDを最初に報告したのは癌研究会附属病院外科の霞らである。1976年に『日本消化器外科学会雑誌』に発表された胆嚢癌に対する外科手術成績のなかに，肝右葉切除と膵頭十二指腸切除（PD）を併せて行った肝右葉・膵頭十二指腸切除（Rt-HPD）の1例が含まれていた[128]。次に局所進行胆嚢癌に対する5例のRt-HPDの手術成績について高崎らが1980年に報告した。局所進行胆道癌の手術適応の範囲が一気に拡大した感はあったが，手術の安全性，長期成績については改良の余地が残された[129]。一方Nakamuraらは，胆嚢癌の進展に合わせた15例の肝切除のうちの5例にPDを加えたHPDを報告しているが，手術死亡はなく最長2年6カ月間生存したという報告をした[156]。そして1990年代に入り，Nimuraらが初めてhepatopancreatoduodenectomyという手術用語を用いて英文誌に報告した。胆嚢癌14例，胆管癌10例とまとまった手術成績の報告であったが，術前合併症，術後合併症の頻度は高く，手術死亡率も25％（6/24）と高率であった。局所超高度進行胆嚢癌に対する右3区域切除PDの1例が5年生存したが，長期成績を検討するには時期尚早の感があった[139]。1990年代にはその後，Nakamuraら[350]，Tsukadaら[351]，Miyagawaら[352]，Shiraiら[353]の報告があるが，その症例数は7例，7例，10例，17例であり，広範肝切除を含んだHPDはNimuraらの17例の他，4例，7例，10例，2例で，手術死亡率も0〜28.6％と施設間に差があり，時に5年生存をした症例があるものの，相変わらず長期成績を論ずるところまでには達していなかった（表145）。

2. 2000年代初期のHPD

2000年代に入ると，日本全国の先端施設から国際誌へHPDの手術成績の報告が増える一方，手術症例数も少しずつ増加した[354]〜[357]。総手術症例数は11〜32例，そのうち広範肝切除例も20例以上，血管切除再建を伴うHPDも10例以上の施設が現れた。とくに全切除例が20例以上の信州大学[358]，大垣市民病院[359]，東京女子医科大学[360]，新潟大学[361]などでは広範肝切除例も20例以上であった。しかし，信州大学以外では術後合併症発生率と手術死亡率は各々50％，15％；90.6％，46.9％；82.1％，21.4％とかなり高かった。しかし，各施設から5年生存率を33％，51.9％，64％，11％などと発表できるようになってきた（表146）。これだけHPDのまとまった手術成績を報告できたのは日本のみであり，世界に与えた衝撃はかなりのものであったと想像される。

さてこの時期に世界で最多のHPDを行っている名古屋大学腫瘍外科のEbataらが，1施設のレビューを報告した。1981年10月〜2004年12月に行った86例

表145 日本から発表された胆道癌に対するHPDの手術成績（1990年代）

報告者（施設）雑誌名, 年（対象期間）	対象症例 計	GBC	BDC	広範肝切除	血管切除	術後合併症(%)	手術死亡(%)	術後生存期間(率)				
Nimura ら[139]（名古屋大学）Hepatogastroenterology, 1991（1981～1989）	24（1例はGBC+BDC）	14	9	17	13(54.2%) [PV 12 / IVC 2]	22(91.7%)	6(25.0%)	2年生存率 GBC：4～67M, 20.8%; BDC：3～32M, 14.8%. MST 門切例 7.6M, 1年 33.3%, 2年 0%, 5年 0%; 非門切例 7.1M, 35.7%, 28.6%, 9.5%				
Nakamura ら[350]（浜松医大）Arch. Surg., 1994（1978～1992）	7	7	0	4	2(28.6%) (PV 2)	5(71.4%)	0	MST 12M (4～37M), 1年 57%, 2年生存率 28.6%				
Tsukada ら[351]（新潟大学）Br. J. Surg., 1994（1985～1990）	7	2	5	7	2(28.6%) (IVC 2)	7(100%)	2(28.6%)	(8～58M), 1年 60.0%, 2年生存率 20.0%				
Miyagawa ら[352]（信州大学）World J. Surg., 1996（1990～1994）	10（1例はGBC+BDC）	2	7	10	3(30.0%) [PV 1 / PV+HA 2]	3(30.0%)	0	Mean ST 31.8M (13～59M)				
Shirai ら[353]（新潟大学）Cancer, 1997（1983～1993）	17	17	0	2	1(5.9%) (IVC 1)	/	1(5.9%)	広範肝切除 44M, 56M; 楔状肝切除 6～143M; MST 5年 53.0%, 10年生存率 30.0%; R0 58.3M, 0%; R1 8M, 0%				

GBC：胆嚢癌, BDC：胆管癌, PV：門脈, IVC：下大静脈, HA：肝動脈, MST：50％生存期間,
Mean ST：平均生存期間, M：月

のHPDのうちRt-HPD 58例を対象として，1980年代の前期，1990年代の中期，2000年代の後期の3期に分けて，その手術成績を比較検討した[362]。58例中胆嚢癌は33例，胆管癌は25例であり，3期の手術例は前期16例，中期28例，後期14例であった。肝切除術式は右葉切除20例，S4aを含む拡大右葉切除28例，右3区域切除10例であり，尾状葉切除は58例中57例に行われた。膵空腸吻合は1980年代は端々吻合（重積法），1990年以降は端側膵管空腸吻合を行った。また，残肝機能増大を目的として1991年以降門脈塞栓術（PVE）をルーチンに行い[104]～[106]，2000年代にはPTBD後に増加する胆道感染に関連する感染性合併症予防のため，外瘻胆汁の腸管内還元に加えて，周術期にシンバイオティクスを使用し，経空腸栄養を術後早期（第1病日）から開始した[341]～[343],[363]。また，MDCTを用いることにより，診断技術は大いに進歩した[364][365]。前期・中期・後期の手術時間，術中出血量の中央値は765分，907分，720分；4,300g，3,846g，2,138gであり，ともに3期間の間に有意差（$p=0.04$，0.006）があり，手術治療法にも改良が進んでいることがうかがわれた。HPD後の重症合併症の発生状況を前・中・後期に分けて検討すると，膵液瘻，膵空腸吻合縫合不全，肝管空腸吻合縫合不全は各々63％，25％，43％（$p=0.048$）；48％，14％，7％（$p=0.024$）；31％，7％，0％（$p=0.017$）とその頻度は有意に低下しているが，肝不全は56％，43％，14％と減少傾向になっているものの有意差はなかった（$p=0.057$）。一方，腹腔内膿瘍や菌血症などの重症感染症の発生頻度には変化はなかった。また，58例中手術死亡は12例（21％）に認められ，そのうち4例は手術後30日以内，8例は30日以降に死亡した。主な死亡原因は肝不全7例，菌血症3例，腎不全1例，心不全1例であった。その発生頻度は31％，18％，14％と次第に減少してきたが有意差はなかった（$p=0.455$）（表147）。局所進行胆道癌に対する他の治療法がいまだない現在，究極の高難度手術，高侵襲手術であるRt-HPDの術前・術後合併症対策を推進して手術成績をさらに向上させ，一方ではこの究極の手術の真の適応を明らかにする努力を続けることが，世界のleading hospitalの責務であろう。

表146 日本から発表された胆道癌に対するHPDの手術成績（2000年代初期）

報告者（施設）雑誌名, 年（対象期間）	計	GBC	BDC	広範肝切除	血管切除	術後合併症（%）	手術死亡（%）	術後生存期間（率）			
Yoshimi ら[354]（茨城県立中央病院）Hepatogastroenterology, 2001（1992・12～2000・12）	13	0	13	10（76.9%）	3（23.1%）[PV 3]	9（69.2%）	1（7.7%）	1, 48.0%,	2, 32.0%,	3, 32.0%,	4年生存率 16.0%
Sasaki ら[355]（岩手医大）Hepatogastroenterology, 2002（1986～1995）	16	16		4（25.0%）		11（68.8%）	1（6.3%）	全例 R0（n=13） R1（n=3）	Mean ST 278日 211日		5年生存率 42.9% 52.7% 0%
Hirono ら[356]（和歌山医大）World J. Surg., 2006（1986～2004）	11	5	6	8（72.7%）		9（81.8%）	2（18.2%）	（2M～44M） 1, 44.0%,	2, 33.0%,		3年生存率 11%
Urahashi ら[357]（東京女子医大）Hepatogastroenterology, 2007（1981・1～2002・3）	12	（すべてICC）		10（83.3%）	4（33.3%）[PV 3, IVC 1]	/	0	MST 47.2M（2～175M） 1, 40.0%,	3, 33.0%,	5, 33.0%,	10年生存率 23.0%
Miwa ら[358]（信州大学）JHBPS, 2007（1990・4～2005・6）	26	9	17	22（84.6%）	4（15.4%）	8（30.8%）	0	びまん型BDC（n=14） GBC			5年生存率 51.9%（R0: 68.6%, R1: 0%） 25.0%
Kaneoka ら[359]（大垣市民病院）JHBPS, 2007（1994・3～2004・8）	20	10	17	20（100%）	17（85.0%）[PV 14, HA 3]	全例10（50.0%）GBC 6（60.0%）BDC 4（23.5%）	3（15.0%）3（30.0%）0（0%）	MST GBC 9M（3～22M）BDC 24M（6～90M）	1年, 20%, 80%,		5年生存率 0% 64%
Ota ら[360]（東京女子医大）JHBPS, 2007（1979～1996）	32	28	4	32（100%）	14（43.8%）[PV 2, PV+HA 12]	29（90.6%）	15（46.9%）	1, 12.0%,	3, 6%,		5年生存率 3%
Wakai ら[361]（新潟大学）World J. Surg., 2008（1985・1～2003・12）	28	11	17	28（100%）	11（39.3%）[PV 8, IVC 3]	23（82.1%）	6（21.4%）[GBC1, BDC5]	MST 全例 9M R0 26M R1 6M GBC 13M（5～99M）BDC 8M（5～176M）	2年, 32% / 0% 36% 29%		5年生存率 11% 18% 0% 9% 12%

GBC：胆嚢癌，BDC：胆管癌，ICC：肝内胆管癌，PV：門脈，IVC：下大静脈，HA：肝動脈，MST：50%生存期間，Mean ST：平均生存期間，M：月

表147 Rt-HPDの手術成績（1981年10月～2004年12月，名古屋大学病院，Ebata, 2007）

	前期（1980年代）	中期（1990年代）	後期（2000年代）	p
手術時間（中央値, 分）	765	907	720	0.04
術中出血量（中央値, g）	4,300	3,846	2,138	0.006
術後合併症				
膵液瘻	10（63）	7（25）	6（43）	0.048
PJ縫合不全	7（44）	4（14）	1（7）	0.024
HJ縫合不全	5（31）	2（7）	0（0）	0.017
肝不全	9（56）	12（43）	2（14）	0.057
腹腔内膿瘍	不明	10（36）	7（50）	0.374
菌血症	2（13）	9（32）	3（21）	0.330
心・肺・腎不全	7（44）	6（21）	3（21）	0.236
手術死亡	5（31）	5（18）	2（14）	0.455

〔文献362）より引用・改変〕
PJ：膵空腸または膵管空腸吻合，HJ：肝管空腸吻合

思い出の手術⑮

＜肝右葉切除＋膵頭十二指腸切除（R-HPD）における門脈切除の限界＞

拡大肝右葉切除＋膵頭十二指腸切除（R-HPD）は腹部内臓手術のなかで最高の難易度とリスクを内包した手術であると認識されているが，これに門脈や肝動脈をも合併切除した成功例も報告されている。ここではR-HPDの際に門脈の切除・再建に難渋した例を紹介したい。

患者は49歳，男性。2000年1月下旬より黄疸に気づき，某市民病院を受診。血清総ビリルビン値は10.4mg/dlで，超音波，CTで肝内胆管拡張を認めたため1月25日B2よりPTBD施行。2月17日，名古屋大学医学部附属病院へ転入院。血清総ビリルビン 1.5mg/dl, CA19-9 196U/ml, ICG-R15 9.4％。超音波，CTおよび胆管造影では肝門部から中下部胆管に沿った腫瘍が門脈に浸潤して右肝動脈にも接していた（図15-1）。また，右肝管では前枝・後枝の上・下枝合流部を越えてさらに上流まで進展し，左肝管は内側枝と外側枝の合流部を越えて上流まで進展しており（図15-2），左門脈周囲にも癌浸潤を認めた。右側優位の広範囲胆管癌と診断して，2月24日に右門脈塞栓術を行った。そのときの門脈造影（右前・頭前斜位）では，本幹から左右分岐部を越えて狭窄を認め，左門脈浸潤の範囲は臍部（UP）に近接していた（図15-3）。門脈の切除・再建手技を検討するために，超音波で精査をすると，癌浸潤の範囲は門脈臍部の基部に達していると診断した（図15-4）。

上記画像所見から，拡大肝右葉切除，膵頭十二指腸切除，門脈合併切除・再建の適応と診断して，3月9日手術施行。

肝右葉は萎縮し，左葉の肥大を認めた。肝十二指腸間膜に母指頭大の腫瘤を触知し，その下方は十二指腸球部に浸潤していたが明らかなリンパ節転移はなく，総肝動脈・固有肝動脈，左肝動脈に癌浸潤はなく，局所リンパ節郭清を行いながら，右胃動脈，右肝動脈，胃十二指腸動脈を結紮・切離できた。

次に胃幽門部を幽門輪から約2cm口側で切離した。左肝動脈沿いを郭清した後，Rex窩を開いて方形葉の動・門脈枝（A4a, P4a）を切離しながら門脈臍部（UP）を露出すると，びまん性の癌浸潤がUPと門脈左外側後枝（P2）の分岐部まで及んでいることを認めた。次に型のごとく膵を門脈左縁で離断し，空腸動脈第1枝を含めて上部空腸を切除しながら上腸間膜静脈（SMV）を露出した。ここで門脈本幹から左門脈（LPV）のUP分岐部まで広範に癌浸潤が及んでいることが明らかとなり（図15-5），自家静脈再建の適応と判断した。

次に肝右葉を授動して短肝静脈をすべて切離して，右肝静脈も切離縫合閉鎖するとCantlie線およびS4aとS4bの間に虚血域の境界線が明瞭に認められた。

ここで右下腹部の傍腹直筋切開を追加して，腹膜外経由で右外腸骨静脈（REIV）をグラフト用に採取した。

次に肝虚血域に沿って肝切離を行い，左肝管（LHD）をUPの右側に露出した。ここでSMVから脾静脈（SV）合流部にかけて血管鉗子をかけて，門脈（PV）をSV合流部の1cm下流で切断し，REIVとの端々吻合を5-0プロリンを用いて後壁，前壁の順でover-and-over法で行った（図15-6①）。

次にLHDをUPの右縁で切離して，肝右葉と膵頭十二指腸を一塊として遊離した。LHD断端には内側枝（B4）と外側枝（B2+3）の2つの断端を認めた。次に血管鉗子をUPとP2に各々かけて，UP基部の癌浸潤部を切除側に含めるようにUPからP2に向かったPVを斜めに切除して腫瘍を一塊として摘出した（図15-6）。下流側のPV吻合部の口径がREIVの2倍ほどと大きかったため，REIV断端の左右両側を1cmほど縦切開をして吻合口径を合わせるようにした。まずREIVの右壁切開端とUP吻合口の腹側端に5-0プロリンによる支持糸を通した。次にREIVの左壁切開端とP2吻合口の背側端にもう一方の支持糸を通した（図15-7）。まずUPの腹側端の支持糸を用いて，吻合部の左壁を腹側から背側に向かって連続縫合した（図15-8①，②）。次にP2の背側端の支持糸を用いて，吻合部の右壁を背側

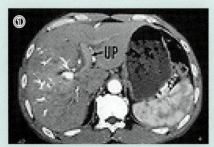

①：左門脈周囲の低吸収域を示す腫瘤は臍部（UP）に近接している

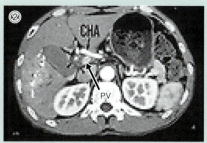

②：上・中部胆管の腫瘍（矢頭）は門脈（PV）に浸潤している
CHA：総肝動脈

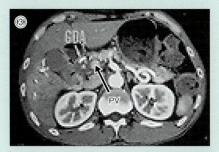

③：中・下部胆管の腫瘍（矢頭）は門脈（PV）に浸潤し，胃十二指腸動脈（GDA）に接している

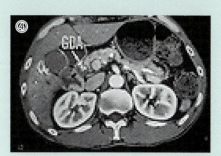

④：膵内胆管にも腫瘍（矢頭）の進展を認める

図15-1 造影CT像

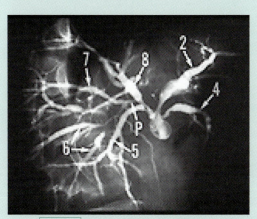

図15-2 PTBD造影（右前斜位）
上部胆管は閉塞し，右後（P）下枝(6)への浸潤は高度で，右前枝は上(8)・下(5)枝の合流部の上流まで，左枝は内側枝(4)と外側後枝(2)の合流部の上流まで癌浸潤を認める

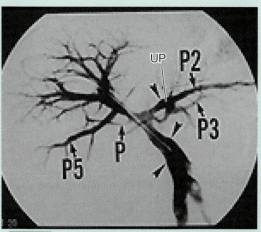

図15-3 経皮経肝門脈造影（右前・頭前斜位）
門脈本幹から左右門脈まで狭窄を認め（矢頭），左門脈浸潤は臍部（UP）に近接している。右門脈後枝（P）の狭窄は著明である
P2：門脈左外側後枝，P3：門脈左外側前枝，P5：門脈右前下枝

から腹側に向かって連続縫合した（図15-9①，②）。門脈再建の吻合口は上流・下流ともにひずみもなく，まったくスムースな形に形成できた（図15-10①，②）。

膵胆管消化管再建はChild法で行った。REIVグラフトを採取したため，右下肢には術中から弾性包帯を巻いて下肢の浮腫の防止を図った。
術後経過は良好で，まったく合併症なく第29

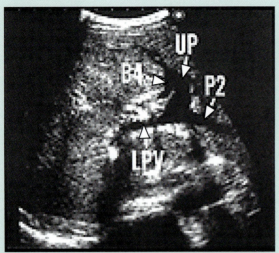

図15-4 体外式腹部超音波像
　左門脈（LPV）は狭窄し，門脈臍部（UP）の起始部まで癌浸潤を認める（矢頭）
P2：門脈左外側後枝，B4：左肝管内側枝

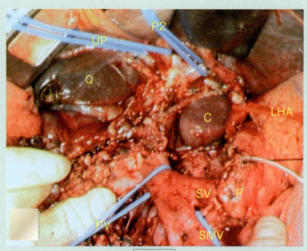

図15-5 門脈本幹から左門脈臍部付近まで広範な門脈浸潤を認める
PV：門脈本幹，UP：門脈臍部，P2：門脈左外側後枝，SMV：上腸間膜静脈，SV：脾静脈，P：膵体部断端，C：肝尾状葉，Q：肝方形葉，LHA：左肝動脈

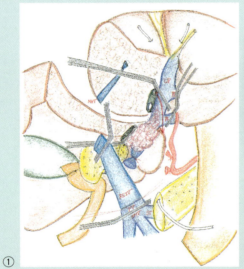
①

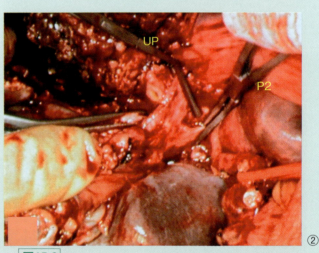
②

図15-6
①：門脈（PV）と右外腸骨静脈（REIV）グラフトとの端々吻合の後，門脈臍部（UP）と門脈外側後枝（P2）に各々血管鉗子をかけて，UP から P2 にかけて斜めに門脈を切除した
　SMV：上腸間膜静脈，SV：脾静脈，MHV：中肝静脈，P3：門脈左外側前枝
②：門脈臍部（UP）と門脈左外側後枝（P2）に血管鉗子をかけてから，UP を斜めに非癌部で切除する

病日の4月7日に退院した。術後2カ月目に早期職場復帰（工場での立ち仕事）をした。切除標本の病理組織診断は中分化型管状腺癌で，si, ly 2, v 2, pn 2, hinf 0, panc 1b, ginf 1, du 0, pv 2, a 0, n（－），hm 1, em 2であった。
　2年後の2002年4月26日にCTで腹膜再発を発見。5月20日より5-FUによる動注化学療法を行ったが，8月20日（術後2年5カ月後）に死亡した。超高度進行広範囲胆管癌であったが，左門脈外側枝を温存しながらUPの一部も含めて合併切除をした唯一の手術経験例である。今回の手術はベルリンのフンボルト大学シャリティ病院のPeter Neuhaus教授に助手に入ってもらった。UPの再建の場面ではREIVの両側に切開を入れ

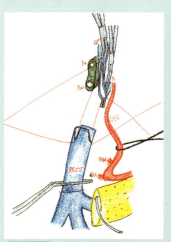
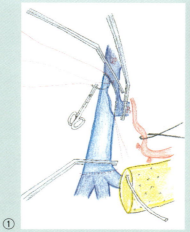
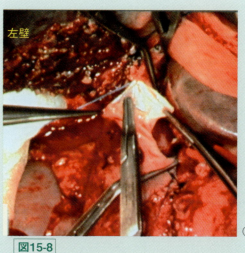

図15-7 門脈下流側の再建
右外腸骨静脈（REIV）グラフトの右壁切開端と門脈臍部（UP）の吻合口の腹側端に支持糸をかける。次にREIVグラフトの左壁切開端と門脈外側後枝（P2）の背側端に支持糸をかけた
　RHA：右肝動脈断端，GDA：胃十二指腸動脈断端，LHA：左肝動脈，B4：左肝管内側枝断端，B2＋3：左肝管外側枝断端

図15-8
①②：門脈臍部（UP）吻合部の左壁縫合
　UP腹側端の支持糸を用いて左壁を腹側から，次に左外側後枝（P2）の背側端の支持糸に向かって連続縫合

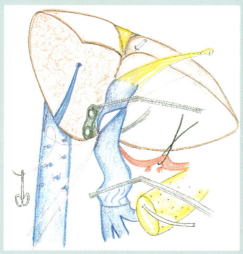
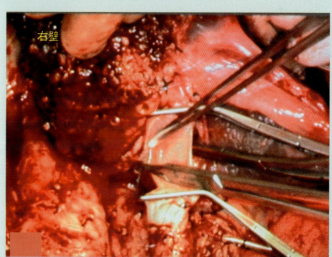

図15-9
①②：門脈臍部（UP）吻合部の右壁縫合
　左外側後枝（P2）の背側端の支持糸を用いて吻合部の右壁を背側から腹側に向かって連続縫合

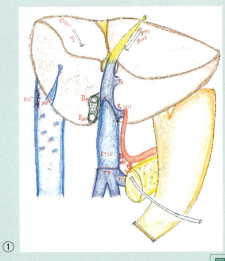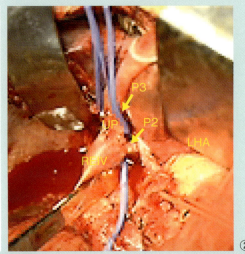

図15-10

①：拡大肝右葉切除，尾状葉切除，亜全胃温存膵頭十二指腸切除，門脈合併切除，右外腸骨静脈グラフトを用いた門脈再建術
PV：門脈本幹，SV：脾静脈，REIV：右外腸骨静脈グラフト，LHA：左肝動脈，RHA：右肝動脈断端，GDA：胃十二指腸動脈断端，P3：門脈左外側前枝，P2：門脈左外側後枝，RHV：右肝静脈断端，MHV：中肝静脈，B4：左肝管内側枝，B2＋3：左肝管外側枝
②：門脈臍部（UP）と左外側後枝（P2）にかけての吻合部はスムースに縫合されている
P3：左外側前枝，REIV：外腸骨静脈グラフト，LHA：左肝動脈

ると一側の切開よりも大きな吻合口が得られるというアドバイスを受け，左利きの Peter は患者の左側から左手に持った持針器で縫合もやってみせてくれた。「肝胆道外科は左利きのほうが有利である」が彼の持論である。

3. 北米での HPD

欧米諸国で胆道癌に対する HPD に関して報告した論文はきわめて少ない。最初に報告されたのが，ジョンス・ホプキンス大学病院の Doty らが発表した膵頭周囲リンパ節転移を伴う5例の胆囊癌切除例の報告である[366]。1996～1999年の3年間に5例の進行胆囊癌に対して幽門輪温存膵頭十二指腸切除（PPPD）を行って，膵頭周囲リンパ節転移を含めて摘出を行った。門脈合併切除・再建が1例に行われた。5例中2例は腹腔鏡下胆囊摘出術あるいは開腹胆囊摘出，総胆管切開の既往があったが，胆囊癌の原発巣の大きさは1.5～2.8cm大で，すべて胆囊床を含んだ非解剖学的楔状切除が行われた。5例中4例のうち2例の肝内に癌浸潤を認めたが，他の2例には癌組織は認めなかった。結局楔状切除の4例の切離縁には癌を認めず，1例は不明であった。膵頭周囲リンパ節転移の状況は4/17，6/12，2/16，1/1，10/18であり，領域リンパ節の多くが混在しているのではないかと推測される。術後合併症として肝管空腸吻合縫合不全1例とTチューブドレナージが遷延した1例を認めたが，手術死亡例はなかった。5例中4例は11～23カ月後に再発死亡したが，1例のみが42カ月後無再発生存中であった。日本で行っている進行胆囊癌に対する HPD の概念とは印象の異なる報告である。

次に，ニューヨークのメモリアル・スローン・ケタリングがんセンター（MSKCC）外科の D'Angelica らは1994年1月～2000年7月の間に切除した1,280例の肝胆道癌のうち，広範肝切除を伴う膵切除17例（1.3％）の手術成績を発表した[367]。17例中，神経内分泌癌が8例の他，肉腫3例，胆管癌2例，胆囊癌1

表148 肝・膵合併切除の際の肝切除術式（Hemming, 2010）

肝切除術式	症例数
右3区域切除＋S1	13
左3区域切除＋S1	5
右葉切除（＋S1）	8 (3)
左葉切除（＋S1）	2 (1)
中央2区域切除	3
後区域切除＋S5	3
後区域切除	2
S4b・5・6切除	2
S5・6切除	2
計	40

〔文献349）より引用・改変〕
S1：尾状葉切除，S4b：日本のS4a（左内側下区域）

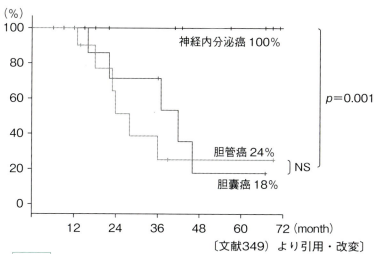

図159 胆道癌に対するHPD後の生存曲線（Hemming, 2010）
胆管癌，胆嚢癌切除後の5年生存率は24％，18％で両者の間に有意差はなかったが，神経内分泌癌と比べると不良である（$p=0.001$）

例，膨大部癌1例，胃癌再発1例，良性fibrosis 1例であった。また，膵切除法としてはPDは8例で，他の9例には尾側膵切除が行われた。胆道癌に対するHPDの3例の肝切除法は，胆管癌では右葉切除と拡大右葉切除，胆嚢癌ではS4b・5切除（日本ではS4a・5切除）であった。17例全体の術後合併症は8例（47.1％）に発生し，そのうち3例（17.6％）が手術死亡した。肝葉切除以上の広範肝切除＋PDを行った6例では3例（50.0％）が手術死亡した。胆道癌の3例中，拡大右葉切除＋PDの1例（33.3％）は腹腔内膿瘍から呼吸不全を併発して第37病日に死亡した。他の胆管癌，胆嚢癌症例は各々術後16カ月，20カ月間生存中である。前述のジョンス・ホプキンス大学病院もMSKCCもともに米国で第1位，2位を競う膵胆道癌の拠点病院ではあるが，HPDに関する実績は約35年前の日本の実状に近いといえる。

---コメント---

ジョンス・ホプキンス大学病院のDotyらの論文では11本の引用文献のうち9本が胆道癌の論文であり，そのうち5本は日本の論文が引用されていた。またHPDに関する論文は11本中4本であり，そのすべてが日本の論文であった。一方，MSKCCのD'Angelicaらの論文では28本の引用文献のうち，11本が胆道癌の論文であり，それらのすべてが日本の論文であった。このように，胆道癌の外科治療に関して米国の胆道外科医はほとんど日本の胆道外科を見習っているといえる。とくにHPDに関しては日本の独壇場であるといっても過言ではない。

米国で唯一日本式の拡大手術を行って，フロリダ大学からカリフォルニア大学サンディエゴ校（UCSD）へ移ったHemmingらは，2009年12月にバージニア州ホット・スプリングスで開催された米国南部外科学会の第121回定期学術集会で悪性疾患に対する肝膵合併切除の手術成績について発表した[349]。1996～2009年の間に40例の肝膵合併切除を行ったが，そのうち26例にHPDが行われた。原疾患は神経内分泌癌13例，びまん性浸潤胆管癌13例，局所進行胆嚢癌9例，GIST 3例，結腸癌の肝・十二指腸浸潤1例，肝・膵転移を伴う眼内黒色腫1例であった。術前治療として，残存予定肝（FLR）容積が25％未満のときはPVEを行った。閉塞性黄疸症例やHPDが予定された場合にはFLR容積が40％未満であればPVEを行い，4～6週間後に再度術前画像診断を行った。胆道癌の場合はFLRへのみPBDを行い，もしも胆管炎が発生したときには対側にもPBDを行った。肝切除術式は多岐にわたり，尾状葉切除を伴う右3区域切除がもっとも多く13例で，31例に広範肝切除が行われ，もっとも小範囲切除はS5・6切除であった（表148）。膵切除術式はPD 26例，DP 14例であった。門脈合併切除・再建が5例，総肝動脈切除・再建が1例，右腎摘出＋結腸右半切除が1例に行われた。出血量中央値は700ml（150～2,500ml），輸血量中央値は2単位（0～10単位），手術時間は3～7.5時間で，中央値は5時間，平均術後在院日数は14日間（7～42日間）であった。

術後合併症発生率は35％（14例）で，膵液漏（3例），胆汁漏（2例），横隔膜下膿瘍（2例），肺炎（2例），創感染（2例）の他，肺梗塞，穿刺の必要な右胸水貯留が各1例に発生した。また，PVEを行わずに肝右3区域HPDを行った1例が血清総ビリルビンのピーク値が11.0mg/dlに達する肝不全に陥ったが，保存的治療で軽快した。手術死亡はなかった。胆管癌の13例中10例，胆嚢癌の9例全例にリンパ節転移が認められたが，胆管切離断端はすべて癌陰性であり，5年生存率は各々24％，18％で両者の間に有意差はなかった。ちなみに神経内分泌癌の5年生存率は100％，無病生存期間は27カ月間（95％CI, 15〜39カ月）であった（図159）。

この論文のなかでHemmingらは，HPDの歴史的経緯について以下のように考察している。1990年の初めに日本の外科医が進行肝胆道癌に対するHPDについて報告した。彼らはこの手術は施行可能であると述べたが治癒率は低く，Nimuraら[139]の最初の報告では合併症発生率は79％で手術死亡率は24％であった。欧米のセンターではこの手術を支持して行おうとするところはなかった。次の20年の間にさまざまな技術改良が行われ，PVEは広範囲肝切除後の肝不全を減少させ，欧米の多くの肝臓外科医もこれを採用するようになった。しかし，肝膵合併切除は欧米では例外的な手術術式であるので，今日までにはMSKCCのD'Angelicaら[367]の17例の広範肝膵切除例では全手術死亡率は18％であり，HPDでは50％であった。MSKCCではPVEは行われていなかった。日本ではHPDが続いて行われてきたが，PVEやPBDを用いることにより最近では生存率が改善されてきた。HPDをもっとも長く，そして多く経験しているNimuraのグループのEbataら[362]は，過去23年間に行った58例のRt-HPDの手術経験のなかでPVEやFLRへのPBDに加えて，周術期の胆管炎の治療に注意することにより，肝不全を著明に減少させることができたと報告している。今までに胆嚢癌に対する根治手術に関する多くの報告があるが，それらの結果は比較的不良である。Nishioら[194]のもっとも大きな手術例の報告では，ステージⅣ胆嚢癌に対するHPDを含んだ根治手術の5年生存率は16％であった。しかし，このNishioらの手術例には肝内転移や大動脈周囲リンパ節転移を伴う超進行癌も含まれていた。われわれはこのような転移症例は切除の適応はないと考えている。しかし，進行胆嚢癌に対するわれわれの手術例で18％の5年生存率が得られたということは，現在では他に治療法のない患者にとっては有益なことであった

と思われる。

以上のようなHemmingの発表が終わると，会場からまずミズーリ州セントルイスのワシントン大学外科のW. C. Chapmanが質問した。「Hemming先生の手にかかれば，欧米の大部分の病院では手術をしないような症例に肝膵合併切除が安全に行われています。これらは肝胆膵手術や肝移植を行っているセンター病院でも取り扱っていないような症例のようです。PDに肝移植を加えた初期の頃の手術成績は非常に不良でしたが，われわれは今後もっとルーチンにこの手術法を用いるべきなのでしょうか？」。続いてニューヨークのMSKCCのW. R. Jarnaginが質問した。「"腫瘍の性質が王様で，患者の選択が女王様である"といわれていますが，手術死亡率0％とは大変印象的でした。まず第一に全身化学療法を行ってから再評価をするということはありませんか？」最後にヴァージニア州シャーロッツビルのヴァージニア大学病院外科のR. B. Adamsが質問した。「40人の患者の90日以内死亡率が0％であり，大変印象的でした。このように賞賛すべき手術成績なのですが，この手術法は高度に選択された患者に限って行われており，気の弱いあるいは無頓着な肝胆道外科医が行うべきではないし，多くの病院で行うような手術ではないと思います」。米国ではいまだかつてないような超拡大手術で手術死亡率が0％であるという衝撃的な発表に皆さん驚かれたようであった。これらの質問に対してHemmingは丁寧に答えた。「移植手術は胆嚢癌やリンパ節転移のある胆管癌には適用されません。その結果は悲惨です。Will（Jarnagin）やReid（Adams）の質問の答えの一部になりますが，手術成績を良好にするには患者を選択するということが大事です。Bill（Jarnagin）の質問にもありましたが，腫瘍の性質のほうが大きな手術よりも強いのです。拡大手術を行っても胆道癌患者の25％も治せないのです。拡大手術は患者をよく選択すれば安全にできます。次に大切なことは，日本人，とくにNimuraがこの特別な手術をこの20年間以上にわたって確実に改善してきましたが，患者の術前管理ということが大切なのです。残肝のPBDに加えて，PVEを用いて残肝を肥大させてきたことです。肝膵合併切除がこのような胆道癌を治療するのに適した方法であるといっているのではなく，安全にできるといっているのです。厳密な選択基準のもとでも手術死亡率が高いようであれば，この手術法は止めるべきです。少なくとも安全にできることを示すことができれば，現在5年生存率が不良なこの疾患に将来どんな補助療法を行うべきか考えることが許され

表149 胆管癌に対する切除術式と手術成績（大垣市民病院, Kaneoka, 2010）

	肝切除	膵頭十二指腸切除	肝膵十二指腸切除	p
症例数	29	32	14	
腫瘍主占居部位				
肝門部	29	0	9	
下部	0	32	5	
切除術式				
RH（3H）	13（2）		6	
LH（3H）	13（2）		7	
CBS	2			
区域切除	1		1	
PPPD		25	11	
PD		7	3	
PVR（Seg）	13（4）	4（1）	5（2）	
HAR	6		2	
手術時間（分）	429±21	275±22	550±30	<0.0001
（範囲）	(247〜655)	(131〜585)	(370〜1,025)	
出血量（ml）	1,096±107	863±115	1,354±153	0.041
（範囲）	(390〜2,497)	(230〜2,470)	(754〜2,900)	
合併症	10（34％）	14（44％）	8（57％）	0.37
入院死亡	3（10％）	1（3％）	0	0.28
在院期間中央値（日）	32	35	44	0.40

〔文献368）より引用・改変〕

RH：肝右葉切除, LH：肝左葉切除, 3H：3区域切除, CBS：中央2区域切除, PPPD：幽門輪温存膵頭十二指腸切除, PD：膵頭十二指腸切除, PVR：門脈切除, Seg：環状切除, HAR：肝動脈合併切除

るのです」と日本のHPDの歴史と現状を紹介しながら，慎重な言葉で答弁を終えた。日本で盛んに行われてきた局所進行胆道癌に対するHPDという超拡大手術が米国に影響を与えているという事実と，医療情勢の異なる米国でそれがどのように取り入れられるかを知ることのできる臨場感あふれるディスカッションであったと思われる。20年前の日本の消化器外科学会の会場へタイムスリップしたようにも感じられるが，"行け行けドンドン" の当時の日本と "safety first" の最近の米国との違いを感じ取ることができる。

Ⅲ 2010年代のHPD

HPDの手術成績の報告は2010年代に入っても相変わらず日本が中心となり，欧米からは前述のHemmingらの報告以外は見当たらない。

（1）大垣市民病院外科のKaneokaらは1997年4月〜2007年5月の間に積極的な外科治療を行った胆管癌に対する手術成績を発表した[368]。胆管癌124例中75例（60％）を切除したが，その切除術式は肝切除術（Hx）29例，膵頭十二指腸切除（PD）32例，HPD 14例であった。Hxには肝門部胆管癌17例，肝内胆管癌（IHC）12例が含まれ，PDには下部胆管癌のみ，HPDには肝外胆管癌12例とIHC 2例が含まれていたが，そのうちの8例は広範囲壁内進展，4例は表層進展，2例は肝十二指腸間膜内進展を示していた。門脈塞栓術（PVE）は，右側肝切除13例中8例と，Rt-HPD 6例全例に行った。肝切除術式は大部分の症例に葉切除以上の広範肝切除が行われ，膵切除術は幽門輪温存PD（PPPD）のほうが多く用いられた。門脈合併切除は22例（29％）に行われ，肝動脈合併切除はHxの6例とHPDの2例の合計8例（11％）に行われ，胃十二指腸動脈か中結腸動脈を用いて再建された。手術時間，出血量は3群間で各々有意差を認めたが，術後合併症発生率，入院死亡率，術後在院期間には差はなかった（**表149**）。また，胆管切除断端の癌陽性率，治癒切除率（R0），Tステージに関しても3群間で差はなかった。一方，Hx，PD，HPD後の50％生存期間と，5年生存率は各々24カ月間，31％；51カ月間，49％；63カ月間，50％で，HxとPDとの間に有意差（$p=0.025$）を認めたが，HxとHPDの間に差はなかった（**表150**）。

再発の危険因子の多変量解析を行うと，神経周囲浸潤（RR, 3.39；95％CI 1.40〜8.19；$p=0.007$）とR（RR, 2.30；95％CI 1.16〜4.53；$p=0.017$）の

表150 手術術式別の結果（大垣市民病院，Kaneoka，2010）

	肝切除術 (n=29)	膵頭十二指腸切除術 (n=32)	肝膵十二指腸切除術 (n=14)	p
胆管断端癌陽性	8 (28%)	2 (6%)	2 (14%)	0.75
R				
R0	17 (59%)	27 (84%)	9 (64%)	0.74
R1/2	12 (41%)	5 (16%)	5 (36%)	
T				
≦2	5 (17%)	9 (28%)	7 (50%)	0.81
3, 4	24 (83%)	23 (72%)	7 (50%)	
ステージ				
0，I	5	8	5	0.58
II	12	16	5	
III	5	4	1	
IV	7	4	3	
50%生存期間（月）	24*	51*	63	*0.025
5年生存率（%）	31**	49	50**	**0.21

〔文献368)より引用・改変〕

表151 HPDの適応とR0切除（国立ソウル大学病院，Lim，2012）

原発巣	適応		合併切除	R0切除（%）
胆囊癌（n=10）	No. 13リンパ節転移	4		4 (100.0)
	びまん性胆管浸潤	4		3 (75.0)
	周囲臓器浸潤	2	右側結腸（n=2）	2 (100.0)
胆管癌（n=13）	びまん性胆管浸潤	11	門脈（n=1）	6 (54.5)
	胆管切除断端再発	2		2 (100.0)

〔文献369)より引用・改変〕

2つが独立した予後規定因子であることが判明した．一方，領域リンパ節転移があっても切除例の平均生存期間は31ヵ月間以上であるので，領域リンパ節転移があっても手術適応はないとはいえない．ただし，大動脈周囲リンパ節転移があった場合には2年以上の生存は得られなかった．

以上のような所見から，14例のHPDでは入院死亡もなく，長期予後も良好であったので，ある程度進展範囲のとどまった胆管癌に対するHPDは標準手術術式と考える価値があると述べた．

(2) 国立ソウル大学病院外科のLimらは，1995年1月～2007年12月の間に576例の胆道癌の切除を行った[369]．肝切除は285例，PDは254例，HPDは37例であり，そのうち広範肝切除を伴うHPDは23例であった．肝切除術式は癌の進展度により，拡大左葉切除2例，右葉切除13例，拡大右葉切除4例，右3区域切除を4例に行い，膵の切除・再建法は23例中従来型のWhipple法は10例，PPPDは13例であった．23例中胆囊癌は10例（43.5%），胆管癌は13例（56.5%）であった．HPDの適応は胆囊癌では膵頭周囲リンパ節転移4例，びまん性胆管浸潤4例であり，胆管癌ではびまん性浸潤例11例の他2例は初回切除後胆管断端再発例に対して二期的にHPDを行った．R0切除は胆囊癌10例中9例（90.0%），胆管癌13例中8例（61.5%）であった（表151）．R1切除は23例中6例（26.1%）で，びまん性胆管浸潤を示した胆囊癌1例，胆管癌5例が含まれたが，これらの他に大動脈周囲リンパ節転移例が1例認められた．

術後合併症は23例中21例（91.3%）に発生し，3例（13.0%）が肝不全，肺炎，肝膿瘍で手術死亡した．胆管癌，胆囊癌のHPD後1年，3年，5年生存率，50%生存期間は各々，76.9%，41.3%，32.3%，27.0ヵ月間，50.0%，20.0%，10.0%，9.0ヵ月間であり，両者の間に有意差はなかった（$p=0.088$）．23例全体の1年，3年，5年生存率は65.2%，33.5%，22.4%であった．R0 17例，R1 6例；N0 9例，N1 14例の術後3年，5年生存率は各々，39.2%，31.4%；16.7%，0%（$p=0.196$）；74.1%，59.3%；7.1%，0%（$p<0.001$）であった．N0，N1症例の3年，5年生存率は胆管癌では80%，

60%；0％，0％（2年以内死亡）（$p<0.001$），胆嚢癌では50%，5％；12.5%，0％（$p=0.237$）であった。また胆管癌ではR0，R1切除後の3年，5年生存率は各々56.3%，20.0%；56.3%，0％であり，両者の間に有意差（$p=0.038$）を認めた。なお，胆管切除断端再発で二期的にHPDを行った2例では，初回手術から再発までに26カ月間，66カ月間を要し，再切除後80カ月間，117カ月間が経過しており，初回切除からの生存期間は108カ月間，183カ月間無再発生存中である。

以上のような所見をもとに，Limらは胆道癌の切除断端を陰性にするために，HPDを行えばR0切除で長期生存が得られるが，リンパ節転移があったり，周囲臓器浸潤を認める場合にはHPDは推奨できないと述べた[369]。

（3）世界でもっともHPDを多く行ってきた名古屋大学腫瘍外科のEbataらは，1991年に初めてHPDの手術成績を報告した以降の[139]，1992年1月～2011年2月に胆管癌に対して行った85例のHPDの手術成績について報告した[370]。

85例中81例（95.3%）にPBDを行った。PTBDは55例，EBDは26例であった。また，67例（78.8%）にPVEを行った。血清総ビリルビン値が2.0mg/dl以下，残肝ICGKが0.05以上を手術適応とした。肝の切除術式は，右葉切除（52例），左葉切除（13例），左3区域切除（10例），右3区域切除（3例）などの広範肝切除が大部分を占め，すべての症例に尾状葉切除を行った。血管合併切除は26例（30.6%）に行われたが，門脈切除・再建が24例（28.2%），肝動脈切除再建が7例（8.2%）に行われた（**表152**）。膵切除術式は幽門輪温存膵頭十二指腸切除が59例，幽門輪切除法が20例，従来のWhipple法が6例に行われた。手術時間は762±141（530～1,380）分，術中出血量は2,696±1,970（683～12,688）mlで，38例（44.7%）に輸血を行い，残りの47例（55.3%）には自己血を用いた。

さまざまな術後合併症が発生したが，もっとも多いのが肝不全64例（75.3%），次に膵液瘻60例（70.6%）で，その他・創感染33例，腹腔内膿瘍22例，菌血症16例，胆管炎5例，腸炎3例など感染性合併症が64例（75.3%）に発生した。これらをClavien分類をすると，グレード0～Ⅱ 19例，Ⅲ 58例，Ⅳ 6例で，Ⅴ（手術死亡）は2例（2.4%）に認められた（**表153**）。85例全例の術後1，3，5，10年生存率と，50％生存期間は79.7%，48.5%，37.4%，32.1%；31.2カ月間であり，これは非切除例の術後1，3年生存率，50％生存期間の35.6%，2.9%，8.6カ月間に比べて有意に良好であった（$p<0.001$）。次に2例の手術死亡例を除いた耐術83例を治癒度別に生存率を比較すると，pM0，R0の57例の3，5，10年生存率，50％生存期間は58.2%，54.3%，46.6%，76.0カ月間であり，pM0，R1・2の16例の3年，5年生存率，50％生存期間は39.7%，0％，22.6カ月間であり，前者は後者に比べ，有意には届かないものの（$p=0.051$），良好であった。反対にpM1の10例の50％生存期間は6.9カ月間と不良であり，非切除例と比べて有意差はなかった（$p=0.939$）（**図160**）。ここで予後規定因子を多変量解析すると，血管合併切除（RR, 3.04；95%CI 1.39～6.65），組織学的分化度（RR, 3.68；98%CI 1.26～10.8），膵浸潤（RR, 2.78；95%CI 1.30～5.91）の3因子が抽出された。HPD後5年以上生存した9例を**表154**に示した。このうち4例は肝切除時に下部胆管切除断端が陽性であったり（3例），下部胆管に多発癌を認めたためにPDを付加した症例（表154：1，3，5，9）であった。広範肝切除が8例に行われたが，血管合併切除例はなかった。腫瘍の組織型は4例が高分化型腺癌であった。2例（表154：4，7）は肝側胆管切除断端に非浸潤癌を認め，4例はpT3以上で，2例にリンパ節転移を認めた。一方，T1/2の5例にはリンパ節転移もなくステージⅠであった。

以上のような所見から，EbataらはHPDに対するHPDは高難度な手術であり，術後合併症発生率も高いが手術死亡率は低く，長期生存の機会が得られるので，広範囲側方進展例に対しては非切除とはしないで，HPDを標準手術術式とすべきであると述べた。

（4）続いて，国立がん研究センター中央病院のSakamotoらは，1989～2010年までにHPDを行った胆道癌19例を対象として，広範肝切除を伴うHPDの臨床的意義について検討した[371]。HPDを行ったのは同期間中に切除した胆管癌283例中の14例（4.9%）と，胆嚢癌204例中の5例（2.5%）の計19例であり，胆管癌は広範進展例，胆嚢癌は胆管浸潤例が対象となった。黄疸例にはPTBDが行われ，Rt-HPDの17例には右門脈のPVEを，2002年までは経回結腸静脈的に8例，2003年以降は経皮経肝的に9例に行った。Rt-HPDは17例，Lt-HPDは2例に行われ，門脈合併切除を胆管癌14例中4例（29%），胆嚢癌5例中4例（80%）の計8例（42.1%）に行った。手術時間，術中出血量，術後在院期間の中央値は各々13.5時間（8.2～22.7時間），2,300ml（900～7,760ml），47日間（8～390日間）であった。術後にはさまざまな合

表152　85例のHPDの手術術式（名古屋大学病院, Ebata, 2012）

肝切除術式	症例数	血管合併切除	
		門脈	肝動脈
右3区域切除＋S1	3	1	1
右葉切除＋S1	52	15	0
左3区域切除＋S1	10	4	4
左葉切除（＋S1）	13	2	1
中央2区域切除	1	1	0
右前区域切除＋S1	3	1	1
右前下区域切除＋S1	1	0	0
左内側区域切除＋S1	1	0	0
S1	1	0	0
計	85	24（28.2％）	7（8.2％）

S1：尾状葉切除　　〔文献370）より引用・改変〕

表153　HPD後の合併症と手術死亡（名古屋大学病院, Ebata, 2012）

合併症		
肝不全	64	（75.3％）
膵液瘻	60	（70.6％）
創感染	33	（38.8％）
腹腔内膿瘍	22	（25.9％）
難治性腹水	17	（20.0％）
菌血症	16	（18.8％）
胆汁瘻	14	（16.5％）
胃排泄遅延	12	（14.1％）
腹腔内出血	8	（9.4％）
門脈血栓症	6	（7.1％）
胆管炎	5	（5.9％）
心不全	5	（5.9％）
消化管出血	4	（4.7％）
クロストリジウム・ディフィシル腸炎	3	（3.5％）
DIC	3	（3.5％）
呼吸不全	3	（3.5％）
腎不全	3	（3.5％）
Clavien分類		
グレード0〜Ⅱ	19	（22.4％）
グレードⅢ	58	（68.2％）
グレードⅣ	6	（7.1％）
グレードⅤ（手術死亡）	2	（2.4％）

〔文献370）より引用・改変〕

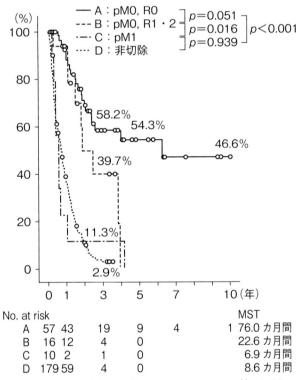

pM0, R0症例の予後はpM0, R1・2に比べてわずかに有意差には達しなかったが（$p=0.051$），かなり良好である．pM1症例の予後はpM0, R1・2に比べて不良であり（$p=0.016$），非切除例との間に有意差はない

図160　耐術83HPD症例の治癒度別生存率（名古屋大学病院, Ebata, 2012）

併症が発生した．膵液瘻は18例（95％）（グレードA 1例，B 14例，C 3例），肝不全14例（74％）（グレードA 1例，B 12例，C 1例），胆汁瘻4例（21％），膿瘍5例，消化管出血2例，創感染1例であり，膵液瘻の1例が腹腔内出血，肝不全を併発して第8病日に死亡した（手術死亡率5.3％）．切除例の臨床病理学的所見を胆管癌と胆嚢癌との間で比較すると，剥離面の癌陽性率は1例（7％），4例（80％）と胆嚢癌でとくに高く，肝側胆管断端に関しては胆管癌の5例（36％）に上皮内癌を認めた．胆管癌ではT1, 2が11例（79％）と多く，胆嚢癌ではT4が4例（80％）と多かった．臨床ステージは胆管癌ではⅠ〜Ⅲが11例（79％）であったが，胆嚢癌では5例全例がⅣであった．リンパ節転移は胆管癌9例（64％），胆嚢癌5例（100％）に認められ，M1は胆管癌2例（14％），胆嚢癌3例（60％）に認められ，胆嚢癌はかなり進行例であることが判明した（表155）．そして，両者の5年生存率と50％生存期間は各々45％，3.3年間；0％，8カ月間であり，両者の間に有意差を認めた（$p<0.001$）．

以上のような所見から，Sakamotoらは，HPDは広範囲胆管癌の治療となり得るが，胆管浸潤のある胆嚢癌の場合は高度進行例であり，術後合併症も高頻度であるので，注意深く適応を考慮しなければならないと述べた．

（5）岡山大学消化器外科のUtsumiらは，1991年8月〜2013年5月の間に17例のHPDを行ったが，胆管癌9例，胆嚢癌5例の他に十二指腸GISTの肝転移1

表154 9例のHPD後5年生存例（名古屋大学病院，Ebata，2012）

症例	年齢/性	主占居部位	肝切除術式	肉眼型	pT	pN	組織型	生存期間（年）	転帰
1	69/女	肝門部	右葉切除＋S1	結節型	2	0	高分化	10.0	無再発生存中
2	68/女	肝門部	S1	乳頭型	1	0	中分化	9.5	無再発生存中
3	57/男	肝門部	右葉切除＋S1	結節型	2	0	高分化	9.3	無再発生存中
4	54/男	下部	左葉切除＋S1	浸潤型	1	0	高分化	7.5	無再発生存中
5	54/男	肝門部	右葉切除＋S1	結節型	3	1	低分化	6.4	無再発生存中
6	74/女	肝門部	左3区域切除＋S1	乳頭型	3	0	粘液癌	6.3	再発生存中
7	71/女	下部	右葉切除＋S1	浸潤型	4	1	中分化	6.2	再発死亡
8	57/男	下部	右3区域切除＋S1	結節型	2	0	中分化	5.8	無再発生存中
9	70/男	肝門部	右葉切除＋S1	結節型	3	0	高分化	5.5	再発死亡

S1：尾状葉切除

〔文献370）より引用・改変〕

表155 胆管癌と胆囊癌との間の臨床病理学的所見の比較（国立がん研究センター中央病院，Sakamoto，2013）

	剝離面癌陽性	胆管断端癌陽性	T		臨床ステージ		N (0/1)	M (0/1)
胆管癌 14例	1 (7%)	（上皮内）5 (36%)	T1・2 T3 T4	11 (79%) 1 2	Ⅰ〜Ⅲ Ⅳ	11 (79%) 3 (21%)	5/9	12/2
胆囊癌 5例	4 (80%)		T4	4 (80%)	Ⅳ	5 (100%)	0/5	2/3

〔文献371）より引用・改変〕

例，結腸癌の肝・膵転移1例，膵神経内分泌癌の肝転移1例が含まれていた。広範肝切除例は胆管癌では9例中6例（66.7%），胆囊癌では5例中2例（40%）であった。膵切除術式は胆管癌・胆囊癌ともに従来型のPDが行われた。門脈合併切除はともに3例ずつ行われた。胆管癌・胆囊癌のpT（1・2/3・4），pN（0/1），ステージ（Ⅰ〜Ⅱ/Ⅲ・Ⅳ）は各々3/6，0/5；5/4，1/4；7/2，0/5で胆囊癌のほうがより進行した症例が多いことがわかる。また，術後1，2，3年生存率と50%生存期間は各々77.8%，66.7%，66.7%，46カ月間；60.0%，40.0%，40.0%，12カ月間であり，胆囊癌のほうが予後不良であることがわかる。実際の術後生存期間を詳細に調査すると，胆管癌には5年生存例はなく，最長生存例は術後51カ月で，肝およびリンパ節転移で死亡した。胆囊癌の1例が167カ月間無再発生存中であるが，3例は1年以内に再発死亡した[372]。

以上のように，手術死亡例はないものの，前述の約10年前の報告例に似て症例数も少なく，実際の長期生存例もまれであるので，新たな知見を強調することは困難である。

（6）2014年に名古屋大学腫瘍外科のEbataらが，日本の胆道癌に対するHPDについてレビュー論文を発表した[373]。その内容は今回本章で詳細に紹介した内容に似ており，1976年の癌研究会附属病院外科の霞らが発表した胆囊癌症例に始まり[128]，最後は国立がん研究センター外科のSakamotoらの報告[371]が紹介されている。そして胆道癌に対するHPDの適応として，①肝外胆管全域を占居するびまん性浸潤型胆管癌，②下部胆管に表層進展する肝門部胆管癌，③上部胆管に表層進展する下部胆管癌，④右肝動脈と膵頭部へともに浸潤する中部胆管癌，⑤大きな膵頭十二指腸領域リンパ節転移を伴う肝門部胆管癌，⑥上部・下部胆管に広がる多発胆管癌としている。そして，とくに側方進展した胆管癌に対するHPDは手術死亡率も低く，長期生存も可能であるので標準手術と考えるべきであると強調している。ただし，胆囊癌に対するHPDは症例数が少なく，進行癌症例が多いせいか，いまだに予後不良であるので，さらなる検討が必要であると述べるとともに，HPDは肝胆道外科に特化したhigh volume centerで，十分に患者を選択して行うべきであると締めくくっている。

（7）2016年になって東京大学胆肝膵外科のAokiらは，二期的膵空腸吻合を伴うHPDの良好な手術成績を発表した[374]。1994年10月〜2014年9月までの間に52例の胆道癌（胆管癌39例，胆囊癌13例）に対して

表156 胆道癌に対するHPDの手術成績（Zhouによるsystematic review, 2016）

筆者	切除例	PBD	PVE	MH	PVR	手術時間(分)	出血量(ml)	術後合併症	手術死亡例	R0	50%生存期間(月)	5年全生存率(%)
Nimura ら	24	16	0	17	11	—	—	19	6	22	7	6
Nakamura ら	7	4	0	5	2	537	1,980	5	0	2	12	—
Shirai ら	17	4	0	2	0	—	—	—	1	10	21	24
Yoshimi ら	13	12	0	8	3	686	3,700	9	1	7	—	—
Sasaki ら	16	3	0	4	—	650	2,014	11	1	13	29.5	43
Hirano ら	11	8	1	8	3	716	4,116	9	2	—	8	—
Kaneoka ら	20	—	14	20	14	550	1,602	10	3	7	12	32
Miwa ら	26	20	20	19	4	—	1,588	8	0	—	—	41
Ota ら	32	22	4	32	14	561	6,505	29	15	20	—	3
Urahashi ら	12	—	—	10	1	—	—	—	—	—	—	33
Nanashima ら	11	—	5	8	—	703	1,778	4	0	8	13	—
Wakai ら	28	—	0	28	8	654	1,875	23	6	17	9	11
Hemming ら	22	—	—	—	—	—	—	—	—	22	—	22
Kaneoka ら	14	—	6	13	5	550	1,354	8	0	9	63	50
Ebata ら	85	81	67	79	24	762	2,696	84	2	64	31.2	37
Lim ら	23	—	1	23	1	—	—	21	3	17	—	22.4
Sakamoto ら	19	—	17	19	9	810	2,300	18	0	14	—	32
Utsumi ら	17	10	1	10	7	540	1,030	15	0	16	22	30
計/%または中央値	397	180 (45.3%)	136 (34.3%)	305 (76.8%)	106 (26.7%)	652 (537〜810)	1,980 (1,030〜6,505)	273 (68.8%)	41 (10.3%)	248 (62.5%)	13 (7〜63)	31 (3〜50)

PBD：胆管ドレナージ，PVE：門脈塞栓術，MH：広範肝切除，PVR：門脈切除，R0：治癒切除〔文献375〕より引用・改変〕

HPDを行った。肝切除術式で拡大右葉切除（38例）と右3区域切除（1例）が39例（75%），T1/2が32例（62%），ステージⅠ/Ⅱが22例（42%）と多いことが他の報告例と異なるところであった。術後経過上膵液瘻が40例（77%）と他の報告例と同様の頻度で発生したが，早期再発により術後230日目の入院死亡が1例あるのみで，合併症による手術死亡はなかった。5年全生存率は44.5%と良好であった。T1/2，ステージⅠ/Ⅱ症例がやや多いとはいえ，二期的膵空腸吻合を行うことによりHPDを安全に行い，長期成績も良好であることを示した画期的な報告であった。

（8）2016年に入って中国の西安大学付属第一病院外科のZhouらは，1991〜2014年10月に発表されたHPDに関する論文18本を基にして，その安全性と有効性について明らかにするためにsystematic reviewを行った。18本の論文中397例にHPDが行われ，疾患別では胆管癌241例（60.7%），胆囊癌152例（38.3%）が大部分で，この他に乳頭部癌，肝転移を伴う膵神経内分泌腫瘍，結腸癌の肝・膵浸潤，肝転移を伴う十二指腸GISTが各々1例含まれた。術前治療としてPBDは180例（45.3%），PVEは136例（34.3%）に行われた。広範肝切除は305例（76.8%）に行われ，R0切除は248例（62.5%）であった。術後合併症は273例（68.8%），手術死亡は41例（10.3%）に認められた。手術死亡の原因の多くは肝不全で11例に認められたが，その他では腫瘍の早期再発3例，再建門脈閉塞2例，腹腔内出血2例，MOF 2例，肝膿瘍2例の他，化膿性胆管炎，肺炎，MRSA菌血症，腹膜炎が各々1例ずつ認められた。全例の術後5年生存率は31%（3〜50%）で，R0症例ではその中央値は51.3%（18〜68.8%）であったが，R1・2では0%であった（表156）[375]。一方，胆管癌のみでは33%（0〜64%），胆囊癌では10.4%（0〜43%）と両者の間に差があったが，これはステージⅣが胆管癌で14例中3例，胆囊癌では5例中5例と，胆囊癌にはより進行癌が多いことを表していると思われる。

このようにHPDは，合併症発生率も手術死亡率も高いが，R0切除ができれば長期生存が可能となるので，手術適応を判断する場合にはこれらの両者のバランスを考慮しなければならない。黄疸例にはPBD，広範肝切除例にはPVEを術前に行い，膵管外瘻を行えば手術のリスクを軽減できるように思われる。しかし，18本の論文はすべてretrospective studyであり，症例数も少ないのでレビューをするには限界がある。今後は多施設共同のRCTを行えばHPDの有用性を明確にすることができるかもしれないと結論で述べている[375]。なお，このレビューで引用された18本の論文中，本稿で紹介したUCSDのHemmingらと，ソウル大学のLimらの論文以外は16本すべてが日本から発表されたものであり，HPDは日本の独壇場であ

ることがよくわかる．

IV 小 括

　日本で生まれ，日本で育った胆道癌に対する超拡大手術であるHPDについて，その誕生と手術成績の変遷について紹介したが，当時は日本の消化器外科全般が拡大手術の全盛期であり，先を競ってその手術成績が報告されてきた．半日がかりのhigh riskの手術など，米国の医療制度のなかでは受け入れられるはずはなかった．

　ヨーロッパからはいまだにHPDに関するまとまった手術成績の報告はないが，Hemmingらの発表にあるように，米国で生まれはじめた安全で長期成績のよいHPDの手術実績を謙虚に見習う態度も必要であるかもしれない．日本の肝胆道外科医の総力を結集して，世界に冠たるHPDの宗家の新たな記録の誕生を期待してやまない．

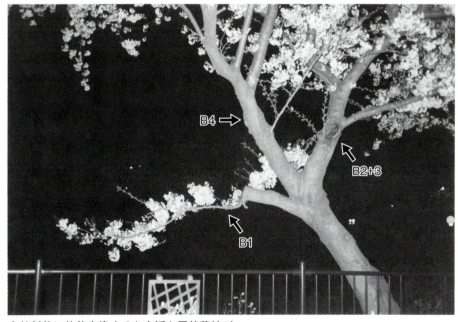

右前斜位に体位変換すると立派な尾状葉枝が…

第17章 胆道癌に対する鏡視下手術

I はじめに

腹腔内の鏡視下手術は婦人科領域に古い歴史があったが，それが今や消化器外科のみならず，外科系のあらゆる診療科で従来の手術法に取って代わって行われるようになり，手術手技の発達・改良，器具の開発・改良により，その有用性を証明する研究の発展はとどまるところを知らない状況にある。腹腔鏡下胆嚢摘出術（laparoscopic cholecystectomy；LC）は消化器外科の領域にいち早く取り入れられた鏡視下手術であり，もうすでに30年以上の歴史がある。当初は胆石症の治療に用いられてきたが，低侵襲手術のメリットが大いに評価されて，またたく間に消化器系良性疾患，次いで胃・大腸癌，肝腫瘍，膵腫瘍などにも広く応用され，標準的な外科治療手段となってきた感がある。しかし，胆道癌に対する鏡視下手術の適用に関しては賛否両論があり，いまだコンセンサスが得られていない。

本章では胆道癌に対する鏡視下手術の最近の動向について述べる。

II 腹腔鏡下肝切除術（LHx）の開発と急速な技術革新

肝腫瘍に対する腹腔鏡下肝切除（LHx）は，1992年にGagnerらがアメリカ消化器内視鏡外科医会（SAGES）で，その成功例を発表してから[376]，従来の開腹手術と比べて多くのメリットがあることがわかり，急速な発達をしてきた[377)～384]。その技術はさらに改良が加えられ[383)～389]，生体肝移植の際のドナーの肝切除に用いられるところにまで達した[390]。ところが，胆道癌に対するLHxの場合は，リンパ節郭清もあわせて行うことが必要となるため，肝十二指腸間膜を中心とした領域リンパ節郭清も行うようになった[391]。

胆嚢癌に対するLHxでは，癌浸潤の程度により，胆嚢床部を含めた楔状切除から，肝右3区域切除まで行われるようになった。さらに肝門部胆管癌に対するLHxのチャレンジが始まると，従来のLHxに加えて細かい肝内胆管の切除再建の手術操作を行う必要があり[392]，さらに，術前に閉塞性黄疸を呈した患者にはPBDを行ってからLHxを行うという従来の開腹術で行ってきたのと同様の手術前管理と手術前予定残肝の機能評価などを行う必要もあり，LHxを用いた胆道癌の外科治療に新しい展開がみられるようになった。

III 胆道癌に対する腹腔鏡下手術の成績

（1）胆道癌に対する腹腔鏡下手術について，Gumbsらは米国，チリ，フランスの3グループ共同の手術成績を発表した[392]。

胆嚢癌（GBC）15例，肝内胆管癌（ICC）9例，肝門部胆管癌（HC）5例に腹腔鏡下に根治手術が行われた。下部胆管癌に対する膵頭十二指腸切除については含まれていない。腹腔鏡下に肝十二指腸間膜のリンパ節郭清を行う際に，総肝動脈リンパ節を郭清しながら総肝動脈を露出し（図161），その後肝側に向かって郭清を進め，右肝動脈，左肝動脈，総胆管，門脈を露出する（図162）。必要な場合にはKocher授動を行って下大静脈周囲，大動脈周囲リンパ節を摘出する。胆管癌で広範肝切除を行う場合には，胆管切離に先立ち下部胆管を郭清する（図163）。GBCの場合は原則としてS4b＋5（日本のS4a＋5）切除を腹腔鏡下根治的胆嚢摘出術（LRC）として行った。2005年12月～2011年4月に，GBC切除15例中10例に対しては，術前からGBCを疑ってLRCを行った。残りの5例はLC後に，切除標本の検査でGBCと診断され，改めてLRCを行ったものであるが，5例中1例はLRCの途中で開腹手術に移行した（移行率0.7％）。摘出した平均リンパ節数は4個（1～11個）であった。

コーヒーブレイク⑳

＜世界初の腹腔鏡下肝切除術＞

腹腔鏡下胆嚢摘出術（LC）を世界で初めて成功した手術は1985年9月12日に行われており，紙上の記録として残っているのは，1986年4月のドイツ外科学会（GSS）で発表されたMüheのドイツ語の抄録であった[①]。

一方，世界で初めて腹腔鏡下肝切除術（LH）に成功したのは1992年にワシントンDCで開催されたアメリカ消化器内視鏡外科医会（SAGES）で，モントリオール大学病院のGagnarが発表した記録が抄録集の中に残されている[②]。2例のLHによる切除例が報告されており，1例はS6のFNHに対するS6半区域切除，他の1例は大腸癌肝転移に対するS5の楔状切除であった。肝切離には超音波外科吸引装置と単極式高周波電源（いわゆるCUSA®と電気メス）と血管クリップが用いられた。十分な肝切離縁までの距離が保たれ，切除標本はプラスチックバッグに収納してから摘出した。1例に輸血を2単位行い，2例ともそれぞれ術後第3，4病日に退院した。

LCとLHの世界初成功例の共通点は，学会発表の際の抄録に記録が残った点である。しかし，LCはGSSのドイツ語であった点と，GSSがLCに対して批判的であったためにMüheの発表論文をプロシーディングに掲載しなかったことなどが原因で，しばらくは闇の中に葬られるという悲劇が生まれた。LHはSAGESで発表されたため，堂々と世界の記録に残ったわけである。

① Mühe, E.: Die erste Cholezystektomie durch das Laparoskop. Langenb. Arch. Klin. Chir., 369: 804, 1986.
② Gagnar, M., Rheault, M. and Dubuc, J.: Laparoscopic partial hepatectomy for liver tumor. Surg. Endosc., 6: 85～110, 1992.

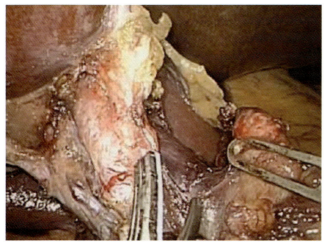

〔文献392）より引用〕

図161 腹腔鏡下肝十二指腸間膜リンパ節郭清
腹腔鏡鉗子で腫大した総肝動脈リンパ節を把持して郭清を進めている

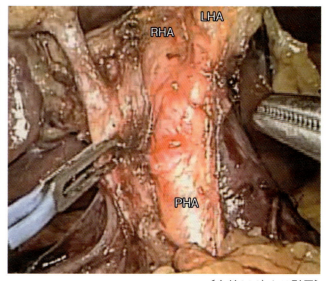

〔文献392）より引用〕

図162 腹腔鏡下肝十二指腸間膜リンパ節郭清
固有肝動脈（PHA），右肝動脈（RHA），左肝動脈（LHA）が露出された

平均出血量は160ml（0～400ml），平均手術時間は220分間（120～480分間），平均術後在院期間は4日間（2～8日間）で，全例にR0切除ができた。切除例の病期はステージⅠ 4例（ともにT1b），Ⅱ 8例，Ⅲb 3例（1例に胆管切除，総胆管空腸吻合施行）。LC後にT2のGBCが発見された2例には，右門脈塞栓術後に腹腔鏡下拡大肝右葉切除を行った。術後経皮的ドレナージが必要な胆汁瘻や手術死亡例は認めな

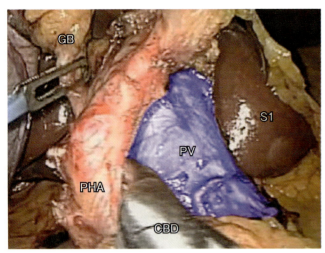
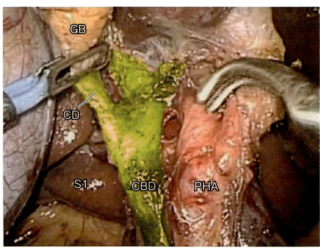

a：門脈（PV）の露出
GB：胆囊，PHA：固有肝動脈，CBD：総胆管，S1：尾状葉

b：胆管の離断の前に胆囊管（CD）と総胆管（CBD）を露出
GB：胆囊，PHA：固有肝動脈，S1：尾状葉

〔文献392）より引用〕

図163　腹腔鏡下総胆管周囲郭清

かった。平均23カ月間（9〜38カ月間）の経過観察中ステージⅢbの2例が各々術後3カ月で局所再発，20カ月で肝転移再発で死亡した。

2002年12月〜2011年6月に行った14例の胆管癌切除例中ICCの9例には，拡大肝葉切除3例，肝葉切除4例，小肝切除2例を行い，R0は7例，R1 1例，R2の1例はS4bに3個の病変を認めた。ステージⅠ8例，Ⅱ1例で，腫瘍径の中央値は67mm（30〜70mm），平均出血量233ml（100〜400ml），術後在院期間中央値は11日間（6〜21日間）であった。開腹術への移行は1例（11％）であった。術後胆汁瘻が2例に発生し，そのうちの1例にはPTBD後の腹腔内出血に対して再手術を行ったが第6病日に死亡した。もう1例は肺塞栓を併発したが，下大静脈フィルターを挿入して抗凝固療法を行って救命した。このように，術後合併症は3例（33％），手術死亡は1例（11％）であった。術後経過観察期間の中央値は22カ月間（3〜48カ月間）で，9例中6例（67％）が生存中である。

HC切除例5例中Blumgart T1は3例，T2は2例で各々腹腔鏡下肝右葉切除1例，左葉切除1例を行った。術後のAJCCステージ分類ではⅡa 2例，Ⅲa 1例，Ⅲb 1例，Ⅳ1例であった。5例中1例は門脈浸潤のあるステージⅣで，開腹術に移行したがR1切除となった。他の4例はすべてR0切除となった。平均出血量は240ml（0〜400ml）で，術後在院期間中央値は15日間（3〜18日間）であった。術後経過観察期間の中央値は11カ月間（3〜18カ月間）であるが，全例再発なく生存中である。ポートサイト再発もなかった（表157）。

── コメント ──

この論文は，膵外胆管癌に対する腹腔鏡下手術について述べているが，胆管切除，胆道再建が必要となった場合の手術操作については，GBCの際に胆管切除＋胆管空腸吻合を行ったときの術中写真が掲載されている（図A，B）。図説にはcholedochojejunostomyと記載されているし，吻合部胆管にはCBDと書かれている。GBCの際の胆管合併切除であるので，このCBDは総胆管ではなく総肝管のことであろうと推測される。ところが，胆管周囲の状況からみると，肝十二指腸間膜がきれいに郭清されているとはとても思えない。

また，HCの5例中3例がBlumgart T1で，残りの2例のT2には肝右葉切除と肝左葉切除が行われている。そうすると3例のT1症例には肝切除を行うことなく胆管切除，胆道再建が行われた可能性が高い。ところが，このT分類を提唱したBlumgartは，このT分類に当てはまる症例には原則肝切除を行うことを推奨している[①②]。T1といえども片側の肝内胆管の二次分枝まで浸潤がある症例なので，左葉切除であれば右肝管，右葉切除であれば左肝管との肝管空腸吻合が行われるべきである。ところが，この論文から推察すると，T1の3例には腹腔鏡下に肝門部胆管切除を行い，左右の

表157　胆道癌に対する腹腔鏡下手術の成績（Gumbs ら，2013）

	胆嚢癌（GBC）	肝内胆管癌（ICC）	肝門部胆管癌（HC）
症例数	15	9	5
切除術式	S4b＋5切除　13 拡大肝右葉切除　2	拡大肝葉切除　3 肝葉切除　4 小肝切除　2	胆管切除　3 肝右葉切除　1 肝左葉切除　1
開腹移行例（%）	1（7）	1（11）	1（20）
出血量（ml）	160（0〜400）	233（100〜400）	240（0〜400）
手術時間（分）	220（120〜480）	—	—
術後在院期間（日）	4（2〜8）	11（6〜21）	15（3〜18）
術後合併症（%）	0	3（33）	—
手術死亡（%）	0	1（11）	0
R	R0　15	R0/1/2　7/1/1	R0/1　4/1
ステージ	Ⅰ　4（T1b） Ⅱ　8 Ⅲb　3	Ⅰ　8 Ⅱ　1	Ⅱa　2 Ⅲa　1 Ⅲb　1 Ⅳ　1
術後観察期間（月）	23	22	11
再発死亡例	2	2	0
生存中	13	6	5

〔文献392）より引用・改変〕

肝内胆管と空腸吻合が行われたことになる。論文中に示された肝門部の郭清状況からみて，3例のT1症例にどのようにしてR0切除が行われたのかは想像できない。またこの論文の中には，尾状葉切除の有無，肝内胆管の切離の方法や手術の手順などについてはいっさい述べられていない。いずれにしても，腹腔鏡下の肝十二指腸間膜の郭清に関して図161〜163をみる限り，日本で行われている開腹下の肝門部胆管癌手術と比べて根治性についてはかなり劣っていることがわかる。肝門部胆管癌に対する腹腔鏡下手術の有用性に関しては，oncological feasibility の視点で検討する必要があろう。

① Jarnagin, W. R., Fong, Y., DeMatteo, R. P., Gonen, M., Burke, E. C., Bodniewicz, B. S. J., Youssef, B. A. M., Klimstra, D. and Blumgart, L. H.：Staging, resectability, and outcome in 225 patients with hilar cholangiocarcinoma. Ann. Surg., 234：507〜519, 2001.
② Matsuo, K., Rocha, F. G., Ito, K., D'Angelica, M. I., Allen, P. J., Fong, Y., DeMatteo, R. P., Gonen, M., Endo, I. and Jarnagin, W. R.：The Blumgart preoperative staging system for hilar cholangiocarcinoma：Analysis of resectability and outcomes in 380 patients. J. Am. Coll. Surg., 215：343〜355, 2012.

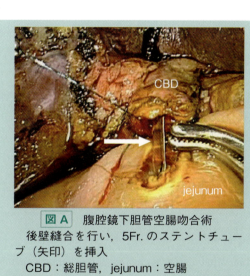

図A　腹腔鏡下胆管空腸吻合術
後壁縫合を行い，5Fr. のステントチューブ（矢印）を挿入
CBD：総胆管，jejunum：空腸

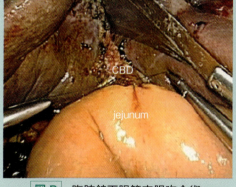

図B　腹腔鏡下胆管空腸吻合術
胆管空腸吻合術の前壁縫合
CBD：総胆管，jejunum：空腸

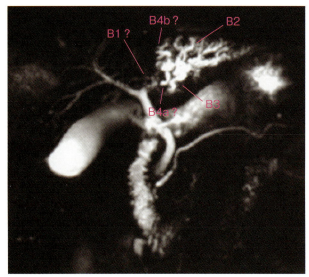

〔文献393)より引用〕

図164 MRCP
左肝内胆管の拡張を認め，左肝内胆管癌が疑われる
「尾状葉枝の拡張を認める」と記載されているが，
はたしてどうか？
B1：尾状葉枝，B2：左外側上枝，B3：左外側下枝，
B4a：左内側下枝，B4b：左内側上枝

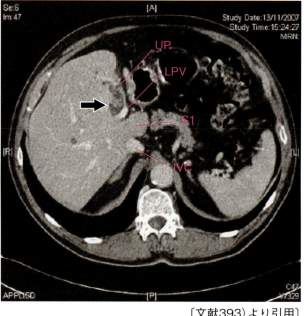

〔文献393)より引用〕

図165 CT
左外側区域の萎縮と左肝管系に病変を認める（矢印）。矢印は左内側枝で，拡張した胆管内に乳頭状の腫瘍を認める。尾状葉（S1）は肥大している。左門脈（LPV）の臍部（UP）は狭小化している
IVC：下大静脈

(2) 英国のサザンプトン大学病院のAbuHilalらは，ICCに対して，腹腔鏡下に尾状葉と肝左葉を一塊として切除した世界初成功例として報告した[393]。

1) 術前診断

第1例目は79歳男性で，前立腺癌の経過観察中にCTで偶然ICCが発見された。「MRCPでは肝内病変がS2, 3, 4に及んでいるが，左右肝管合流部から離れている。S1胆管枝の拡張を認めるので，尾状葉への浸潤が疑われる」と記載されている（図164）。

第2例目は81歳男性で，4年前の膀胱癌治療中にCTで肝左葉萎縮を診断されていたが，高齢で全身状態不良のため経過観察されていた。「その後のCTで左肝管系に浸潤するICCで，左門脈浸潤により肝左葉（左外側区域）が萎縮していると診断した（図165）。MRCPでは左外側区域胆管枝の拡張を認めた」と記載されている。以上の所見から腹腔鏡下の尾状葉切除を含む肝左葉切除の適応であると診断した。

2) 手術手技

肝十二指腸間膜の郭清の際に，肝門板の下方1〜2 cmのところの表層を横切開して左肝動脈を結紮・切離すると，左肝管と左門脈が露出されたので左門脈を離断した。左肝管は肝離断中に肝内で切離した。

尾状葉切除を含む肝左葉切除に際して，肝左外側区域をリトラクターを用いて右方へ押し上げ，尾状葉の下方を下大静脈から剥離する（図166）。肝左葉切除の際の肝離断は中肝静脈の左側5mm以内に設定して肝表面から背面，頭側に向かって進めると尾状葉の中央部から頭側部分が観察できるようになり，最後に左肝静脈の上方，内側の肝を十分に剥離して10mmほどの長さを確保してからこれを切離した。切除標本をバッグに入れてから下腹部の6〜7cmの横切開部から摘出する。1例目と2例目の手術時間および出血量は各々360分間，300ml；310分間，300mlであった。

3) 術後経過

2例ともに手術関連の合併症はなく，第1例目は第8病日に退院し，12カ月後再発の徴候なく健在。第2例目は第4病日に退院したが，7カ月後に骨転移を認め，11カ月後再発死亡した。

4) 切除標本病理組織所見

第1例目は胆管内発育型ICCで，最大径25mm。切除断端まで20mmあり，リンパ節転移はなかった。第2例目は胆管内乳頭粘液腫瘍（IPMN）を背景とした浸潤癌で，最大径49mm。左肝管内に広範に高度異型上皮を認め，切除断端までは10mmのところまで進展していた。

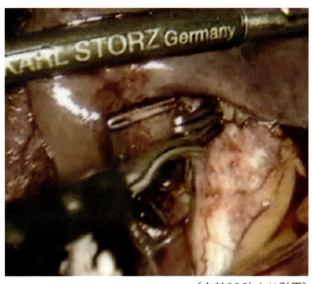

〔文献393）より引用〕

図166　尾状葉切除の術中所見

尾状葉を尾側，左側から押し上げながら，静脈分枝をメタルクリップで挟みながら，下大静脈から剥離している

5）考　察

　ICCに対して完全腹腔鏡下に尾状葉と肝左葉を一塊として切除する方法を記述した報告はいまだなく，この手術は高齢者にも安全に行うことができ，腫瘍外科学的にも適用となる方法であるとAbuHilalらは強調した。

---コメント---

　この論文には，画像診断や尾状葉の局所解剖などさまざまな問題がある。尾状葉切除の適応については第1例は図164に示されたMRCPで「尾状葉胆管枝の拡張」を指摘している。ところがこの画像所見は左肝管に狭窄があり，その上流の外側区域胆管枝が拡張しているようにみえる。拡張胆管のもっとも右側の枝がもしも左内側区域だとしても尾状葉枝の拡張はみられない。尾状葉枝が拡張する場合は，その下流域すなわち左右肝管合流部付近に胆管狭窄がなければならない。このMRCP所見からはそのようにはみえない。すなわち，尾状葉胆管枝またはその下流域の胆管への浸潤所見を見出すことはできない。第2例目のCT（図165）では，左門脈浸潤により肝左葉外側区域の萎縮を認め，MRCPで左外側区域枝の拡張があると述べている。ところが，CTの矢印で示している拡張胆管は左内側枝であり，その中に乳頭状腫瘍が認められる。左内側区域の萎縮はない。左門脈（LPV）には狭窄はなく，門脈臍部（UP）はIPMNにより拡張した胆管に圧迫されて狭小化している。UPの狭窄による左外側区域の萎縮と診断すべきである。ところが尾状葉（S1）をCT画像上でよく観察してみると，左尾状葉は肥大して左前方に突出している。右尾状葉はどうか？　LPVと下大静脈（IVC）との間隔から推測すると右尾状葉も肥大している。拡張した尾状葉枝はいっさい認められない。すなわちIPMNが尾状葉枝にまで進展している所見はない。

　以上のように，尾状葉切除を積極的に支持する所見は画像診断上認められないということができる。

　切除術式にも問題があるが，AbuHilalらは尾状葉を解剖学的にどのようにとらえているのか理解に苦しむ。どうもSpiegel葉のみを尾状葉と認識しているのでないかと思われる。そのためSpiegel葉を左，尾側から頭側に向けてIVCから剥離して，右側はどのあたりまで肝切離するのかはいっさい述べられていない。また，左肝管を肝離断中に切離すると記載されているが，そうであるのなら尾状葉切除をする必要はない。いずれにしても胆道再建は行われていない。

　以上，AbuHilalらは尾状葉の局所解剖を十分に理解せず，そのために尾状葉胆管枝の画像所見，尾状葉実質のCT画像所見に関する知識が不十分であるといわざるを得ない。

　世界で初めて腹腔鏡下に肝左葉と尾状葉一括切除に成功したことを主張したいがために，功をあせって報告した不合格論文といわざるを得ない。この雑誌の編集者，査読者らは肝腫瘍に対する肝切除と胆管癌に対する肝切除の違い，さらに尾状葉の局所解剖をよく理解すべきであろう。

（3）ブラジルのサンパウロ大学外科のMachadoらは，腹腔鏡を使用した肝門部胆管癌の手術の成功例について報告した[394]。患者は左肝管優位の肝門部胆管癌（Ⅲb）による進行性黄疸を呈する43歳の女性。MRCPで肝左葉の萎縮を認め（図167），予定残肝の肝右葉は十分な容積があったので，PBDを行わずに手術を行った。

　まず，肝円索を切離して肝左葉を授動した。肝十二指腸間膜のリンパ節郭清を行って，総胆管，総肝動脈，門脈を露出した。中肝動脈，左肝動脈を切離して肝門

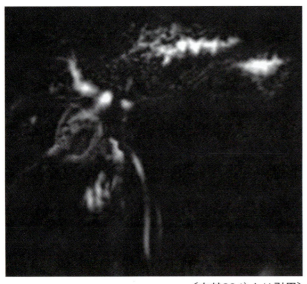

図167 MRCP
左肝内胆管癌の肝門部浸潤例のようであり，拡張した右肝内胆管枝は後区域枝か？
〔文献394）より引用〕

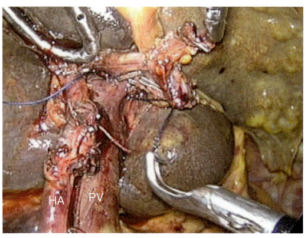

〔文献394）より引用〕

図168 腹腔鏡による肝十二指腸間膜の郭清と左肝動脈の切離
左肝動脈を切離し，次に左門脈に針糸を通したところ
HA：固有肝動脈，PV：門脈

部を露出した（図168）。次に総胆管を切離した後，胆嚢を右側のリンパ節とともに摘出し左門脈を結紮・切離すると，肝左葉の虚血が明瞭となった。ハーモニックスカルペル®と内視鏡ステープラーを用いて虚血域に沿って肝切離を行い，S2・3・4を含んだ肝左葉を摘出した。右肝管前枝，後枝の太さは2mmほどであった。小さな季肋下切開を加えて切除標本を摘出した。再建胆管径が細かったのでビデオ補助下の肝管空腸吻合術を安全に行った。気腹を再度行って肝切離面の出血や胆汁漏のチェックを行った後，腹腔内へドレーンを1本挿入して手術を終了した。手術時間は300分間で，出血量は極微量であったので輸血は不要であった。術後経過は良好で第7病日に退院し，ドレーンは第10病日に抜去した。腫瘍は高分化型腺癌でリンパ節転移はなかった。患者は手術18カ月後の現在再発の徴候なく健在である。

Machadoらは腹腔鏡下リンパ節郭清を伴う肝左葉切除は，肝切除にも低侵襲手術にも両方ともに熟達した外科医が行えば安全にできると述べたが，この手術が従来の手術よりも優れている点を明らかにするにはさらなる研究が必要であると最後に述べた。

― コメント ―

この症例はMRCPでは左肝内胆管癌の肝門部浸潤例のようにみえる。右肝管後枝が拡張しているようにみえるが，前枝は拡張していないのではないか？　胆管像からみて，左右肝管合流部に浸潤を受けていることが推察されるので，尾状葉切除は必須であると思われるが，手術術式は尾状葉切除を含まない肝左葉切除であった。残念ながら，論文中には尾状葉切除の重要性や，右肝管前枝・後枝断端の病理所見についてはいっさい記述されていない。肝門部胆管癌手術の症例報告としては失格論文といわざるを得ない。内視鏡手術の技術開発にのみ注目している雑誌のようであるので，雑誌の編集者のなかにこの重要部分を理解できる外科医はいないのであろう。

さらにMachadoらは，右肝管原発の粘液産生胆管内乳頭状腫瘍に対して腹腔鏡下肝右葉切除，左肝管空腸吻合術を完全に鏡視下に行った成功例を報告した[395]。患者は右上腹部痛を訴えた58歳の女性。US，MRCPで右肝管の閉塞と肝内胆管の拡張を認めた。画像所見を基にして腹腔鏡下に肝右葉切除＋左肝管空腸吻合をすべて鏡視下に行った。総胆管・左肝管の断端には異常所見はなかった。手術時間400分間，出血量は400mlで輸血は不要であった。術後経過は良好で第10病日に退院し，胆汁漏はなかったので腹腔ドレーンを第14病日に抜去した。切除標本の病理組織学検査では，粘液産生胆管内乳頭状腫瘍で悪性所見はなかった。手術の14カ月後患者は健在である。これまで腹腔鏡下に肝切除と胆道再建を行った報告は2

件[394)396)]あるが，完全に腹腔鏡下に胆道再建まで行ったのは，これが最初の報告であると述べている。

> **コメント**
>
> この論文は，肝右葉切除＋胆管切除に胆管空腸吻合の手技を腹腔鏡補助下ではなく，すべてを鏡視下で行ったことを主張するものである。この成功例が世界初であることを主張している。しかし，特殊な腫瘍に悪性所見はなく，総胆管，左肝管に腫瘍の進展はなかったものの，右肝管の主病巣からの腫瘍の進展範囲については述べられておらず，尾状葉枝や総胆管への進展の有無などについては不明である。尾状葉切除も行われていない。technical feasibility を強調するあまり，oncological feasibility について考えの及ばない論文といわざるを得ない。

（4）瀋陽市の中国医科大学の Yu らは，長春市の吉林省前衛医院との共同で，2006年9月～2008年12月に経験した14例の肝門部胆管癌に対する腹腔鏡による切除の手術成績を発表した[397)]。術前画像診断で Bismuth Ⅰ型8例，Ⅱ型6例の計14例を手術適応と判断し，Ⅰ型には胆管切除，総肝管空腸吻合，Ⅱ型にはS1＋S4＋S5切除＋肝管切除，肝管空腸吻合を予定術式とした。手術の手順としては，まず胆囊を胆囊床から剝離した後，総胆管を十二指腸の上縁で切離し，胆管周囲のリンパ節や結合織を郭清しつつ，固有肝動脈や門脈を裸にしながらこれを肝門部の方向へ進め，Ⅰ型の場合はここで総肝管か左右肝管を切離して腫瘍を摘出した。Ⅱ型の場合は尾状葉を含めて S4＋S5切除とともに，左右肝管を切離し，迅速切片で胆管切除断端に癌遺残がないことを確認した。胆道再建も腹腔鏡下で行った。

平均手術時間は305分間で，平均出血量は386ml でⅠ型とⅡ型の間で差はなく，輸血はしなかった。14例中2例は術中診断では進行癌でⅠ型の1例は門脈に浸潤しており，Ⅱ型の1例は右肝管にも進展しており（Ⅲa型），ともに R2切除となった。そしてⅠ型の7例とⅡ型の3例が R0切除，Ⅱ型の2例が R1切除となった。術後合併症としてⅠ型の1例（14.3%），Ⅱ型の3例（60%）に胆汁瘻が発生した。Ⅰ型，Ⅱ型それぞれの腸管運動は術後平均3日，6日に回復し，術後在院期間はそれぞれ平均9日間，19日間であった。術後7～33カ月間の経過観察が行われたが，全体の術後20カ月生存率は85.7%（12/14）であり，R2切除の2例が術後8カ月と25カ月でそれぞれ局所再発，肝転移で死亡した。Ⅱ型の2例に腹壁のポート刺入創に転移を認めた（**表158**）。

以上のような手術成績から Yu らは，Ⅰ型には腹腔鏡下手術は安全に施行できて有益であるが，Ⅱ型の場

コーヒーブレイク㉑

＜雑誌編集委員会，論文査読者の責任＞

胆道癌とくに肝門部胆管癌に対する腹腔鏡下手術の欧米の報告者の大部分は，肝細胞癌や転移性肝癌に対する LHx の経験者のようであり，開腹手術においても肝門部胆管癌の定型的な手術である尾状葉切除を伴う肝葉切除，肝管空腸吻合の経験はないのではないかと疑わざるを得ない手術報告ばかりである。肝門部の局所解剖を十分に理解したうえで，尾状葉切除を伴う肝葉切除を腹腔鏡下にいかに行うかの手術手順を術前に確実に計画してから LHx を行うべきである。尾状葉切除を腹腔鏡下に行うのは難しいからしなかったという方便は癌の根治手術を行ううえでは許されないことである。倫理規定違反行為というべきであろう。このような論文を数多く掲載している J. Laparoendosc. Adv. Surg. Tech. という雑誌にも責任がある。編集委員長の C. Daniel Smith. M. D. は，メーヨー・クリニックの外科医で，その他の部門チーフはほとんどが小児外科医である。胆道癌手術の専門家が米国には非常に少ないために，このような現象が起こってしまった可能性が高い。ちなみにインパクト・ファクターは1,335である。内視鏡手術が大流行の時代に入って，あらゆる分野の内視鏡手術の技術革新を取り入れる雑誌であるのであれば，それぞれの専門分野の医師の査読を厳重に行うべきであろう。

表158 肝門部胆管癌に対する腹腔鏡下切除の手術成績(2006年9月～2008年12月,瀋陽市中国医科大学病院,Yuら,2011)

Bismuth型	Ⅰ (n=7)	Ⅱ (n=5)	進行癌 (n=2)
手術術式	胆管切除 総肝管空腸吻合	S1＋S4＋S5切除 肝管空腸吻合	胆管切除＋外胆汁瘻（Ⅰ型） S1＋S4＋S5切除＋肝管空腸吻合（Ⅱ型）
胆汁瘻 n（％）	1 (14.3)	3 (60)	1 (50)
腸管運動回復（日）	3 (1～5)	6 (3～10)	4 (1～7)
術後在院期間（日）	9 (6～22)	19 (9～25)	15 (6～24)
R0 n（％）	7 (100)	3 (60)	0
R1 n（％）	0	2 (40)	0
R2 n（％）	0	0	2 (100)
20カ月生存率（％）	100 (7/7)	100 (5/5)	0 (0/2) (8～25カ月)
再発・転移 n（％）	0	2 (40)	2 (100)

〔文献397）より引用・改変〕

コーヒーブレイク㉒

＜論文発表と倫理委員会＞

今回紹介した胆道癌に対するLHxの手術報告例を詳細に検討すると，癌の根治性を重視した手術というよりも，胆道癌患者を相手にして，自分の腕の届く範囲の内視鏡手術をやってみたという外科医側の視点でしか医療が行われていないように感じられる。Donatiらが指摘しているように，内視鏡による新しい初めての手術を行ったにもかかわらず，倫理委員会に関する事項やインフォームド・コンセントについて，論文のどこにも述べられていないことを問題視している。

さて，Choらの所属する千葉県がんセンター消化器外科では，かねてより積極的に腹腔鏡下手術を行い，その手術成績について数多くの報告を行ってきた。ところが，この手術成績などについて2010年に内部告発があり，施設のガバナンスの問題などから事態は急展開を示し，第三者検証委員会による外部調査が行われた。11例の死亡例のうち10例に手術適応，インフォームド・コンセントなどに問題があったと指摘する調査報告書が2015年3月30日に公表された[①]。さらに2016年3月1日に日本外科学会の機関誌であるSurgery Todayの編集委員長名で，2009年と2012年に掲載された2本の論文[②③]については，保険適用外の手術で倫理委員会の承認を得る必要があったにもかかわらず，その手続きを取らず，さらに論文には承認を得たと虚偽記載をしたという理由で撤回をしたと公告した。日本外科学会が介入した外部調査などにより，コンプライアンスに関する問題が明らかになり，これが論文撤回につながったものと思われる。

① 千葉県がんセンター腹腔鏡下手術の評価に関わる合同委員会：千葉県がんセンター腹腔鏡下手術における医学的検証・調査，評価報告書，2015, p. 1～32.
② Cho, A., Yamamoto, H., Nagata, M., Takiguchi, N., Shimada, H., Kainuma, O., Souda, H., Gunji, H., Miyazaki, A., Ikeda, A. and Tohma, T. : A totally laparoscopic pylorus-preserving pancreaticoduodenectomy and reconstruction. Surg. Today, 39 : 359～362, 2009.
③ Cho, A., Yamamoto, H., Kainuma, O., Ota, T., Park, S., Yanagibashi, H., Arimitsu, H., Ikeda, A., Souda, H., Nabeya, Y., Takiguchi, N. and Nagata, M. : Totally laparoscopic pancreas-sparing duodenectomy. Surg. Today, 42 : 1032～1035, 2012.

合は合併症発生率が高く，R0切除率も低いのでその意義は今後さらに検討が必要である。とくに腹腔鏡的尾状葉切除がルーチンにできるようになれば，Ⅱ型にも腹腔鏡下手術が可能となるであろうと述べた。最後に，肝門部胆管癌に対する腹腔鏡下手術の意義を明らかにするためには，多施設共同で多数の症例を長期間

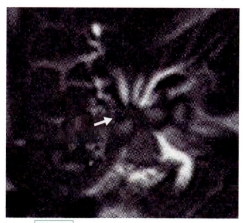

図169 MRC（Lin ら，2014）
肝門部で左右肝管合流部は分断され，中央部に尾状葉らしい閉塞胆管枝もみられる

経過観察する必要があると述べた。

　このYuらの論文には，Letter to the Editor に厳しい批評が掲載された[398]。ドイツのハンブルグにあるアスクレピオス大学病院のDonatiらは，YuらがLHxを行うための方便としてBismuth II型に対して内視鏡的に尾状葉切除を行うのは，技術的に困難であるために根治性に欠ける手術になってしまうと述べていることを痛烈に批判している。

　左右肝管合流部に浸潤する肝門部胆管癌の場合，大部分の症例で尾状葉胆管浸潤を認めるので，尾状葉切除は必須であることはよく知られた事実であるにもかかわらず[84]，Yuらが左右肝管合流部の肝実質からの距離によって，尾状葉切除の是非を決めていることには意味がないと批判している。結局I型では8例中R0 7例，R2 1例となり，II型では6例中R0 3例，R1 2例，R2 1例となったことを重視しており，これらはLHxの途中で開腹根治手術に切り換えるべきであったと述べるとともに，尾状葉切除は腹腔鏡的には難しいのでR1, R2になってしまったという結果は重大な問題であると指摘している。さらにポートサイト再発を2例（14.3％）に認めたことは絶対に許しがたいことであるといい切っている。多分このような手術を行うにあたっては，倫理的な問題を解決しておくべきではなかったか（このような手術法に対する倫理委員会の許可が得られているという記載がまったくない）と述べている。最後に，「腹腔鏡はBismuth I型には第一選択となり得る」と述べたYuらの結論は受け入れられないと述べた。肝門部胆管癌に対する腹腔鏡下手術はいまだ実験的な段階にあるので，新しい（内視鏡）技術を試みたいばかりに根治性の劣る手術

を行うことは外科医にとっては倫理的に許されない行為であるとの主張である。

　これとは別に，Choらは肝門部胆管癌に対する腹腔鏡の診断および治療上の意義について，hilar cholangiocarcinoma, laparoscopy, minimally invasive surgeryをキーワードとして論文を収集してレビュー論文を発表した[399]。そのなかで前述の過去の論文を紹介するとともに，肝門部胆管癌に対するLHxでは，手術手技の発達によりリンパ節郭清も積極的に取り入れられるようになったが，手術手技上困難なためか尾状葉切除について言及されていないことを指摘した。

IV　腹腔鏡による尾状葉切除へのチャレンジ

（1）米国アトランタのエモリー大学病院消化器外科のLinらは，Bismuth IIIa型肝門部胆管癌に対して腹腔鏡補助下の肝右3区域切除，胆管切除，左肝管空腸吻合に世界で初めて成功したとの報告をした[400]。

　患者は黄疸と胆管炎を呈した42歳男性。MRCでは肝門部で左右肝管がバラバラに分断され，IIIa型と診断された（図169）。左肝管からPTBDを行った後，右門脈塞栓術を行い，4週間後に手術を行った（図170）。通常のLHxのアプローチ法に加えて，臍上部に6cm長の正中切開を加えて，そこから患者の左側に立つ術者が左手を挿入して，切離操作を行う。手術手技は通常の開腹術と同様で，膵上縁での総胆管切離，右肝動脈，右門脈の切離の後，肝右葉を授動してからEndoGIA™を用いて右肝静脈を離断した。次に，臍静脈裂の近くの肝虚血域の境界線の左側に沿って肝を切離する。最後に尾状突起も切除して肝切離が終わってから左肝管を切離する（図171）。次に患者の右側に立つ助手のほうからリンパ節郭清を行う（図172）。ここで切除肝を正中創より摘出した後，胆道再建用の空腸を体外に取り出して，Roux-en-Y脚を体外で作成した後，再度助手のほうから腹腔鏡下に左肝管空腸吻合を4-0吸収糸を用いて連続縫合で行った（図173）。PTBDチューブはそのまま留置して，先端は吻合部を越えて空腸内に留置した。

　手術時間は4時間で出血量は100ml未満で無輸血。第1病日より経口摂取を始め，経口鎮痛薬を服用しながら第3病日に退院した。第10病日に胆管造影を行い異常がないことを確認して，PTBDカテーテルを抜去した。術後第3週にMRCを行って胆道再建部に異常はなく，その後6カ月間の経過観察上再発の徴候

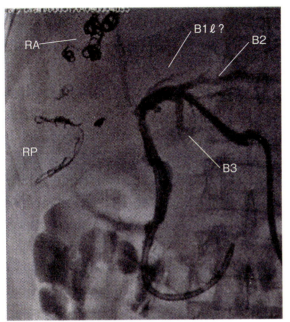

図170 PTBD造影
左肝管からのPTBDカテーテルの先端は十二指腸第4部にまで達している。左尾状葉枝（B1ℓ）らしい枝が左肝管に合流している。門脈の右前枝（RA）と右後枝（RP）に塞栓用コイルが入っている
B2：左外側後枝，B3：左外側前枝

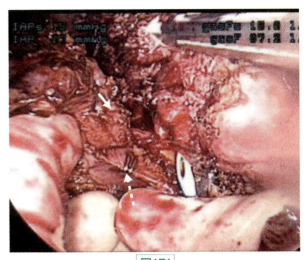

図171
肝離断の終わりに左肝管を切離した。断端からPTBDチューブが出ている

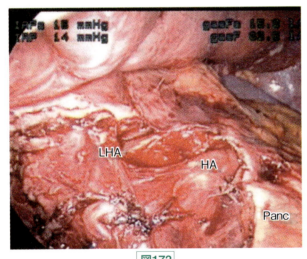

図172
領域リンパ節郭清を行った
LHA：左肝動脈，HA：総肝動脈，Panc：膵

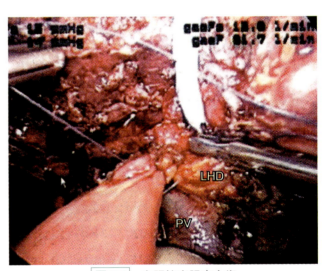

図173 左肝管空腸吻合術
4-0吸収糸による連続縫合
LHD：左肝管，PV：門脈

もなく健在である。この第1例目に続いて，肝門部胆管癌に対して拡大右葉切除を2例，拡大左葉切除を1例に行ったが，手術時間は各々4時間以内で輸血は不要で，術後合併症も術後死亡もなく，全例第4病日までに退院した。

― コメント ―

　この肝門部胆管癌に対する腹腔鏡補助下の拡大肝右葉切除の世界初成功例の報告にはいくつかの問題がある。
（1）肝切離について
　臍静脈裂近くの虚血域の境界線に沿って肝を切離したと記述されており，いわゆる右3区域切除

を想定した手術である。流入血行路は右肝動脈，右門脈を切離したわけであるので虚血域の境界線は臍静脈裂近傍ではなく，主門脈裂（Cantlie線）に現れているはずである。大きな誤りであると思われる。

(2) 尾状葉切除について

尾状葉切除は必須であると認識しながら，尾状突起のみを切除するという不完全な尾状葉切除を行っていい訳として，本症例は尾状葉胆管枝が左肝管に合流していたからであると釈明している。ところが術前のMRC（図169）では，左肝管に合流する尾状葉枝などは描出されておらず，右尾状葉枝らしい拡張した胆管枝をみることもできる。PTBD造影（図170）で左尾状葉枝らしい枝（B1l？）が造影されているが，その合流部は左肝管閉塞部に近いので尾状葉全切除の適応のようにみえる。尾状葉に関する認識に誤りがあることも指摘できる。

(3) リンパ節郭清について

図170, 171をみてもわかるように，日本の開腹下に行っている手術と比較して，血管周囲の結合織の残り具合には大きな差異がある。

(2) ソウル国立大学病院のLeeらは，肝門部胆管癌に対する腹腔鏡下手術の適用について自験例を基にして報告した[401]。2014年8〜12月の間に5例の肝門部胆管癌に対して，腹腔鏡下または腹腔鏡補助下に手術を行った。患者は5例ともに男性で，全員黄疸を呈していたが4例にPBDを行った。3例はPTBD，1例はENBDであった。Bismuth分類では，Ⅰ，Ⅱ，Ⅲa型各1例，Ⅲb型2例であった。術前の血液検査での中央値は，総ビリルビン3.7mg/dl（0.6〜18.4），CEA 3.1ng/ml（2.2〜10.3），CA19-9 310U/l（26.2〜1,000）であった。手術術式はⅠ，Ⅱ型には肝門部胆管切除，Ⅲ型には拡大肝葉切除＋尾状葉切除が行われたが，Ⅰ型では完全腹腔鏡下肝門部胆管切除，胆管空腸吻合を行い，Ⅱ型には完全腹腔鏡下胆管切除に続いて，完全腹腔鏡下かあるいはポートサイトを季肋下に10cm程切開を延長して，腹腔鏡補助下に左右（前・後枝）肝管空腸吻合術を行った。Ⅲa型には腹腔鏡下拡大肝右葉切除＋尾状葉切除，Ⅲb型には拡大肝左葉切除＋尾状葉切除に続いて，同様に肝管空腸吻合術が行われた。手術時間，出血量，術後在院期間の中央値はそれぞれ610分間（410〜665），650ml（450〜1,300），12日間（9〜21）であった。腫瘍のTステージはT1 1例，T2 4例で，リンパ節転移陽性例はなかった。術後合併症として胆汁瘻を1例（20％）に認めたが，手術死亡例はなかった。上流胆管切離縁に癌遺残を認めたR1切除を1例に認めたが，他の4例はR0切除であった。術後経過観察期間の中央値は8カ月間（5〜9カ月間）であるが，1例が術後7カ月で肝転移再発死亡した。

筆者らは，肝門部胆管癌に対する腹腔鏡下手術の重要な部分は，①尾状葉切除を伴う拡大肝葉切除，②肝十二指腸間膜リンパ節郭清，③胆管空腸吻合の3つの部分にあると述べた。また，過去の報告例では尾状葉切除について述べたのはChoらのみであることを指摘するとともに，腹腔鏡下に尾状葉切除を行うのはきわめて困難な手術手技が必要となるが，R1切除を避けるために尾状葉切除が必須であることを強調している（表159）。

コメント

本論文は，過去に報告された肝門部胆管癌に対する腹腔鏡下手術では，手技の困難性のために尾状葉切除が行われていないことを批判している。内視鏡手術手技にのみこだわった過去の報告例の欠点が明らかとなった。内視鏡手術系の雑誌の質の向上が望まれるところである。

Ⅴ 腹腔鏡によるHPDへの挑戦

肝門部胆管癌に対するLHxが可能になると，一方ですでに手術が安定してきた腹腔鏡下膵頭十二指腸切除（LPD）の手技を合併させて，腹腔鏡下にHPDを行うチャレンジ（LHPD）が報告された。

(1) 中国浙江省の浙江大学医学部付属病院のZhangらは，61歳の黄疸患者に対してLHPDを行ったと報告した[402]。手術の日時は不明である。20日間にわたる黄疸を呈し，血清総/直接ビリルビン値は103.4/67.4μmol/lで，MRCPでは肝門部から下部胆管にわたる胆管狭窄を認め，LPDの適応であると判断した。画像をよくみると右肝管前枝は閉塞し，右後枝は左肝管に合流するBismuth Ⅲa型のようである（図174）。LPDに際し，胆嚢管合流部の上流の総肝管前壁の凍結切片に癌浸潤を認めなかったので，型のごとくLPDを行い，上流胆管は左・右肝管を別々

表159 肝門部胆管癌に対する腹腔鏡下手術報告例（Lee ら，2015）

報告者	患者数	手術法	切除法				手術時間（分）	出血量（ml）	合併症（％）	R0/R1
			BD	PR	HH	C				
Ginlianotti ら 2010	1	R	0	0	1	（－）	540	800	0	1/0
Yu ら 2011	14	TL	7	5	0	（－）	305	386	35.7	10/2
Machado ら 2012	1	H	0	0	1	（－）	300	極少量	0	1/0
Gumbs ら 2013	5	TL	0	0	5	不明	不明	240	0	4/1
Cho ら 2013	1	TL	0	0	1	1	629	200	100	1/0
Lee ら 2015	5	TL, H	2	0	3	3	580	725	20	4/1

TL：腹腔鏡下，H：腹腔鏡補助下，R：ロボット手術，BD：胆管切除，PR：肝部分切除，HH：肝葉切除，C：尾状葉切除

思い出の手術⑯

＜Living will を書いて紹介されてきた門脈内腫瘍栓を伴う肝門部胆管癌の緊急手術＞

Bismuth Ⅳ型のびまん浸潤型の肝門部胆管癌で，門脈内腫瘍栓が急速に進展したために緊急手術を行った症例を紹介する。

患者は57歳，男性。2006年6月に黄疸に気づき，近医で肝機能異常を指摘されて，東京都内のA大学病院を受診し，肝門部胆管癌の診断を受けた。7月18日B癌専門病院に入院して，CTで門脈内腫瘍栓（血栓？）があり手術困難の診断を受けた。血液検査で血色素9.3g/dl，白血球14,900/mm^3，血小板34.7×10^4/mm^3，総/直接ビリルビン10.4/6.7mg/dlであったので，7月19日にPTBD（B8）を受け，その際右血胸を併発した。7月24日に右後下枝（B6），8月2日に左外側下枝（B3）にもPTBDが追加して行われた。知人の関西在住のC外科医師と相談した結果，8月16日に名古屋大学病院第一外科へ紹介入院となった。C医師は胆道系を専門としている私の知人で，紹介前に直接電話をいただいた。

「患者さんは私の知人で，B病院でインオペといわれ，本人も覚悟しています。リスキーな手術であることを承知のうえで癌を切り取ってもらうことに賭けています。手術でどんな事態に陥るかわかりませんので，living will を書いておくように話してあります」。

インフォームド・コンセントの際，患者さんは病状を細部にわたり理解されており，手術ができてもできなくてもきわめて high risk にある病状であることを達観しているようであった。

入院後のPTBD造影では左側優位のBismuth Ⅳ型と診断した（図16-1）。CTでは左門脈は造影されず，右門脈に陰影欠損像を認めた（図16-2）。血液検査で，総/直接ビリルビンは1.8/1.0 mg/dlと改善していた。ICG検査ではR15 7.3%，K 0.174，CT volumetryで，左葉切除では切除率24.68%，残肝K値0.131，左3区域切除では切除率65.17%，残肝K値0.0607であった。門脈内腫瘍栓の診断のために過去のCT所見を経時的に観察した。7月18日に左右分岐部付近にあった直径5～6mmほどのものが，7月26日に右本幹で小指頭大に増大し，8月9日に右前，後分岐部，8月16日の名古屋大学病院入院時には右前・後分岐部を越えて急速に進展していることが判明した（図16-3）。

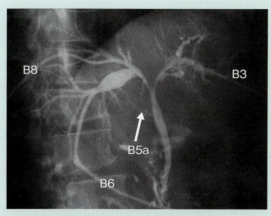

図16-1　左右のPTBD造影
　左側優位のBismuth Ⅳ型と診断した。右前下腹側枝（B5a）の破格を認める
　B3：左外側下枝，B6：右後下枝，B8：右前上枝に入ったPTBDチューブ

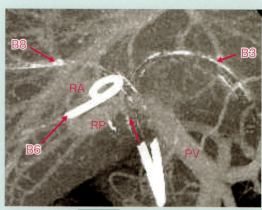

図16-2　入院時CT
　左門脈は造影されず，右門脈はやや狭小化し，陰影欠損像（矢印）を認める
　PV：門脈本幹，RA：右前枝，RP：右後枝，B3：左外側下枝，B6：右後枝，B8：右前上枝のPTBDカテーテル

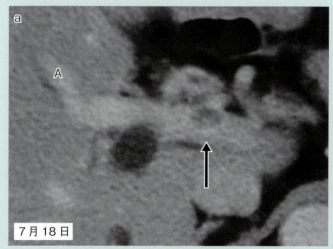

a：左右分岐部付近の5～6mm大の卵円形の腫瘍栓

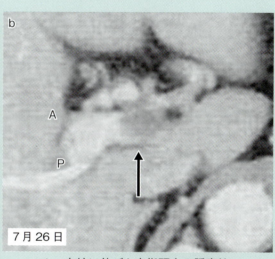

b：右枝に伸びた小指頭大の腫瘍栓

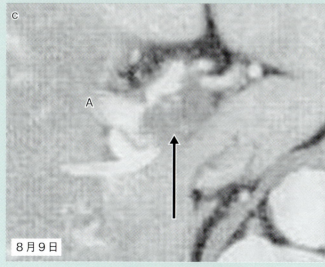

c：右前後枝分岐部まで発育増大

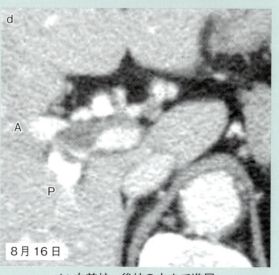

d：右前枝，後枝の中まで進展

図16-3　造影CT門脈相
　4週間の間に腫瘍栓（血栓）（矢印）は急速に発育進展し，右前（A），後枝（P）分岐部を越えた

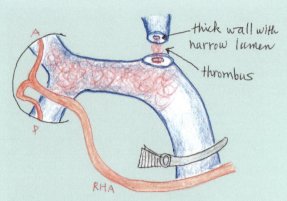

a：division of the LPV
左門脈起始部を切断すると，壁は厚く，狭い内腔から血栓（?）が噴出した

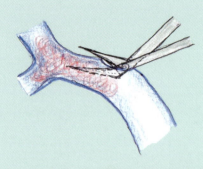

b：longitudinal incision of the RPV
左門脈断端から右門脈前壁を縦切開

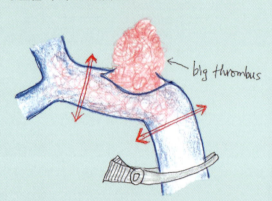

c：tumor thrombectomy through venotomy
切開口から腫瘍栓が噴出し，摘出した

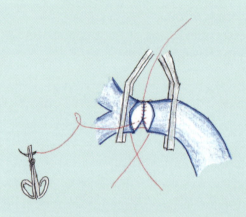

d：end to end anastomosis after segmental resection of the PV
微細なフィブリン塊の固着した門脈分岐部から右門脈を切除し，端々吻合をした

図16-4　門脈内腫瘍栓摘出術と門脈合併切除再建術

門脈内腫瘍栓が血栓を伴って急速に成長していると判断をして，8月22日に緊急手術を行った。胆管像からみて左3区域切除のほうが根治性が高いが，緊急事態のため肝左葉切除の方針とした。

局所リンパ節郭清を行って，左肝動脈，中肝動脈を結紮・切離して，右肝動脈とその前枝，後枝にテープをかけた。次に総胆管を膵上縁で結紮・切離した後，回腸静脈に留置したカテーテルから門脈造影を行うと腫瘍栓は右前枝，後枝に入り込んでいた。ここで門脈本幹，左枝，右枝，右前枝，右後枝にテープをかけ，左門脈を起始部で切断すると，肥厚した門脈壁と狭小化した内腔に赤色血栓を認めた。左門脈の切開口を右枝前壁のほうへ延長して，腫瘍栓を摘出した。右門脈内腔には内膜に強固に癒着する微細なフィブリン塊のようなものを認めたので，門脈分岐部から右門脈を環状切除して端々吻合を行った（図16-4）。ここで再び門脈造影を行うと右前枝に透亮像を認め，術中超音波検査（IOUS）上も血栓を認めたので，門脈吻合部を切開してフォガティー・バルーンカテーテルで小豆大の血栓を摘出した（図16-5, -6）。次に破格のB5aも含めて切除するために，S5 Glissonの腹側枝（G5a）を結紮・切離するとCantlie線の右方のS5a部分に虚血域を認めたので，ここも含めて拡大肝左葉切除，尾状葉切除を行って，右肝内胆管は，後枝（Bp），前下枝（B5），前上枝（B8）で切離した。術中迅速切片でB5，B8の断端に癌浸潤を認めたので，各々追加切除を行った（図16-7）。ここで再度門脈造影を行うと，また右前枝に陰影欠損を認め，IOUSでも血栓を認めたので，再度門脈吻合部を開いてフォガティー・バルーンカテーテルで大豆

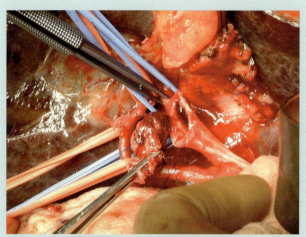

図16-5 門脈内腫瘍栓摘出術
左右分岐部から右門脈前壁を縦切開して，示指頭大の腫瘍栓を摘出した

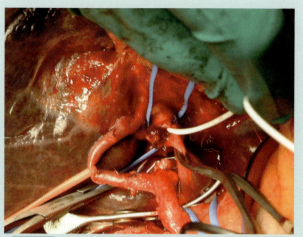

図16-6 フォガティー・バルーンカテーテルによる血栓摘除術
小豆大の血栓が摘出された

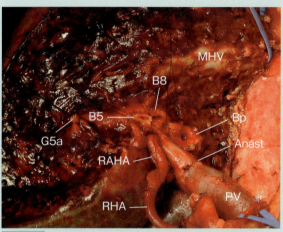

図16-7 拡大肝左葉切除，尾状葉切除，胆管切除，門脈切除再建後
PV：門脈，RHA：右肝動脈，RAHA：右肝動脈前枝，MHV：中肝動脈，Anast：門脈吻合部，B5：右前下枝，B8：右前上枝，Bp：右後枝，G5a：右前下腹側区域 Glisson 断端

大の血栓を摘出した（図16-8a）。次に胆道再建用に Roux-en-Y 空腸脚を作成後，再度 IOUS を行うとまたも右前枝に血栓を発見した。そこでもう一度門脈吻合部を開き，内腔をよく観察すると吻合部より下流側に前，後枝分岐部を越えて血栓を認めたのでこれを摘除した。その後に門脈内膜の状態をよく観察すると，微細血栓が前後枝の内膜に固着していることが判明した。これらを慎重に剥ぎ取ってから，再度よく観察すると，前後枝の分岐部の内膜損傷（欠損）部分が発見された。血管外から針糸を通してこの内膜損傷部を縫合固定してから，再度端々吻合をやり直した（図16-8b, c）。胆道再建は B5 と B8 を形成して一穴とし吻合し，Bp も別穴で端側吻合した。

術後は門脈内留置カテーテルからヘパリンとウロキナーゼを注入した。第1病日にはトランスアミナーゼ値が 1,000U/l 以上まで上昇し，超音波では第3病日まで右門脈前枝の血流を観察できなかったが，以後血流は復活し，肝機能も改善したので，門脈内注入カテーテルを第9病日に抜去した。第16病日にすべてのドレーンを抜去し，9月15日（第30病日）に退院した。

繰り返す門脈血栓症の原因としては，内膜に固着して剥ぎ取ることのできなかった微細血栓あるいは微細フィブリン塊の他に，血栓摘除操作中に発生した可能性のある内膜損傷（欠損）も要因であると思われた。

切除標本の病理組織学的検査で腫瘍は高分化型腺癌で，ly 1, v 2, pn 2, pPV 3, pA 0, pN（＋）(No. 12b), HM2（B5, B8），右肝動脈後枝周囲神経叢に pn（＋）であった。結局手術は R1 切除に終わったが，患者は元気に職場に復帰することができた。ただし，長期生存は得られず 2008年6月19日，術後1年10カ月で局所再発のため死亡した。

もしも手術をしていなかったら，急速な門脈腫瘍栓＋血栓の進展状況から考えると，あと2〜3週間以内に門脈血栓症による急激な病状の変化があった可能性が高い。

私の生涯の外科治療の経験上，手術前に living will を表明した患者はこの症例が最初で最後であった。

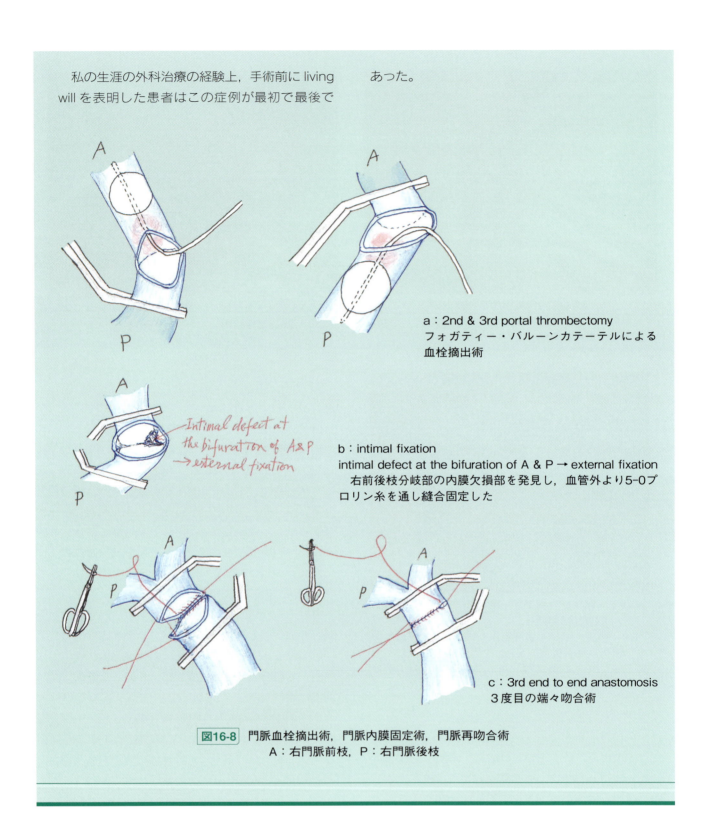

図16-8 門脈血栓摘出術，門脈内膜固定術，門脈再吻合術
A：右門脈前枝，P：右門脈後枝

に切離した（図175a）。切除標本の凍結切片で，右肝管断端に癌浸潤を認めたので，右肝管をさらに上流まで剥離して5 mm 追加切除したが，再度断端に癌浸潤を認めたため，R0切除のために肝右葉切除を追加した（図175b）。再建はChild式で，膵空腸，胆管空腸，胃空腸吻合の順に行い，膵管ステントを留置した。手術時間600分間，出血量450mlであった。第2病日より1日80～100mlの胆汁漏出を認めたが，漸次1日20～30mlへと減少したため，第16病日に退院した。胆汁瘻チューブはその2週間後に抜去した。切除標本の病理組織診断では，十二指腸浸潤を伴う高分化型腺癌で，下部胆管へは乳頭部より15mm 上流まで進展

していた。患者は退院後4カ月間異常なく健在である。

コメント

本症例は精密診断で術前にHPDの適応と判断していない。術前の治療方針がLPDで、これを術中の迅速切片の結果で肝右葉切除を追加するなどという治療方針は勧められるものではない。

また、大切な尾状葉切除に関していっさい記載されていない。

手術の低侵襲を狙うあまりに、手術適応の判断を誤ったり、挙句の果てに根治性を損なうような手術を行ってしまうことがあってはならない。Bismuth Ⅲa型であれば、尾状葉切除を伴う肝右葉切除を行わなければR0とはなり得ない。

（2）元千葉県がんセンターのChoらは肝胆膵領域癌に対して積極的に腹腔鏡下手術を行い、その手術成績を報告してきた中で肝門部胆管癌に対する腹腔鏡下手術のreview論文を発表しているが[399]、その最後に完全に腹腔鏡下にHPDに成功した症例をビデオで報告している[403]。肝門部原発で広範に側方進展をした80歳男性の胆管癌に対して、肝左葉切除、尾状葉切除、幽門輪温存膵頭十二指腸切除（PPPD）でR0切除に成功した。手術時間629分間、出血量200ml。術後胆汁瘻を併発したため退院は第28病日となった。高分化型腺癌でリンパ節転移はなく、患者は手術24カ月後の現在健在であるとの画期的な報告であった。

コメント

このHPDの症例報告は、レビュー論文の最後に自験例として紹介されたのみで、画像の提示などがなく、一方ではビデオジャーナルに手術紹介がしてあるだけであるので、この症例に対する評価はできない。完全に腹腔鏡下に行われた手術術式と手術時間、出血量だけから判断すると素晴らしい根治手術が行われた可能性が高い。しかし、前項で述べたようにPPPDの手術が日本外科学会の調査で"Surg. Today"から掲載取り消しの処分を受けていることから考えると、このPPPDを加えたLHxの手術に何らかの問題があるのかないのか心配の種は尽きない。

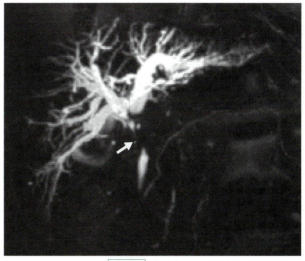

図174 MRCP
左右肝管合流部は分断され、下部胆管にまで不整狭窄像が及んでいる。右前枝は閉塞し、後枝は左肝管に合流するⅢa型のようである

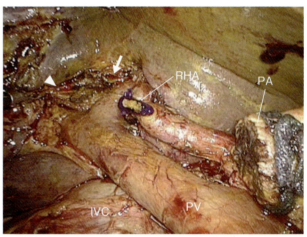

a：肝門部胆管切除を伴う膵頭十二指腸切除終了時の所見。右肝動脈（RHA）を切断してHPDに移行しようとしている
　膵断端（PA）、右肝動脈断端（RHA）、右肝管断端（矢頭）、左肝管断端（矢印）が明瞭に観察できる
IVC：下大静脈、PV：門脈本幹

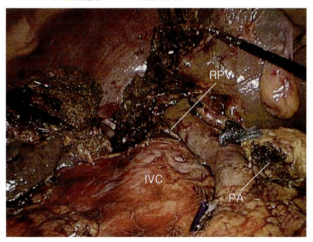

b：下大静脈（IVC）と、肝切離断端の位置からみて尾状葉切除はされていないと推測される
RPV：右門脈断端、PA：膵断端

図175 LHPDの術中所見

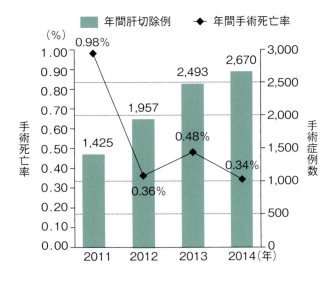
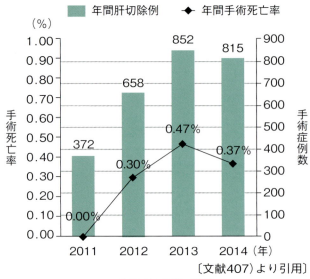

a：腹腔鏡下肝切除術
年々手術症例数は増加し，それに伴って手術死亡率は低下傾向にある

b：腹腔鏡下膵切除術
年々手術症例数は増加しているが，一時上昇した手術死亡率は低下傾向にある

〔文献407）より引用〕

図176 日本の腹腔鏡下肝・膵切除術の年間症例数と手術死亡率の推移（Wakabayashiら，2016）

VI 腹腔鏡下肝切除（LLR）と膵切除（LPR）の現状

　腹腔鏡下に複雑な広範肝切除や，膵頭十二指腸切除（LPD）を行う場合には，その適応や安全性の面でいまだに問題点を含んでおり，一部の先進的な施設で行われる場合が多い[404)〜406)]。2014年に報られた群馬大学病院のLLRで手術死亡例が続いたことに対して，日本肝胆膵外科学会が緊急に全国の214の認定施設を対象とした調査を行い，2015年3月23日にその結果が公表された。早速Wakabayashiらは日本のLLRやLPRの現状を英文誌に報告した[407)]。2011〜2014年に行われたLLR件数は年々上昇傾向にあるが，それに伴って手術死亡率は下降傾向にある。そして，過去に発表された開腹手術の手術死亡率に比べると高くはないことが判明した（**図176a**）。LPRに関しても年々手術症例数は増加しているが，手術死亡率は一時上昇したものの最近では下降傾向にある（**図176b**）。これらの手術死亡率も過去に発表された開腹術の手術死亡率に比べて高くはない。肝切除術式別にみたLLRの手術死亡率は，肝切除範囲が増大するに従ってやや上昇傾向にあるが，これも開腹術での成績と比べて高くはない[408)]。しかし，胆道癌に対して行われたであろう胆管切除を伴う肝葉切除術の手術死亡率は9.76％であり，わが国および欧米の先端施設での肝門部胆管

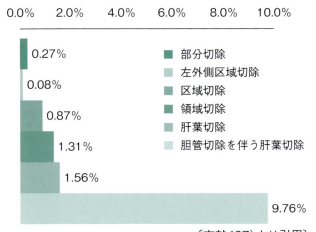

図177 腹腔鏡下肝切除術式別の手術死亡率
肝切除範囲が増大すると手術死亡率が上昇する傾向にあるが，開腹術手術例と比べて高くはない。ただし，胆管切除を伴う肝切除では，日本を含めて世界の先端施設と比べるとやや高い

癌に対する手術死亡率の2〜8％に比べてやや高い（**図177**）。これを契機に日本肝胆膵外科学会は，全国の認定施設で行われるLLRの症例登録制度を2015年10月に開始した。これが今後世界で最大の前向きに症例集積をしたデータベースになるであろう。

コーヒーブレイク㉓

＜腹腔鏡下肝切除による死亡事故＞

胆道癌に対する腹腔鏡下手術の成功例がとくに米国から次々と発表されるようになってきたが，その根治性について多くの問題点がある。腹腔鏡下手術に関して千葉県がんセンターで問題が発生した事例に連動するかのように群馬大学病院でも腹腔鏡下肝切除（LHx）で多くの手術死亡事故が発生したというニュースが2014年11月14日にマスコミ報道されると，またたく間に国内はもちろん英文のニュースになって情報は世界中に広まった[①〜⑥]。

一方，群馬大学臓器病態外科（第2外科）から，2014年4月に京都で開催された第114回 日本外科学会にて報告された研究発表の抄録には，「LHxは開腹手術症例と比べて，合併症は概ね変わらず，在院日数は短い傾向で，概ね良好な結果と期待される」と記載されており，実態との乖離がはなはだしく，データの改ざんがあるのではないかと疑われた[⑦]。この事例では，2015年2月12日に腹腔鏡下肝切除術事故調査報告書が発表されたが，さらに多くの問題が背景にあることが明らかにされ，大学病院全体として医療安全に対する取り組み方に問題があることが指摘された。事態が二転，三転した後，新しく有識者による外部調査委員会が発足し，日本外科学会が専門的視野に立った手術死亡症例の検証作業を行うことになり，その作業部会報告が2016年3月24日の日本外科学会理事会に報告され，続いて3月27日に日本外科学会の調査結果が外部調査委員会へ報告された。LHxにより日本の肝胆道外科が一気に飛躍するかと期待していたところに，マスコミ報道により日本の外科医療の暗部があぶり出されるという重大事に陥ってしまった感があり，英文論文のなかにもこの事例を紹介されるに至った[⑧]。

群馬大学病院の対応には批判が集中し，ガバナンスの問題も指摘されて，厚生労働省から特定機能病院の指定を解除されるという最悪の事態に陥ってしまった。この件に関しても英文のニュースで発信されている[①〜⑥]。

千葉県がんセンター，群馬大学病院の腹腔鏡下手術の死亡事故の外部調査については，日本外科学会，日本消化器外科学会，日本肝胆膵外科学会が専門家の視点で調査委員会に対して迅速に協力した態度は高く評価される[⑨]。

① What's On Xiamen：At least 8 die after laparoscopic surgery at Gunma University Hospital in Japan. Nov 14, 2014.
② The Japan Times：Gunma hospital reveals ninth death following laparoscopic surgery. Nov 19, 2014.
③ The Japan Times：Probing Gunma patient deaths. Nov 26, 2014.
④ The Japan Times：Gunma University Hospital admits negligence in eight surgery deaths. Mar 3, 2015.
⑤ The Japan Times：Survey finds high death rate after complex liver surgery. Mar 24. 2015.
⑥ The Japan Times：Hospitals in Tokyo, Gunma might be stripped of 'advanced treatment' status. May 1, 2015.
⑦ 須納瀬豊，平井圭太郎，吉成大介，小川博臣，塚越浩志，高橋憲史，山崎穂高，高橋研吾，五十嵐隆通，田中和美，竹吉泉：腹腔鏡下手術における系統的肝切除の工夫．日外会誌，115臨時増刊号（2）：410, 2014.
⑧ Geller, D. A. and Tsung, A.：Long-term outcomes and safety of laparoscopic liver resection surgery for hepatocellular carcinoma and metastatic colorectal cancer. J. Hepatobiliary Pancreat. Sci., 22：728〜730, 2015.
⑨ 國土典宏：日本外科学会が取り組む課題について；理事長任期最終年を迎えて．日外会誌，117：19〜21, 2016.

VII 肝門部胆管癌に対するロボット手術

腹腔鏡下肝切除（LHx）が肝門部胆管癌手術に応用されたが，他臓器癌と同様肝門部胆管癌に対してもロボット手術のチャレンジが始まった。

（1）シカゴのイリノイ大学病院外科の Giulianotti らはⅢa型の肝門部胆管癌に対して世界初の da Vinci を使った肝右3区域切除術，肝外胆管切除，左肝管空腸吻合術を行った[396]。患者は1カ月間の黄疸と体重減少を訴えた66歳男性。超音波検査で肝内胆管の拡張と ERCP で肝門部胆管の狭窄を認め，EBD が行われた。ブラッシング細胞診で高分化型腺癌の所見が得られて紹介されてきた。EBD の閉塞を認めたので PTBD で内・外瘻とした（図178）。精査の結果，肝右3区域切除を立案して右門脈の PVE を行ったところ，予定残肝容積は $531/1,244cm^3$（42.7％）に増大した。

da Vinci を使った手術の手順は，通常の開腹術と同様に行われた。領域リンパ節郭清を総肝動脈沿いに行って，総胆管を膵上縁で切離して下流側断端を縫合閉鎖。次に右肝動脈を根部で4-0 プロリンを用いて刺通結紮を加えて離断。次に左肝管を剝離して臍静脈裂のところで切離。迅速切片で切離断端癌陰性（図179）。次に右門脈の前枝と後枝を別々に結紮，4-0 プロリンにて刺通結紮の後切離した。次に肝右葉を授動して下大静脈を露出しながら短肝静脈を結紮・切離し，最後に右肝静脈を露出する。次に鎌状間膜の右縁に沿って肝切離を進め，最後に中肝静脈と右肝静脈を45mm の腹腔鏡ステープラーで切離して肝離断が終了。切除肝をプラスチックバッグへ入れて，気腹を止める。ここで da Vinci の器具を移動させて，長さ7cm の正中切開を加えて開腹し，切除肝の入ったプラスチックバッグを取り出した。続いて上部空腸を体外に取り出して Roux-en-Y 脚を作成し，これを結腸前に挙上し，閉腹した。再度気腹をして，da Vinci で左肝管空腸吻合を4-0 PDS を用いて前後壁を連続縫合で行った（図180）。最後に鎌状間膜を前腹壁に縫合固定し，横隔膜下と肝下面にドレーンを挿入して手術を終了した。

手術時間は540分間，出血量は800ml で，輸血を1単位行った。術後は第3病日に ICU から一般病棟に移って経口摂取を開始し，第11病日に退院した。腫瘍は長さ22mm の中分化型腺癌で，T2，N0で，患者

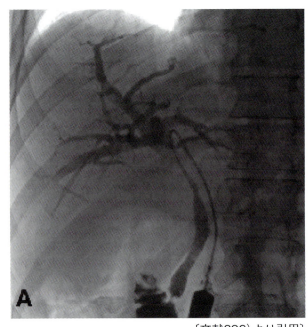

〔文献396）より引用〕

図178　PTBD 造影
左肝内胆管が十分に造影されていない

は手術の8カ月後無再発生存中であった。

Giulianotti らは，ロボットで肝門部胆管癌の手術が確実にできること，腸管の機能回復がよく，経口摂取が早く始められ，鎮痛薬の使用を低減できることを利点にあげている。しかし，経験を積めば術後在院期間をもっと短縮できるであろうと述べた。そして最後に，この胆道再建を伴う拡大肝切除は熟練者が行えば安全にでき，開腹手術に比べて術後合併症を減らすことができると述べるとともに，ロボット手術が肝門部胆管癌に対する開腹手術よりも優れた点を明らかにするためには，大規模の前向き試験が必要になるであろうと述べた。

コメント

この論文はⅢa型の肝門部胆管癌に対して肝右3区域切除を行った手術報告例である。胆管像からどうしてⅢa型と診断したのかまったく不明である。左肝内胆管が十分に造影されておらず，Ⅲa型ではなくⅢb型ではないかと疑ってしまうほどである。一方，Ⅲ型であればR0切除を行うには尾状葉切除は必須である。しかし，この症例では尾状葉切除は行われていない。尾状葉 Glisson がどのように遺残したか？　左肝管断端周囲に癌遺残はなかったのか？　などについてはいっさい記述されていない。

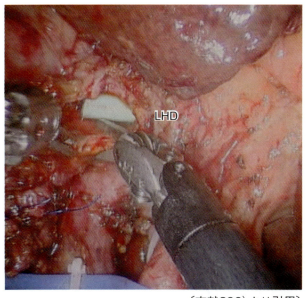

〔文献396）より引用〕

図179 ロボットによる左肝管の離断
肝門部の脈管に沿った郭清の後，肝切離をする前に左肝管を臍静脈裂のところで切断する

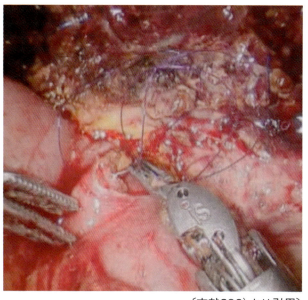

〔文献396）より引用〕

図180 ロボットによる左肝管空腸吻合
4-0 PDSを用いて，前壁，後壁を各々連続縫合で行う

> 肝切除をする前に臍静脈裂で左肝管を切離したと述べているが，図179の所見から推察すると，門脈臍部（UP）と左肝管切離線との位置関係はまったく不明であり，肝門部胆管癌に対する右3区域切除を行う際の術前診断，手術中の局所解剖の確認操作など多くの点で根治手術とは思えない手術である．

（2）高度黄疸を伴う肝門部胆管癌に対して，二期的にda Vinciを用いて肝右葉切除，左肝管空腸吻合に成功した症例について紹介する[409]．患者は43歳男性．高度黄疸，褐色尿，白色便を訴えて2011年5月7日近医受診．5月14日のCTで肝門部胆管に腫瘤を指摘され，5月23日に紹介されて北京の解放軍第302医院に入院した．CA19-9 262.70U/ml．CTでは肝内胆管拡張を伴う肝門部の腫瘤があり，右肝管の前枝，後枝に浸潤を認めた（Bismuth Ⅲa型）．5月26日に第1回目の手術を行うと，肝門部の右側に浸潤する2×1×1cm大の硬い腫瘤を触れた．da Vinci補助下に左右肝管合流部の上・下1cmのところで左肝管，総肝管を切離して，総肝管断端は縫合閉鎖した．左肝管にはTチューブを挿入して外瘻とした．次に右門脈・右肝動脈の周りに小児用の8Fr尿管カテーテルを巻いて，これを吸引チューブの中を通して体外へ誘導した（図181）．主腫瘍の病理組織診断は高分化型腺癌で，肝管切離断端には腫瘍を認めなかった．術中出血量は50mlで，翌日の血液検査では血清総/直接ビリルビン値は461.70/383.83μmol/lであり，6月13日（第18病日）に退院した．6月29日に第2回目の入院をした．血清総/直接ビリルビン値は54.6/40.7μmol/lと改善していた．CTによる全肝/右葉/左葉の容積はそれぞれ1,750/1,141/610cm³で，右葉の容積比率は65%であった．6月30日より右葉の血行遮断を1日2時間を4日間，5～6日目には1日6時間行い，7日目以降は連続して血行遮断を行い退院した．血行遮断を3週間行った7月25日に第3回目の入院をした（図182）．血清総/直接ビリルビン値は23.10/15.50μmol/lと改善していた．CTによる全肝/右葉/左葉容積は，2,061/1,083/978cm³で右葉容積比率は53%であった．8月4日，da Vinci補助下に肝右葉切除，肝管空腸吻合を行った．出血量700mlでR0切除ができ，2週間後に退院し，その後3カ月間再発の徴候はない．

この論文の主旨は高度黄疸例に対して，PTBDやEBDの代わりにda Vinciを用いて左肝管切離，胆汁外瘻造設を行い，PVEの代わりに右葉血行遮断を間欠的に6日間行い，7日目からは持続的に21日目まで行った点にある．PBDによる合併症を減らすことと動・門脈同時遮断による肝壊死，肝膿瘍を防ぐ方法であると述べている．

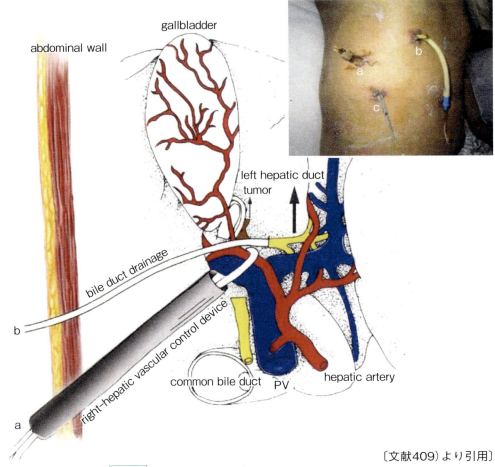

〔文献409〕より引用〕

図181 右肝血管茎のコントロール装置の設置
　左肝管，総肝管は左右肝管合流部の上・下1cmのところで切断し，左肝管にTチューブが挿入された
　　a：右肝血管茎コントロール装置，b：胆管ドレナージ，c：腹腔ドレナージ

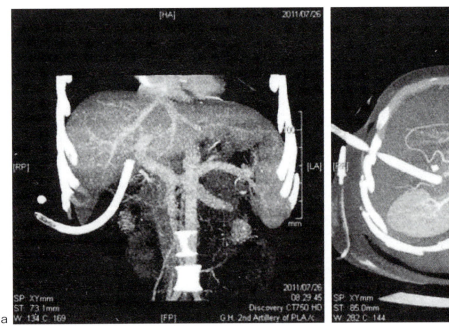
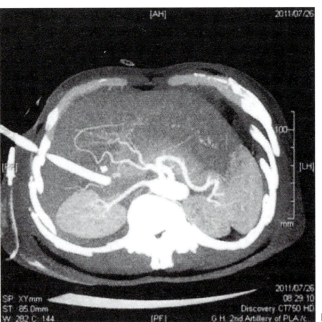

〔文献409〕より引用〕

図182 肝右葉血行遮断3週間後のCT所見
a：（門脈相）右門脈は左右分岐部で完全に遮断されている
b：（動脈相）右肝動脈は遮断されているようであるが，右後区域枝が造影されている

> **コメント**
>
> 　Zhuらは，da Vinciを利用して肝門部胆管癌の手術にチャレンジをしたことと，経皮的あるいは内視鏡的な胆管ドレナージや門脈塞栓術をあえて行わずに，da Vinciを二度使用して二期的に肝・胆管切除を行ったところに特徴がある。胆管ドレナージ後に肝右葉の血行遮断を開始するまでに35日間を要し，結局，初回入院時から根治手術を行うまで73日間を要している。肝右葉血行遮断による残肝である肝左葉の容積率は，26日間に35％から47％へ12％（368cm^3）の増加が認められた。
>
> 　以上のことを考えると，低侵襲なPBDやPVEなどの手技をあえて排してda Vinciを利用して一期手術を行うことの意義はどこにあるのか，また胆管像の提示もなく，肝門部胆管癌の手術のなかで大切な尾状葉切除についていっさい述べられていない。Ⅲa型の肝門部胆管癌に対して尾状葉切除をしないでR0切除はできるはずはない。新しい医療機器を用いることに執着して，癌の根治手術の核心を見失っている感がある。

Ⅷ　小　括

　低侵襲手術という名のもとに，腹腔鏡やロボットを使った手術があらゆる癌の外科治療に応用されて，従来の開腹や開胸の外科手術よりも良好な手術成績をもたらすことができるようになり，ますます鏡視下手術のメリットが明らかとなってきた。そのため多くの消化器外科手術にはlaparoscopy firstが常識であるような時代に入ってきた。しかし，胆道癌のなかで，とくに肝門部胆管癌に対する鏡視下手術にはいまだ根治手術としては問題のある手術例ばかりが米国から発表されている。

　出血量が少なく，早期退院が可能であるということをLHxのメリットとして大いに宣伝をして，根治手術のキーポイントについてはいっさい触れていない論文が出回っているのが，現在の米国の外科医療の一局面を表している象徴的な事件であるように思われる。先を越されてしまった日韓から，従来の開腹術による根治術に比べて引けを取らない手術をめざしたチャレンジが始まっている。胆道癌に対する「根治性を無視した内視鏡手術の暴走をいかに喰い止めるか」，「根治性にも優れた内視鏡手術を早急に開発する」，「倫理面での過ちの予防対策」。この3点が今日本の肝胆道外科医に求められている大切なミッションであるように思われる。

　これからは日本の優れた肝胆道外科医の腕を十分に発揮して，胆道癌に対する腹腔鏡下手術が従来の開腹手術に取ってかわることができるのかどうか，じっくりと研究を進めていただくことを願ってやまない。

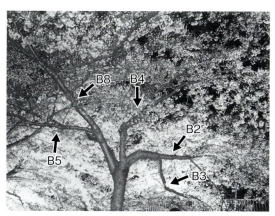

肝右葉切除後です。

最終章

　宮崎大学外科の千々岩一男教授から第68回日本消化器外科学会総会で「胆道癌への外科の挑戦―その軌跡と次世代へのメッセージ」の教育講演の依頼を受けた頃は，自分自身で手術を執刀することを完全に止め，愛知県がんセンター中央病院で外来診療からも手を引くことを決心した時期でもあったため，自らのライフワークであった胆道癌の外科治療を見つめ直すいい機会であると思いました。それまで毎年国内はもちろん海外で講演してきたスライドやその元になる資料，文献を見直しながら，さらに古い過去のドイツ語やフランス語の文献さがしをするばかりではなく，新しく発見した古い英語論文では50頁以上の超大作もていねいに隅々まで読み進めてみると，新たな発見に遭遇することもありました。歴史に残る超有名外科医をネットで調べ尽くすと次から次へと興味深い新事実を発見したり，多くの大外科医が同じファミリーであることがわかると，改めてそこからファミリーが成し遂げた一大事業の創始からその完成に至るまでの苦難の道のりを少しずつ解釈できるようになったこともありました。数々の眩しい外科学の発展につながった栄光の歴史の裏舞台にも共通した事実があることも発見することができ幸運でした。このような作業をすることにより，遮二無二，前へ前へと進んできた自分の外科医人生を自己批判するいい機会にもなりました。

　月刊『消化器外科』に2014年1月号より本連載を執筆することになり，改めてさらに詳しい文献検索をする必要もあり，そのたびにまた新しい発見があり，これが2年半余にわたって毎月原稿の締切を気にしながらも苦しい生活を維持するモチベーションになりました。本連載の過程で，2014年ソウルでのIHPBAでLiving Legend Lecture "Surgical challenges to biliary cancers" を担当したとき，メモリアル・スローン・ケタリングがんセンターでDr. Blumgart, L. の後を継いだDr. Jarnagin, W. に座長をしていただいたのも何かの巡り合わせのように感じ，30年来の親友Lee, S. G. 会長に心から感謝を申し上げました。また，2015年2月にポルトガルのポルトで開催された国際シンポジウムに招待されて，"Biliary Cancer：A lifetime surgical challenge" というタイトルで話すように要請されたとき，この会に "On the shoulders of giants" という興味深いサブタイトルがついているのを発見しました。そして，巨人の肩の上に小人が乗って遠方を見ている学会ポスターにも興味がわき，この語源を調べると，ギリシャ神話の中に次から次へと多くの教訓を抽出することができました。「自分は他人よりも遠くまで見渡すことができると思っても，それは巨人（先人）の肩の上に乗っかって見ているからである」という語源から来ているようであり，要するに「われわれ多くの凡人（小人）は何か輝かしい業績を上げたからといっても，しょせん先人が打ち立てた遺産の上に乗っかって，それを一部押し進めたにすぎない」という意味にも理解できました。そして聖書に出てくるこの逸話は，シャルトル大聖堂の有名なブルーの美しいステンドグラスにも描かれていることを知り，パリ訪問の折に美しいステンドグラスを拝観しながら聖書の世界に浸ったことも思い出となっています。旧約聖書の4人の大預言者のそれぞれの肩の上に，新約聖書の4人の小さな福音書記者が描かれていました。

　今回，多くの文献を基にして胆道癌の外科の歴史を改めて研究することができ，これをまとめて文字にして，次世代の外科医の方々へメッセージとして残すことができれば，これが第一線を退いた外科医のできる一つの社会貢献になるのではないかと思いました。

　最後に，多大なご支援をいただいた特定非営利活動法人　名古屋外科支援機構に感謝申し上げます。

2017年3月吉日

二村　雄次

文献

1) Brown, G. : Surgical removal of tumors of the hepatic ducts. Postgrad. Med., 16 : 79〜85, 1954.
2) Glenn, F. and Hays, D. M. : The scope of radical surgery in the treatment of malignant tumors of the extrahepatic biliary tract. Surg. Gynecol. Obstet., 99 : 529〜541, 1954.
3) Rex, H. : Beiträge zur Morphologie der Säugerleber. Morphol. Jahrb., 14 : 517〜616, 1888.
4) Cantlie, J. : On a new arrangement of the right and left lobes of the liver. Proceedings. Anatomical Society of Great Britain and Ireland, 32 : 4〜9, 1897.
5) Keen, W. W. : Report of a case of resection of the liver for the removal of a neoplasm, with a table of seventy-six cases of resection of the liver for hepatic tumors. Ann. Surg., 30 : 267〜283, 1899.
6) Keen, W. W. : On a resection of the liver, especially for hepatic tumors with the report of a successful case of resection for an adenoma of the bile-ducts, and a table of twenty recorded cases of hepatic operations. Boston Med. Surg. J., 126 : 405〜410, 1892.
7) Keen, W. W. : Removal of an angioma of the liver by elastic construction external to the abdominal cavity, with a table of 59 cases of operation for hepatic tumors. Penn. Med. J., 28 : 193〜204, 1897.
8) Wendel, W. : Beiträge zur Chirurgie der Leber. Arch. Klin. Chir., 95 : 887〜894, 1911.
9) Stewart, H. L., Lieber, M. M. and Morgan, D. R. : Carcinoma of the extrahepatic bile duct. Arch. Surg., 41 : 662〜713, 1940.
10) Healey, J. E. and Schroy, P. C. : Anatomy of the biliary ducts within the human liver. Arch. Surg., 66 : 599〜616, 1953.
11) Couinaud, C. : Lobes et segments hépatiques : Notes sur l'architecture anatomiques et chirurgicale du foie. Presse Méd., 62 : 709〜712, 1954.
12) Hjortsjö, C. H. : The topography of the intrahepatic duct system. Acta Anat., 11 : 599〜615, 1951.
13) Cho, A., Okazumi, S., Takayama, W., Takeda, A., Iwasaki, K., Sasagawa, S., Natsume, T., Kono, T., Kondo, S., Ochiai, T. and Ryu, M. : Anatomy of the right anterosuperior area (segment 8) of the liver : Evaluation with helical CT during arterial portography. Radiology, 214 : 491〜495, 2000.
14) 趙明浩, 竜崇正, 岡田正, 佐久間洋一, 落合武徳 : 新しい肝区域概念に基づいた肝S5切除. 手術, 56 : 627〜630, 2002.
15) Kogure, K., Kuwano, H., Fujimaki, N., Ishikawa, H. and Takada, K. : Reproposal for Hjortsjo's segmental anatomy on the anterior segment in human liver. Arch. Surg., 137 : 1118〜1124, 2002.
16) Terminology Committee of the International Hepato-Pancreato-Biliary Association : The Brisbane 2000 terminology of liver anatomy and resections. HPB, 2 : 333〜339, 2000.
17) Longmire, Jr. W. P. and Sandford, M. C. : Intrahepatic cholangiojejunostomy with partial hepatectomy for biliary obstruction. Surgery, 24 : 264〜276, 1948.
18) Altemeier, W. A., Gall, E. A., Zinninger, M. M. and Hoxworth, P. I. : Sclerosing carcinoma of the major intrahepatic bile ducts. Arch. Surg., 75 : 450〜461, 1957.
19) Lippman, H. N., McDonald, L. C. and Longmire, Jr. W. P. : Carcinoma of the extrahepatic bile ducts. Am. Surg., 25 : 819〜826, 1959.
20) Klatskin, G. : Adenocarcinoma of the hepatic ducts at its bifurcation within the porta hepatis : An unusual tumor with distinct clinical and pathological features. Am. J. Med., 38 : 241〜256, 1965.
21) Soupault, R. and Couinaud, C. : Sur en procede nouveau de derivation bliliare intrahepatique : La cholangio-jejunostomie gauche sans sacrifice hepatique. Presse Med., 65 : 1157, 1957.
22) Lortat-Jacob, J. L. and Robert, H. G. : Hépatectomie droite réglée. Presse Méd., 60 : 549〜551, 1952.
23) 本庄一夫 : 肝臓右葉（亜）全切除に就て. 手術, 4 : 345〜349, 1950.
24) Honjo, I. and Araki, C. : Total resection of the right lobe of the liver : Report of a successful case. J. Int. Coll. Surg., 23 : 23〜28, 1955.
25) Pack, G. T. and Baker, H. W. : Total right hepatic lobectomy : Report of a case. Ann. Surg., 138 : 253〜258, 1953.
26) Robertson, H. E., Snell, A. M. and Walters, W. : Malignant lesions of the biliary tract. Proc. Staff Meet. Mayo Clin., 16 : 85〜91, 1941.
27) Robertson, H. F., Robertson, W. E. and Bower, J. O. : Congenital absence of gallbladder, with primary carcinoma of the common duct and carcinoma of the liver. JAMA, 114 : 1514〜1517, 1940.
28) McIntosh, U. and Gillies, A. : Two tumors of the extrahepatic bile ducts. Med. J. Australia, 24 : 268〜269, 1940.
29) Cattell, R. B. : Successful resection of carcinoma of the bile duct. Surg. Clin. North Am., 23 : 747〜752, 1943.
30) Rothenberg, R. and Aronson, S. : Acute cholecystitis preceding neoplastic common duct obstruction. Ann. Surg., 112 : 400〜416, 1940.
31) Brunschwig, A. and Clark, D. E. : Carcinoma of the cystic duct. Arch. Surg., 42 : 1094〜1100, 1941.
32) Brunschwig, A. and Bigelow, R. B. : Advanced carcinoma of the extrahepatic bile ducts : Cholangiocholecystocholedochectomy. Ann. Surg., 122 : 522〜528, 1945.
33) Brown, G. and Myers, N. : The hepatic duct : A surgical approach for resection of tumor. Aust. N. Z. J. Surg., 22 : 308〜312, 1954.
34) Pack, G. T., Miller, T. R. and Brasfield, R. D. : The right hepatic lobectomy for cancer of the gallbladder : Report of three cases. Ann. Surg., 142 : 6〜16, 1955.
35) Mistilis, S. and Schiff, L. : A case of jaundice due to unilateral hepatic duct obstruction with relief after hepatic lobectomy. Gut, 4 : 13〜15, 1963.
36) Hynes, C. D., Gingrich, G. W. and Thoroughman, J. C. : Carcinoma of the bile duct : Diagnosis and treatment. Am. Surg., 30 : 578〜582, 1964.

37) Quattlebaum, J. K. and Quattlebaum, J. K., Jr.: Malignant obstruction of the major hepatic duct. Ann. Surg., 161: 876〜889, 1965.
38) Cady, B. and Fortner, J. G.: Surgical resection of intrahepatic bile duct cancer. Am. J. Surg., 118: 104〜107, 1969.
39) Templeton, J. Y. and Dodd, G. D.: Anatomical separation of the right and left lobe of the liver for intrahepatic anastomosis of the biliary tracts. Ann. Surg., 157: 287〜291, 1963.
40) Bird, A. D., Kerr, G. D. and Wynne-Jones, G.: Hepatic lobectomy for carcinoma of the hepatic duct. N. Z. Med. J., 73: 351〜354, 1971.
41) 村上忠重, 鈴木快輔, 趙慶照, 溝口一郎, 岡部伸弥, 山本三雄: 胆道系の癌の手術経験. 手術, 15: 549〜560, 1961.
42) 溝口一郎: 胆道系癌の臨床ならびに実験的研究. 日外会誌, 67: 633〜650, 1966.
43) 小坂進, 筑田正志: 肝臓の区域的胆道再建. 手術, 20: 947〜953, 1966.
44) 本庄一夫, 水本龍二, 加藤幸三, 安宅衛: 胆道分岐部癌とその切除例. 日本臨牀, 21: 1910〜1914, 1963.
45) Kozaka, S.: Extensive hepatectomy in two stages: An experimental study. Arch. Jpn. Chir., 32: 99〜123, 1963.
46) 梶谷鐶, 久野敬二郎, 菱田泰治, 山野辺孝雄: 肝門部胆管癌の手術治療. 手術, 20: 997〜1002, 1966.
47) 二村雄次: 私の肝門部胆管癌治療. 胆道, 7: 566〜569, 1993.
48) Alvarez, A. F.: Carcinoma of the main hepatic ducts, within the liver: A report of two cases, treated by intrahepatic cholangiojejunostomy. Ann. Surg., 148: 733〜782, 1958.
49) Thorbjarnarson, B.: Carcinoma of the intrahepatic bile ducts. Arch. Surg., 77: 908〜917, 1958.
50) Meyerowitz, B. R. and Aird, I.: Carcinoma of the hepatic ducts within the liver. Br. J. Surg., 50: 178〜184, 1962.
51) Bismuth, H. and Corlette, M. B.: Intrahepatic cholangioenteric anastomosis in carcinoma of the hilus of the liver. Surg. Gynecol. Obstet., 140: 170〜178, 1975.
52) Terblanche, J., Saunders, S. J. and Louw, J. H.: Prolonged palliation in carcinoma of the main hepatic duct junction. Surgery, 71: 720〜731, 1972.
53) Terblanche, J. and Louw, J. H.: U-tube drainage in the palliative therapy of carcinoma of the main hepatic duct junction. Surg. Clin. North Am., 53: 1245〜1256, 1973.
54) Longmire, W. P., Jr., McArthur, M. S., Bastounis, E. A. and Hiatt, J.: Carcinoma of the extrahepatic biliary tract. Ann. Surg., 178: 333〜345, 1973.
55) Klippel, A. P. and Shaw, R. B.: Carcinoma of the common bile duct: Report of a case of successful resection. Arch. Surg., 104: 102〜103, 1972.
56) Kelly, K. A.: Successful resection of adenocarcinoma of junction of right, left, and common hepatic biliary ducts: Report of case. Mayo Clin. Proc., 47: 48〜50, 1972.
57) Fortner, J. G.: Regional resection of cancer of the pancreas: A new surgical approach. Surgery, 73: 307〜320, 1973.
58) Fotner, J. G., Kinne, D. W., Kim, D. K., Castro, E. B., Shiu, M. H. and Beattie, E. J., Jr.: Vascular problems in upper abdominal cancer surgery. Arch. Surg., 109: 148〜153, 1974.
59) Fortner, J. G., Kallum, B. O. and Kim, D. K.: Surgical management of carcinoma of the junction of the main hepatic ducts. Ann. Surg., 184: 68〜73, 1976.
60) Iwasaki, Y., Ohto, M., Todoroki, T., Okamura, T. and Nishimura, A.: Treatment of carcinoma of the biliary system. Surg. Gynecol. Obstet., 144: 219〜224, 1977.
61) Tsuzuki, T. and Uekusa, M.: Carcinoma of the proximal bile ducts. Surg. Gynecol. Obstet., 146: 933〜943, 1978.
62) Blumgart, L. H., Drury, J. K. and Wood, C. B.: Hepatic resection for trauma, tumour and biliary obstruction. Br. J. Surg., 66: 762〜769, 1979.
63) Launois, B., Campion, J. P., Brissot, P. and Gosselin, M.: Carcinoma of the hepatic hilus: Surgical management and the case for resection. Ann. Surg., 190: 151〜157, 1979.
64) Fortner, J. G., Kim, D. K., Cubilla, A., Turnbull, A., Pahnke, L. D. and Shils, M. E.: Regional pancreatectomy: En bloc pancreatic, portal vein and lymph node resection. Ann. Surg., 186: 42〜50, 1977.
65) Fortner, J. G.: Regional pancreatectomy for cancer of the pancreas, ampulla, and other related sites: Tumor staging and results. Ann. Surg., 199: 418〜425, 1984.
66) Hart, M. J. and White, T. T.: Central hepatic resection and anastomosis for stricture or carcinoma at the hepatic bifurcation. Ann. Surg., 192: 299〜305, 1980.
67) Tompkins, R. K., Thomas, D., Wile, A. and Longmire, W. P., Jr.: Prognostic factors in bile duct carcinoma: Analysis of 96 cases. Ann. Surg., 194: 447〜457, 1981.
68) Cameron, J. L., Broe, P. and Zuidema, G. D.: Proximal bile duct tumors: Surgical management with silastic transhepatic biliary stents. Ann. Surg., 196: 412〜419, 1982.
69) Langer, J. C., Langer, B., Taylor, B. R., Zeldin, R. and Cummings, B.: Carcinoma of the extrahepatic bile ducts: Results of an aggressive surgical approach. Surgery, 98: 752〜759, 1985.
70) Adkins, R. B., Jr., Dunbar, L. L., McKnight, W. G. and Farringer, J. L., Jr.: An aggressive surgical approach to bile duct cancer. Am. Surg., 52: 134〜139, 1986.
71) Iwatsuki, S., Klintmalm, G. B. and Starzl, T. E.: Total hepatectomy and liver replacement (orthotopic liver transplantation) for primary hepatic malignancy. World J. Surg., 6: 81〜85, 1982.
72) Iwatsuki, S., Gordon, R. D., Shaw, B. W., Jr. and Starzl, T. E.: Role of liver transplantation in cancer therapy. Ann. Surg., 202: 401〜407, 1985.
73) Evander, A., Fredlund, P., Hoevels, J., Ihse, I. and Bengmark, S.: Evaluation of aggressive surgery for carcinoma of the extrahepatic bile ducts. Ann. Surg., 191: 23〜29, 1980.
74) Bengmark, S., Ekberg, H., Evander, A., KlofverStahl,

B. and Tranberg, K. G. : Major liver resection for hilar cholangiocarcinoma. Ann. Surg., 207 : 120～125, 1988.
75) Beazley, R. M., Hadjis, N., Benjamin, I. S. and Blumgart, L. H. : Clinicopathological aspects of high bile duct cancer : Experience with resection and by-pass surgical treatments. Ann. Surg., 199 : 623～636, 1984.
76) Blumgart, L. H., Hadjis, N. S., Benjamin, I. S. and Beazley, R. : Surgical approaches to cholangiocarcinoma at confluence of hepatic ducts. Lancet, 1（8368）: 66～70, 1984.
77) Takasan, H., Kim, C.I., Arii, S., Takahashi, S., Uozumi, T., Tobe, T. and Honjo, I. : Clinicopathologic study of seventy patients with carcinoma of the biliary tract. Surg. Gynecol. Obstet., 150 : 721～726, 1980.
78) Todoroki, T., Okamura, T., Fukao, K., Nishimura, A., Otsu, H., Sato, H. and Iwasaki, Y. : Gross appearance of carcinoma of the main hepatic duct and its prognosis. Surg. Gynecol. Obstet., 150 : 33～40, 1980.
79) Tsuzuki, T., Ogata, Y., Iida, S., Nakanishi, I., Takenaka, Y. and Yoshii, H. : Carcinoma of the bifurcation of the hepatic ducts. Arch. Surg., 118 : 1147～1151, 1983.
80) Mizumoto, R., Kawarada, Y. and Suzuki, H. : Surgical treatment of hilar carcinoma of the bile duct. Surg. Gynecol. Obstet., 162 : 153～158, 1986.
81) Iwasaki, Y., Okamura, T., Ozaki, A., Todoroki, T., Takase, Y., Ohara, K., Nishimura, A. and Otsu, H. : Surgical treatment for carcinoma at the confluence of the major hepatic ducts. Surg. Gynecol. Obstet., 162 : 457～464, 1986.
82) 公文正光：肝鋳型標本とその臨床応用；尾状葉の門脈枝と胆道枝. 肝臓, 26 : 1193～1199, 1985.
83) 早川直和, 二村雄次, 神谷順一, 塩野谷恵彦, 七野滋彦, 佐藤太一郎, 片山信：尾状葉胆管枝のX線学的検討；内視鏡的逆行性胆道造影像について. 日外会誌, 88 : 839～844, 1987.
84) Nimura, Y., Hayakawa, N., Kamiya, J., Kondo, S. and Shionoya, S. : Hepatic segmentectomy with caudate lobe resection for bile duct carcinoma of the hepatic hilus. World J. Surg., 14 : 535～544, 1990.
85) Kamiya, J., Nimura, Y., Hayakawa, N., Kondo, S., Nagino, M. and Kanai, M. : Preoperative cholangiography of the caudate lobe : Surgical anatomy and staging for biliary carcinoma. J. Hepatobiliary Pancreat. Surg., 1 : 385～389, 1994.
86) Nimura, Y., Hayakawa, N., Kamiya, J., Kondo, S., Nagino, M. and Kanai, M. : Hilar cholangiocarcinoma : Surgical anatomy and curative resection. J. Hepatobiliary Pancreat. Surg., 2 : 239～248, 1995.
87) Yamamoto, H., Hayakawa, N., Komatsu, S., Nagino, M. and Nimura, Y. : Right hepatic lobectomy and subsegmental resection of the left caudate lobe for gallbladder carcinoma involving the hepatic hilus : Preservation of the ventral portion of the left caudate lobe. J. Hepatobiliary Pancreat. Surg., 5 : 207～211, 1998.
88) Pinson, C. W. and Rossi, R. L. : Extended right hepatic lobectomy, left hepatic lobectomy, and skeletonization resection for proximal bile duct cancer. World J. Surg., 12 : 52～59, 1988.
89) Bismuth, H., Castaing, D. and Traynor, O. : Resection or palliation : Priority of surgery in the treatment of hilar cancer. World J. Surg., 12 : 39～47, 1988.
90) Pichlmayr, R., Ringe, B., Lauchart, W., Bechstein, W. O., Gubernatis, G. and Wagner, E. : Radical resection and liver grafting as the two main components of surgical strategy in the treatment of proximal bile duct cancer. World J. Surg., 12 : 68～77, 1988.
91) Bismuth, H., Nakache, R. and Diamond, T. : Management strategies in resection for hilar cholangiocarcinoma. Ann. Surg., 215 : 31～38, 1992.
92) Mizumoto, R. and Suzuki, H. : Surgical anatomy of the hepatic hilum with special reference to the caudate lobe. World J. Surg., 12 : 2～10, 1988.
93) Iwasaki, Y., Todoroki, T., Fukao, K., Ohara, K., Okamura, T. and Nishimura, A. : The role of intraoperative radiation therapy in the treatment of bile duct cancer. World J. Surg., 12 : 91～98, 1988.
94) Hadjis, N. S., Blenkharn, J. I., Alexander, N., Benjamin, I. S. and Blumgart, L. H. : Outcome of radical surgery in hilar cholangiocarcinoma. Surgery, 107 : 597～604, 1990.
95) Tompkins, R. K., Saunders, K., Roslyn, J. J. and Longmire, W. P., Jr. : Changing patterns in diagnosis and management of bile duct cancer. Ann. Surg., 211 : 614～621, 1990.
96) Cameron, J. L., Pitt, H. A., Zinner, M. J., Kaufman, S. L. and Coleman, J. : Management of proximal cholangiocarcinomas by surgical resection and radiotherapy. Am. J. Surg., 159 : 91～98, 1990.
97) Tsao, J. I., Nimura, Y., Kamiya, J., Hayakawa, N., Kondo, S., Nagino, M., Miyachi, M., Kanai, M., Uesaka, K., Oda, K., Rossi, R. L., Braasch, J. W. and Dugan, J. M. : Management of hilar cholangiocarcinoma : Comparison of an American and a Japanese experience. Ann. Surg., 232 : 166～174, 2000.
98) 本庄一夫, 鈴木敏：肝癌に対する門脈右枝または左枝結紮術（Portal Branch Ligation）. 癌の臨床, 16 : 567～573, 1970.
99) Honjo, I., Suzuki, T., Ozawa, K., Takasan, H. and Kitamura, O. and Ishikawa, T. : Ligation of a branch of the portal vein for carcinoma of the liver. Am. J. Surg., 130 : 296～302, 1975.
100) 幕内雅敏, 高安賢一, 宅間哲雄, 山崎晋, 長谷川博, 西浦三郎, 島村善行：胆管癌に対する肝切除前肝内門脈枝塞栓術. 日臨外医会誌, 45 : 1558～1564, 1984.
101) Makuuchi, M., Thai, B. L., Takayasu, K., Takayama, T., Kosuge, T., Gunvén, P., Yamazaki, S., Hasegawa, H. and Ozaki, H. : Preoperative portal embolization to increase safety of major hepatectomy for hilar bile duct carcinoma : A preliminary report. Surgery, 107 : 521～527, 1990.
102) 木下博明, 酒井克治, 広橋一裕, 井川澄人, 井上直, 山崎修, 鄭徳豪, 松岡利幸, 中塚春樹：肝細胞癌に対する経皮経肝門脈枝塞栓術. 肝臓, 25 : 1504, 1984.
103) Kinoshita, H., Sakai, K., Hirohashi, K., Igawa, S., Yamasaki, O. and Kubo, S. : Preoperative portal vein embolization for hepatocellular carcinoma. World J. Surg.,

10：803〜808，1986.

104) Nagino, M., Nimura, Y. and Hayakawa, N.：Percutaneous transhepatic portal embolization using newly devised catheters：preliminary report. World J Surg., 17：520〜524, 1993.

105) Nagino, M., Nimura, Y., Kamiya, J., Kondo, S. and Kanai, M.：Selective percutaneous transhepatic embolization of the portal vein in preparation for extensive liver resection：The ipsilateral approach. Radiology, 200：559〜563, 1996.

106) Nagino, M., Nimura, Y., Kamiya, J., Kondo, S., Uesaka, K., Kin, Y., Kutsuna, Y., Hayakawa, N. and Yamamoto, H.：Right or left trisegment portal vein embolization before hepatic trisegmentectomy for hilar bile duct carcinoma. Surgery, 117：677〜681, 1995.

107) Madoff, D. C., Abdalla, E. K., Gupta, S., Wu, T. T., Morris, J. S., Denys, A., Wallace, M. J., Morello, F. A., Jr., Ahrar, K., Murthy, R., Lunagomez, S., Hicks, M. E. and Vauthey, J. N.：Transhepatic ipsilateral right portal vein embolization extended to segment IV：Improving hypertrophy and resection outcomes with spherical particles and coils. J. Vasc. Interv. Radiol., 16：215〜225, 2005.

108) de Baere, T., Roche, A., Elias, D., Lasser, P., Lagrange, C. and Bousson, V.：Preoperative portal vein embolization for extension of hepatectomy indications. Hepatology, 24：1386〜1391, 1996.

109) Shimamura, T., Nakajima, Y., Une, Y., Namieno, T., Ogasawara, K., Yamashita, K., Haneda, T., Nakanishi, K., Kimura, J., Matsushita, M., Sato, N. and Uchino, J.：Efficacy and safety of preoperative percutaneous transhepatic portal embolization with absolute ethanol：A clinical study. Surgery, 121：135〜141, 1997.

110) de Baere, T., Roche, A., Vavasseur, D., Therasse, E., Indushekar, S., Elias, D. and Bognel, C.：Portal vein embolization：utility for inducing left hepatic lobe hypertrophy before surgery. Radiology, 188：73〜77, 1993.

111) Uesaka, K., Nimura, Y. and Nagino, M.：Changes in hepatic lobar function after right portal vein embolization：An appraisal by biliary indocyanine green excretion. Ann. Surg., 223：77〜83, 1996.

112) Nagino, M., Kamiya, J., Nishio, H., Ebata, T., Arai, T. and Nimura, Y.：Two hundred forty consecutive portal vein embolizations before extended hepatectomy for biliary cancer：Surgical outcome and long-term follow-up. Ann. Surg., 243：364〜372, 2006.

113) Kawasaki, S., Makuuchi, M., Miyagawa, S. and Kakazu, T.：Radical operation after portal embolization for tumor of hilar bile duct. J. Am. Coll. Surg., 178：480〜486, 1994.

114) Nagino, M., Nimura, Y., Kamiya, J., Kondo, S., Uesaka, K., Kin, Y., Hayakawa, N. and Yamamoto, H.：Changes in hepatic lobe volume in biliary tract cancer patients after right portal vein embolization. Hepatology, 21：434〜439, 1995.

115) Imamura, H., Shimada, R., Kubota, M., Matsuyama, Y., Nakayama, A., Miyagawa, S., Makuuchi, M. and Kawasaki, S.：Preoperative portal vein embolization：An audit of 84 patients. Hepatology, 29：1099〜1105, 1999.

116) Ogasawara, K., Uchino, J., Une, Y. and Fujioka, Y.：Selective portal vein embolization with absolute ethanol induces hepatic hypertrophy and makes more extensive hepatectomy possible. Hepatology, 23：338〜345, 1996.

117) Nagino, M., Kanai, M., Morioka, A., Yamamoto, H., Kawabata, Y., Hayakawa, N. and Nimura, Y.：Portal and arterial embolization before extensive liver resection in patients with markedly poor functional reserve. J. Vasc. Interv. Radiol., 11：1063〜1068, 2000.

118) Abdalla, E. K., Barnett, C. C., Doherty, D., Curley, S. A. and Vauthey, J. N.：Extended hepatectomy in patients with hepatobiliary malignancies with and without preoperative portal vein embolization. Arch. Surg., 137：675〜681, 2002.

119) Farges, O., Belghiti, J., Kianmanesh, R., Regimbeau, J. M., Santoro, R., Vilgrain, V., Denys, A. and Sauvanet, A.：Portal vein embolization before right hepatectomy：Prospective clinical trial. Ann. Surg., 237：208〜217, 2003.

120) Hemming, A.W., Reed, A. I., Howard, R. J., Fujita, S., Hochwald, S. N., Caridi, J. G., Hawkins, I. F. and Vauthey, J. N.：Preoperative portal vein embolization for extended hepatectomy. Ann. Surg., 237：686〜693, 2003.

121) Higuchi, R. and Yamamoto, M.：Indications for portal vein embolization in perihilar cholangiocarcinoma. J. Hepatobiliary Pancreat. Sci., 21：542〜549, 2014.

122) van Lienden, K. P., van den Esschert, J. W., de Graaf, W., Bipat, S., Lameris, J. S., van Gulik, T. M. and van Delden, O. M.：Portal vein embolization before liver resection：A systematic review. Cardiovasc. Intervent. Radiol., 36：25〜34, 2013.

123) 三村久，金仁洙，高倉範尚，浜崎啓介，落合陽治，作本修一，小沢健，折田薫三：胆管癌に対する肝十二指腸間膜全切除術；大腿動脈・門脈臍部および上腸間膜静脈・大腿静脈の二重バイパス法による．手術，41：161〜165，1987.

124) Mimura, H., Kim, H., Ochiai, Y., Takakura, N., Hamazaki, K., Tsuge, H., Sakagami, K. and Orita, K.：Radical block resection of hepatoduodenal ligament for carcinoma of the bile duct with double catheter bypass for portal circulation. Surg. Gynecol. Obstet., 167：527〜529, 1988.

125) Mimura, H., Takakura, N., Kim, H., Hamazaki, K., Tsuge, H. and Ochiai, Y.：Block resection of the hepatoduodenal ligament for carcinoma of the bile duct and gallbladder：Surgical technique and a report of 11 cases. Hepatogastroenterology, 38：561〜567, 1991.

126) 羽生富士夫，中村光司，吉川達也：胆道癌根治術；拡大肝右葉・肝十二指腸間膜・膵頭十二指腸切除術．外科治療，59：12〜21，1988.

127) 吉川達也：高度進行胆道癌の外科治療．日消外会誌，30：1895〜1899，1997.

128) 霞富士雄，高木国夫，小西敏郎，坂元吾偉：胆嚢癌の治療，とくに進展様式からみた治療方針．日消外会誌，9：170〜177，1976.

129) 高崎健, 小林誠一郎, 武藤晴臣, 秋本伸, 戸田一寿, 朝戸末男, 福島靖彦, 吉川達也, 今泉俊秀, 佐藤裕一, 高田忠敬, 中村光司, 羽生富士夫, 篠原幹男：拡大肝右葉切除兼膵頭十二指腸切除により切除し得た胆嚢癌5例の検討. 胆と膵, 1：923～932, 1980.

130) 篠原幹男, 水野洋一, 岡田雅之, 高崎健, 武藤晴臣, 吉川達也：拡大肝右葉切除兼膵頭十二指腸切除により4年6カ月生存しえたStage-Ⅳ胆嚢癌の1例. 日臨外医会誌, 47：1656～1660, 1986.

131) 長谷川洋, 二村雄次, 早川直和, 前田正司, 神谷順一, 山瀬博史, 岡本勝司, 岸本秀雄, 塩野谷恵彦, 中神一人：先天性胆管拡張症の合併胆管癌に対する膵頭十二指腸切除兼拡大肝左葉切除の1例. 日消外会誌, 18：1727～1730, 1985.

132) 近藤哲, 二村雄次, 早川直和, 神谷順一, 高勝義, 清水信明, 住田啓：拡大肝右葉切除・尾状葉切除・膵頭十二指腸切除を施行した77歳胆嚢癌の1例. 日外会誌, 89：1302～1305, 1988.

133) 阿南陽二, 二村雄次, 亀岡伸樹, 神谷順一, 前田正司, 近藤哲, 安井章裕, 塩野谷恵彦：発熱を主症状とする進行胆嚢癌に対し肝膵十二指腸切除術（HPD）を施行した1例. 日消会誌, 87：2675～2679, 1990.

134) 杉浦芳章, 島伸吾, 米川甫, 尾形利郎：胆嚢癌拡大根治術と合併症対策. 日消外会誌, 15：1631～1635, 1982.

135) 中村達, 飛鋪修二, 阪口周吉：進行胆嚢癌の拡大手術. 日消外会誌, 16：601～606, 1983.

136) 二村雄次, 早川直和, 長谷川洋, 浅井雅則, 神谷順一, 塩野谷恵彦：広範囲胆管癌に対する膵頭十二指腸切除を伴う肝右三区域切除兼尾状葉全切除術. 手術, 39：297～304, 1985.

137) 杉浦芳章, 島伸吾, 米川甫, 吉住豊, 大塚八左右, 土屋長二, 尾形利郎：進行胆嚢癌に対する肝葉膵頭十二指腸切除術の病理学的検討. 日外会誌, 88：1332～1335, 1987.

138) 二村雄次, 早川直和, 神谷順一, 近藤哲, 河野弘, 塩野谷恵彦：Stage Ⅳ胆嚢癌に対する拡大手術の意義. 日外会誌, 88：1343～1346, 1987.

139) Nimura, Y., Hayakawa, N., Kamiya, J., Maeda, S., Kondo, S., Yasui, A. and Shionoya, S.：Hepatopancreatoduodenectomy for advanced carcinoma of the biliary tract. Hepatogastroenterology, 38：170～175, 1991.

140) Seyama, Y., Kubota, K., Sano, K., Noie, T., Takayama, T., Kosuge, T. and Makuuchi, M.：Longterm outcome of extended hemihepatectomy for hilar bile duct cancer with no mortality and high survival rate. Ann. Surg., 238：73～83, 2003.

141) Kawasaki, S., Imamura, H., Kobayashi, A., Noike, T., Miwa, S. and Miyagawa, S.：Results of surgical resection for patients with hilar bile duct cancer：Application of extended hepatectomy after biliary drainage and hemihepatic portal vein embolization. Ann. Surg., 238：84～92, 2003.

142) Kondo, S., Hirano, S., Ambo, Y., Tanaka, E., Okushiba, S., Morikawa, T. and Kato, H.：Forty consecutive resections of hilar cholangiocarcinoma with no postoperative mortality and no positive ductal margins：Results of a prospective study. Ann. Surg., 240：95～101, 2004.

143) Sano, T., Shimada, K., Sakamoto, Y., Yamamoto, J., Yamasaki, S. and Kosuge, T.：One hundred two consecutive hepatobiliary resections for perihilar cholangiocarcinoma with zero mortality. Ann. Surg., 244：240～247, 2006.

144) Jarnagin, W. R., Fong, Y., DeMatteo, R. P., Gonen, M., Burke, E. C., Bodniewicz, J., Youssef, M., Klimstra, D. and Blumgart, L. H.：Staging, resectability, and outcome in 225 patients with hilar cholangiocarcinoma. Ann. Surg., 234：507～519, 2001.

145) Rea, D. J., MunozJuarez, M., Farnell, M. B., Donohue, J. H., Que, F. G., Crownhart, B., Larson, D. and Nagorney, D. M.：Major hepatic resection for hilar cholangiocarcinoma. Arch. Surg., 139：514～525, 2004.

146) Hemming, A. W., Reed, A. I., Fujita, S., Foley, D. P. and Howard, R. J.：Surgical management of hilar cholangiocarcinoma, Ann. Surg., 241：693～702, 2005.

147) Wanebo, H. J., Castle, W. N. and Fechner, R. E.：Is carcinoma of the gallbladder a curable lesion？ Ann. Surg., 195：624～631, 1982.

148) Adson, M. A.：Carcinoma of the gallbladder. Surg. Clin. North Am., 53：1203～1216, 1973.

149) Kelly, T. R. and Chamberlain, T. R.：Carcinoma of the gallbladder. Am. J. Surg., 143：737～741, 1982.

150) Hamrick, R. E. Jr., Liner, F. J., Hastings, P. R. and Cohn, I., Jr.：Primary carcinoma of the gallbladder. Ann. Surg., 195：270～273, 1982.

151) Evander, A. and Ihse, I.：Evaluation of intended radical surgery in carcinoma of the gallbladder. Br. J. Surg., 68：158～160, 1981.

152) Morrow, C. E., Sutherland, D. E., Florack, G., Eisenberg, M. M. and Grage, T. B.：Primary gallbladder carcinoma：Significance of subserosal lesions and results of aggressive surgical treatment and adjuvant chemotherapy. Surgery, 94：709～714, 1983.

153) Nevin, J. E., Moran, T. J., Kay, S. and King, R.：Carcinoma of the gallbladder：Staging, treatment, and prognosis. Cancer, 37：141～148, 1976.

154) Tashiro, S., Konno, T., Mochinaga, M., Nakakuma, K., Murata, E. and Yokoyama, I.：Treatment of carcinoma of the gallbladder in Japan. Jpn. J. Surg., 12：98～104, 1982.

155) Ouchi, K., Owada, Y., Matsuno, S. and Sato T.：Prognostic factors in the surgical treatment of gallbladder carcinoma. Surgery, 101：731～737, 1987.

156) Nakamura, S., Sakaguchi, S., Suzuki, S. and Muro, H.：Aggressive surgery for carcinoma of the gallbladder. Surgery, 106：467～473, 1989.

157) Donohue, J. H., Nagorney, D. M., Grant, C. S., Tsushima, K., Ilstrup, D. M. and Adson, M. A.：Carcinoma of the gallbladder：Does radical resection improve outcome？ Arch. Surg., 125：237～241, 1990.

158) Henson, D. E., Albores-Saavedra, J. and Corle, D.：Carcinoma of the gallbladder：Histologic types, stage of disease, grade, and survival rates. Cancer, 70：1493～1497, 1992.

159) Cubertafond, P., Gainant, A. and Cucchiaro, G.：Surgical treatment of 724 carcinomas of the gallblad-

der : Results of the French Surgical Association Survey. Ann. Surg., 219 : 275〜280, 1994.

160) Ouchi, K., Suzuki, M., Saijo, S., Ito, K. and Matsuno S. : Do recent advances in diagnosis and operative management improve the outcome of gallbladder carcinoma? Surgery, 113 : 324〜329, 1993.

161) Shirai, Y., Yoshida, K., Tsukada, K., Muto, T. and Watanabe, H. : Radical surgery for gallbladder carcinoma : Longterm results. Ann. Surg., 216 : 565〜568, 1992.

162) Gagner, M. and Rossi, R. L. : Radical operations for carcinoma of the gallbladder : Present status in North America. World J. Surg., 15 : 344〜347, 1991.

163) Roberts, J. W. and Daugherty, S. F. : Primary carcinoma of the gallbladder. Surg. Clin. North Am., 66 : 743〜749, 1986.

164) Gall, F. P., Köckerling, F., Scheele, J., Schneider, C. and Hohenberger, W. : Radical operations for carcinoma of the gallbladder : Present status in Germany. World J. Surg., 15 : 328〜336, 1991.

165) Ogura, Y., Mizumoto, R., Isaji, S., Kusuda, T., Matsuda, S. and Tabata, M. : Radical operations for carcinoma of the gallbladder : Present status in Japan. World J. Surg., 15 : 337〜343, 1991.

166) Miyazaki, M., Itoh, H., Ambiru, S., Shimizu, H., Togawa, A., Gohchi, E., Nakajima, N. and Suwa, T. : Radical surgery for advanced gallbladder carcinoma. Br. J. Surg., 83 : 478〜481, 1996.

167) Todoroki, T., Kawamoto, T., Takahashi, H., Takada, Y., Koike, N., Otsuka, M. and Fukao, K. : Treatment of gallbladder cancer by radical resection. Br. J. Surg., 86 : 622〜627, 1999.

168) Bloechle, C., Izbicki, J. R., Passlick, B., Gawad, K., Passow, C., Rogiers, X., Schreiber, H. W. and Broelsch, C. E. : Is radical surgery in locally advanced gallbladder carcinoma justified? Am. J. Gastroenterol., 90 : 2195〜2200, 1995.

169) Benoist, S., Panis, Y. and Fagniez, P. L. : Long-term results after curative resection for carcinoma of the gallbladder : French University Association for Surgical Research. Am. J. Surg., 175 : 118〜122, 1998.

170) Bartlett, D. L., Fong, Y., Fortner, J. G., Brennan, M. F. and Blumgart, L. H. : Long-term results after resection for gallbladder cancer : Implications for staging and management. Ann. Surg., 224 : 639〜646, 1996.

171) Kondo, S., Nimura, Y., Kamiya, J., Nagino, M., Kanai, M., Uesaka, K. and Hayakawa, N. : Mode of tumor spread and surgical strategy in gallbladder carcinoma. Langenbecks Arch. Surg., 387 : 222〜228, 2002.

172) Kondo, S., Nimura, Y., Hayakawa, N., Kamiya, J., Nagino, M. and Uesaka, K. : Extensive surgery for carcinoma of the gallbladder. Br. J. Surg., 89 : 179〜184, 2002.

173) Kondo, S., Nimura, Y., Hayakawa, N., Kamiya, J., Nagino, M. and Uesaka, K. : Regional and para-aortic lymphadenectomy in radical surgery for advanced gallbladder carcinoma. Br. J. Surg., 87 : 418〜422, 2000.

174) Fong, Y., Jarnagin, W. and Blumgart, L. H. : Gallbladder cancer : Comparison of patients presenting initially for definitive operation with those presenting after prior noncurative intervention. Ann. Surg., 232 : 557〜569, 2000.

175) Dixon, E., Vollmer, C. M., Jr, Sahajpal, A., Cattral, M., Grant, D., Doig, C., Hemming, A., Taylor, B., Langer, B., Greig, P. and Gallinger, S. : An aggressive surgical approach leads to improved survival in patients with gallbladder cancer : A 12-year study at a North American Center. Ann. Surg., 241 : 385〜394, 2005.

176) Reddy, S. K., Marroquin, C. E., Kuo, P. C., Pappas, T. N. and Clary, B. M. : Extended hepatic resection for gallbladder cancer. Am. J. Surg., 194 : 355〜361, 2007.

177) Wright, B. E., Lee, C. C., Iddings, D. M., Kavanagh, M. and Bilchik, A. J. : Management of T2 gallbladder cancer : Are practice patterns consistent with national recommendations? Am. J. Surg., 194 : 820〜826, 2007.

178) Coburn, N. G., Cleary, S. P., Tan, J. C. and Law, C. H. : Surgery for gallbladder cancer : A population-based analysis. J. Am. Coll. Surg., 207 : 371〜382, 2008.

179) The NCCN Clinical Practice Guidelines in Oncology (NEEN Guidelines) Hepatobiliary Cancers (Version 1. 2010). Available at : www.NCCN.org.

180) Mayo, S. C., Shore, A. D. and Nathan, H., Edil, B., Wolfgang, C. L., Hirose, K., Herman, J., Schulick, R. D., Choti, M. A. and Pawlik, T. M. : National trends in the management and survival of surgically managed gallbladder adenocarcinoma over 15 years : A population-based analysis. J. Gastrointest. Surg., 14 : 1578〜1591, 2010.

181) Birnbaum, D. J., Viganò, L., Ferrero, A., Langella, S., Russolillo, N. and Capussotti, L. : Locally advanced gallbladder cancer : Which patients benefit from resection? Eur. J. Surg. Oncol., 40 : 1008〜1015, 2014.

182) Mekeel, K. L. and Hemming, A. W. : Surgical management of gallbladder carcinoma : A review. J. Gastrointest. Surg., 11 : 1188〜1193, 2007.

183) Shimizu, Y., Ohtsuka, M., Ito, H., Kimura, F., Shimizu, H., Togawa, A., Yoshidome, H., Kato, A. and Miyazaki, M. : Should the extrahepatic bile duct be resected for locally advanced gallbladder cancer? Surgery, 136 : 1012〜1017, 2004.

184) Kokudo, N., Makuuchi, M., Natori, T., Sakamoto, Y., Yamamoto, J., Seki, M., Noie, T., Sugawara, Y., Imamura, H., Asahara, S. and Ikari, T. : Strategies for surgical treatment of gallbladder carcinoma based on information available before resection. Arch. Surg., 138 : 741〜750, 2003.

185) Kohya, N. and Miyazaki, K. : Hepatectomy of segment 4a and 5 combined with extra-hepatic bile duct resection for T2 and T3 gallbladder carcinoma. J. Surg. Oncol., 97 : 498〜502, 2008.

186) Sakamoto, Y., Kosuge, T., Shimada, K., Sano, T., Hibi, T., Yamamoto, J., Takayama, T. and Makuuchi, M. : Clinical significance of extrahepatic bile duct resection for advanced gallbladder cancer. J. Surg. Oncol., 94 : 298〜306, 2006.

187) Choi, S. B., Han, H. J., Kim, W. B., Song, T. J., Suh, S. O. and Choi, S. Y. : Surgical strategy for T2 and T3 gallbladder cancer : Is extrahepatic bile duct resection always necessary? Langenbecks Arch. Surg., 398 : 1137〜1144, 2013.
188) Wakai, T., Shirai, Y., Yokoyama, N., Ajioka, Y., Watanabe, H. and Hatakeyama, K. : Depth of subserosal invasion predicts long-term survival after resection in patients with T2 gallbladder carcinoma. Ann. Surg. Oncol., 10 : 447〜454, 2003.
189) Wakai, T., Shirai, Y., Sakata, J., Nagahashi, M., Ajioka, Y. and Hatakeyama, K. : Mode of hepatic spread from gallbladder carcinoma : An immunohistochemical analysis of 42 hepatectomized specimens. Am. J. Surg. Pathol., 34 : 65〜74, 2010.
190) 日本胆道外科研究会編：胆道癌取扱い規約, 第5版, 金原出版, 東京, 2005.
191) Horiguchi, A., Miyakawa, S., Ishihara, S., Miyazaki, M., Ohtsuka, M., Shimizu, H., Sano, K., Miura, F., Ohta, T., Kayahara, M., Nagino, M., Igami, T., Hirano, S., Yamaue, H., Tani, M., Yamamoto, M., Ota, T., Shimada, M., Morine, Y., Kinoshita, H., Yasunaga, M. and Takada, T. : Gallbladder bed resection or hepatectomy of segment 4a and 5 for pT2 gallbladder carcinoma : Analysis of Japanese registration cases by the study group for biliary surgery of the Japanese Society of Hepato-Biliary-Pancreatic Surgery. J. Hepatobiliary Pancreat. Sci., 20 : 518〜524, 2013.
192) Shimizu, H., Kimura, F., Yoshidome, H., Ohtsuka, M., Kato, A., Yoshitomi, H., Nozawa, S., Furukawa, K., Mitsuhashi, N., Takeuchi, D., Suda, K., Yoshioka, I. and Miyazaki, M. : Aggressive surgical approach for stage IV gallbladder carcinoma based on Japanese Society of Biliary Surgery classification. J. Hepatobiliary Pancreat. Surg., 14 : 358〜365, 2007.
193) Nishio, H., Ebata, T., Yokoyama, Y., Igami, T., Sugawara, G. and Nagino, M. : Gallbladder cancer involving the extrahepatic bile duct is worthy of resection. Ann. Surg., 253 : 953〜960, 2011.
194) Nishio, H., Nagino, M., Ebata, T., Yokoyama, Y., Igami, T. and Nimura, Y. : Aggressive surgery for stage IV gallbladder carcinoma : What are the contraindications? J. Hepatobiliary Pancreat. Surg., 14 : 351〜357, 2007.
195) Butte, J. M., Matsuo, K., Gönen, M., D'Angelica, M. I., Waugh, E., Allen, P. J., Fong, Y., DeMatteo, R. P., Blumgart, L. and Endo, I., De La Fuente, H. and Jarnagin, W. R. : Gallbladder cancer : Differences in presentation, surgical treatment, and survival in patients treated at centers in three countries. J. Am. Coll. Surg., 212 : 50〜61, 2011.
196) 都築俊治, 尾形佳郎：肝門部胆管癌治療上の問題点. 日消外会誌, 14 : 1386〜1391, 1981.
197) Sakaguchi, S. and Nakamura, S. : Surgery of the portal vein in resection of cancer of the hepatic hilus. Surgery, 99 : 344〜349, 1986.
198) Nimura, Y., Hayakawa, N., Kamiya, J., Maeda, S., Kondo, S., Yasui A. and Shionoya, S. : Combined vein and live resection for carcinoma of the biliary tract. Br. J. Surg., 78 : 727〜731, 1991.
199) Tashiro, S., Tsuji, T., Kanemitsu, K., Kamimoto, Y., Hiraoka, T. and Miyauchi, Y. : Prolongation of survival for carcinoma at the hepatic duct confluence. Surgery, 113 : 270〜278, 1993.
200) Miyazaki, M., Itoh, H., Kaiho, T., Ambiru, S., Togawa, A., Sasada, K., Shiobara, M., Shimizu, Y., Yoshioka, S., Yoshitome, H. and Nakajima, N. : Portal vein reconstruction at the hepatic hilus using a left renal vein graft. J. Am. Coll. Surg., 180 : 497〜498, 1995.
201) Miyazaki, M., Ito, H., Nakagawa, K., Ambiru, S., Shimizu, H., Ohtuka, M., Shimizu, Y., Nakajima, N. and Kimura, F. : Vascular reconstruction using left renal vein graft in advanced hepatobiliary malignancy. Hepatogastroenterology, 44 : 1619〜1623, 1997.
202) Neuhaus, P., Jonas, S., Bechstein, W. O., Lohmann, R., Radke, C., Kling, N., Wex, C., Lobeck, H. and Hintze, R. : Extended resections for hilar cholangiocarcinoma. Ann. Surg., 230 : 808〜818, 1999.
203) Lee, S. G., Lee, Y. J., Park, K. M., Hwang, S. and Min, P. C. : One hundred and eleven liver resections for hilar bile duct cancer. J. Hepatobiliary Pancreat. Surg., 7 : 135〜141, 2000.
204) Muñoz, L., Roayaie, S., Maman, D., Fishbein, T., Sheiner, P., Emre, S., Miller, C. and Schwartz, M. E. : Hilar cholangiocarcinoma involving the portal vein bifurcation : Long-term results after resection. J. Hepatobiliary Pancreat. Surg., 9 : 237〜241, 2002.
205) Ebata, T., Nagino, M., Kamiya, J., Uesaka, K., Nagasaka, T. and Nimura, Y. : Hepatectomy with portal vein resection for hilar cholangiocarcinoma : Audit of 52 consecutive cases. Ann. Surg., 238 : 720〜727, 2003.
206) Klempnauer, J., Ridder, G. J., von Wasielewski, R., Werner, M., Weimann, A. and Pichlmayr, R. : Resectional surgery of hilar cholangiocarcinoma : A multivariate analysis of prognostic factors. J. Clin. Oncol., 15 : 947〜954, 1997.
207) Miyazaki, M., Ito, H., Nakagawa, K., Ambiru, S., Shimizu, H., Okaya, T., Shinmura, K. and Nakajima, N. : Parenchyma-preserving hepatectomy in the surgical treatment of hilar cholangiocarcinoma. J. Am. Coll. Surg., 189 : 575〜583, 1999.
208) Gerhards, M. F., van Gulik, T. M., de Wit, L. T., Obertop, H. and Gouma, D. J. : Evaluation of morbidity and mortality after resection for hilar cholangiocarcinoma : A single center experience. Surgery, 127 : 395〜404, 2000.
209) Hemming, A. W., Kim, R. D., Mekeel, K. L., Fujita, S., Reed, A. I., Foley, D. P. and Howard, R. J. : Portal vein resection for hilar cholangiocarcinoma. Am. Surg., 72 : 599〜604, 2006.
210) Hemming, A. W., Mekeel, K., Khanna, A., Baquerizo, A. and Kim, R. D. : Portal vein resection in management of hilar cholangiocarcinoma. J. Am. Coll. Surg., 212 : 604〜613, 2011.
211) Kondo, S., Katoh, H., Hirano, S., Ambo, Y., Tanaka, E. and Okushiba, S. : Portal vein resection and reconstruction prior to hepatic dissection during right hepa-

tectomy and caudate lobectomy for hepatobiliary cancer. Br. J. Surg., 90：694〜697, 2003.
212) Hirano, S., Kondo, S., Tanaka, E., Shichinohe, T., Tsuchikawa, T. and Kato, K.：No-touch resection of hilar malignancies with right hepatectomy and routine portal reconstruction. J. Hepatobiliary Pancreat. Surg., 16：502〜507, 2009.
213) Figueras, J., Parés, D., Aranda, H., Rafecas, A., Fabregat, J., Torras, J., Ramos, E., Lama, C., Lladó, L. and Jaurrieta, E.：Results of using the recipient's splenic artery for arterial reconstruction in liver transplantation in 23 patients. Transplantation, 64：655〜658, 1997.
214) Marcos, A., Killackey, M., Orloff, M. S., Mieles, L., Bozorgzadeh, A. and Tan, H. P.：Hepatic arterial reconstruction in 95 adult right lobe living donor liver transplants：Evolution of anastomotic technique. Liver Transpl., 9：570〜574, 2003.
215) Lee, S. G., Park, K. M., Hwang, S., Kim, K. H., Choi, D. N., Joo, S. H., Anh, C. S., Nah, Y. W., Jeon, J. Y., Park, S. H., Koh, K. S., Han, S. H., Choi, K. T., Hwang, K. S., Sugawara, Y., Makuuchi, M. and Min, P. C.：Modified right liver graft from a living donor to prevent congestion. Transplantation, 74：54〜59, 2002.
216) Lygidakis, N. J., van der Heyde, M. N., van Dongen, R. J., Kromhout, J. G., Tytgat, G. N. and Huibregtse, K.：Surgical approaches for unresectable primary carcinoma of the hepatic hilus. Surg. Gynecol. Obstet., 166：107〜114, 1988.
217) 草野敏臣，古川正人，中田竣則，林訑欽，田代和則，渡辺誠一郎，草場英介，山内秀人：胃大網動脈を用いた肝動脈再建法（上部胆管癌に対して）．日外会誌，91：1749〜1751, 1990.
218) Yamanaka, N., Yasui, C., Yamanaka, J., Ando, T., Kuroda, N., Maeda, S., Ito, T. and Okamoto, E.：Left hemihepatectomy with microsurgical reconstruction of the right-sided hepatic vasculature：A strategy for preserving hepatic function in patients with proximal bile duct cancer. Langenbecks Arch. Surg., 386：364〜368, 2001.
219) Shimada, H., Endo, I., Sugita, M., Masunari, H., Fujii, Y., Tanaka, K., Misuta, K., Sekido, H. and Togo, S.：Hepatic resection combined with portal vein or hepatic artery reconstruction for advanced carcinoma of the hilar bile duct and gallbladder. World J. Surg., 27：1137〜1142, 2003.
220) Sakamoto, Y., Sano, T., Shimada, K., Kosuge, T., Kimata, Y., Sakuraba, M., Yamamoto, J. and Ojima, H.：Clinical significance of reconstruction of the right hepatic artery for biliary malignancy. Langenbecks Arch. Surg., 391：203〜208, 2006.
221) Miyazaki, M., Kato, A., Ito, H., Kimura, F., Shimizu, H., Ohtsuka, M., Yoshidome, H., Yoshitomi, H., Furukawa, K. and Nozawa, S.：Combined vascular resection in operative resection for hilar cholangiocarcinoma：Does it work or not? Surgery, 141：581〜588, 2007.
222) Nagino, M., Nimura, Y., Nishio, H., Ebata, T., Igami, T., Matsushita, M., Nishikimi, N. and Kamei, Y.：Hepatectomy with simultaneous resection of the portal vein and hepatic artery for advanced perihilar cholangiocarcinoma：An audit of 50 consecutive cases. Ann. Surg., 252：115〜123, 2010.
223) Pichlmayr, R., Weimann, A., Klempnauer, J., Oldhafer, K. J., Maschek, H., Tusch, G. and Ringe, B.：Surgical treatment in proximal bile duct cancer：A single-center experience. Ann. Surg., 224：628〜638, 1996.
224) Neuhaus, P. and Blumhardt, G.：Extended bile duct resection：A new oncological approach to the treatment of central bile duct carcinomas? Description of method and early results. Langenbecks Arch. Chir., 379：123〜128, 1994.
225) Starzl, T. E., Todo, S., Tzakis, A., Podesta, L., Mieles, L., Demetris, A., Teperman, L., Selby, R., Stevenson, W., Stieber, A., Gordon, R. and Iwatsuki, S.：Abdominal organ cluster transplantation for the treatment of upper abdominal malignancies. Ann. Surg., 210：374〜385, 1989.
226) Mieles, L., Todo, S., Tzakis, A. and Starzl, T. E.：Treatment of upper abdominal malignancies with organ cluster procedures. Clin. Transplant., 4：63〜67, 1990.
227) Vogl, T. J., Balzer, J. O., Dette, K., Hintze, R., Pegios, W., Mäurer, J., Keck, H., Neuhaus, P. and Felix, R.：Initially unresectable hilar cholangiocarcinoma：Hepatic regeneration after transarterial embolization. Radiology, 208：217〜222, 1998.
228) Cherqui, D., Benoist, S., Malassagne, B., Humeres, R., Rodriguez, V. and Fagniez, P.L.：Major liver resection for carcinoma in jaundiced patients without preoperative biliary drainage. Arch. Surg., 135：302〜308, 2000.
229) Neuhaus, P. and Jonas, S.：Surgery for hilar cholangiocarcinoma：The German experience. J. Hepatobiliary Pancreat. Surg., 7：142〜147, 2000.
230) Seehofer, D., Thelen, A., Neumann, U. P., Veltzke-Schlieker, W., Denecke, T., Kamphues, C., Pratschke, J., Jonas, S. and Neuhaus, P.：Extended bile duct resection and liver transplantation in patients with hilar cholangiocarcinoma：Long-term results. Liver Transpl., 15：1499〜1507, 2009.
231) De Vreede, I., Steers, J. L., Burch, P. A., Rosen, C. B., Gunderson, L. L., Haddock, M. G., Burgart, L. and Gores, G. J.：Prolonged disease-free survival after orthotopic liver transplantation plus adjuvant chemoirradiation for cholangiocarcinoma. Liver Transpl., 6：309〜316, 2000.
232) Rosen, C. B., Heimbach, J. K. and Gores, G. J.：Liver transplantation for cholangiocarcinoma. Transpl. Int., 23：692〜697, 2010.
233) Rea, D. J., Heimbach, J. K., Rosen, C. B., Haddock, M. G., Alberts, S. R., Kremers, W. K., Gores, G. J. and Nagorney, D. M.：Liver transplantation with neoadjuvant chemoradiation is more effective than resection for hilar cholangiocarcinoma. Ann. Surg., 242：451〜458, 2005.
234) Heimbach, J. K., Gores, G. J., Nagorney, D. M. and Rosen, C. B.：Liver transplantation for perihilar cholangiocarcinoma after aggressive neoadjuvant thera-

py : A new paradigm for liver and biliary malignancies? Surgery, 140 : 331~334, 2006.
235) Jonas, S., Benckert, C., Thelen, A., Lopez-Hänninen, E., Rösch, T. and Neuhaus, P. : Radical surgery for hilar cholangiocarcinoma. Eur. J. Surg. Oncol., 34 : 263~271, 2008.
236) Neuhaus, P., Jonas, S., Settmacher, U., Thelen, A., Benckert, C., Lopez-Hänninen, E. and Hintze, R. E. : Surgical management of proximal bile duct cancer : Extended right lobe resection increases resectability and radicality. Langenbecks Arch. Surg., 388 : 194~200, 2003.
237) Neuhaus, P., Thelen, A., Jonas, S., Puhl, G., Denecke, T., Veltzke-Schlieker. W. and Seehofer, D. : Oncological superiority of hilar en bloc resection for the treatment of hilar cholangiocarcinoma. Ann. Surg. Oncol., 19 : 1602~1608, 2012.
238) Rosen, C. B., Darwish, Murad, S., Heimbach, J. K., Nyberg, S. L., Nagorney, D. M. and Gores, G. J. : Neoadjuvant therapy and liver transplantation for hilar cholangiocarcinoma : Is pretreatment pathological confirmation of diagnosis necessary? J. Am. Coll. Surg., 215 : 31~38, 2012.
239) Hong, J. C., Jones, C. M., Duffy, J. P., Petrowsky, H., Farmer, D. G., French, S., Finn, R., Durazo, F. A., Saab, S., Tong, M. J., Hiatt, J. R. and Busuttil, R. W. : Comparative analysis of resection and liver transplantation for intrahepatic and hilar cholangiocarcinoma : A 24 year experience in a single center. Arch. Surg., 146 : 683~689, 2011.
240) Wu, Y., Johlin, F. C., Rayhill, S. C., Jensen, C. S., Xie, J., Cohen, M. B. and Mitros, F. A. : Long-term, tumor-free survival after radiotherapy combining hepatectomy : Whipple en bloc and orthotopic liver transplantation for early-stage hilar cholangiocarcinoma. Liver Transpl., 14 : 279~286, 2008.
241) Rocha, F. G., Matsuo, K., Blumgart, L. H. and Jarnagin, W. R. : Hilar cholangiocarcinoma : The Memorial Sloan-Kettering Cancer Center experience. J. Hepatobiliary Pancreat. Sci., 17 : 490~496, 2010.
242) Jarnagin, W. R., Fong, Y., DeMatteo, R. P., Gonen, M., Burke, E. C., Bodniewicz B. S., J., Youssef, B. A., M., Klimstra, D. and Blumgart, L. H. : Staging, resectability, and outcome in 225 patients with hilar cholangiocarcinoma. Ann. Surg., 234 : 507~519, 2001.
243) Matsuo, K., Rocha, F. G., Ito, K., D'Angelica, M. I., Allen, P. J., Fong, Y., Dematteo, R. P., Gonen, M., Endo, I. and Jarnagin, W. R. : The Blumgart preoperative staging system for hilar cholangiocarcinoma : Analysis of resectability and outcomes in 380 patients. J. Am. Coll. Surg., 215 : 343~355, 2012.
244) van Gulik, T. M., Kloek, J. J., Ruys, A. T., Busch, O. R., van Tienhoven, G. J., Lameris, J. S., Rauws, E. A. and Gouma, D. J. : Multidisciplinary management of hilar cholangiocarcinoma (Klatskin tumor) : Extended resection is associated with improved survival. Eur. J. Surg. Oncol., 3 : 65~71, 2011.
245) Young, A. L., Prasad, K. R., Toogood, G. J. and Lodge, J. P. : Surgical treatment of hilar cholangiocarcinoma in a new era : Comparison among leading Eastern and Western centers, Leeds. J. Hepatobiliary Pancreat. Sci., 17 : 497~504, 2010.
246) Mansfield, S. D., Barakat, O., Charnley, R. M., Jaques, B. C., O'Suilleabhain, C. B., Atherton, P. J. and Manas, D. : Management of hilar cholangiocarcinoma in the North of England : Pathology, treatment, and outcome. World J. Gastroenterol., 11 : 7625~7630, 2005.
247) Silva, M. A., Tekin, K., Aytekin, F., Bramhall, S. R., Buckels, J. A. and Mirza, D. F. : Surgery for hilar cholangiocarcinoma : A 10 year experience of a tertiary referral centre in the UK. Eur. J. Surg. Oncol., 31 : 533~539, 2005.
248) Lee, S. G., Song, G. W., Hwang, S., Ha, T. Y., Moon, D. B., Jung, D. H., Kim, K. H., Ahn, C. S., Kim, M. H., Lee, S. K., Sung, K. B. and Ko, G. Y. : Surgical treatment of hilar cholangiocarcinoma in the new era : The Asan experience. J. Hepatobiliary Pancreat. Sci., 17 : 476~489, 2010.
249) Igami, T., Nishio, H., Ebata, T., Yokoyama, Y., Sugawara, G., Nimura, Y. and Nagino, M. : Surgical treatment of hilar cholangiocarcinoma in the "new era" : The Nagoya University experience. J. Hepatobiliary Pancreat. Sci., 17 : 449~454, 2010.
250) Hirano, S., Kondo, S., Tanaka, E., Shichinohe, T., Tsuchikawa, T., Kato, K., Matsumoto, J. and Kawasaki, R. : Outcome of surgical treatment of hilar cholangiocarcinoma : A special reference to postoperative morbidity and mortality. J. Hepatobiliary Pancreat. Sci., 17 : 455~462, 2010.
251) Unno, M., Katayose, Y., Rikiyama, T., Yoshida, H., Yamamoto, K., Morikawa, T., Hayashi, H., Motoi, F. and Egawa, S. : Major hepatectomy for perihilar cholangiocarcinoma. J. Hepatobiliary Pancreat. Sci., 17 : 463~469, 2010.
252) Miyazaki, M., Kimura, F., Shimizu, H., Yoshidome, H., Otuka, M., Kato, A., Yoshitomi, H., Furukawa, K., Takeuchi, D., Takayashiki, T., Suda, K. and Takano, S. : One hundred seven consecutive surgical resections for hilar cholangiocarcinoma of Bismuth types II, III, IV between 2001 and 2008. J. Hepatobiliary Pancreat. Sci., 17 : 470~475, 2010.
253) Tamandl, D., Kaczirek, K., Gruenberger, B., Koelblinger, C., Maresch, J., Jakesz, R. and Gruenberger, T. : Lymph node ratio after curative surgery for intrahepatic cholangiocarcinoma. Br. J. Surg., 96 : 919~925, 2009.
254) Oshiro, Y., Sasaki, R., Kobayashi, A., Murata, S., Fukunaga, K., Kondo, T., Oda, T. and Ohkohchi, N. : Prognostic relevance of the lymph node ratio in surgical patients with extrahepatic cholangiocarcinoma. Eur. J. Surg. Oncol., 37 : 60~64, 2011.
255) Guglielmi, A., Ruzzenente, A., Campagnaro, T., Pachera, S., Conci, S., Valdegamberi, A., Sandri, M., and Iacono, C. Prognostic significance of lymph node ratio after resection of peri-hilar cholangiocarcinoma. HPB (Oxford), 13 : 240~245, 2011.
256) Negi, S. S., Singh, A. and Chaudhary, A. : Lymph

nodal involvement as prognostic factor in gallbladder cancer : location, count or ratio? J. Gastrointest. Surg., 15 : 1017〜1025, 2011.
257) Ito, K., Ito, H., Allen, P. J., Gonen, M., Klimstra, D., D'Angelica, M. I., Fong, Y., DeMatteo, R. P., Brennan, M. F., Blumgart, L. H. and Jarnagin, W. R. : Adequate lymph node assessment for extrahepatic bile duct adenocarcinoma. Ann. Surg., 251 : 675〜681, 2010.
258) Ito, H., Ito, K., D'Angelica, M., Gonen, M., Klimstra, D., Allen, P., DeMatteo, R. P., Fong, Y., Blumgart, L. H. and Jarnagin, W. R. : Accurate staging for gallbladder cancer : Implications for surgical therapy and pathological assessment. Ann. Surg., 254 : 320〜325, 2011.
259) Endo, I., Shimada, H., Tanabe, M., Fujii, Y., Takeda, K., Morioka, D., Tanaka, K., Sekido, H. and Togo, S. : Prognostic significance of the number of positive lymph nodes in gallbladder cancer. J. Gastrointest. Surg., 10 : 999〜1007, 2006.
260) Aoba, T., Ebata, T., Yokoyama, Y., Igami, T., Sugawara, G., Takahashi, Y., Nimura, Y. and Nagino, M. : Assessment of nodal status for perihilar cholangiocarcinoma : Location, number, or ratio of involved nodes. Ann. Surg., 257 : 718〜725, 2013.
261) Kiriyama, M., Ebata, T., Aoba, T., Kaneoka, Y., Arai, T., Shimizu, Y., Nagino, M. and Group, N. S. O. : Prognostic impact of lymph node metastasis in distal cholangiocarcinoma. Br. J. Surg., 102 : 399〜406, 2015.
262) Nagakura, S., Shirai, Y., Yokoyama, N. and Hatakeyama, K. : Clinical significance of lymph node micrometastasis in gallbladder carcinoma. Surgery, 129 : 704〜713, 2001.
263) Sasaki, E., Nagino, M., Ebata, T., Oda, K., Arai, T., Nishio, H. and Nimura, Y. : Immunohistochemically demonstrated lymph node micrometastasis and prognosis in patients with gallbladder carcinoma. Ann. Surg., 244 : 99〜105, 2006.
264) Tojima, Y., Nagino, M., Ebata, T., Uesaka, K., Kamiya, J. and Nimura, Y. : Immunohistochemically demonstrated lymph node micrometastasis and prognosis in patients with otherwise node-negative hilar cholangiocarcinoma. Ann. Surg., 237 : 201〜207, 2003.
265) Taniguchi, K., Tabata, M., Iida, T., Hori, T., Yagi, S. and Uemoto, S. : Significance of lymph node micrometastasis in pN0 hilar bile duct carcinoma. Eur. J. Surg. Oncol., 32 : 208〜212, 2006.
266) Mantel, H. T. J., Wiggers, J. K., Verheij, J., Doff, J. J., Sieders, E., van Gulik, T. M., Gouw, A. S. and Porte, R. J. : Lymph node micrometastases are associated with worse survival in patients with otherwise node-negative hilar cholangiocarcinoma. Ann. Surg. Oncol., Online First July, 2015.
267) Yonemori, A., Kondo, S., Matsuno, Y., Ito, T., Tanaka, E. and Hirano, S. : Prognostic impact of para-aortic lymph node micrometastasis in patients with regional node-positive biliary cancer. Br. J. Surg., 96 : 509〜516, 2009.
268) Yonemori, A., Kondo, S., Matsuno, Y., Ito, T., Nakanishi, Y., Miyamoto, M., Tanaka, E. and Hirano, S. : Prognostic impact of regional lymph node micrometastasis in patients with node-negative biliary cancer. Ann. Surg., 252 : 99〜106, 2010.
269) Kitagawa, Y., Nagino, M., Kamiya, J., Uesaka, K., Sano, T., Yamamoto, H., Hayakawa, N. and Nimura, Y. : Lymph node metastasis from hilar cholangiocarcinoma : Audit of 110 patients who underwent regional and paraaortic node dissection. Ann. Surg., 233 : 385〜392, 2001.
270) Takada, T., Hanyu, F., Kobayashi, S. and Uchida, Y. : Percutaneous transhepatic cholangial drainage : Direct approach under fluoroscopic control. J. Surg. Oncol., 8 : 83〜97, 1976.
271) Nakayama, T., Ikeda, A. and Okuda, K. : Percutaneous transhepatic drainage of the biliary tract : Technique and results in 104 cases. Gastroenterology, 74 : 554〜559, 1978.
272) Hatfield, A. R., Tobias, R., Terblanche, J., Girdwood, A. H., Fataar, S., Harries-Jones, R., Kernoff, L. and Marks, I. N. : Preoperative external biliary drainage in obstructive jaundice : A prospective controlled clinical trial. Lancet, 2 (8304) : 896〜899, 1982.
273) McPherson, G. A., Benjamin, I. S., Hodgson, H. J., Bowley, N. B., Allison, D. J. and Blumgart, L. H. : Preoperative percutaneous transhepatic biliary drainage : The results of a controlled trial. Br. J. Surg., 71 : 371〜375, 1984.
274) Pitt, H. A., Gomes, A. S., Lois, J. F., Mann, L. L., Deutsch, L. S. and Longmire, W. P., Jr. : Does preoperative percutaneous biliary drainage reduce operative risk or increase hospital cost? Ann. Surg., 201 : 545〜553, 1985.
275) Sewnath, M. E., Karsten, T. M., Prins, M. H., Rauws, E. J. A., Obertop, H. and Gouma, D. J. : A meta-analysis on the efficacy of preoperative biliary drainage for tumors causing obstructive jaundice. Ann. Surg., 236 : 17〜27, 2002.
276) Iacono, C., Ruzzenente, A., Campagnaro, T., Bortolasi, L., Valdegamberi, A. and Guglielmi, A. : Role of preoperative biliary drainage in jaundiced patients who are candidates for pancreaticoduodenectomy or hepatic resection : Highlights and drawbacks. Ann. Surg., 257 : 191〜204, 2013.
277) van der Gaag, N. A., Rauws, E. A., van Eijck, C. H., Bruno, M. J., van der Harst, E., Kubben, F. J., Gerritsen, J. J., Greve, J. W., Gerhards, M. F., de Hingh, I. H., Klinkenbijl, J. H., Nio, C. Y., de Castro, S. M., Busch, O. R., van Gulik, T. M., Bossuyt, P. M. and Gouma, D. J. : Preoperative biliary drainage for cancer of the head of the pancreas. N. Engl. J. Med., 362 : 129〜137, 2010.
278) Dawwas, M. F., Jamus, M. W. and Aithal, G. P. : Preoperative drainage in pancreatic cancer. N. Engl. J. Med., 362 : 1342〜1343, 2010.
279) Wang, C. C. and Kao, J. P. : Preoperative drainage in pancreatic cancer. N. Engl. J. Med., 362 : 1343, 2010.
280) Tsujino, T., Isayama, H. and Koike, K. : Preoperative drainage in pancreatic cancer. N. Engl. J. Med., 362 : 1343〜1344, 2010.
281) Baron, T. H. and Kozarek, R. A. : Preoperative bili-

281) ary stents in pancreatic cancer-proceed with caution. N. Engl. J. Med., 362 : 170~172, 2010.
282) Monlemuller, K. : Preoperative drainage in pancreatic cancer. N. Engl. J. Med., 362 : 1344, 2010.
283) Gorard, D. A. : Preoperative drainage in pancreatic cancer. N. Engl. J. Med., 362 : 1344~1345, 2010.
284) Laurent, A., Taylar, C. and Cherqui, D. : Cholangiocarcinoma : Preoperative biliary drainage (Con). HPB, 10 : 126~129, 2008.
285) Ferrero, A., Tesoriere, R. L., Viganò, L., Caggiano, L., Sgotto, E. and Capussotti, L. : Preoperative biliary drainage increases infectious complications after hepatectomy for proximal bile duct tumor obstruction. World J. Surg., 33 : 318~325, 2009.
286) Hochwald, S. N., Burke, E. C., Jarnagin, W. R., Fong, Y. and Blumgart, L. H. : Association of preoperative biliary stenting with increased postoperative infectious complications in proximal cholangiocarcinoma. Arch. Surg., 134 : 261~266, 1999.
287) Kennedy, T. J., Yopp, A., Qin, Y., Zhao, B., Guo, P., Liu, F., Schwartz, L. H., Allen, P., D'Angelica, M., Forg, Y., DeMatteo, R. P., Blumgart, L. H. and Jarnagin, W. R. : Role of preoperative biliary drainage of liver remnant prior to extended liver resection for hilar cholangiocarcinoma. HPB, 11 : 445~451, 2009.
288) Farges, O., Regimbeau, J. M., Fuks, D., Le Treut, Y. P., Cherqui, D., Bachellier, P., Mabrut, J. Y., Adham, M., Pruvot, F. R. and Gigot, J. F. : Multicentre European study of preoperative biliary drainage for hilar cholangiocarcinoma. Br. J. Surg., 100 : 274~283, 2013.
289) Su, C. H., Tsay, S. H., Wu, C. C., Shyr, Y. M., King, K. L., Lee, C. H., Lui, W. Y., Liu, T. J. and P'eng, F. K. : Factors influencing postoperative morbidity, mortality, and survival after resection for hilar cholangiocarcinoma. Ann. Surg., 223 : 384~394, 1996.
290) Gerhards, M. F., den Hartog, D., Rauws, E. A., van Gulik, T. M., González, D. G., Lameris, J. S., de Wit, L. T. and Gouma, D. J. : Palliative treatment in patient with unresectable hilar cholangiocarcinoma : Results of endoscopic drainage in patients with Type III and IV hilar cholangiocarcinoma. Eur. J. Surg., 167 : 274~280, 2001.
291) Belghiti, J. and Ogata, S. : Preoperative optimization of the liver for resection in patients with hilar cholangiocarcinoma. HPB (Oxford), 7 : 252~253, 2005.
292) Maguchi, H., Takahashi, K., Katanuma, A., Osanai, M., Nakahara, K., Matuzaki, S., Urata, T. and Iwano, H. : Preoperative biliary drainage for hilar cholangiocarcinoma. J. Hepatobiliary Pancreat. Surg., 14 : 441~446, 2007.
293) Nimura, Y. : Preoperative biliary drainage before resection for cholangiocarcinoma (Pro). HPB (Oxford), 10 : 130~133, 2008.
294) Kloek, J. J., van der Gaag, N. A., Aziz, Y., Rauws, E. A., van Delden, O. M., Lameris, J. S., Busch, O. R., Gouma, D. J. and van Gulik, T. M. : Endoscopic and percutaneous preoperative biliary drainage in patients with suspected hilar cholangiocarcinoma. J. Gastrointest. Surg., 14 : 119~125, 2010.
295) Ercolani, G., Zanello, M., Grazi, G. L., Cescon, M., Ravaioli, M., Del Gaudio, M., Vetrone, G., Cucchetti, A., Brandi, G., Ramacciato, G. and Pinna, A. D. : Changes in the surgical approach to hilar cholangiocarcinoma during an 18-year period in a Western single center. J. Hepatobiliary Pancreat. Sci., 17 : 329~337, 2010.
296) Figueras, J., Codina-Barreras, A., López-Ben, S., Soriano, J., Pardina, B., Falgueras, L., Castro, E., Torres-Bahi, S., Ortiz, R., Diaz, E., Maroto, A. and Canals, E. : Major hepatectomies are safe in patients with cholangiocarcinoma and jaundice. Cir. Esp., 86 : 296~302, 2009.
297) Hirano, S., Tanaka, E., Tsuchikawa, T., Matsumoto, J., Kawakami, H., Nakamura, T., Kurashima, Y., Ebihara, Y. and Shichinohe, T. : Oncological benefit of preoperative endoscopic biliary drainage in patients with hilar cholangiocarcinoma. J. Hepatobiliary Pancreat. Sci., 21 : 533~540, 2014.
298) Wiggers, J. K., Koerkamp, B. G., Coelen, R. J., Rauws, E. A., Schattner, M. A., Nio, C. Y., Brown, K. T., Gonen, M., van Dierea, S., van Lienden, K. P., Allen, P. J., Besselink, M. G., Busch, O. R., D'Angelica, M. I., DeMatteo, R. P., Gouma, D. J., Kingham, T. P., Jarnagin, W. R. and van Gulik, T. M. : Preoperative biliary drainage in perihilar cholangiocarcinoma : Identifying patients who require percutaneous drainage after failed endoscopic drainage. Endoscopy, 47 : 1124~1131, 2015.
299) Ferrucci, J. T., Wittenberg, J., Margolies, M. N. and Carey, R. W. : Malignant seeding of the tract after thin-needle aspiration biopsy. Radiology, 13 : 345~346, 1979.
300) Kim, W. S., Barth, K. H. and Zinner, M. : Seeding of pancreatic carcinoma along the transhepatic catheter tract. Radiology, 143 : 427~428, 1982.
301) Yamakawa, T., Itoh, S., Hirosawa, K., Miyoshi, T., Katoh, K., Izumi, S. and Kawabata, K. : Seeding of gallbladder carcinoma along the tract after percutaneous transhepatic choledochoscopy. Am. J. Gastroenterol., 78 : 649~651, 1983.
302) Shorvon, P. J., Leung, J. W. C., Corcoran, M., Mason, R. R. and Cotton, P. B. : Cutaneous seeding of malignant tumors after insertion of percutaneous prosthesis for obstructive jaundice. Br. J. Surg., 71 : 694~695, 1984.
303) ten Hoopen-Neumann, H., Gerhards, M. F., van Gulik, T. M., Bosma, A., Verbeek, P. C. M. and Gouma, D. J. : Occurrence of implantation metastases after resection of Klatskin tumors. Dig. Surg., 16 : 209~213, 1999.
304) Sakata, J., Shirai, Y., Wakai, T., Nomura, T., Sakata, E. and Hatakeyama, K. : Catheter tract implantation metastases associated with percutaneous biliary drainage for extrahepatic cholangiocarcinoma. World J. Gastroenterol., 11 : 7024~7027, 2005.
305) Takahashi, Y., Nagino, M., Nishio, H., Ebata, T., Igami, T. and Nimura, Y. : Percutaneous transhepatic biliary drainage catheter tract recurrence in cholangio-

carcinoma. Br. J. Surg., 97 : 1860～1866, 2010.
306) Hwang, S., Song, G. W., Ha, T. Y., Lee, Y. J., Kim, K. H., Ahn, C. S., Sung, K. B., Ko, G. Y., Kim, M. H., Lee, S. K., Moon, D. B., Jung, D. H., Park, G. C. and Lee, S. G. : Reappraisal of percutaneous transhepatic biliary drainage tract recurrence after resection of perihilar bile duct cancer. World J. Surg., 36 : 379～385, 2012.
307) Kang, M. J., Choi, Y. S., Jang, J. Y., Han, I. W. and Kim, S. W. : Catheter tract recurrence after percutaneous biliary drainage for hilar cholangiocarcinoma. World J. Surg., 37 : 437～442, 2013.
308) Wiggers, J. K., Koerkamp, B. G., Coelen, R. J., Doussot, A., van Dieren, S., Rauws, E. A., Schattner, M. A., van Lienden, K. P., Brown, K. T., Besselink, M. G., van Tienhoven, G., Allen, P. J., Busch, O. R., D'Angelica, M. I., DeMatteo, R. P., Gouma, D. J., Kingham, T. P., Verheij, J., Jarnagin, W. R. and van Gulik, T. M. : Percutaneous preoperative biliary drainage for resectable perihilar cholangiocarcinoma : No association with survival and no increase in seeding metastasis. Ann. Surg. Oncol., 2015.〔PMID 26 122370〕
309) Wiggers, J. K., Coelen R. J. S., Rauws, E. A. J., van Delden, O. M., van Eijck, C. H. J., de Jonge, J., Porte, R. J., Buis, C. I., Dejong, C. H. C., Molenaar, I. Q., Besselink, M. G. H., Busch, O. R. C., Dijkgraaf, M. G. W. and van Gulik, T. M. : Preoperative endoscopic versus percutaneous biliary drainage in potentially resectable perihilar cholangiocarcinoma（DRAINAGE trial）: Design and rationale of a randomized controlled trial. BMC Gastroenterology, 15 : 20～28, 2015.
310) Komaya, K., Ebata, T., Fukami, Y., Sakamoto, E., Miyake, H., Takara, D., Wakai, K. and Nagino, M. : Percutaneous biliary drainage is oncologically inferior to endoscopic drainage : A propensity score matching analysis in resectable distal cholangiocarcinoma. J. Gastroenterol., 51 : 608～619, 2016.
311) Arakura, N., Takayama, M., Ozaki, Y., Maruyama, M., Chou, Y., Kodama, R., Ochi, Y., Hamano, H., Nakata, T., Kajikawa, S., Tanaka, E. and Kawa, S. : Efficacy of preoperative endoscopic nasobiliary drainage for hilar cholangiocarcinoma. J. Hepatobiliary Pancreat. Surg., 16 : 473～477, 2009.
312) Kawakami, H., Kuwatani, M., Onodera, M., Haba, S., Eto, K., Ehira, N., Yamato, H., Kudo, T., Tanaka, E., Hirano, S., Kondo, S. and Asaka, M. : Endoscopic nasobiliary drainage is the most suitable preoperative biliary drainage method in the management of patients with hilar cholangiocarcinoma. J. Gastroenterol., 46 : 242～248, 2011.
313) Kawashima, H., Itoh, A., Ohno, E., Itoh, Y., Ebata, T., Nagino, M., Goto, H. and Hirooka, Y. : Preoperative endoscopic nasobiliary drainage in 164 consecutive patients with suspected perihilar cholangiocarcinoma : A retrospective study of efficacy and risk factors related to complications. Ann. Surg., 257 : 121～127, 2013.
314) Wiggers, J. K., Rauws, E. A., Gouma, D. J. and van Gulik, T. M. : Preoperative endoscopic nasobiliary drainage in patients with suspected hilar cholangiocarcinoma : Better than endoscopic or percutaneous biliary drainage? Ann. Surg., 262 : 55～56, 2015.
315) Gerhards, M. F., Gonzalez, D. G., ten Hoppen-Neumann, H., van Gulik, T. M., Th de Wit, T. and Gouma, D. J. : Prevention of implantation metastases after resection of proximal bile duct tumors with preoperative low dose radiation therapy. Eur. J. Surg. Oncol., 26 : 480～485, 2000.
316) Regimbeau, J. M., Fuks, D., Le Treut, Y. P., Bachellier, P., Belghiti, J., Boudjema, K., Baulieux, J., Pruvot, F. R., Cherqui, D. and Farges, O. : Surgery for hilar cholangiocarcinoma : A multi-institutional update on practice and outcome by the AFC-HC study group. J. Gastrointest. Surg., 15 : 480～488, 2011.
317) Nuzzo, G., Giuliante, F., Ardito, F., Giovannini, I., Aldrighetti, L., Belli, G., Bresadola, F., Calise, F., Dalla Valle, R., D'Amico, D. F., Gennari, L., Giulini, S. M., Guglielmi, A., Jovine, E., Pellicci, R., Pernthaler, H., Pinna, A. D., Puleo, S., Torzilli, G., Capussotti, L., Cillo, U., Ercolani, G., Ferrucci, M., Mastrangelo, L., Portolani, N., Pulitanò, C., Ribero, D., Ruzzenente, A., Scuderi, V., Federico, B. and the Italian Chapter of the International Hepato-Pancreato-Biliary Association : Improvement in perioperative and long-term outcome after surgical treatment of hilar cholangiocarcinoma : Results of an Italian multicenter analysis of 440 patients. Arch. Surg., 147 : 26～34, 2012.
318) Anderson, J. E., Hemming, A. W., Chang, D. C., Talamini, M. A. and Mekeel, K. L. : Surgical management trends for cholangiocarcinoma in the USA 1998～2009. J. Gastrointest. Surg., 16 : 2225～2232, 2012.
319) de Jong, M. C., Marques, H., Clary, B. M., Bauer, T. W., Marsh, J. W., Ribero, D., Majno, P., Hatzaras, I., Walters, D. M., Barbas, A. S., Mega, R., Schulick, R. D., Choti, M. A., Geller, D. A., Barroso, E., Mentha, G., Capussotti, L. and Pawlik, T. M. : The impact of portal vein resection on outcomes for hilar cholangiocarcinoma : A multi-institutional analysis of 305 cases. Cancer, 118 : 4737～4747, 2012.
320) Nagino, M., Ebata, T., Yokoyama, Y., Igami, T., Sugawara, G., Takahashi, Y. and Nimura, Y. : Evolution of surgical treatment for perihilar cholangiocarcinoma : A single-center 34-year review of 574 consecutive resections. Ann. Surg., 258 : 129～140, 2013.
321) Kato, A., Shimizu, H., Ohtsuka, M., Yoshidome, H., Yoshitomi, H., Furukawa, K., Takeuchi, D., Takayashiki, T., Kimura, F. and Miyazaki, M. : Surgical resection after downsizing chemotherapy for initially unresectable locally advanced biliary tract cancer : A retrospective singl-center study. Ann. Surg. Oncol., 20 : 318～324, 2013.
322) 近藤哲, 二村雄次, 早川直和, 神谷順一, 久保田仁, 前田正司, 河野弘, 早川英男, 梛野正人, 中垣哲, 小木曽清二, 金井道夫, 道家充, 高木敏貴, 加藤政隆, 塩野谷恵彦：胆道癌再発に対する外科的治療. 日消外会誌, 21 : 2562～2566, 1988.
323) 近藤哲, 二村雄次, 早川直和, 神谷順一, 梛野正人, 金井道夫, 宮地正彦：再発時の治療法, 切除療法を主とするもの；肝門部胆管癌. 肝胆膵, 31 : 655～659, 1995.

324) 村瀬勝敏, 島本強, 近藤哲矢, 杉本琢哉, 尾関豊：遠隔時再発胆道癌再切除の4例. 胆道, 18：42〜46, 2004.

325) Todoroki, T., Fukuda, Y., Kawamoto, T., Saida, Y., Ohara, K., Iwasaki, Y. and Matsuzaki, O.：Long-term survivors after salvage surgery combined with radiotherapy for recurrence of stage IV main hepatic duct cancer：Report of two cases. Hepatogastroenterology, 40：285〜293, 1993.

326) Yoon, Y. S., Kim, S. W., Jang, J. Y. and Park, Y. H.：Curative reoperation for recurrent cancer of the extrahepatic bile duct：Report of two cases. Hepatogastroenterology, 52：381〜384, 2005.

327) Nakanishi, Y., Kondo, S., Hirano, S., Ambo, Y., Tanaka, E., Morikawa, T. and Itoh, T.：Recurrence of mucosal carcinoma of the bile duct, with superficial flat spread, 12 years after operation. J. Hepatobiliary Pancreat. Surg., 13：355〜358, 2006.

328) Sasaki, T., Kondo, S., Ambo, Y., Hirano, S., Shichinohe, T., Koga, K., Sugiura, H. and Shimozawa, E.：Local recurrence at hepaticojejunostomy 9 years after resection of bile duct cancer with superficial flat spread. J. Hepatobiliary Pancreat. Surg., 13：458〜462, 2006.

329) Machimoto, T., Doi, R., Ogawa, K., Masui, T., Seo, S. and Uemoto, S.：Abdominal wall recurrence of hilar bile duct cancer 12 years after a curative resection：Report of a case. Surg. Today, 39：72〜76, 2009.

330) Ota, Y., Matsuyama, R., Taniguchi, K., Ueda, M., Takeda, K., Tanaka, K., Nakayama, T. and Endo, I.：Solitary rib recurrence of hilar cholangiocarcinoma 10 years after resection：Report of a case. Clin. J. Gastroenterol., 6：485〜489, 2013.

331) Natsume, S., Ebata, T., Yokoyama, Y., Igami, T., Sugawara, G., Takahashi, Y. and Nagino, M.：Hepatopancreatoduodenectomy for anastomotic recurrence from residual cholangiocarcinoma：Report of a case. Surg. Today, 44：952〜956, 2014.

332) Takahashi, Y., Ebata, T., Yokoyama, Y., Igami, T., Sugawara, G., Mizuno, T., Nimura, Y. and Nagino, M.：Surgery for recurrent biliary tract cancer：A single-center experience with 74 consecutive resections. Ann. Surg., 262：121〜129, 2015.

333) Noji, T., Tsuchikawa, T., Mizota, T., Okamura, K., Nakamura, T., Tamoto, E., Shichinohe, T. and Hirano, S.：Surgery for recurrent biliary carcinoma：Results for 27 recurrent cases. World J. Surg. Oncol., 13：82〜87, 2015.

334) Vibert, E., Farges, O., Regimbeau, J. M. and Belghiti, J.：Benign hilar biliary strictures stented with metallic stents can be resected by using an oncologic approach. Surgery, 137：506〜510, 2005.

335) Lytras, D., OldeDamink, S. W. M., Amin, Z., Imber, C. J. and Malagó, M.：Radical surgery in the presence of biliary metallic stents：Revising the palliative scenario. J. Gastrointest. Surg., 15：489〜495, 2011.

336) Fukami, Y., Ebata, T., Yokoyama, Y., Igami, T., Sugawara, G. and Nagino, M.：Salvage hepatectomy for perihilar malignancy treated initially with biliary self-expanding metallic stents. Surgery, 153：627〜633, 2013.

337) Hibi, T., Sakamoto, Y., Tochigi, N., Ojima, H., Shimada, K., Sano, T. and Kosuge, T.：Extended right hemihepatectomy as a salvage operation for recurrent bile duct cancer 3 years after pancreatoduodenectomy. Jpn. J. Clin. Oncol., 36：176〜179, 2006.

338) Jang, J. Y., Kim, S. W., Park, D. J., Ahn, Y. J., Yoon, Y. S., Choi, M. G., Suh, K. S., Lee, K. U. and Park, Y. H.：Actual long-term outcome of extrahepatic bile duct cancer after surgical resection. Ann. Surg., 241：77〜84, 2005.

339) Nakagawa, A., Sugawara, G., Ebata, T., Yokoyama, Y., Igami, T., Shingu, Y. and Nagino, M.：Hepatopancreatoduodenectomy with arterial reconstruction for extrahepatic cholangiocarcinoma with celiac axis obstruction：Report of a case. Surg. Today, 44：2374〜2377, 2014.

340) Takara, D., Sugawara, G., Ebata, T., Yokoyama, Y., Igami, T. and Nagino, M.：Preoperative biliary MRSA infection in patients undergoing hepatobiliary resection with cholangiojejunostomy：Incidence, antibiotic treatment, and surgical outcome. World J. Surg., 35：850〜857, 2011.

341) Kamiya, S., Nagino, M., Kanazawa, H., Komatsu, S., Mayumi, T., Takagi, K., Asahara, T., Nomoto, K., Tanaka, R. and Nimura, Y.：The value of bile replacement during external biliary drainage：An analysis of intestinal permeability, integrity, and microflora. Ann. Surg., 239：510〜517, 2004.

342) Kanazawa, H., Nagino, M., Kamiya, S., Komatsu, S., Mayumi, T., Takagi, K., Asahara, T., Nomoto, K., Tanaka, R. and Nimura, Y.：Synbiotics reduce postoperative infectious complications：A randomized controlled trial in biliary cancer patients undergoing hepatectomy. Langenbecks Arch. Surg., 390：104〜113, 2005.

343) Sugawara, G., Nagino, M., Nishio, H., Ebata, T., Takagi, K., Asahara, T., Nomoto, K. and Nimura, Y.：Perioperative synbiotic treatment to prevent postoperative infectious complications in biliary cancer surgery：A randomized controlled trial. Ann. Surg., 244：706〜714, 2006.

344) Amemiya, T., Oda, K., Ando, M., Kawamura, T., Kitagawa, Y., Okawa, Y., Yasui, A., Ike, H., Shimada, H., Kuroiwa, K., Nimura, Y. and Fukata, S.：Activities of daily living and quality of life of elderly patients after elective surgery for gastric and colorectal cancers. Ann. Surg., 246：222〜228, 2007.

345) Shirabe, K., Kajiyama, K., Harimoto, N., Gion, T., Tsujita, E., Abe, T., Wakiyama, S., Nagaie, T. and Maehara, Y.：Early outcome following hepatic resection in patients older than 80 years of age. World J. Surg., 33：1927〜1932, 2009.

346) Sawada, T., Kita, J., Rokkaku, K., Kato, M., Shimoda, M. and Kubota, K.：Outcome of surgical resection for hilar cholangiocarcinoma in elderly patients. Hepatogastroenterology, 55：1971〜1974, 2008.

347) 小林真一郎, 高橋祐, 江畑智希, 横山幸浩, 伊神剛, 梛野正人：肝膵頭十二指腸切除後5年生存した82歳肝門部胆管癌の1例. 日臨外会誌, 73：3266〜3271, 2012.

348) Takahashi, Y., Ebata, T., Yokoyama, Y., Igami, T., Sugawara, G. and Nagino, M. : Surgical treatment of perihilar cholangiocarcinoma in octogenarians : A single center experience. J. Hepatobiliary Pancreat. Sci., 20 : 324〜331, 2013.

349) Hemming, A. W., Magliocca, J. F., Fujita, S., Kayler, L. K., Hochwald, S., Zendejas, I. and Kim, R. D. : Combined resection of the liver and pancreas for malignancy. J. Am. Coll. Surg., 210 : 808〜816, 2010.

350) Nakamura, S., Nishiyama, R., Yokoi, Y., Serizawa, A., Nishiwaki, Y., Konno, H., Baba, S. and Muro, H. : Hepatopancreatoduodenectomy for advanced gallbladder carcinoma. Arch. Surg., 129 : 625〜629, 1994.

351) Tsukada, K., Yoshida, K., Aono, T., Koyama, S., Shirai, Y., Uchida, K. and Muto, T. : Major hepatectomy and pancreatoduodenectomy for advanced carcinoma of the biliary tract. Br. J. Surg., 81 : 108〜110, 1994.

352) Miyagawa, S., Makuuchi, M., Kawasaki, S., Hayashi, K., Harada, H., Kitamura, H. and Seki, H. : Outcome of major hepatectomy with pancreatoduodenectomy for advanced biliary malignancies. World J. Surg., 20 : 77〜80, 1996.

353) Shirai, Y., Ohtani, T., Tsukada, K. and Hatakeyama, K. : Combined pancreaticoduodenectomy and hepatectomy for patients with locally advanced gallbladder carcinoma : Long term results. Cancer, 80 : 1904〜1909, 1997.

354) Yoshimi, F., Asato, Y., Amemiya, R., Shioyama, Y., Itabashi, M. : Comparison between pancreatoduodenectomy and hepatopancreatoduodenectomy for bile duct cancer. Hepatogastroenterology, 48 : 994〜998, 2001.

355) Sasaki, R., Takahashi, M., Funato, O., Nitta, H., Murakami, M., Kawamura, H., Suto, T., Kanno, S. and Saito, K. : Hepatopancreatoduodenectomy with wide lymph node dissection for locally advanced carcinoma of the gallbladder : Long-term results. Hepatogastroenterology, 49 : 912〜915, 2002.

356) Hirono, S., Tani, M., Kawai, M., Ina, S., Uchiyama, K. and Yamaue, H. : Indication of hepatopancreatoduodenectomy for biliary tract cancer. World J. Surg., 30 : 567〜573, 2006.

357) Urahashi, T., Yamamoto, M., Ohtsubo, T., Katsuragawa, H., Katagiri, S. and Takasaki, K. : Hepatopancreatoduodenectomy could be allowed for patients with advanced intrahepatic cholangiocarcinoma. Hepatogastroenterology, 54 : 346〜349, 2007.

358) Miwa, S., Kobayashi, A., Akahane, Y., Nakata, T., Mihara, M., Kusama, K., Ogawa, S., Soeda, J. and Miyagawa, S. : Is major hepatectomy with pancreatoduodenectomy justified for advanced biliary malignancy? J. Hepatobiliary Pancreat. Surg., 14 : 136〜141, 2007.

359) Kaneoka, Y., Yamaguchi, A. and Isogai, M. : Hepatopancreatoduodenectomy : Its suitability for bile duct cancer versus gallbladder cancer. J. Hepatobiliary Pancreat. Surg., 14 : 142〜148, 2007.

360) Ota, T., Araida, T., Yamamoto, M. and Takasaki, K. : Operative outcome and problems of right hepatic lobectomy with pancreatoduodenectomy for advanced carcinoma of the biliary tract. J. Hepatobiliary Pancreat. Surg., 14 : 155〜158, 2007.

361) Wakai, T., Shirai, Y., Tsuchiya, Y., Nomura, T., Akazawa, K. and Hatakeyama, K. : Combined major hepatectomy and pancreaticoduodenectomy for locally advanced biliary carcinoma : Long-term results. World J. Surg., 32 : 1067〜1074, 2008.

362) Ebata, T., Nagino, M., Nishio, H., Arai, T. and Nimura, Y. : Right hepatopancreatoduodenectomy : Improvements over 23 years to attain acceptability. J. Hepatobiliary Pancreat. Surg., 14 : 131〜135, 2007.

363) Sugawara, G., Ebata, T., Yokoyama, Y., Igami, T., Takahashi, Y., Takara, D. and Nagino, M. : The effect of preoperative biliary drainage on infectious complications after hepatobiliary resection with cholangiojejunostomy. Surgery, 153 : 200〜210, 2013.

364) Sugiura, T., Nishio, H., Nagino, M., Senda, Y., Ebata, T., Yokoyama, Y., Igami, T., Oda, K. and Nimura, Y. : Value of multidetector-row computed tomography in diagnosis of portal vein invasion by perihilar cholangiocarcinoma. World J. Surg., 32 : 1478〜1484, 2008.

365) Senda, Y., Nishio, H., Oda, K., Yokoyama, Y., Ebata, T., Igami, T., Sugiura, T., Shimoyama, Y., Nimura, Y. and Nagino, M. : Value of multidetector row CT in the assessment of longitudinal extension of cholangiocarcinoma : Correlation between MDCT and microscopic findings. World J. Surg., 33 : 1459〜1467, 2009.

366) Doty, J. R., Cameron, J. L., Yeo, C. J., Campbell, K., Coleman, J. and Hruban, R. H. : Cholecystectomy, liver resection, and pylorus-preserving pancreaticoduodenectomy for gallbladder cancer : Report of five cases. J. Gastrointest. Surg., 6 : 776〜780, 2002.

367) D'Angelica, M., Martin R. C., 2nd, Jarnagin, W. R., Fong, Y., DeMatteo, R. P. and Blumgart, L. H. : Major hepatectomy with simultaneous pancreatectomy for advanced hepatobiliary cancer. J. Am. Coll. Surg., 198 : 570〜576, 2004.

368) Kaneoka, Y., Yamaguchi, A., Isogai, M. and Kumada, T. : Survival benefit of hepatopancreatoduodenectomy for cholangiocarcinoma in comparison to hepatectomy or pancreatoduodenectomy. World J. Surg., 34 : 2662〜2670, 2010.

369) Lim, C. S., Jang, J. Y., Lee, S. E., Kang, M. J. and Kim, S. W. : Reappraisal of hepatopancreatoduodenectomy as a treatment modality for bile duct and gallbladder cancer. J. Gastrointest. Surg., 16 : 1012〜1018, 2012.

370) Ebata, T., Yokoyama, Y., Igami, T., Sugawara, G., Takahashi, Y., Nimura, Y. and Nagino, M. : Hepatopancreatoduodenectomy for cholangiocarcinoma : A single-center review of 85 consecutive patients. Ann. Surg., 256 : 297〜305, 2012.

371) Sakamoto, Y., Nara, S., Kishi, Y., Esaki, M., Shimada, K., Kokudo, N. and Kosuge, T. : Is extended hemihepatectomy plus pancreaticoduodenectomy justified for advanced bile duct cancer and gallbladder cancer? Surgery, 153 : 794〜800, 2013.

372) Utsumi, M., Sadamori, H., Shinoura, S., Umeda, Y., Yoshida, R., Nobuoka, D., Takagi, K., Fujiwara, T. and

Yagi, T. : Risk factors of morbidity and predictors of long-term survival after hepatopancreatoduodenectomy for biliary cancer. Hepatogastroenterology, 61 : 2167〜2172, 2014.

373) Ebata, T., Yokoyama, Y., Igami, T., Sugawara, G., Mizuno, T. and Nagino, M. : Review of hepatopancreatoduodenectomy for biliary cancer : An extended radical approach of Japanese origin. J. Hepatobiliary Pancreat. Sci., 21 : 550〜555, 2014.

374) Aoki, T., Sakamoto, Y., Kohno, Y., Akamatsu, N., Kaneko, J., Sugawara, Y., Hasegawa, K., Makuuchi, M. and Kokubo, N. : Hepatopancreaticoduodenectomy for biliary cancer. Strategies for near-zero operative mortality and acceptable long-term outcome. Ann. Surg., 264 : 717〜722, 2016.

375) Zhou, Y., Zhang, Z., Wu, L. and Li, B. : A systematic review of safety and efficacy of hepatopancreatoduodenectomy for biliary and gallbladder cancers. HPB, 18 : 1〜6, 2016.

376) Gagner, M., Rheault, M. and Dubuc, J. : Laparoscopic partial hepatectomy for liver tumor. Surg. Endosc., 6 : 85〜110, 1992.

377) Hashizume, M., Takenaka, K., Yanaga, K., Ohta, M., Kajiyama, K., Shirabe, K., Itasaka, H., Nishizaki, T. and Sugimachi, K. : Laparoscopic hepatic resection for hepatocellular carcinoma. Surg. Endosc., 9 : 1289〜1291, 1995.

378) Kaneko, H., Takagi, S. and Shiba, T. : Laparoscopic partial hepatectomy and left lateral segmentectomy : Technique and results of a clinical series. Surgery, 120 : 468〜475, 1996.

379) Samama, G., Chiche, L., Bréfort, L. and Le Roux, Y. : Laparoscopic anatomical hepatic resection : Report of four left lobectomies for solid tumors. Surg. Endosc., 12 : 76〜78, 1998.

380) Cherqui, D., Husson, E., Hammoud, R., Malassagne, B., Stéphan, F., Bensaid, S., Rotman, N. and Fagniez, P. L. : Laparoscopic liver resections : A feasibility study in 30 patients. Ann. Surg., 232 : 753〜762, 2000.

381) Mouiel, J., Katkhouda, N., Gugenheim, J. and Fabiani, P. : Possibilities of laparoscopic liver resection. J. Hepatobiliary Pancreat. Surg., 7 : 1〜8, 2000.

382) Gigot, J. F., Glineur, D., Santiago Azagra. J., Goergen, M., Ceuterick, M., Morino, M., Etienne, J., Marescaux, J., Mutter, D., van Krunckelsven, L., Descottes, B., Valleix, D., Lachachi, F., Bertrand, C., Mansvelt, B., Hubens, G., Saey, J. P. and Schockmel. R. ; Hepatobilliary and Pancreatic Section of the Royal Belgian Society of Surgery and the Belgian Group for Endoscopic Surgery : Laparoscopic liver resection for malignant liver tumors : Preliminary results of a multicenter European study. Ann. Surg., 236 : 90〜97, 2002.

383) Gayet, B., Cavaliere, D., Vibert, E., Perniceni, T., Levard, H., Denet, C., Christidis, C., Blain, A. and Mal, F. : Totally laparoscopic right hepatectomy. Am. J. Surg., 194 : 685〜689, 2007.

384) Gumbs, A. A. and Gayet, B. : Multimedia article : Totally laparoscopic extended right hepatectomy. Surg. Endosc., 22 : 2076〜2077, 2008.

385) Gumbs, A. A., Gayet, B. and Gagner, M. : Laparoscopic liver resection : When to use the laparoscopic stapler device. HPB, 10 : 296〜303, 2008.

386) Cho, A., Asano, T., Yamamoto, H., Nagata, M, Takiguchi, N., Kainuma, O., Souda, H., Gunji, H., Miyazaki, A., Nojima, H., Ikeda, A., Matsumoto, I., Ryu, M. and Makino, H. : Laparoscopy-assisted hepatic lobectomy using hilar Glissonian pedicle transection. Surg. Endosc., 21 : 1466〜1468, 2007.

387) Cho, A., Yamamoto, H., Nagata, M., Takiguchi, N., Shimada, H., Kainuma, O., Souda, H., Gunji, H., Miyazaki, A., Ikeda, A., Tohma, T. and Matsumoto, I. : Laparoscopic major hepato-biliary-pancreatic surgery : Formidable challenge to standardization. J. Hepatobiliary Pancreat. Surg., 16 : 705〜710, 2009.

388) Bryant, R., Laurent, A., Tayar, C. and Cherqui, D. : Laparoscopic liver resection-understanding its role in current practice : The Henri Mondor Hospital experience. Ann. Surg., 250 : 103〜111, 2009.

389) Lin, N. C., Nitta, H. and Wakabayashi, G. : Laparoscopic major hepatectomy : A systematic literature review and comparison of 3 techniques. Ann. Surg., 257 : 205〜213, 2013.

390) Cherqui, D., Soubrane, O., Husson, E., Barshasz, E., Vignaux, O., Ghimouz, M., Branchereau, S., Chardot, C., Gauthier, F., Fagniez, P. L. and Houssin, D. : Laparoscopic living donor hepatectomy for liver transplantation in children. Lancet, 359 : 392〜396, 2002.

391) Harimoto, N., Shimada, M., Tsujita, E., Maehara, S., Rikimaru, T., Yamashita, Y., Maeda, T., Tanaka, S., Shirabe, K. and Sugimachi, K. : Laparoscopic hepatectomy and dissection of lymph nodes for intrahepatic cholangiocarcinoma. Surg. Endosc., 16 : 1806, 2002.

392) Gumbs, A. A., Jarufe, N. and Gayet, B. : Minimally invasive approaches to extrapancreatic cholangiocarcinoma. Surg. Endosc., 27 : 406〜414, 2013.

393) AbuHilal, M., Badran, A., DiFabio, F. and Pearce, N. W. : Pure laparoscopic en bloc left hemihepatectomy and caudate lobe resection in patients with intrahepatic cholangiocarcinoma. J. Laparoendosc. Adv. Surg. Tech. A., 21 : 845〜849, 2011.

394) Machado, M. A., Makdissi, F. F., Surjan, R. C. and Mochizuki, M. : Laparoscopic resection of hilar cholangiocarcinoma. J. Laparoendosc. Adv. Surg. Tech. A., 22 : 954〜956, 2012.

395) Machado, M. A., Makdissi, F. F. and Surjan, R. C. : Totally laparoscopic right hepatectomy with Roux-enY hepaticojejunostomy for right-sided intraductal papillary mucinous neoplasm of the bile duct. Ann. Surg. Oncol., 21 : 1841〜1843, 2014.

396) Giulianotti, P. C., Sbrana, F., Bianco, F. M. and Addeo, P. : Robot-assisted laparoscopic extended right hepatectomy with biliary reconstruction. J. Laparoendosc. Adv. Surg. Tech. A., 20 : 159〜163, 2010.

397) Yu, H., Wu, S. D., Chen, D. X. and Zhu, G. : Laparoscopic resection of Bismuth type I and II hilar cholangiocarcinoma : An audit of 14 cases from two institutions. Dig. Surg., 28 : 44〜49, 2011.

398) Donati, M., Stavrou, G. A. and Oldhafer, K. J. : Lap-

aroscopic resection for hilar cholangiocarcinomas : A critical appraisal. Dig. Surg., 28 : 277～278, 2011.
399) Cho, A., Yamamoto, H., Kainuma, O., Muto, Y., Yanagibashi, H., Tonooka, T. and Masuda, T. : Laparoscopy in the management of hilar cholangiocarcinoma. World J. Gastroenterol., 20 : 15153～15157, 2014.
400) Lin, E. and Sarmiento, J. M. : Laparoscopic extended right hepatectomy, portal lymphadenectomy, and hepaticojejunostomy for hilar cholangiocarcinoma. J. Laparoendosc. Adv. Surg. Tech. A., 24 : 411～416, 2014.
401) Lee, W., Han, H. S., Yoon, Y. S., Cho, J. Y., Choi, Y., Shin, H. K., Jang, J. Y. and Choi, H. : Laparoscopic resection of hilar cholangiocarcinoma. Ann. Surg. Treat. Res., 89 : 228～232, 2015.
402) Zhang, M. Z., Xu, X. W., Mou, Y. P., Yan, J. F., Zhu, Y. P., Zhang, R. C., Zhou, Y. C., Chen, K., Jin, W. W., Motro, E. and Ajoodhea, H. : Resection of a cholangiocarcinoma via laparoscopic hepatopancreato-duodenectomy : A case report. World J. Gastroenterol., 20 : 17260～17264, 2014.
403) Cho, A., Yamamoto, H., Kainuma, O., Park, S. J. and Arimitsu, H. : Pure laparoscopic hepatopancreatoduodenectomy for cholangiocarcinoma. J. Laparoendosc. Adv. Surg. Tech. B. Videoscopy, 23 : 957～959, 2013.
404) Nguyen, K. T., Gamblin, T. C. and Geller, D. A. : World review of laparoscopic liver resection-2,804 patients. Ann. Surg., 250 : 831～841, 2009.
405) Dokmak, S., Ftériche, F. S., Aussilhou, B., Bensafta, Y., Lévy, P., Ruszniewski, P., Belghiti, J. and Sauvanet, A. : Laparoscopic pancreaticoduodenectomy should not be routine for resection of periampullary tumors. J. Am. Coll. Surg., 220 : 831～838, 2015.
406) Boqqi, U., Amorese, G., Vistoli, F., Caniglia, F., DeLio, N., Perrone, V., Barbarello, L., Belluomini, M., Signori, S. and Mosca, F. : Laparoscopic pancreaticoduodenectomy : A systematic literature review. Surg. Endosc., 29 : 9～23, 2015.
407) Wakabayashi, G. and Kaneko, H. : Can major laparoscopic liver and pancreas surgery become standard practices? J. Hepatobiliary Pancreat. Sci., 23 : 89～91, 2016.
408) Takahara, T., Wakabayashi, G., Beppu, T., Aihara, A., Hasegawa, K., Gotohda, N., Hatano, E., Tanahashi, Y., Mizuguchi, T., Kamiyama, T., Ikeda, T., Tanaka, S., Taniai, N., Baba, H., Tanabe, M., Kokudo, N., Konishi, M., Uemoto, S., Sugioka, A., Hirata, K., Taketomi, A., Maehara, Y., Kubo, S., Uchida, E., Miyata, H., Nakamura, M., Kaneko, H., Yamaue, H., Miyazaki, M. and Takada, T. : Long-term and perioperative outcomes of laparoscopic versus open liver resection for hepatocellular carcinoma with propensity score matching : A multiinstitutional Japanese study. J. Hepatobiliary Pancreat. Sci., 22 : 721～727, 2015.
409) Zhu, Z., Liu, Q., Chen, J., Duan, W., Dong, M., Mu, P., Cheng, D., Che, H., Zhang, T., Xu, X. and Zhou, N. : Robotic surgery twice performed in the treatment of hilar cholangiocarcinoma with deep jaundice : Delayed right hemihepatectomy following the right-hepatic vascular control. Surg. Laparosc. Endosc. Percutan. Tech., 24 : 184～190, 2014.

索引

記号

％残肝機能　80

A

Altemeier, W. A.　15, 22, 24, 38, 65

B

Bartlett, D. L.　115, 121
Bengmark, S.　47
Benoist, S.　114
Billroth, C. A. T.　1, 4, 7
Bird, A. D.　23, 24
Bismuth, H.　58, 59, 139, 159
Bismuth 分類　44, 97, 156, 180, 181, 182, 230, 239, 240, 242, 243, 245, 246, 262
Bloechle, C.　114
Blumgart, L. H.　43, 48, 50, 82, 96, 98, 168, 211, 212, 218, 221
Brown, G.　19, 20
Brunschwig, A.　18, 19, 28

C

Cady, B.　23, 24, 36
Cameron, J. L.　46, 47, 61, 65, 211
Cantlie, J.　1, 2
Capussotti, L.　124
Cherqui, D.　160, 216
Cho, A.　11, 12
Choi, S. B.　128
cholangiocholecystocholedochectomy　18, 28
cluster 移植手術　157, 158
contralateral approach　74
Couinaud, C.　9, 10, 13, 35
CT volumetry　79

D

de Jong, M. C.　245
DFS　185
Donohue, J. H.　109
DSS　186, 188

E

Ebata, T.　142, 273, 282, 285, 287
EBDR　157, 159
ENBD　174, 180, 230, 238, 239, 240, 241, 266
Endo, I.　188

F

Farges, O.　80, 82, 226, 227
FLR　171, 217, 228, 281
Fong, Y.　120, 121
Fortner, J. G.　38, 40, 41, 134

G

Glenn, F.　20, 21, 104, 107
Guglielmi, A.　185

H

Hatfield, A. R.　211
Healey, J. K.　9, 10
Hemming, A. W.　81, 82, 97, 125, 143, 144, 165, 168, 170, 245, 281
hepato-ligamento-pancreatoduodenectomy → HLPD
hepatopancreatoduodenectomy → HPD
Hirano, S.　230
Hjortsjö, C. H.　10, 11
HLPD　84, 85, 92
HPD　71, 84, 85, 86, 87, 88, 92, 117, 125, 170, 171, 173, 230, 234, 252, 262, 266, 271, 273, 281, 283, 288, 307

I

Iacono, C.　213, 228
insert anastomosis　134
intraluminal technique　136
ipsilateral approach　74
Ito, K　186
Ito, H　186
Iwasaki, Y.　42, 43, 49, 60
Iwatsuki, S.　46

J

Jarnagin, W. R.　95, 282

K

Kaneoka, Y.　283
Kawasaki, S.　93
Kawashima, H.　240
Keen, W. W.　1, 4
Kelly, K. A.　36
Kinoshita, H.　72, 73, 83
Klatskin, G.　15, 30, 31, 33, 34
Klatskin tumor　30, 31
Klempnauer, J.　158
Kokudo, N.　128
Komaya, K.　237
Kondo, S.　94, 117, 119, 129, 144

L

Langer, J. C.　46, 47
laparoscopic cholecystectomy → LC
Launois, B.　44, 45
LC　290
Lee, S. G.　142, 173
LHPD　301
LHx　290, 309
LNNo　185, 188, 189, 190, 192
LNR　185, 189, 190, 192
Lodge, J. P.　171, 172

Longmire, W. P., Jr.　15, 24, 39, 65, 134, 211
Longmire 手術　35, 36
Lortat-Jacob, J. L.　16
LPD　301, 308
LRC　290
Lygidakis, N. J.　148

M

Maguchi, H.　238
micrometastasis → MM
Mistilis, S.　22, 23
Miyagawa, S.　273
Miyazaki, M.　113, 138, 152
Mizumoto, R.　49, 52, 60
MM　185, 198
MS　261

N

Nagino, M.　73, 247
Nagorney, D. M.　97
Nakamura, S.　105, 106, 273
Neuhaus, P.　99, 141, 157, 158, 159, 162, 278
Nevin, J. E.　105, 111, 121
Nimura, Y.　61, 86, 99, 134, 273, 282
Nishio, H.　129, 282

O

Ogura, Y.　111, 123
OLT　166
OS　185
Ouchi, K.　105, 106, 110

P

Pack, G. T.　17, 21, 22, 104, 108
PBD　211
Pichlmayr, R.　58, 59, 156, 158
Pinson, C. W.　58, 59
Pitt, H.　99, 211
PTBD　138, 211
PVE　71, 243, 274, 281, 282, 283, 285, 288, 311

Q

Quattlebaum, J. K.　23, 36

R

radical cholecystectomy　1, 20, 21, 104
RCT　211, 213
REIV　208
Rex, H.　1, 8
Rex-Cantlie 線　1
Rex 窩　76
RFS　188
R-HPD　105, 117
Ringe, B.　158
Rosen, C. B.　163, 164, 165
Rossi, R. L.　111
Rt-HPD　263, 264, 273, 285
Ryu, M.　11

S

Sakaguchi, S.　134
Sakamoto, Y.　128, 151, 285
Sano, T.　94
Schiff, L.　22, 23
Schroy, P. C.　9
SEMS　261
Seyama, Y.　93
Shimada, H.　151
Shimizu, H.　129
Shirai, Y.　110, 273
Soupault, R.　35
Starzl, T. E.　157
Stewart, H. L.　3, 5, 6, 7

T

Takahashi, Y.　254, 271
Tashiro, S.　105, 138
Terblanche, J.　35, 36
TLNC　185, 190, 192
TNM 分類　189
Todoroki, T.　114
Tompkins, R. K.　46, 47, 60, 65
Ton That Tung　10, 12, 14
Tsukada, K.　273

Tsuzuki, T.　43, 49, 148

U

U チューブドレナージ　35
UP　75

V

van Gulik, T. M.　150, 171
Vauthey, J. N.　99

W

White, T. T.　46, 47

Y

Yamanaka, N.　151

い

異所性肝移植（術）　39, 40
岩崎洋治　40

う

右肝動脈合併切除　151, 173
右肝動脈切除・再建　151

か

外腸骨静脈　146
外腸骨静脈グラフト　142, 145, 154
解剖学的肝右3区域切除術　75
拡大郭清　203
拡大肝右葉・肝十二指腸間膜・膵頭十二指腸切除術　84, 85
拡大胆管切除術　157, 159
拡大リンパ節郭清　200
梶谷鐶　29, 32, 134
肝移植　156
肝移植治療　163
肝右葉・膵頭十二指腸切除　273
肝管胆嚢総胆管切除術　18, 19
肝十二指腸間膜切除（術）　83, 92
環状切除　142, 154, 173
環状切除端々吻合　136
肝膵合併切除　281, 282

肝膵十二指腸切除（術）　71，84，87，112，117，125，170，173，234，250，252，262，273
肝全摘＋膵頭十二指腸切除　166，167
肝全摘＋膵頭十二指腸切除後肝移植　167
肝動脈合併切除　94，147，174，230，283
肝動脈合併切除・再建　144，172，248
肝動脈再建　147，151
肝動脈切除　170，174，181，243
肝動脈切除・再建　247，262，285
肝動脈・門脈合併切除・再建　149
肝部下大静脈　145
肝門部一括切除術　159，162

き

木下博明　72

け

経回結腸門脈塞栓術　71
経皮経肝門脈塞栓術　71
血管合併切除　30，144，147，148，151，170，181，182，234，243，244，252，266，271，285
血管非合併切除　174
顕微鏡下肝動脈再建例　151

こ

小坂進　26
根治的胆嚢摘出術　104，105，107，109
近藤哲　87，252

さ

臍静脈板　76，78
臍静脈裂　310，76，78
差し込み吻合　134，135
左腎静脈グラフト　153

左腎静脈パッチ　138
残肝 PBD　170
残肝容積率　80，168，170，217，220
残存予定肝　281，171，228

し

自家静脈　151
自家静脈移植　146
自家静脈グラフト　152
自家静脈パッチ　182
自己拡張型金属ステント　261
疾患特異的生存期間　186
疾患特異的生存曲線　188
疾患特異的生存率　189
術前経皮経肝胆管ドレナージ　138
術前胆管ドレナージ　211
上腹部内臓全摘術＋腹部臓器一括移植術　157
静脈間置術　173
静脈グラフト　138，150
静脈グラフト移植　182
シンバイオティクス　266，274

せ

楔状切除　142，148，154
全検査リンパ節個数　190
全生存期間　185
全リンパ節摘出検査個数　192

そ

総肝動脈切除・再建　281
総リンパ節数　185
側副血行路　145
側壁楔状切除　136

た

大動脈周囲リンパ節郭清　190，193，203，243，247
大伏在静脈　147
大伏在静脈グラフト　148
大伏在静脈パッチ　154
高崎健　84，86，273
胆道癌取扱い規約　128

ち

中央肝切除術　68

つ

都築俊治　40，42，134，147

て

転移数　189
転移率　189

と

橈骨動脈グラフト　154
同所性肝移植（手術）　159，166
同側性のアプローチ　74
動脈合併切除・再建　152
動脈血行再建術　101，259
動脈・門脈の同時切除　148

な

内視鏡的経鼻胆管ドレナージ　174，180，230，238，239，240，241，266
中村達　87

に

二村雄次　87

は

パッチグラフト　142
パッチ縫合閉鎖術　173
羽生富士夫　84

ひ

標準郭清　203

ふ

腹腔鏡下肝切除（術）　290，309
腹腔鏡下根治的胆嚢摘出術　290
腹腔鏡下膵頭十二指腸切除　301
腹腔鏡下胆嚢摘出術　290

ほ

本庄一夫　16，17，26，27，71

ま

幕内雅敏　71, 73

み

右外腸骨静脈グラフト　207
三村久　83

む

無再発生存率　188, 189
無病生存期間　185
村上忠重　25

め

メタリックステント　261

も

門脈・肝動脈合併切除　155
門脈・肝動脈同時合併切除　154
門脈・肝動脈同時合併切除・再建　153
門脈・肝動脈同時切除　243
門脈・肝動脈同時切除・再建　151
門脈合併切除　32, 38, 40, 94, 113, 119, 134, 137, 144, 156, 159, 162, 170, 171, 172, 173, 174, 182, 230, 242, 245, 246, 247, 248, 261, 283
門脈合併切除・再建　30, 262, 281
門脈臍部　75, 76, 136, 137, 148
門脈枝塞栓術　71
門脈切除　170, 181, 243
門脈切除・肝切除例　138
門脈切除・再建　247, 285
門脈塞栓術　144, 242, 243, 245, 274, 283
門脈の動脈化　172
門脈分岐部切除　147

り

リンパ節転移（個）数　185, 188, 190, 192
リンパ節転移率　185, 190, 192

ろ

ロボット手術　310

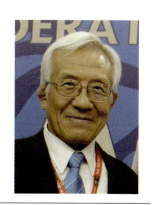

著者略歴

二村 雄次（にむら ゆうじ）

1969年，名古屋大学医学部卒業
1973年，癌研究会附属病院外科研修医
1980年，名古屋大学医学部第一外科講師
1985年，名古屋大学医学部第一外科助教授
1987年，カリフォルニア大学ロサンゼルス校外科文部省在外研究員
1991年，名古屋大学医学部第一外科
　　　　（現　腫瘍外科）教授
2000年，名古屋大学医学部附属病院長
2007年，愛知県がんセンター総長
2008年，愛知県病院事業庁長（総長併任）
2016年，愛知県病院事業庁長退任
　　　　国際柔道連盟 Medical Commission

受賞歴

国際肝胆膵学会　ベストビデオ賞（1996年）
　　　　　　　　　特別功労賞（2014年）
高松宮妃癌研究基金学術賞（1997年）
中日文化賞（2005年）

主な学会活動

日本外科学会名誉会長
日本胆道学会名誉理事長
日本肝胆膵外科学会名誉会員
国際肝胆膵学会会長（2008〜2010年）
ヨーロッパ外科学会，アメリカ外科学会，フランス外科学会−共に名誉会員

| JCOPY | 〈(社)出版者著作権管理機構 委託出版物〉

本書の無断複写は著作権法上での例外を除き禁じられています。
複写される場合は，そのつど事前に，下記の許諾を得てください。
(社)出版者著作権管理機構
TEL.03-3513-6969　FAX.03-3513-6979　e-mail：info@jcopy.or.jp

胆道癌の外科 ― 世界制覇への軌跡

定価（本体価格 9,000 円＋税）

2017年4月27日　第1版第1刷発行

著　者　　二村雄次
発行者　　佐藤　枢
発行所　　株式会社　へるす出版
　　　　　〒164-0001　東京都中野区中野2-2-3
　　　　　電話　(03)3384-8035(販売)　(03)3384-8155(編集)
　　　　　振替　00180-7-175971
印刷所　　広研印刷株式会社

©2017 Printed in Japan　　　　　　　　　　　　　　〈検印省略〉
落丁本，乱丁本はお取り替えいたします。
ISBN 978-4-89269-922-1